9th edition

치면세마론

Oral Prophylaxis

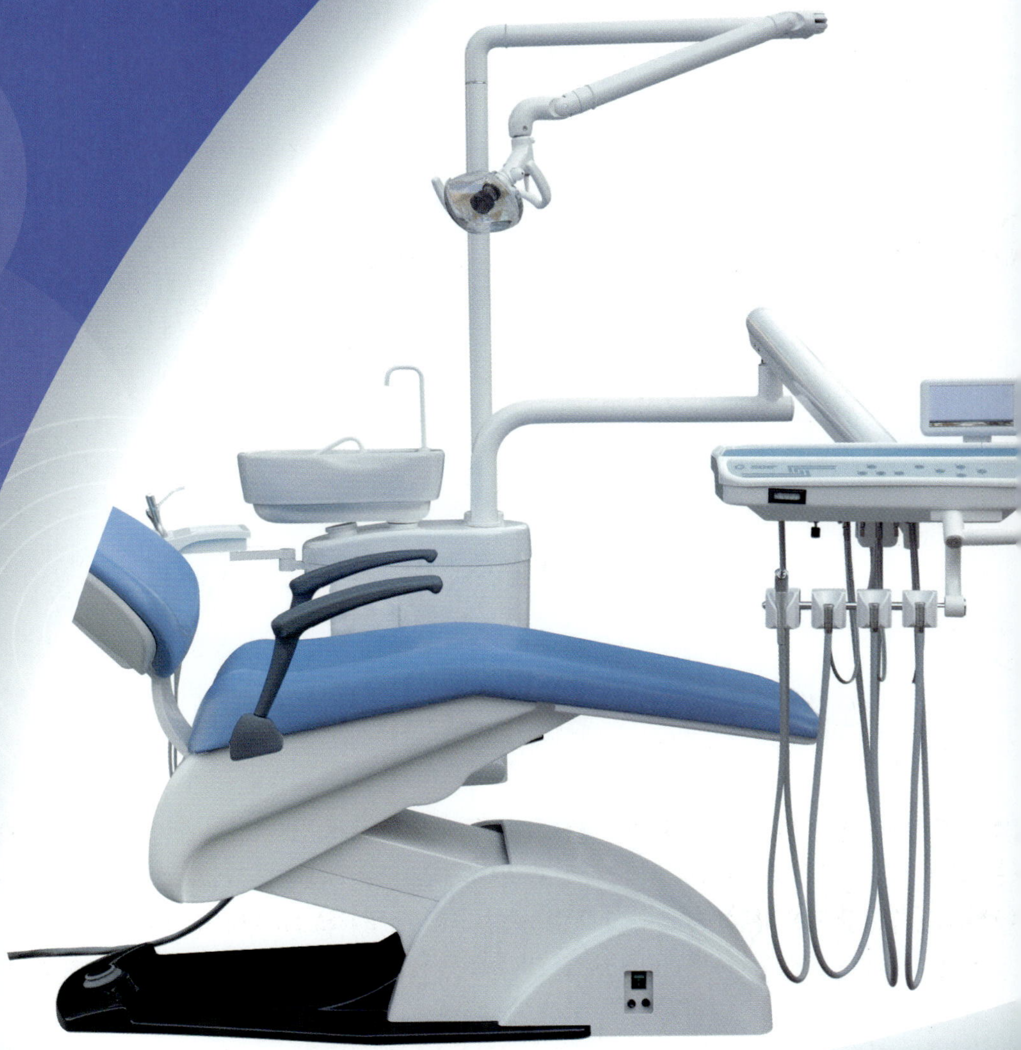

청구문화사

머 리 말

우리나라는 지난 50여 년 사이에 세계가 감탄하는 눈부신 경제발전 덕분으로 경제적으로는 상상을 초월할 정도로 윤택해졌으나 최근에 이르러 급속한 저출산 시대와 고령화 시대를 맞이하면서 사회구조는 물론 보건의료계에도 많은 변화와 조정을 거쳐야 하는 격변기를 맞이하고 있다.

특히 우리나라는 세계적으로 유례를 찾아보기 힘들 정도로 완벽한 사회보장제도의 일환으로 의료보험제도가 시행되고 있으며, 치의학분야에서도 치면세마는 물론 보철과 임플란트에 이르기까지 광범위한 분야에서 의료보험이 적용되고 있어, 고령화에 따른 의료수요도 증가할 것으로 예상되고 있다. 따라서 치과위생사의 임무와 역할은 물론 고도화된 전문기술과 업무능력이 더욱 더 요구되고 있는 실정이다.

1995년, 여러모로 부족하고 힘들었던 대학교육의 일선에서 학생들을 위한 알찬 교재를 개발하여 오늘날과 같은 변화의 상황에 대비할 수 있는 치위생사의 역량을 기르고자, 어려운 여건 속에서도 여러 교수님들이 의욕과 열정으로 뜻을 모아 치면세마론을 발행한지도 어느덧 27년의 세월이 지났다. 흔히 10년이면 강산도 변한다고들 하는데 강산이 두 번 변하고도 남을 만큼의 세월이 지났으니 초판을 발행할 당시와는 모든 면에서 격세지감을 느낄 정도로 많은 변화가 있었음을 절감하게 된다.

그 후로도 저자들은 매 개정판마다 새로 참여해주시는 교수님들과 합심하여 학문 연구와 새로운 내용의 정보 수집과 강의를 하면서 준비한 원고를 매번 개정판을 통해 수정, 보완함으로써 우리나라의 치면세마 이론의 확립과 실습의 완성을 도모해왔다. 뿐만 아니라 2009년도에는 치면세마론에 기초한 치주기구활용서를 발행하여 실습과정을 체계화하면서 이론 연구에 그치지 않고 이론과 실기를 겸비한 교육을 실시할 수 있는 기반을 완성하였다.

이러한 결실은 강의를 담당하는 교수님들이 공동으로 이론과 실기를 연구·개발하는 것은 물론 교육과정과 국가시험의 출제경향에 대해 함께 논의하고 연구해 나가는 방식을 택함으로써 대학교육의 발전과 내실에 의한 상승효과 덕분이라고 할 것이다.

실제로 매번 개정을 준비하면서 담당 교수님들이 교육내용에 대한 평가와 보완을 함께 논의하고 의견을 수렴함으로써 교재의 수준을 향상시키려는 노력을 계속하고 있다. 이번 제9판에서도 그동안 여러 교수님들의 의견을 수렴하여 전반적인 편성과 내용을 재정리하여 효율적인 교육 효과를 얻을 수 있도록 구성하였다.

늘 최선을 다하고자 심혈을 기울이지만 매번 정리를 끝내고 나면 아쉬움이 많음을 고백하지 않을 수 없다. 이러한 점들은 앞으로 계속하여 여러 교수님들의 도움을 받아 더욱더 알차게 수정·보완해 나갈 것을 다짐하며 부디 변함없으신 사랑과 성원을 바라는 바이다.

세월은 유수와도 같다더니 어느덧 초판발행에 함께했던 저자들이 정년을 맞이하는 인생의 황혼기에 서서 지난날을 돌이켜보니 그동안 이 작은 책자에 베풀어주신 많은 분들의 각별하고 큰 사랑에 더없이 행복하고 보람 있었다는 깊은 감사의 말씀을 드리지 않을 수가 없다.

끝으로 제9판 개정에 시간을 할애하여 주신 많은 분들의 헌신과 노고에 깊이 감사를 드리며, 오랜 세월 동안 변함없이 좋은 교재를 출판하고자 물심양면으로 배려와 지원을 아끼지 않으신 청구문화사 이상태 사장님을 비롯한 임직원 여러분들께도 깊은 감사를 드린다.

2022년 여름

저자 일동

목차

CONTENTS

Chapter

1 치면세마의 개요

Concept of Oral Prophylaxis

ORAL PROPHYLAXIS

1장 치면세마의 개요 (Concept of Oral Prophylaxis)

학습목표

- 치면세마의 개념을 정의할 수 있다.
- 치면세마의 목적을 설명할 수 있다.
- 치석제거술을 정의할 수 있다.
- 치석제거술을 분류할 수 있다.
- 치근활택술의 개념을 설명할 수 있다.
- 치주세정술의 개념을 설명할 수 있다.
- 치면세마의 난이도에 따른 분류를 설명할 수 있다.
- 치면세마 시 고려해야 할 사항을 설명할 수 있다.

1. 치면세마의 개념(Concept of oral prophylaxis)

건강한 구강상태를 유지, 증진시키기 위하여 지금까지 많은 치과의료인들은 여러 가지 노력을 해오고 있다. 1800년대 중반부터 후반까지 미국의 치과 분야 개척자들은 규칙적인 칫솔, 치약 및 치실 사용으로 치아우식증 및 치주질환을 예방할 수 있는 가능성에 관해 많은 저술들을 발표해왔다.

그들은 환자를 자세히 관찰하고 원인, 효과, 예방 그리고 이러한 상황에서의 몇몇 치료법을 경험적으로 추리해 냈다. 이러한 배경 속에서 1845년에 *The American Journal of Dental Science* 에 구강 위생에 대한 사설이 실렸는데 이 사설의 내용은 치과기계와 수술에 대한 쪽으로 관심이 치우쳐 있어 많은 사람들이 구강위생관리에 대해 소홀히 하고 있음을 알리고 구강질환을 예방하는데 효과적이고 흥미로운 방법들을 이용하도록 설명하고 있다.

그즈음 뉴올리언즈 치과대학의 Andrew McLain 교수는 치과의사들이 이미 생겨난 질병을 치료하기보다 예방해야 한다고 믿고, 특히 치아의 청결과 예방 그리고 식이요법을 장려하면서 예방(prophylaxis)이라는 단어를 처음 사용하였다.

1890년 미국의 치과임상가 C. B. Atkinson은 「치과임상에서의 예방처치」라는 논문에서 치아우식증이나 치주질환의 예방을 위해 치아나 구강을 깨끗이 하는 것이 중요하며 그러기 위한 처치로서 치석제거나 치면연마를 해야 한다고 서술하고 있다. 이러한 학문적 흐름이 하나로 통일된 것은 그로부터 20년 쯤이 지난 1908년 필라델피아의 D. D. Smith가 「Oral prophylaxis」를 발표함으로써 이루어졌는데, 이것은 기본적으로 현재 실시하고 있는 예방적 치석제거법과 거의 같은 내용이다. 그 후 곧 R. Adair가 「Oral prophylaxis」라는 똑같은 이름의 책을 써서 이러한 생각을 더욱 확실하게 하였다.

미국에서는 1910년대에 미국의 동부 Connecticut주 Bridge Port시의 Dr. Alfred Civilion Fones가 예방 업무를 따로 훈련시키기 위해 치과위생사 교육을 시작하게 되었다. 즉 구강병 예방처치와 구강보건교육은 치과위생사와 매우 긴밀한 관계가 있다는 사실을 인정한 것이다.

따라서 치면세마는 전문적인 처치(professional care)이므로 치과위생사는 치면세마를 환자에게 행함에 있어 직업적 윤리와 함께 전문적인 지식과 기술을 갖추어야 한다.

2. 치면세마의 정의(Definition of oral prophylaxis)

치면세마(oral prophylaxis)란 구강병을 예방하고 치주조직을 건강하게 유지·증진시킬 목적으로 치아표면에서 구강병의 원인이 되는 치면세균막, 음식물잔사, 외인성 색소 등의 연성부착물과 치석 등의 경성부착물을 제거하고, 치아표면을 활택하게 연마하는 진료행위를 말한다. 이러한 진료행위에 있어서 그 목적과 시술범위에 따라 여러 가지 유사한 용어가 사용되고 있으며 그 용어들은 다음과 같다.

1) 치면세마(Oral prophylaxis)

Prophylaxis란 뜻은 prevention, 즉 예방이란 뜻의 라틴어이다. 그러므로 치면세마(oral prophylaxis)란 구강병을 예방하기 위한 시술이라고 할 수 있다. 즉 구강환경을 깨끗하고 청결하게 개선함으로써 구강병을 예방한다는 의미를 함축하고 있으므로 광의의 뜻으로 oral prophylaxis란 구강질환을 예방하기 위해 치아표면에서 구강병의 원인이 되는 치면세균막, 음식물잔사, 외인성 색소 등의 연성침착물과 치석 등의 경성침착물을 제거하고 치아표면을 활택하게 하는 모든 포괄적인 예방진료행위를 의미한다.

2) 치석제거술(Scaling)

Scale의 뜻 중에는 비늘을 벗겨내는 행위를 표현하기도 한다. 그래서 치석제거술이란 치아표면으로부터 마치 비늘을 벗겨내듯이 치석을 제거하는 진료행위를 뜻한다고 할 수 있다. 그러나 이러한 용어는 주로 통상적인 용어로 사용되며, 일반적으로는 치은연상치석과 치은연하치석을 제거하는 술식을 의미한다.

① 치은연상치석제거술(Supragingival scaling)

임상적 치관에 있는 치은연상 부착물을 제거하는 것으로 비교적 시술난이도는 쉽다. 비슷한 말로 coronal scaling 또는 supramarginal scaling이라고도 한다.

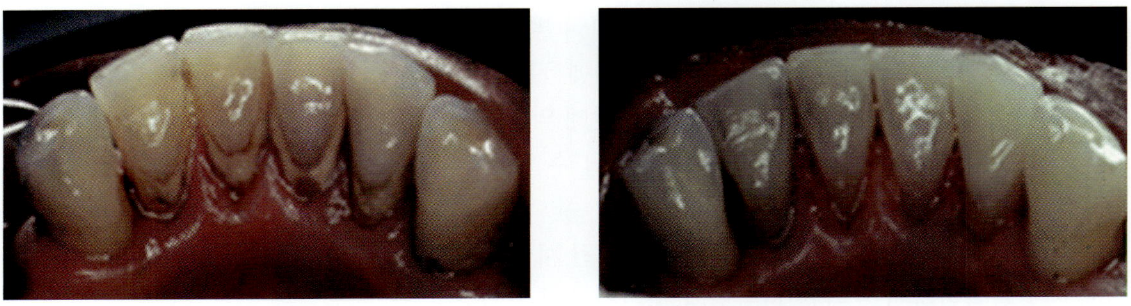

그림 1-1 치은연상치석제거술(supragingival scaling)

② 치은연하치석제거술(Subgingival scaling)

임상적 치근에 있는 치은연하 부착물을 제거하는 것으로 시술난이도가 어렵다. 비슷한 말로 submarginal scaling이라고도 한다.

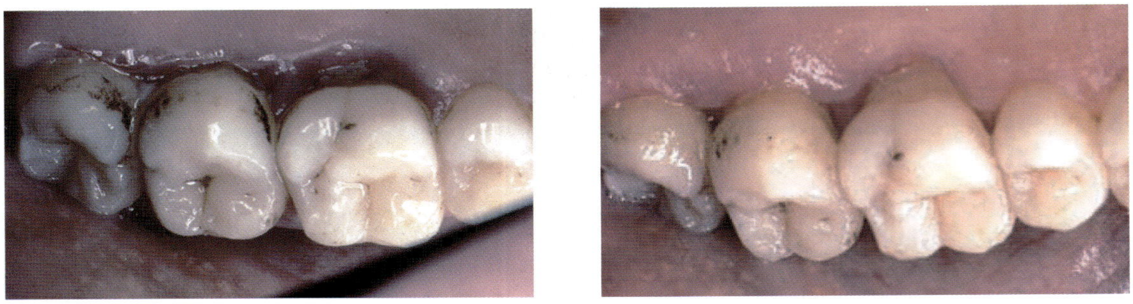

그림 1-2 **치은연하치석제거술(subgingival scaling)**

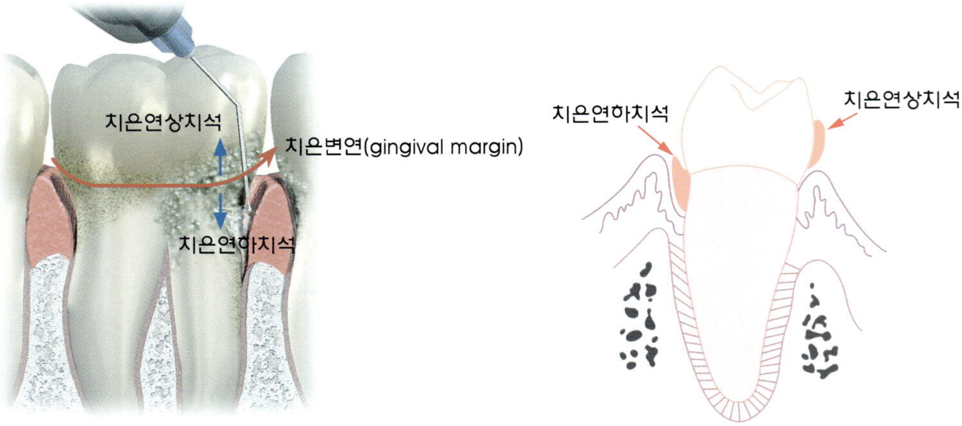

그림 1-3 **치은연상치석과 치은연하치석**

3) 치근활택술(Root planing)

치근활택술이란 치석뿐만 아니라 약간의 병적 백악질 혹은 상아질의 제거까지도 포함된다고 정의하고 있다. 그러나 최근 치근활택술 정의에서는 내독소(endotoxin)가 치근의 표면에만 존재하고 백악질내로는 침투하지 않고 치아표면에 약하게 부착되어 있다는 것이 밝혀져 백악질을 인위적으로 과도하게 제거하는 것은 정당화 될 수 없게 되었다. 따라서 과도한 상아질과 백악질의 제거는 꼭 필요한 사항은 아니다.

일반적으로 치은연하에 깊이 다량으로 부착된 치석은 이미 치주병을 야기시킨 경우가 많기 때문에 예방목적이라기 보다는 치주병의 조기치료에 가깝다고 볼 수 있다.

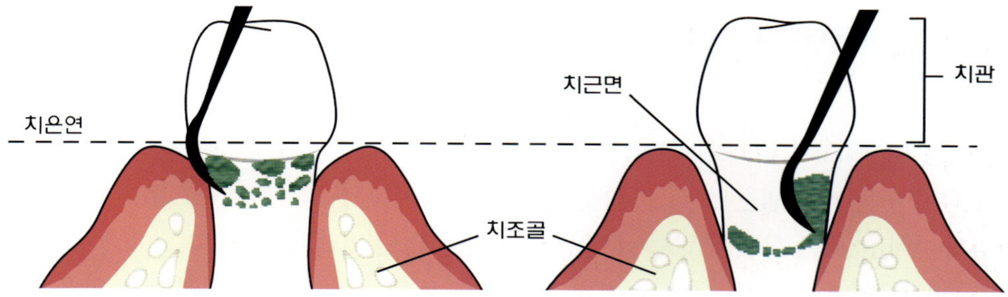

그림 1-4 **치근활택술**

4) 치주세정(Periodontal debridement)

치주세정은 치은퇴축으로 노출된 치근면이나 깊은 치주낭 속에 있는 잔존치석, 치면세균막, 부착물의 제거 및 치주낭 세척을 함으로써 구강내 박테리아 수를 감소시키며 연조직 향상과 치유를 도와 백악질을 가능한 많이 보존하는 것이 목표이다.

5) 치은소파술(Gingival curettage)

치은소파술은 치은연하의 치석 및 치은열구 내에 존재하는 여러 가지 분비물, 탈락상피, 삼출물 등과 같은 불순물을 제거하고 치은의 상피세포를 자극시켜 마사지를 함으로써, 노화된 상피의 탈락을 촉진시키는 술식이다. 제거부위는 유리치은의 염증상피 및 결합조직을 제거하며 마취가 필요하다. 치은소파술은 예방적 시술이라고 보기보다는 진행된 치주병의 치료적 술식이라고 볼 수 있다.

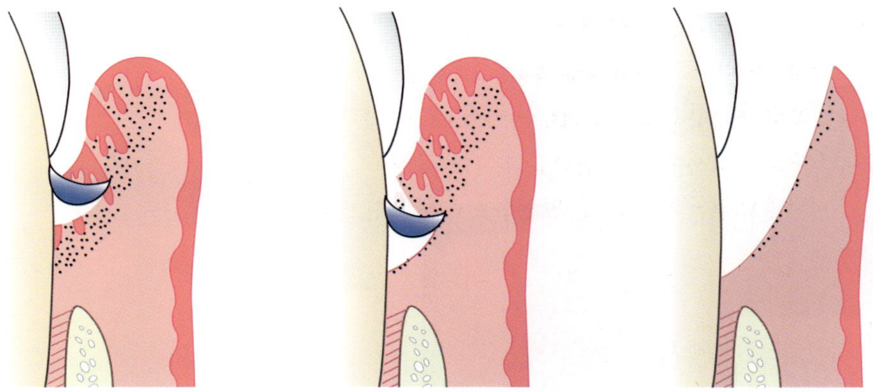

그림 1-5 **치은소파술(gingival curettage)**

3. 치면세마의 목적(Purpose of oral prophylaxis)

세계보건기구(WHO)의 건강에 대한 정의를 응용하여 생각한다면 구강건강이란 구강 내에 질병이나 기형이 아닌 상태의 신체적 조건을 구비하고 이에 따른 정신적인 고통도 없으며 사회생활을 영위하는데 아무런 지장이 없는 구강신체 조건을 말한다고 볼 수 있다.

이러한 구강건강상태를 유지 증진시키기 위해서는 먼저 구강병이 발생하는 요인을 분석해보아야 하며 이러한 요인이 되는 인자를 제거하거나, 요인들이 복합적으로 작용하는 기전을 차단함으로써 구강병을 정지 또는 예방할 수 있다. 구강병은 일반적으로 숙주요인, 병원체요인, 환경요인들이 서로 복합적으로 작용하여 발생하게 되는데 이중 가장 제거하기 쉽거나 적절하다고 생각되는 요인이 바로 환경요인 제거법이다.

즉 구강을 건강하게 유지하려면 우선 구강이 깨끗해야 하는 것이다. 깨끗한 구강환경을 유지한다는 것은 구강건강을 관리하는 최선의 방법이기 때문이다. 구강환경을 청결히 유지하여 구강 내 환경요인뿐만 아니라 병원체요인도 간접적으로 감소시킬 수 있고 또한 심리적인 면에서나 구강 내 구취를 해결할 수도 있어 건강과 심미의 두 가지 이상의 목적을 동시에 달성할 수 있다.

따라서 구강건강증진을 목표로 하는 모든 치과진료는 청결한 구강상태로부터 시작해야만 좋은 결과를 얻을 수 있다. 구체적인 목적은 다음과 같이 구분해서 열거할 수 있다.

(1) 치주병을 유발시키는 국소요인을 치아표면에서 물리적으로 제거한다.
(2) 구강환경을 청결히 유지하도록 돕는다.
(3) 구강환경을 적절히 관리하도록 동기를 부여한다.
(4) 심미성을 높인다.
(5) 구강 내 구취를 제거한다.
(6) 치아우식예방을 위한 불소도포를 하기 위해 치면을 청결하게 한다.
(7) 치아우식예방을 위한 치면열구전색을 하기 위해 치면을 청결하게 한다.
(8) 구강 내 부착물의 제거와 치아표면을 활택하게 하여 새로운 세균의 부착을 지연시키거나 방지한다.

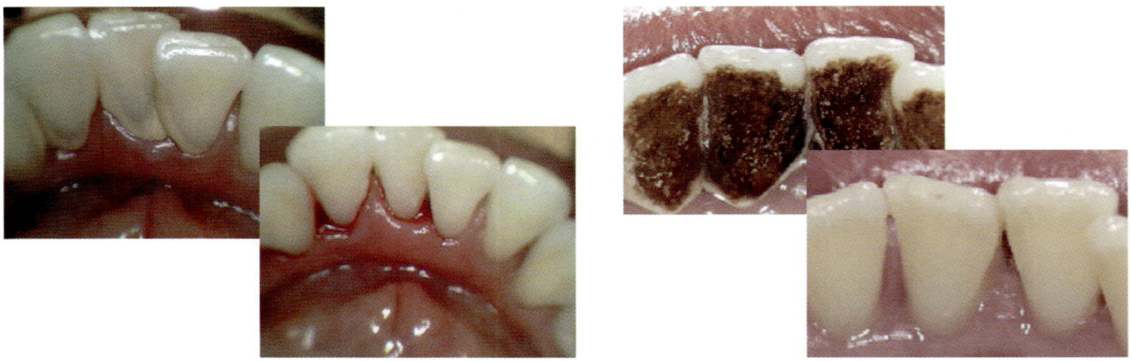

그림 1-6 치면세마 시술 전&후

4. 치면세마의 시기(Timing of oral prophylaxis)

치면세마의 목적과 개인의 구강상태에 따라 시행시기는 달라질 수 있다. 일반적으로 매 6개월마다 치면세마를 시행하는 것이 정기구강검진 시기와 맞물려 이상적이라고 알려져 있다. 하지만 치면세균막이나 치석이 많이 부착되는 사람 또는 흡연습관이 있는 경우에는 3개월을 주기로 해야 하며 치면세균막이나 치석이 잘 형성되지 않거나 구강청결관리가 잘되는 사람은 12개월을 주기로 치면세마 시행을 권장한다.

5. 치면세마 대상자

치면세마는 치주질환의 예방과 치은염, 치주질환으로 진행되는 것을 방지하기 위해 시행된다. 전신 또는 구강 내에 특별한 질환이 없으면 모두 대상이 된다.

(1) 구강병 예방을 위해 치면세균막과 치석제거 또는 치면연마가 필요한 사람
(2) 초기 치은염 환자, 치주염으로의 진행을 예방하며 정기적인 구강위생관리가 필요한 사람
(3) 교정장치 및 보철물 장착으로 구강위생상태 유지 및 관리가 필요한 사람
(4) 심미증진, 구취제거의 목적으로 구강위생관리가 필요한 사람

6. 치면세마술 시 고려해야 할 사항

치면세마 처치 시 출혈이나 치아동요가 발생하는 등의 부작용이 없어야 한다.

(1) 치아동요가 심한 사람
(2) 치주낭이 깊거나 골파괴가 심한 사람
(3) 급성 치주염 및 치은출혈이 과다한 사람
(4) 치근이개 부위까지 치석이 심하거나 삼출물의 유출이 많은 사람
(5) 지각과민이 심한 치아를 가진 사람
(6) 임신중독증이나 기타 전신질환자(빈혈, 백혈병, 혈우병, 성병 등)
(7) 지체부자유자, 정신질환자로 증상이 심한 사람

7. 치과위생사의 치면세마 진료임무 (Oral prophylaxis as the dental hygienists role)

치면세마를 하는 술자는 정확한 기술로 치면세마를 해야 하므로 치아나 치은 또는 전신상태에 이르기까지 명확한 지식, 즉 치학적 소양과 그것을 근거로 한 복잡한 기술이나 지식을 갖고 있는 사람만이 행할 수 있다. 이러한 처치를 전문적 처치(professional care)라고 하는데 치면세마는 이러한 전문적 처치에 해당된다.

현행 의료기사 등에 관한 법률 시행령에 따르면 치면세마는 치과위생사의 진료행위로 법적 인정을 받고 있다<의료기사 등에 관한 법률 시행령 참조>. 이러한 처치를 받는 환자의 안전을 위해 현재 우리나라에서는 치과의사나 치과위생사만이 치면세마를 할 수 있다.

의료기사 등에 관한 법률 시행령 제2조 제1항 제6호

치과위생사는 치석 등 침착물(沈着物)제거, 불소도포, 임시충전, 임시부착물 장착, 부착물제거, 치아본뜨기, 교정용 호선(弧線)의 장착·제거, 그밖에 치아 및 구강질환의 예방과 위생에 관한 업무, 이 경우 의료법 제37조 제1항에 따른 안전관리기준에 맞게 진단용방사선발생장치를 설치한 보건기관 또는 의료기관에서 구내(口內) 진단용방사선 촬영업무를 할 수 있다.

(2013. 5. 17. 시행)

8. 치면세마의 분류

치면세마(oral prophylaxis) 혹은 치석제거(scaling)를 하기 전에는 먼저 치료계획을 세워야 하는데 이는 치석 또는 착색물의 양과 그 위치에 따라 요구되는 치료의 난이도에 의하여 다음과 같이 Class C, Ⅰ, Ⅱ, Ⅲ, Ⅳ로 분류할 수 있다.

(1) Class C

12살 이하의 어린이 환자로서 유치열(deciduous dentition) 또는 혼합치열(mixed dentition)을 가진 환자

(2) Class Ⅰ

① 영구치를 가진 환자로서 간단한 치석제거술이 요구되는 환자
② 치은연에 가벼운 착색 및 치면세균막을 가진 환자

③ 하악전치부 설면과 상악구치부 협면에 치은연상 치석을 가진 환자

(3) Class Ⅱ

① 영구치를 가진 환자로서 치아 1/2 이하의 치은연상 치석과 치은연하 치석을 가진 환자
② 중등도의 치면 착색 및 치면세균막 침착이 있는 환자

(4) Class Ⅲ

① 다량의 치면 착색 및 치면세균막 침착이 있는 환자
② 치아 1/2 이상의 치은연상 치석 및 치은연하 치석이 있는 환자
③ 베니어형 치은연하 치석(veneer sub-gingival calculus)이 있는 경우
④ 치료적인 치은연하 치석제거 - 치주질환 진행 상태

(5) Class Ⅳ

① 깊은 치주낭 형성(5㎜ 이상) 및 치아의 동요가 있는 환자
② 심한 착색 및 치석 침착이 있는 환자
③ 치아 1/2 이상 베니어형 치은연하 치석이 있는 경우
④ 치근이개부(furcation involvement)에 치석이 있는 경우

9. 치면세마 시 학습자의 자세

치면세마, 즉 치석제거술에 대한 학습의 의미와 마음의 자세에 대하여 다음과 같이 정리해 볼 수 있다.

(1) 최종적인 대상은 사람이라는 것을 염두에 둘 것

많은 학습에서는 그것이 충분히 자기 것이 되어있지 않아도 다소 곤란한 점은 있지만 그것을 완벽하게 자기의 것으로 만들어야 한다는 절대적인 조건은 없다. 하지만 여기에서 학습하는 치면세마(치석제거법) 학습은 사람을 대상으로 하는 것이므로 그 습득이 불충분하면 환자에게 좋지 않은 영향을 주게 된다.

따라서 시술은 당연히 자신의 것이 되어야 한다. 실제로 미숙한 조작을 환자에게 시술하는 것은 절대로 허용되지 않으므로 시술자로서 자신이 행하는 시술에 대해 명확한 지식과 기술을 갖고 있어야 한다.

(2) 학습은 자기가 자신감을 가질 때까지 훈련할 것

학습에서는 시술하는데 필요한 기술이나 지식을 분명히 자기 것으로 만들어 놓아야 한다. 기술의 훈련에서는 자기 자신이 확실하게 자신의 것으로 만드는 방법 외에는 없다.

(3) 실습은 순서에 따라 행할 것

실습을 위한 순서는 극히 기본적인 조작에서부터 시작하여 순서에 따라 복잡한 지식까지 할 수 있도록 편성되어 있다. 이것을 충실하게 실시하면 누구나 반드시 요구되는 수준에 도달할 수 있다. 그러기 위해서는 그 순서를 소홀히 해서는 안 된다.

앞의 과정을 밟지 않고 다음 과정으로 옮긴다거나 자기가 해야 할 훈련을 하지 않고 소홀히 취급하게 되면 다음 과정이 제대로 진행되지 않을 뿐만 아니라 목적에도 도달할 수 없다.

(4) 치아 및 치은에 대한 정확한 지식을 익히도록 할 것

치과위생사가 되기 위해서는 당연한 일이겠지만 적어도 치면세마와 직접 관계가 있는 치아의 배열 및 인접상태, 교합상태, 치조골 형태 등에 대해 충분히 이해해야 한다. 그리고 치은, 치주낭, 치면세균막, 치석 등에 대해서도 충분히 알고 있어야 한다.

이 분야는 그 정보가 점점 더 많아지고 새로워지므로 학생 때 뿐만 아니라 실제의 업무에 종사하게 된 후에도 끊임없이 주의를 기울여 새로운 지식을 습득하도록 노력해야 한다. 이는 사람을 대상으로 하는 보건의료인의 가장 기본적인 의무라고도 할 수 있다. 이것이 평생교육 또는 졸업 후 교육의 의미이기도 하다.

(5) 판단 능력을 키울 것

치과위생사는 단지 기술에만 숙련되어 있는 것이 아니라 치과의사와 환자와의 중재 역할자로서도 그 의미가 매우 크다. 정확하고 올바른 처치를 위해서는 지시자의 요구를 정확하게 파악하고 환자의 입장에서도 정확하게 요구되어지는 부분을 판단하는 이성적 사고와 문제 해결능력을 키우는 것은 이 업무를 효과적으로 수행하는 중요한 요소라고 할 수 있다.

☞ **Check point**

- 치석제거는 구강진료행위이다. 따라서 특별한 기술이나 지식을 갖고 있는 사람만이 행할 수 있는 전문적 처치(professional care)이다. 현재 우리나라에서는 치과의사나 치과위생사에게만 법률로 허용되어 있다.

Chapter

2 치주조직

Periodontium

ORAL PROPHYLAXIS

2장 치주조직 (Periodontium)

학습목표

- 치주조직을 설명할 수 있다.
- 정상 치주조직과 비정상 치주조직을 구분하여 설명할 수 있다.
- 치주질환의 종류와 특징을 설명할 수 있다.

I 치주조직(Peridontium)

치주조직이란 치아를 둘러싸고 있는 조직으로서 치근을 둘러싸고 있는 백악질(cementum), 치조골과 치아를 연결시키는 치주인대(periodontal ligament), 치아를 지지하고 있는 치조골(alveolar bone)과 치조골을 둘러싸고 있는 치은(gingiva)으로 구성되어 있다. 치은은 육안으로 보이지만 기타 조직들은 육안으로 보이지 않으며, 방사선 사진이나 수술 혹은 치주조직표본 등을 통해서 관찰이 가능하다.

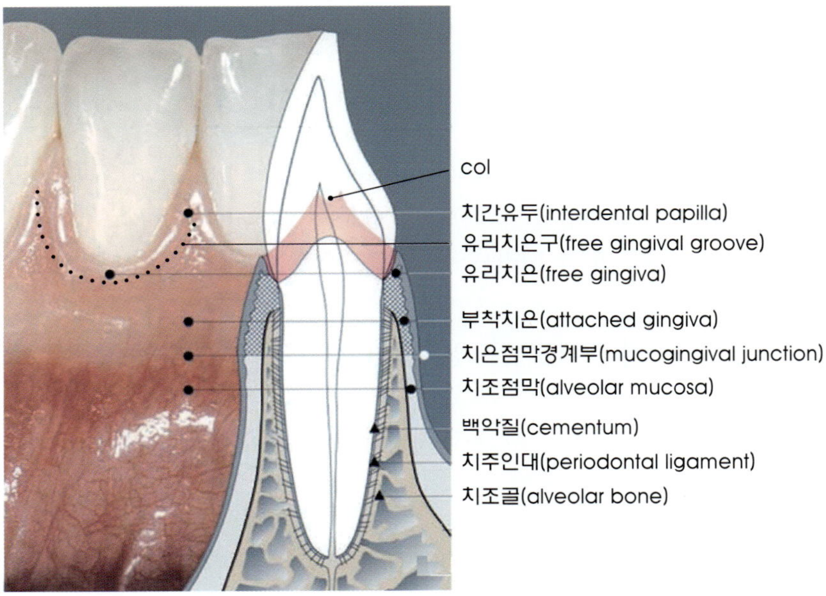

그림 2-1 **치주조직(periodontium)**

구강은 치주조직의 일부인 치은을 포함하여 3가지 구강점막으로 둘러싸여 있다.

① 치은 및 경구개를 덮고 있는 저작점막(masticatory mucosa)

② 혀의 배면을 덮고 있어 맛 감각을 느낄 수 있는 특수점막(specialized mucosa)

③ 입술, 볼, 연구개, 구강전정 등을 덮고 있는 이장점막(lining mucosa)

그 외 치조골을 덮고 있는 치조점막(alveolar mucosa) 등으로 구성되어 있다. 이중 치은이나 경구개 등을 덮고 있는 저작점막은 표면이 각화(keratinization)되어 있으나, 이장점막은 비 각화 상태로 존재한다.

1. 치은(Gingiva)

치은은 구강점막의 일부로서 악골의 치조골 부위와 치경부를 둘러싸고 있는 치주조직의 일부이다. 치은의 약 40%는 상피(oral epithelium 30%, junctional epithelium10%)로 구성되어 있으며 60%는 결합조직으로 구성되어 있다. 치은의 상부는 유리치은 변연부로 끝나며 유리치은구(free gingival groove)를 경계로 유리치은과 부착치은(attached gingiva)으로 구분되어 있고 하부는 치은점막경계(mucogingival junction)를 따라 부착치은과 치조점막으로 구분된다.

치은의 기능은 다음과 같다.

① 치아를 지지한다.

② 유리치은과 부착치은을 상호 결합한다.

③ 저작압에 의한 치은보호를 위해 저작압을 흡수한다.

④ 세균침입의 방어기능을 한다.

1) 치은의 분류

치은의 색상은 육안적 소견(macroscopic anatomy of the gingiva)으로는 분홍색에서 산호빛 분홍색(pink, coral pink)이나 인종, 나이, 혈관분포 및 상피의 두께, 색소의 침착 등에 따라 다소의 차이는 있을 수 있다. 또한 멜라닌 색소 침착으로 인하여 검게 나타나는 경우도 있으며 정상으로 취급한다. 치은의 변연부위는 치아를 옷깃(collar) 모양으로 둘러싸고 있으며, 순면과 설면에서 보면 치경부를 따라 조개껍질 모양(scalloped)으로 형성되어 있다.

(1) 치간치은, 치간유두(Interdental gingiva, interdental papilla)

치간치은은 유리치은 중 치아와 치아 사이의 삼각형 공간(embrasure)을 채우고 있는 피라밋 형태의 치은을 말하며 치간유두(interdental papilla)라고도 한다.

① 순면과 설면으로 연결되어 있으며 순·설면 방향으로 보면 삼각형이고 근·원심면으로 보면 전치부위에서는 피라밋 형태이다. 구치부에서는 말안장 혹은 계곡모양(valley)을 하고 있어 이 부위를 col이라 부른다. 이 부위는 표면이 각화되지 않으므로 세균에 의해 쉽게 침범당할 수 있어 염증이 시작되는 곳으로 임상적으로 중요하며 치간이 이개된 경우에는 나타나지 않는다.

② 특히 구치부에서는 접촉점(contact point)을 갖기보다는 접촉면(contact surface)을 갖는다.

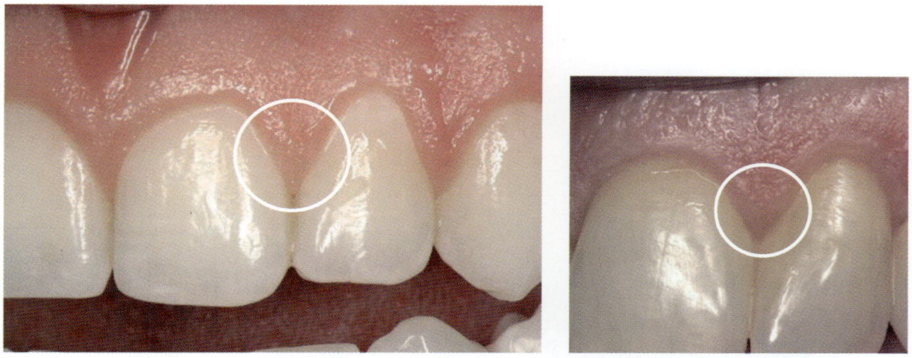

그림 2-2 **치간치은**

(2) 유리치은, 변연치은(Free gingiva, marginal gingiva)

유리치은(변연치은)은 치아의 치경부위를 둘러싸고 있는 옷깃(collar) 모양의 치은을 말한다.

① 보통 1mm 정도의 폭경을 나타내며 선상의 얕은 구(groove)로 부착치은과 경계를 이루며 이 구를 유리치은구(free gingival groove)라 한다(약 50% 정도만 존재한다).

② 유리치은(변연치은)은 치아와 밀접하게 붙어있지 않고 떨어져 있어서 공기를 불어 넣거나 치주낭 측정기를 삽입하면 분리되어 있는 것을 확인할 수 있다.

③ 유리치은(변연치은)의 내면과 치아 사이가 분리되어 형성되는 V자 형태의 공간을 치은열구(gingival sulcus)라고 하며 정상적인 열구깊이는 3mm 이내로 탐침 후 출혈이 나타나지 않는다.

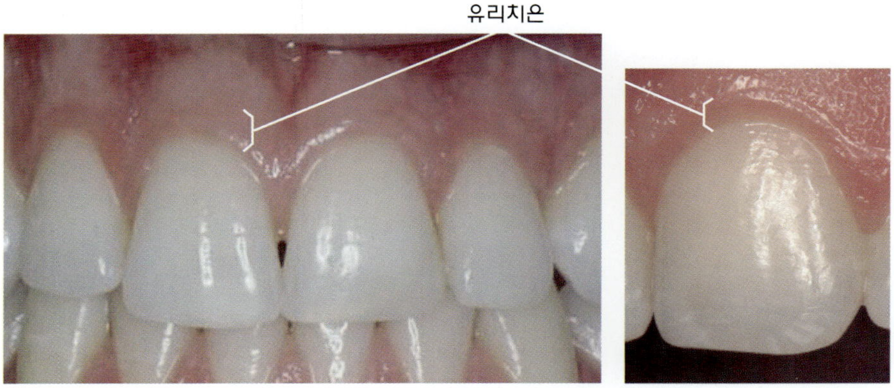

그림 2-3 **유리치은**

(3) 부착치은(Attached gingiva)

부착치은은 유리치은구를 경계로 변연치은과 연결되어 있으며, 단단하고 탄력성이 있으며 치조골에 단단히 부착되어 있다.

① 표면에는 오렌지껍질 같은 소와로 이루어진 잇몸얼룩, 즉 점채(stippling)가 존재한다. 약 5세부터 나타나서 성인기까지 점점 증가하고 노인이 되면 감소하며 정상 성인의 약 40%에서 나타난다. 이것은 치은에 염증성 병변이 있을 때 소실되는 경향이 있어 질환 유무의 진단기준이 된다.

② 부착치은의 폭은 최소한 2mm의 폭이 필요하다. 나이가 들면서 부착치은의 폭이 증가한다.

③ 부착치은은 치은의 건강유지를 위해 구강내 위치와 사람에 따라 1mm 이하에서 9mm 이상까지 폭이 다양하다. 부착치은의 폭은 연관된 치아의 구강내의 위치 그리고 구강소대와 근육의 부착위치에 의해 좌우된다.

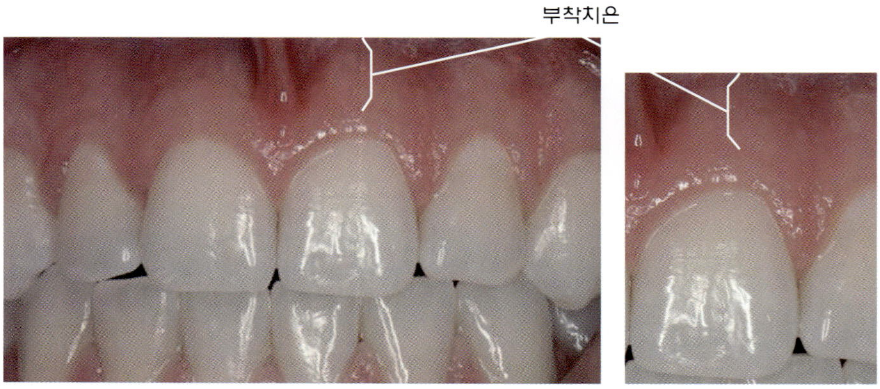

그림 2-4 부착치은

2. 치주인대(Periodontal ligament)

치주인대의 폭은 0.25±0.1mm 정도이며 치근을 둘러싸는 조직의 구성요소로 치조골과 치근의 백악질을 연결시키는 결체조직이다. 치아맹출 시 치주인대의 주 섬유군인 교원섬유다발은 3부분으로 구성되어 있다. 다발 한 부분은 백악질을 향하여 위치하며 또 다른 한 다발은 치조골을 향하여 들어가는 섬유로 이를 샤피섬유(Sharpey's fiber)라 한다.

주 섬유군은 여러 개의 섬유군으로 구성되어 있으며 백악질과 치조골의 중간에서 서로 만나 겹치고 꼬인 상태로 중간섬유층(intermediate plexus)을 만든다. 이 섬유층(plexus)은 치아의 생리적 움직임을 돕고 있다.

(1) 물리적 기능(Mechanical function)

① 교합력을 치조골에 전달하며 치아에 도달한 힘(과도한 교합압)의 일부를 흡수하는 완충작용을 한다.
② 치아와 치조골을 연결시킨다.
③ 치주조직과 치아간의 관계를 유지하며 혈관과 신경 등을 보호한다.

(2) 생성기능(Formative function)

많은 결합조직 세포에 의해서 이루어지며 치아가 생존하는 동안 백악아세포는 백악질을 만들고, 섬유아세포는 교원질을 형성하며 조골세포, 파골세포는 골의 형성과 흡수에 관여한다.

(3) 영양공급기능(Nutrition supplies function)

혈관, 림프선이 분포되어 있어 치은, 치조골, 백악질에 영양을 공급한다.

(4) 감각기능(Sensory function)

① 지각신경섬유에 의하여 과도한 압력 등 촉각을 느낄 수 있다.
② 삼차신경섬유로 미세한 압력도 느낄 수 있다.

3. 백악질(Cementum)

백악질은 치주인대가 부착되는 부위로서 치근을 둘러싸는 석회화된 조직이다. 치주인대나 치은섬유에 접해 있는 한 계속적으로 치근면에서 백악질이 만들어진다. 백악질은 석회화된 교원섬유와 섬유 간 기질로 구성된다.

백악세포는 유기질인 cementoid(precementum)를 형성하며 점차 석회화되어 백악질이 된다. 백악질은 무기질, 유기질과 수분으로 구성되며 뼈보다 약간 더 단단하다. 백악질은 비세포성(acellular)과 세포성(cellular) 형태로 구분한다. 백악질은 연속적이고 주기적으로 침착하여 나이가 증가하면 두꺼워진다.

(1) 백악질의 기능

① 백악질에 포함되는 샤피섬유(Sharpey's fiber)에 의하여 치아를 치조골에 부착하고 고정시킨다.
② 치근의 길이와 지지력을 보충하며 생리적인 치주인대 폭을 정상으로 유지함으로써 상피 부착부의 근단 이전을 방지한다.
③ 치근파절 시 결합시키는 역할과 상아질을 보호하는 역할을 한다.
④ 치수질환 시 치주조직을 보호한다.
⑤ 치수질환이 근단 치주조직으로 이동하는 것을 막기 위해 치수질환 시 치근단공을 폐쇄한다.

4. 치조골(Alveolar bone)

치조골은 치조돌기의 바깥 표면은 견고한 치밀골로, 순·설면은 피질판으로, 치아를 둘러싸고 있는 치조와는 얇고 치밀한 구멍이 뚫린 벽으로 되어 있는데 이것을 고유치조골(alveolar bone proper)이라 한다. 이 부분은 샤피섬유(Sharpey's fiber)와 혈관이 매몰되어 있는 작은 구멍이 많기 때문에 방사선 필름 상에서 흰 선으로 나타나는데 이것을 백선(lamina dura)이라 한다. 또한 고유치조골(alveolar bone proper)과 치질판 사이에는 망상골이 있으며 망상골과 바깥쪽의 피질판을 지지골(supportingalveolar bone)이라고 한다. 정상적인 치주조직은 치조정(alveolar crest)에서 법랑-백악 경계(cemento-enamel junction)까지의 거리가 약 1~1.5mm를 나타낸다.

치조골의 병적증상으로 치근이 골로 싸여 있지 않고 창문처럼 중간에 뼈가 없는 경우를 천공(fenestration)이라 하며 또한 골 결손이 치경부에서 V자 형태로 되어 치은으로만 덮혀 있는 경우를 열개(dehiscence)라 한다.

(1) 치조골의 기능

① 치근을 둘러싸고 치아를 지지한다.
② 상·하악골은 기저골과 치조돌기로 구성되어 있으며 치아에 가해지는 압력을 분산하거나 흡수한다.

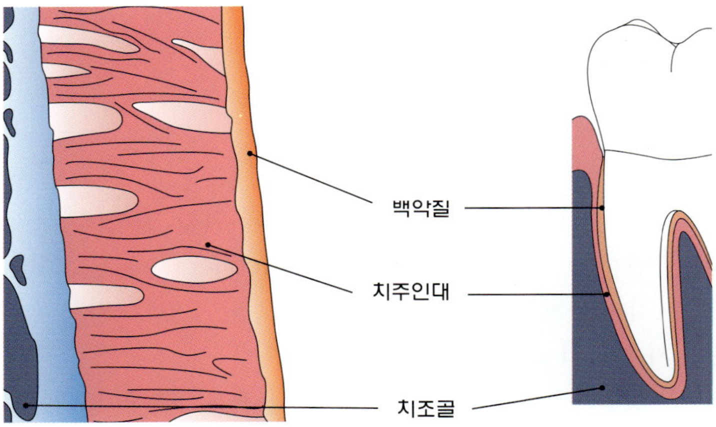

그림 2-5 **치조골**(alveolar bone)

Ⅱ 치주질환(Periodontal disease)

치주질환은 치은염(gingivitis)과 치주염(periodontitis)으로 분류하며, 원인은 국소적 원인과 전신적 원인으로 구분된다. 국소적 원인은 치주조직에 직접적으로 연관되는 요인을 말하며 전신적 원인은 전신질환 등이 원인이 되어 국소적 원인에 의한 숙주요인의 반응을 일으키는 것이다. 성인의 경우 치아상실의 큰 원인이 된다.

국소적 원인은 치아부착물(치면세균막, 치석, 음식물잔사, 백질 등), 불량충전·보철물, 치아기능부전, 치아상실, 외상성 교합, 악습관 등이며 전신적 원인은 영양장애나 대사장애, 정서적 요인을 들 수 있다. 초기에는 치은염으로 상피와 치은의 결합조직에 국한하지만 질병이 진행되면서 백악질에 부착된 결합조직의 소실을 유발하는 치주염으로 확대된다. 결합조직이 소실되면서 접합상피가 근단으로 이동하여 치주낭이 깊어지며 치은퇴축 및 골 소실이 일어나고 치아의 동요 및 농양을 형성할 수 있다.

1. 건강한 치은

(1) 색상(Color)

부착치은 및 변연치은의 색은 산호와 같은 핑크빛(coral pink)이며 인종, 나이, 혈관분포, 상피의 두께, 각화정도, 색소침착에 따라 다소의 차이가 있다.

멜라닌 색소의 침착(melanin pigmentation) : 갈색소인 멜라닌은 치은을 검게 나타내는 경우도 있으나 정상으로 간주한다.

(2) 형태(Contour)

치아의 형태와 악궁 내의 치아배열, 인접 접촉부의 크기와 위치, 순·설측 치아 사이의 공간 크기에 따라서 다양하나 변연치은은 순·설측에서 보면 옷깃(collar)과 같은 모양으로 치아를 둘러싸고 있으며 치경부를 따라서 부채꼴 모양(scalloped)으로 되어 있다. 외형의 변화는 치아의 위치 이상이나 순·설측의 치은 경사도에서 관찰할 수 있다.

세포와 세포간의 성분, 혈관 분포 크기의 차이가 있으나 치은 크기의 변화는 치은질환의 흔한 특징적 소견이다.

3) 표면구조(Surface texture)

부착치은 부위에서 치조골에 견고하고 탄력성있게 부착되어 있고 변연치은은 유동적이며 치은표면은 점채, 즉 반점(stippling - 오렌지 껍질 같은 형태)이 있다.

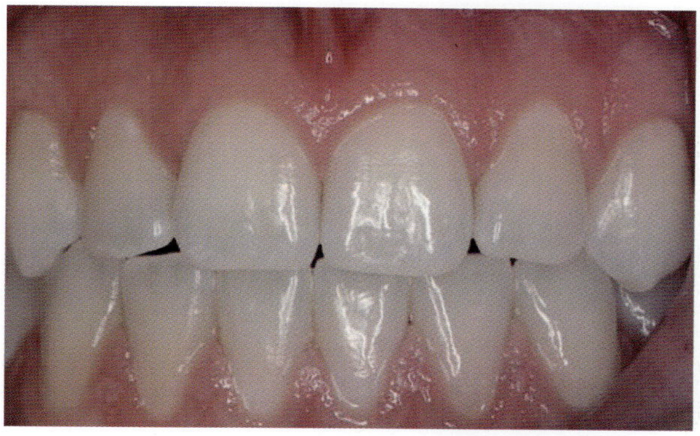

그림 2-6 **건강한 치은(healthy gingiva)**

① 점채는 변연치은에는 나타나지 않고 부착치은에 존재하며 치간 유두부의 중심에 나타난다. 건강한 치은에서 볼 수 있는 점채의 소실 및 감소는 치은질환의 흔한 증상이다.

② 치은 표면은 각화가 정상으로 일어나야 세균이나 외부자극으로부터 치은 조직을 보호할 수 있다.

③ 점채는 치은건강에 필수적이지는 않으나, 없으면 치은이 평활하거나 윤기가 있는 경우가 많다.

(4) 견고도(Consistency)

견고도는 부착치은과 치조골의 골막(periosteum)간의 교원성 섬유의 연속성에서 기인되며 치은섬유는 변연치은을 제 위치에 견고하게 유지시킨다. 견고도는 치주탐침으로 눌러서 검사하며 견고하고(firm), 탄력성(resilient)이 있어야 한다.

(5) 위치(Position)

치은의 위치는 치은변연이 치아에 위치한 정도를 말한다.

① 치은의 상부는 유리치은구에 의해 유리치은과 부착치은으로 구분되어 있다.

② 하부에는 치은점막경계(mucogingival junction)로 부착치은과 치조점막이 구분된다.

(6) 크기(Size)

치은의 크기변화는 치주질환의 일반적 소견으로 치은비대는 치면세균막, 임신과 사춘기 호르몬의 불균형, 약제의 부작용, 구호흡, 불량한 치과치료 등에 의한 염증결과이다.

(7) 치은열구(Gingival sulcus)

치은열구의 깊이는 3mm 이내이며 탐침 시 출혈이 없어야 한다.

2. 치은염(Gingivitis)

치은염은 가장 흔한 치은질환의 일종으로 치아와 치은의 경계에서 시작되어 치주조직의 기능적 단위인 치은에 영향을 미치는 염증 과정이다. 치은염의 임상증상은 발적(redness), 부종(swelling), 출혈(bleeding), 동통(pain) 등이다. 정상치은의 임상적 특징인 색깔, 크기, 형태, 견고성, 표면, 질감, 출혈, 동통 등의 검사가 요구된다.

치은염은 치주염으로 이환되기 쉬우며 치주염으로 이환된 경우 치아주위조직의 염증성 병변으로 인해 치주낭, 치은퇴축, 치주인대 및 치조골의 파괴가 일어난다.

초기에는 치은염으로 상피와 치은의 결합조직에 국한하지만 질병이 진행되면서 백악질에 부착된 결합조직의 소실을 유발하는 치주염으로 확대된다. 결합조직이 소실되면서 접합상피가 근단으로 이동하여 치주낭이 깊어지며 치은퇴축 및 골 소실이 일어나고 치아의 동요 및 농양을 형성할 수 있다.

치주질환의 예방법은 국소요인 제거법과 구강외 신체요인 제거법으로 분류할 수 있으며 올바른 칫솔질과 정기적인 치면세마가 가장 기본적이고 효과적인 예방법이라 할 수 있다.

1) 만성 치은염(Chronic gingivitis)의 증상

(1) 치은 색상변화

치은의 색상은 혈관 증식으로 인해 검붉어지며 말기에는 푸른색을 나타낸다.

(2) 치은 표면의 질감 변화

반점(stippling)이 소실되며, 매끄러운 질감을 나타낸다. 치은 표면의 탄력도가 떨어진다.

(3) 치은 출혈

기계적 자극이나 외상에 쉽게 출혈된다.

(4) 치은 외형 변화

변연치은과 치간유두가 염증에 의해 부어 오르는 치은부종이 나타나며 인접면을 피라미드 형태로 채우고 있는 치간 유두가 부어 올라 동그란 모양으로 변화하며 치은열구액이 증가한다.

(5) 치은열구액 증가

염증이 생기면 정상적으로 분비되는 양보다 많은 액이 분비된다.

2) 만성 치은염(Chronic gingivitis)의 구분

① 경도(mild) : 염증이 치간 유두와 변연치은에 한정된다. 점채(stippling)가 소실되며, 약간의 종창, 경미한 출혈은 있으나 통증은 없다.

② 중등도(moderate) : 염증이 치간유두, 변연치은, 부착치은 일부까지 확산된다. 증상은 초기와 같고 통증은 없으며 치은이 발적되며 출혈된다.

③ 심도(severe) : 부착치은 전체까지 심화된다. 치은이 붓고 출혈이 심하며, 치은퇴축을 동반하나 통증은 못 느끼며 만성 치주염으로 진행될 수 있다.

3. 치은증식증(Gingival hyperplasia)

변연치은이나 치간유두에서 자주 발생되는 것으로 치은의 결합조직이 증식하여 치은 전체가 두껍고 커지는 병이다. 만성 변연성 치은염이 원인이 되어 일어나는 염증성 치은증식증, 뇌전증 치료제인 딜란틴(dilantin)이라는 약의 부작용으로 일어나는 딜란틴성 치은증식증과 원인불명의 선천성 치은증식증 등이 있다.

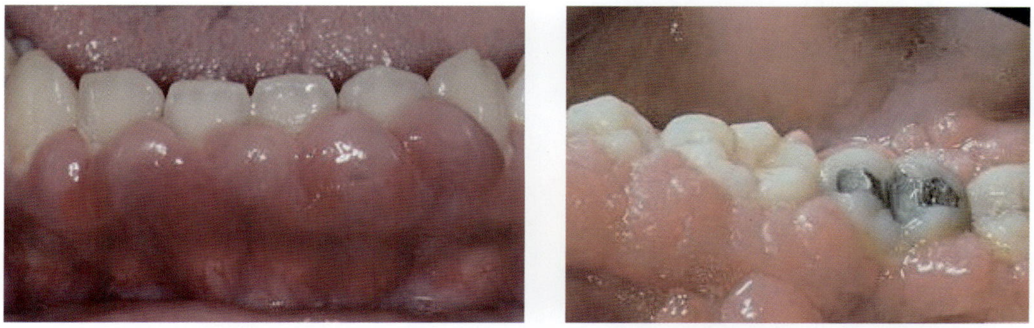

그림 2-7 **치은증식증(gingival hyperplasia)**

4. 치주염(Periodontitis)

치주염은 치아상실의 주된 원인이 되고 있으며 치은출혈과 부종, 치주낭 형성, 치조골 파괴등 다양한 증상이 나타나고 있으며 다음과 같이 구분한다.

1) 만성 치주염의 구분

① 경도(Mild periodontitis)

4~5mm 정도의 치주낭 깊이와 치주낭 측정 시 출혈이 있으나 X선 상에서 치조골 흡수는 나타나지 않는다.

② 중등도(Moderate periodontitis)

치주낭의 깊이가 약 5~7mm이며 출혈이 쉽게 나타나며 X선 상에서 치조골 흡수가 나타나기 시작한다. 단근치에서 약간의 흔들림(mobility)이 나타나기도 한다.

③ 심도(Severe periodontitis)

치조골의 흡수가 심하며 치주낭의 깊이는 7mm 이상으로 나타난다. 심한 치조골의 파괴로 X선 상에서 50% 이상의 치조골 파괴가 나타난다. 다근치의 치근이개부에서 치조골 파괴가 보이며 치은퇴축을 동반한다.

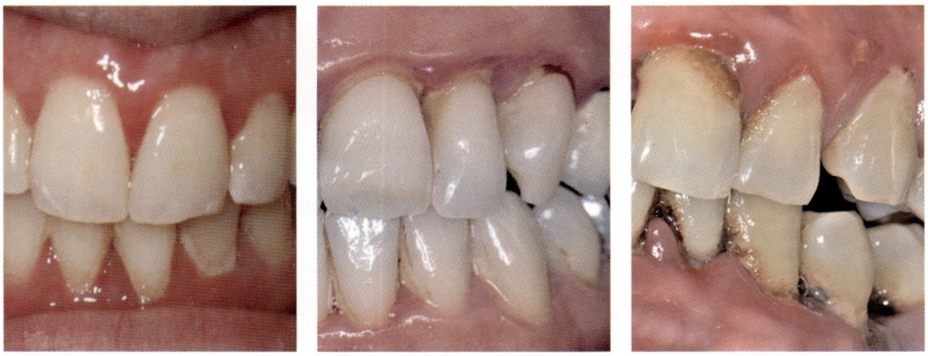

치은염 　 중증 치은염 　 치주염

그림 2-8 **치은염과 치주염(gingivitis & periodontitis)**

2) 치주질환의 임상적 증상

변연치은에서 치주조직의 염증 확산은 치은염에서 치주염으로의 전이를 의미한다. 치주염으로 전환시키는 요인은 세균의 성분 변화와 연관되어 치은염증이 진행되며 치주조직의 파괴가 수반되고 점진적인 치주낭 형성과 분지부 병소를 일으킨다. 염증의 정도가 깊어지면 치조골 흡수로 인하여 치아동요를 일으키며 치은증식과 퇴축 및 병적인 치아동요, 외상성교합, 치주농양, 치주낭 등이 나타날 수 있다.

(1) 치주낭(Periodontal pocket)

치주낭이란 치은열구가 병적으로 깊어진 것으로 치주질환의 중요한 증상이다. 치주낭의 위치와 정도를 파악하는 방법은 각 치아면을 따라 치주낭을 탐침하여 알 수 있다. 미생물의 작용과 숙주의 면역 반응에 의해 조직의 병적변화가 일어나고 진행됨에 따라 치은열구가 깊어진 것으로, 건강한 치은은 주로 구균과 간균이 많은 반면 치주질환의 경우 나선균과 운동성 간균 같은 혐기성균이 증가한다. 치주낭의 위치와 정도를 파악하는 방법은 각 치아면을 따라 치주낭을 탐침하여 알 수 있다.

치주낭의 임상적 증상은

- 치은 색상이 검붉게 또는 검푸르게 변하며 치은 출혈이 있다.
- 치은퇴축과 치간치은의 파괴 등으로 치은형태가 변형되며 치근면 노출과 지각과민 반응이 나타날 수 있다.
- 치주농양으로 화농성 삼출액이 나타날 수 있다.

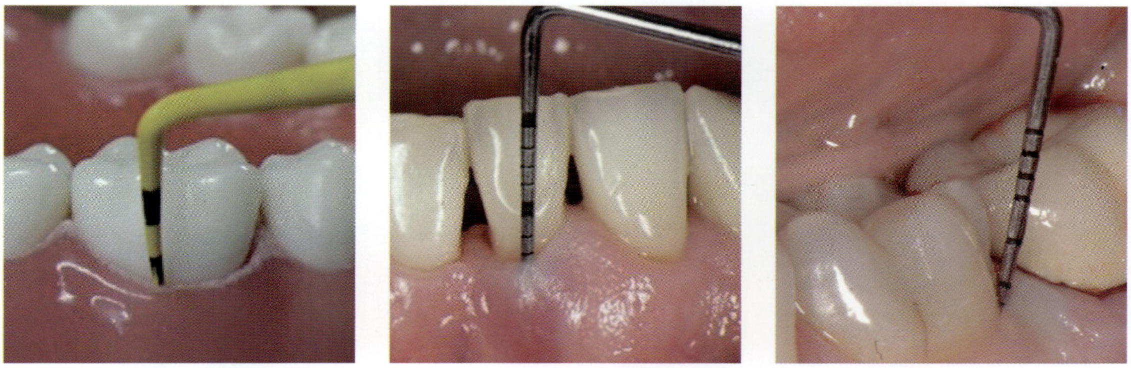

그림 2-9 **치주낭 측정**

(2) 치은퇴축(Gingival recession)

생리적 혹은 병적인 원인으로 치은변연의 근단이동이 일어나 치근면의 일부가 노출된 상태를 말한다. 치아 전체에 나타날 수 있으며 한 개 또는 몇 개의 치아에 국한되어 나타나기도 한다. 치은퇴축은 연령증가에 따라 그 빈도와 심도가 증가한다.

치은퇴축의 원인은 치조골의 상실이 가장 크다. 또한 치아가 협측이나 순측 등 비정상 위치에 있을 때 치밀골이 얇아져 치은퇴축의 원인이 되기도 한다. 그 외에 외상성교합, 교정력, 치주수술 및 치주질환의 결과, 심리적, 신체적 요인 등을 예로 들 수 있다.

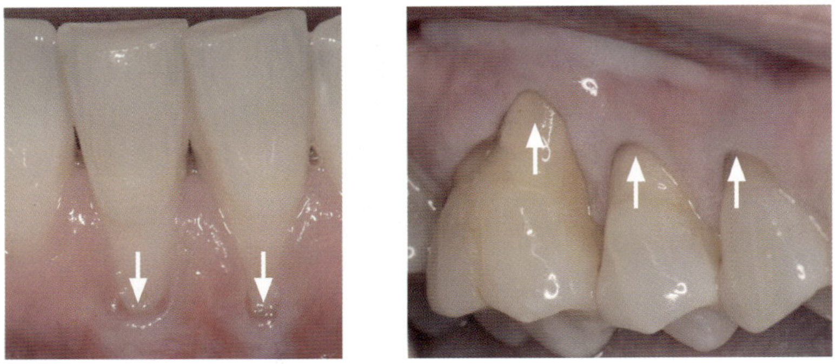

그림 2-10 **치은퇴축**

(3) 분지부 병소(Furcation involvement)

다근치의 분지부가 치주질환으로 인하여 노출된 근간중격(interradicular septa)에 발생한 병소를 말한다. 하악 제1대구치에서 가장 빈발하며 상악 소구치가 가장 발생빈도가 낮다. 연령증가에 따라 분지부 병소의 발생빈도가 높아진다. 임상적 증상은 분지부 병소의 심도에 따라 육안으로 확인할 수 있으나 치주조직에 가려서 확인하기 어려운 경우도 있다. 치아는 동요가 있기도 하며, 때로 자각증상이 없는 경우도 있다. 그 밖의 증상은 온도에 반응이 민감하며, 치수변화에 의한 재발성 또는 계속적 통증이 있다. 급성 혹은 만성적인 치주농양이 형성될 수 있다.

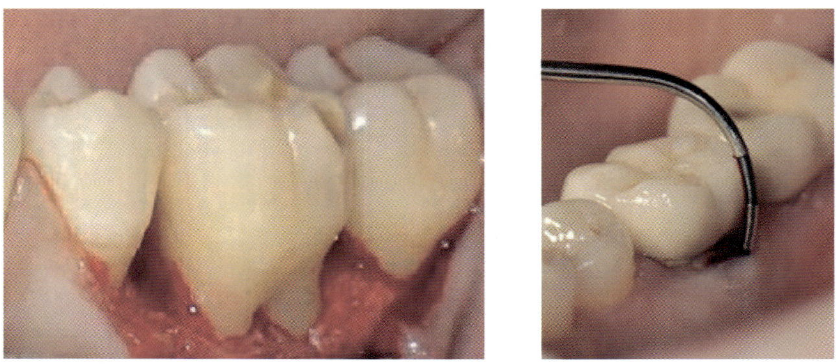

그림 2-11 **분지부 병소(furcation involvement)**

(4) 치아동요(Tooth mobility)

치아는 생리적인 동요가 있으며 치주질환 시 병적인 치아동요를 보인다. 단근치가 다근치보다 동요되기 쉽고 측절치가 가장 많이 동요한다. 일반적으로 동요는 수평방향으로 일어나지만 간혹 수직방향으로 일어날 수 있다.

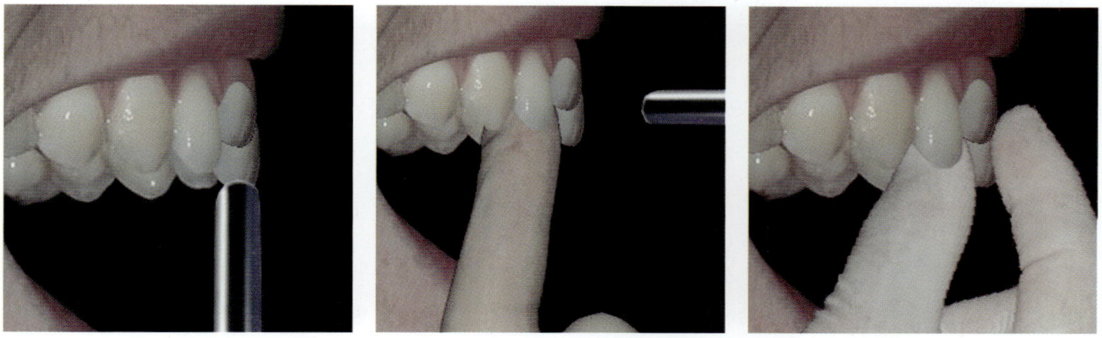

그림 2-12 **치아동요도 측정(수직, 수평, 손가락 이용)**

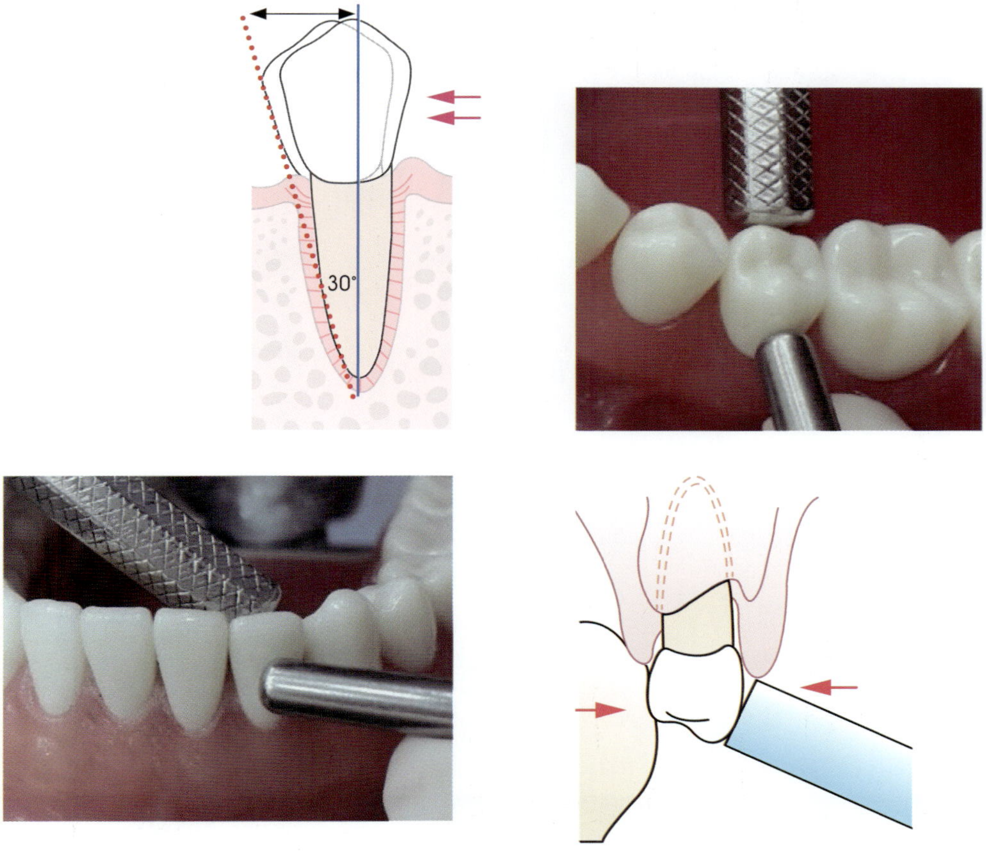

그림 2-13 **치아동요도의 측정**

치아의 동요 원인은 치조골의 소실, 외상성 교합, 치주인대의 염증, 임신이나 호르몬제 등의 약물투여 등이며 치아이동이 일어나는 요인은 치주염, 결손 치아의 방치, 유년성 치주염, 외상, 교합성 외상, 혀의 압박, 손톱 깨물기 등의 나쁜 습관 등을 예로 들 수 있다.

치아동요도 분류

0도 : 동요 없음
1도 : 협·설면으로 1mm 이내의 수평 동요
2도 : 협·설면으로 1~2mm의 동요
3도 : 협·설면으로 2mm 이상의 동요도와 치조골 내로의 수직 동요

(5) 치주농양(Periodontal abscess)

치주낭이 있는 치주조직의 화농성염증을 말한다. 만성치주염이 전신적인 발열이나 피로 등으로 인하여 저항력이 감소되거나 치주낭이 깊고 치주낭 입구가 폐쇄되었을 때, 불충분한 치석제거 후, 근관치료에서 측벽이 천공된 경우 등이 급성농양이 된다.

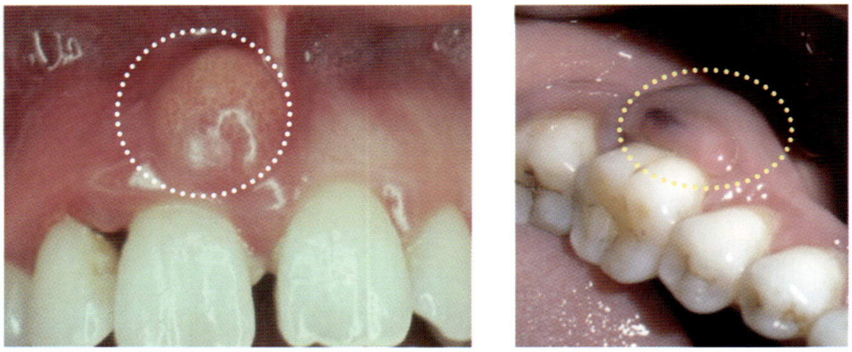

그림 2-14 치주농양

> Check point
>
> - 정상치은의 특징을 설명할 수 있다.

Chapter 3

치아의 부착물

Dental Deposits

ORAL PROPHYLAXIS

3장 치아의 부착물 (Dental Deposits)

학습목표

- 치아부착물의 형성기전을 설명할 수 있다.
- 연성부착물의 종류와 특징을 설명할 수 있다.
- 후천성 피막을 설명할 수 있다.
- 치면세균막을 설명할 수 있다.
- 경성부착물을 설명할 수 있다.
- 치은연상 및 치은연하 치석의 특징을 설명할 수 있다.
- 치면착색물의 종류를 설명할 수 있다.
- 외인성 및 내인성 착색물의 특징을 설명할 수 있다.

I 치아의 부착물(Dental deposits)

치아우식증 및 치주질환은 바이오 필름에 의해 발생된다. 이 균은 소와(pits)와 열구(fissures) 및 평활면에서 법랑질과 치근면 우식을 일으킨다. 또한 치주조직에 염증을 일으켜, 치주조직을 파괴하며 부착성을 소실시킨다.

구강 내 치아표면과 구조물 표면에 침착되는 부착물은 구강 내 세균과 음식물 등에 의해 형성되며 연성부착물과 경성부착물로 구분된다.

1) 제1단계(후천성피막 형성)

후천성피막이 구강 내 표면에 형성되는 단계로 타액과 치은열구액 또는 세균의 산물 등에서 기원하는 당단백 성분이다. 칫솔질이나 치면세마 후 수분 내에 형성되며 세균이 없으며 산으로부터 법랑질을 보호하는 역할을 한다. 피막은 치아의 표면 윤활성을 제공하고 건조를 막는 보호막으로 작용하나 주변의 세균이 부착하는 기질역할도 한다.

2) 제2단계(세균의 집락 및 성숙)

후천성피막에 미생물과 백혈구, 치은박리세포 및 음식물 등의 부착이나 성숙으로 치면세균막을 형성하는 단계이다.

구강 내 세균의 수 증가와 성장에 따라 미세한 집락층을 형성하며, 초기에는 그람양성 구균(cocci)과 간균(rods)이 80~90%를 차지한다. 점차 사상균(filaments)의 수적 증가와 함께 나선균(spirochete)과 같은 그람음성 혐기성세균이 증가한다.

3) 제3단계(무기질침착)

치면에 부착된 치면세균막이 무기염의 축적으로 무기질화되는 단계로 석회화 중인 치태는 2일에 약 50% 정도, 12일이 지나면 약 60~90%가 무기질화된다. 타액과 치은열구액 또는 삼출액 등이 무기질을 제공하며 표면의 일부 세균은 분리되어 새로운 바이오 필름을 형성하고 치은염증을 일으킨다.

1. 연성부착물(Soft deposits)

연성부착물로는 획득피막(acquired pellicle), 치면세균막(dental plaque, dental biofilm), 백질(materia alba), 음식물 잔사(food debris) 등으로 구분한다. 이 중 특히 치면세균막은 치아우식증과 치은 및 치주질환을 일으키는 위험요인이다.

1) 후천성피막(얇은막), 획득 피막(Acquired pellicle)

(1) 후천성피막(Acquired pellicle)의 정의

후천성피막은 획득피막이라고도 하며, 치면에 형성되는 무세포성 유기질의 얇은 막으로 타액 내 당단백질에 의해 생기는 막이다. 칫솔질 후에도 몇 분만 지나면 다시 형성되며 두께는 약 0.05~0.8μm 정도로 세균이 없는 것이 특징이며 치은연 주위에 두껍게 형성된다.

치면세마나 칫솔질 후 타액으로부터 형성된 점액성의 당단백질(glycoproteins)이 가장 먼저 치아나 치석, 보철물 등의 표면에 흡착되어 잘 용해되지 않는 물질로 변한다.

(2) 후천성피막의 임상적 중요성

후천성피막은 청량음료나 주스같은 산(acid)이 포함된 음식으로부터 치아를 보호하여 치아우식증의 발생을 예방해 주는 유익한 역할을 하는 반면, 세균의 부착을 쉽게하여 치면세균막 형성에 기여하고 치면세균막이 무기질화되면 치석이 된다. 또한 치면세균막 형성 초기 단계에 치면세균막 내 세균이 후천성 얇은막의 유기물질을 영양분으로 사용하여 치면세균막 형성의 핵물질로 발전하는 유해한 측면도 있다.

2) 치면세균막(Dental plaque)

치면세균막은 약 700여종 이상의 박테리아 균주를 가진 세균의 집합체로 바이오필름(biofilm)이라고 한다. 바이오필름의 형성은 세포의 다당체 등으로 유래되며 빠른 분열로 침착하며 단순한 침착이 아닌 삼차원적 복잡한 구조의 박테리아 군집을 형성하게 된다. 바이오필름 내의 박테리아는 성장하여 버섯 모양의 균체(microcolonies) 내에서 점액층을 형성하여 스스로 보호하고 생존하며 항생제에 대한 내성도 갖게 된다.

치면세균막은 치밀하고 무기질화되어 있지 않은 gel과 같은 형태의 복합적인 세균집락체이다. 이는 획득피막과 치아, 치석, 보철물 표면에 견고하게 침착된다.

따라서 강한 칫솔질이나 치면세마 등으로 제거할 수 있으나 양치(mouth washing), 공기 물 사출기(air water syringe)로는 잘 제거되지 않는다. 얇은 치면세균막은 투명하기 때문에 눈에 잘 보이지 않는다.

하지만 육안으로 보이지 않을 때는 치면착색(disclosing)을 통해 쉽게 확인할 수 있으며, 치주탐침 끝에 묻어 나오는 것을 확인하여 탐지할 수 있다.

세균성 치면세균막은 치아우식증과 치주질환을 유발하여 진전시키는 위험요인으로 역할을 하며 치석형성에도 중요하다.

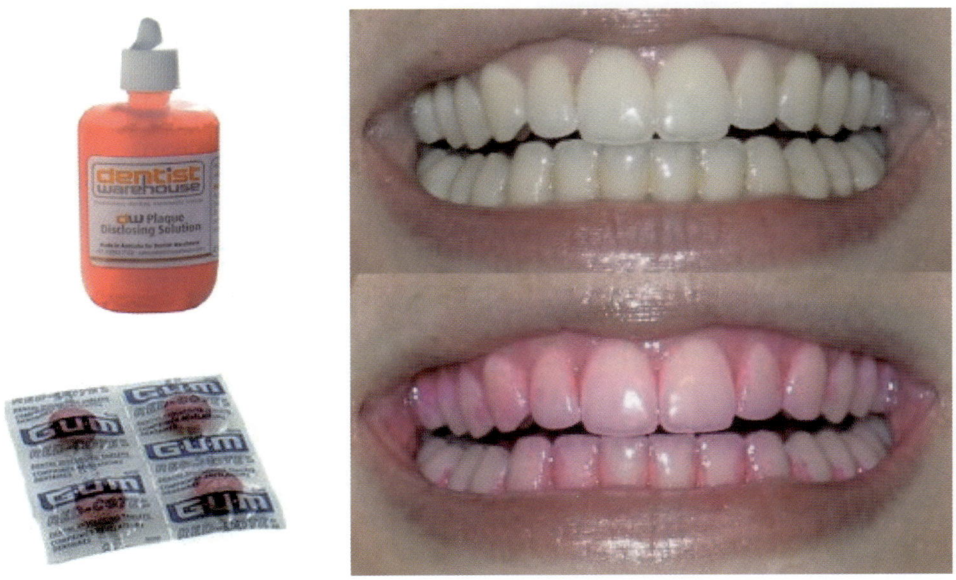

그림 3-1 **치면세균막의 착색제 사용 전, 후 관찰**

(1) 치면세균막 형성 과정

치면세균막은 후천성피막(acquired pellicle)이 형성된 후 미생물(bacteria)의 추가부착 및 양과 두께가 증가하여 집락화를 이루고, 생체막이 성숙되는 세 단계를 거쳐 형성된다.

특히 음식물이나 혀, 뺨 등의 움직임에 의해 방해를 받지않는 치경부측 1/3 부위에 가장 많이 침착되며 인접면(proximal)에 많이 침착된다. 치면세균막이 형성되는 속도와 부위는 개인마다 다르며 혀의 움직임으로 자정작용의 영향을 받는 상악보다는 하악치아와 치간부위에 많이 발생된다.

① 후천성피막(Acquired pellicle) 형성

타액의 당단백질 성분이 치면이나 구조물 표면에 얇게 침착된 것으로 칫솔질이나 치면세마 후 수 분 이내에 형성되며 구강 내 특정 세균이 획득피막에 처음으로 부착된다.

② 세균증식과 집락화(Colonization)

피막에 구강 내 세균이 이동하여 부착하며 세균 수가 증가하고 세균이 성장함에 따라 미세한 집락층을 형성한다. 이 집락들이 커지면서 서로 만나 연속된 집락을 형성하는 2차 응집(aggregation)을 한다. 처음 몇 시간 동안 나타난 균들은 그람양성구균(cocci)과 간균(rods)이다.

③ 치면세균막의 성장과 증식

2차적인 세균의 응집(aggregation)으로 치면세균막이 증식됨에 따라 생체막은 더 두꺼워지고 세균의 수가 계속 증가되며 바이오 필름 표면위로 지속적인 세균의 흡착이 이루어진다.

※ 기질 형성

치은연상 치면세균막의 세균 간 기질은 주로 타액에서 유래되며, 치은연하 치면세균막의 세균 간 기질은 주로 치은열구액이나 조직 삼출액에서 유래된다. 그 밖의 세균간 기질에는 타액으로부터 세균이 만들어낸 다당류와 글루칸(glucan), 레반(levan), 프럭탄(fructan) 등이 있다. 뮤탄은 점성이 있어 치면세균막을 치아에 부착시킨다.

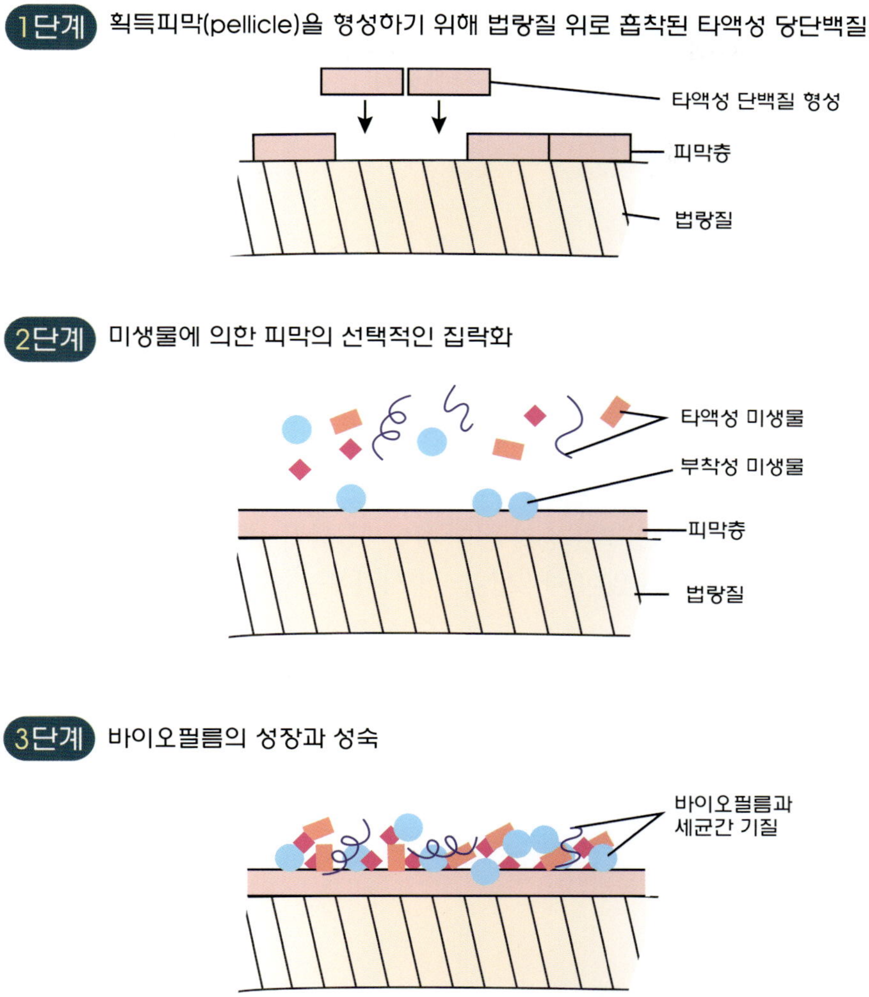

그림 3-2 **치면세균막(바이오필름) 형성단계(세균집락과정)**

(2) 치면세균막 미생물의 변화

세균의 응집과 성숙과정으로 시간이 지남에 따라 미생물의 생태적 천이(ecological succession) 과정을 통해 치아우식증이나 치은염 발생가능성을 높인다. 세균의 구성은 치면세균막의 성장에 따라 변화하고 구강위생 술식이 중단되면 세균 수는 급속하게 증가한다.

구강세균총의 변화는 다음과 같다.

① 1~2일

초기의 치면세균막은 주로 그람양성구균으로 구성된다. 연쇄상 구균이 주종을 이루는데 여기에는 *streptococcus mutans*, *streptococcus sanguis* 등으로 구성된다.

② 2~4일

구균이 아직은 주를 이루고 있으나 그람양성 사상균과 간균도 구균 위에서 증가한다. 점차적으로 사상균이 구균층 안에서 성장하여 수 많은 구균을 대체하게 된다.

③ 4~7일

사상균이 급속하게 증가하고, 더 혼합된 세균총에는 간균과 방추균(fusobacterium) 등이 나타난다. 치은연 부위의 biofilm이 두꺼워지고 그람음성의 나선균과 그람음성 간균(vibrios)이 포함되는 더 성숙된 세균총이 된다. 바이오필름이 치관 측으로 퍼지면서 새로운 바이오 필름은 특색있는 구균 형태를 이룬다.

④ 7~14일

나선균과 간균이 나타나며, 백혈구가 증가한다. 치면세균막이 성숙되고 두꺼워짐에 따라, 그람음성 세균과 혐기성 세균이 더 많이 나타난다. 이 시기에는 치은염증의 증후가 보이기 시작한다.

⑤ 14~21일

간균과 나선균이 구균과 사상균과 함께 기존 치면세균막에 다량으로 축적된다. 이 시기에는 치은염증이 임상적으로 확연해진다.

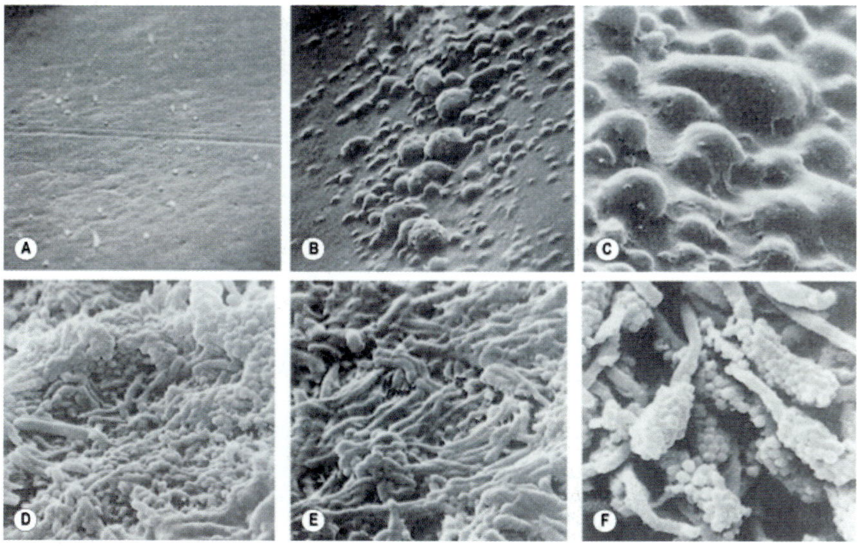

A: 깨끗한 enamel 표면　　B: microcolonies의 형성　　C: biofilm의 형성
D, E: 미생물의 증식 및 집락화(사상균과 간균)
F: 사상균 표면에 구균이 둘러싸여 옥수수 속(corn cob)모양 형성 (배율 ×1150)

그림 3-3 세균의 응집과 성숙과정 단계(주사현미경적 관찰)

(3) 치면세균막의 구성요소

치면세균막은 세균과 세균간 기질로 이루어져 있으며, 수분 80%, 유기질과 무기질이 20~30%를 차지한다. 치면세균막의 20%는 고형성분으로서 이 중 미생물은 고형물질의 70~80%를 차지하며, 치은연하 세균막에서는 그 비율이 증가한다. 보편적으로는 치면세균막 1mg당 10^8 이상의 세균이 다양하게 존재한다.

세균간 기질은 타액, 치은열구액, 세균산물에서 유래된 무기물과 유기물로 이루어져 있다. 이러한 구성 비율은 개개인마다 다를 수 있으며 한 개체에서도 치아 부위별로 다르게 나타날 수 있다.

① 무기물

무기질 성분으로는 칼슘(Ca)과 인(P), 소량의 나트륨(Na), 칼륨(K), 불소(F) 등을 함유 한다.

a. 칼슘과 인, 마그네슘의 농도는 타액보다 치면세균막에서 더 높게 나타난다.

b. 불소가 함유된 음료수를 음용 시 전문가의 불소도포 시행이나 불소치약 사용 후 치면세균막의 농도는 더 높아진다.

② 유기물

유기물의 70~80%는 세균이며 세균 간 유기물질은 주로 탄수화물, 단백질 그리고 약간의 지방을 함유하고 있다.

a. 탄수화물: 세균에 의해 만들어지는 탄수화물은 섭취된 설탕에서 만들어지는 fructans와 levan, 글루칸을 포함한다. Dextran은 글루칸의 일종이다. 예를 들면 *streptococcus mutans*는 글루칸과 부착되어 있다. 치면세균막은 세균의 에너지 저장고로 활용된다.

b. 단백질: 치은연상 치면세균막은 타액에서 유래되고, 치은연하 치면세균막은 치은열구액이나 조직삼출액에서 유래한다.

c. 지방: 그람음성 세균의 내독소인 지질다당류(lipopolysaccharide)는 여기에 포함된다.

③ 미생물

초기 1-5일까지는 구균(cocci)이 많으나 점차 사상균(filamentous)이 형성 되며 7일이 되면서 나선균(*spirochetes*)과 간균(*vibrios*) 등이 나타나며 시간이 지나면서 치아우식증과 치주질환의 발생률이 증가하게 된다.

(4) 치면세균막의 위치에 따른 분포

① 치은연상 치면세균막(Supragingival plaque)

치은연의 치관 측에 위치하며 치은연이나 치아의 인접면에 잘 생긴다. 주로 치경부 1/3 부위에 주로 침착되며 치간부위, 치면균열부, 결손부나 거친면, 불량 보철물의 변연 등에 잘 형성된다. 그냥 두었을 경우 빠른 속도로 증가한다. 탐침으로 긁어보아도 착색되지 않은 치면세균막은 쉽게 보이지 않으므로 착색제로 확인한다.

② 치은연하 치면세균막(Subgingival plaque)

치은변연 하방의 치은열구나 치주낭 속에 존재하는 다양한 세균의 집합체이며 부착상태에 따라 치면부착성과 상피부착성 치면세균막 및 치주낭 내에 저류되어 있는 비부착성 치면세균막으로 구분된다.

a) 부착성 치면세균막(attached plaque)

치면부착성 세균은 그람양성균이 대부분이며 치석형성과 치근면 우식증의 원인이 된다. 상피부착성 세균은 주로 그람음성균이 많으며 치주조직의 파괴와 관련된다.

b) 비부착성 치면세균막(unattached plaque)

치주낭 내에 유동성으로 떠있는 세균으로 가장 독성이 강하지만 치주질환의 직접적 원인이 되지는 않는다. 세균이 치주질환의 원인이 되기 위해서는 치은표면에 부착되어 독성을 나타내야 한다.

표 3-1 치은연하 치면세균막의 특성

치면부착성 치면세균막 (tooth surface plaque)	비부착성 치면세균막 (unattached plaque)	상피부착성 치면세균막 (epithelium plaque)
- 그람양성균 함유 - 접합상피로부터 분리 - 백악질 침투 가능 - 치석형성 및 치근 흡수 - 치근우식증에 관여	- 그람음성균 함유 - 접합상피에 도달 - 독성은 강하나 염증을 일으키지 않음	- 그람음성균 함유 - 접합상피에 도달 - 치주낭 상피 및 결합조직 침투 - 치은염 및 치주염에 관여

(5) 치면세균막 형성과 부착에 영향을 미치는 요인

① 총생치(Crowded teeth)

정상치열과 비교 시 하악전치부의 축적을 보인다.

② 거친 표면(Rough surface)

표면이 거친 치아, 수복물, 치석 위에서는 축적이 더욱 빨리 일어난다.

③ 청결유지가 어려운 치아(Difficult to clean)

과잉수복물 변연, 치석주변, 치아우식이 있는 곳에 더욱 두껍고 밀도있게 형성된다.

④ 교합이상(Out of occlusion)

저작 시 대합치아가 없거나 교합이 되지 않는 치아, 기능을 하지 못하는 치아는 더 많이 형성된다.

⑤ 세균의 증식(Bacterial multiplication)

끊임없는 세포분열은 치면세균막 두께에 영향을 미친다.

3) 백질(Materia alba)

백질은 치면세균막 표면에 느슨하게 부착되어 생기는 물질이다. 불투명한 황색 또는 회백색의 연한 침착 물질로 연한 치즈처럼 생겼으며 치면착색제를 사용하지 않아도 볼 수 있다. 백질은 박테리아, 탈락상피, 파괴된 백혈구, 타액 내의 단백질 그리고 음식물 잔사 등이 축적된 산물이다.

백질은 치면세균막과 유사하지만 내부구조가 없고 주로 치경부 1/3 치면이나 배열이 불량한 치아, 수복물, 치은표면 부위에서 발생한다. 어린아이들에게 흔한 침착물로 수압청정기나 구강세정기, 칫솔질 등으로 쉽게 제거된다.

임상적으로 치면세균막과 백질, 음식물 잔사를 구분하는 것이 필요하다.

4) 음식물 잔사(Food debris)

음식물 잔사는 음식물 섭취 시 치아의 치경부나 인접면에 축적된다. 음식물 잔사는 불량한 구강상태를 만들고 교합면의 부조화가 있으면 치아사이에 끼게 된다. 또한 치간유두가 감소되어 소실된 경우에도 협측과 설측 치간공극에 음식물 잔사가 축적될 수 있다. 이때 치은에 자극을 주게 되고 염증을 유발할 수 있다. 또한 구강 내 세균과 함께 치면세균막을 형성하는 원인이 된다.

음식물 잔사는 혀나 입술, 타액, 저작에 의해 어느 정도 자정작용이 일어나며 칫솔질이나 치실 사용 및 수압청정기(water pick) 등으로 제거할 수 있다.

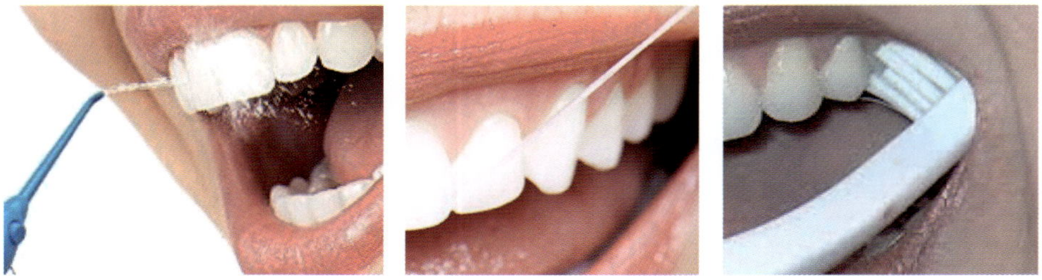

그림 3-4 음식물 잔사 제거 방법

2. 경성부착물(Hard deposits)

치석은 치면에 형성된 치면세균막(dental plaque)이 단단하게 무기질화되어 자연치의 임상적 치관, 의치 및 다른 치과보철물에 형성된다. 치석은 치면세균막이 무기질화된 물질로 염증성 치주질환의 진행에 있어서 매우 중요하다.

1) 치석의 부착 위치에 따른 분류

치석은 인접한 유리치은연과 관계된 치면의 위치에 따라 구분된다. 즉 치은연상과 치은연하로 구분된다.

(1) 치은연상 치석(Supragingival calculus)

① 위치

치은변연을 기준으로 임상적 치관(clinical crown)에 위치한다.

② 분포

a. 가장 호발하는 부위는 하악전치부의 설면, 상악 제1, 2 대구치의 협면으로 타액선의 개구부(salivary glands ducts)와 마주하고 있는 곳이다.
b. 대합치아가 없는 치아의 치관부, 치아의 기능을 못하는 치아, 구강관리가 불량한 치아, 의치, 치아 장치물 등으로 치면세균막의 제거가 어려운 치면에 분포한다.

③ 임상적 특징

a. 주로 타액의 무기질에 의해 형성되므로 색깔은 백색, 황백색이다.
b. 매우 단단하지 않아 치면에서 쉽게 제거될 수 있다.
c. 육안으로 관찰이 가능하며 타액에 젖어 있을 때에는 압축공기(compressed air)로 건조시켜야 볼 수 있으며 보이지 않을 때에는 탐침(explorer)을 사용하여 확인한다.

④ 치은연상 치석의 다른 이름

a. 변연상부 치석(supramarginal calculus)
b. 치은외 치석(extragingival calculus)
c. 치관부 치석(coronal calculus) : 치석이 해부학적 치관에 있음
d. 타액성 치석(salivary calculus) : 무기물의 공급원이 타액에 있음

(2) 치은연하 치석(Subgingival calculus)

① 위치

임상적 치관(clinical crown)에서 치은연의 치근단 방향에 위치한다. 이는 치주낭 기저부 가까이까지 확장된다. 주로 노출된 치근면과 임플란트 주위에 형성된다.

② 분포

a. 전 치아에 분포되어 있으며 전반적이거나 국소적일 수 있다.
b. 인접면에 가장 심하게 침착된다.

③ 임상적 특징

a. 치은열구액 성분에 의해 형성되므로 색깔은 어두운 갈색, 암녹색을 띤다.
b. 치아표면에 단단히 부착되어 있어 제거가 쉽지 않다.
c. 육안관찰이 힘들기 때문에 탐침을 사용하여 촉각으로 탐지하거나 X-ray 등을 통해 관찰한다.

④ 치은연하 치석의 다른 이름

a. 변연하부 치석(submarginal calculus)
b. 혈청 치석(serumal calculus) : 무기물의 공급원은 혈청 성분으로 치은열구액에 있음

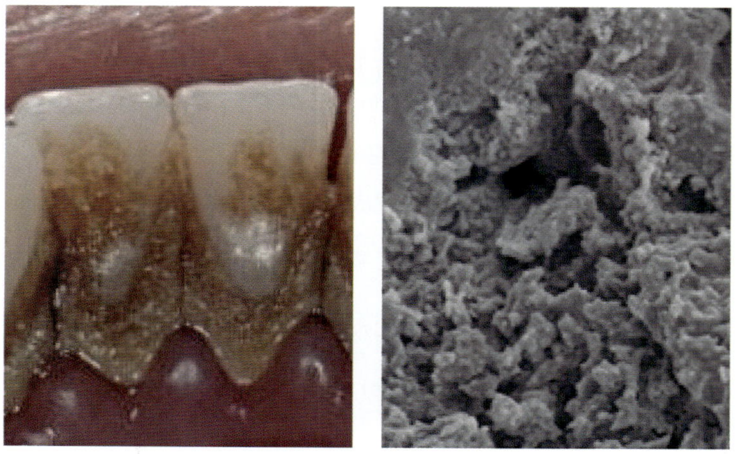

그림 3-5 **치은연상 치석과 주사 전자 현미경적 관찰**

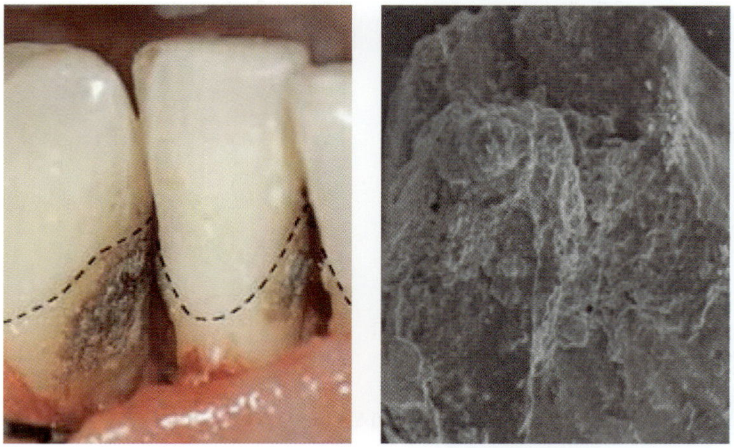

그림 3-6 치은연하 치석과 주사 전자 현미경적 관찰

2) 치석부착 형태에 따른 분류

(1) 단단한 덩어리형 치석(Crustaceous calculus)

큰 덩어리로 불규칙한 형태로 단단하게 형성되며 색깔은 흰색에서 상아색이다. 음료수나 담배의 니코틴 등 색소와 함께 섞여서 나타나기도 하며 완전히 무기질화되지 않은 상태이므로 쉽게 제거된다. 주로 치은연상 치석으로 하나 또는 여러 개의 치아에 함께 나타난다.

(2) 베니어형 치석(Veneer calculus)

얇은 베니어 형태로 나타나며 치석제거나 치근활택술 후에도 가장 흔히 남아 있을 수 있는 치석으로 치은연상 혹은 치은연하에 나타난다. 치석제거 시 기구날이 무디거나 작업각도가 작을 때 형성된다.

(3) 선반형 치석(Ledge calculus)

치은연하에 ledge 또는 ring형으로 나타나며 색깔은 연한 갈색부터 진녹색이다. 치근면에 부분적 또는 전체적으로 나타난다.

(4) 과립형 치석(Granular calculus)

치은연상 또는 치은연하에 작은 과립형태의 조각이나 점상으로 나타나며 눈에 잘 보이지 않는다.

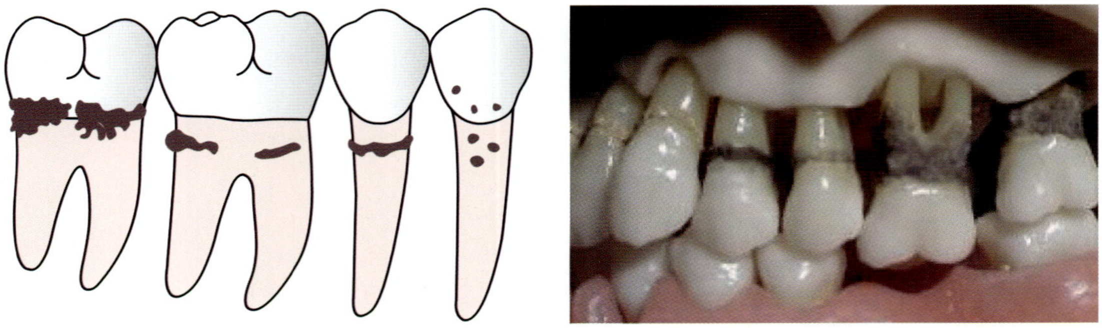

그림 3-7 치석의 부착형태

3) 치석의 형성

치석은 치면세균막의 유기질 내에 무기질의 침착에서 시작된다. 치석 형성의 3가지 기본적 단계는 피막형성, 치면세균막의 형성, 무기질화의 과정으로 이루어진다. 치은연상과 치은연하 치석은 무기질의 기원은 다르지만 본질적인 요소는 같다.

(1) 후천성피막(Pellicle) 형성

피막은 타액성분인 점액성 당단백질로 구성되어 있고 무세포성 물질이다. 피막의 두께나 윤곽은 치면 위에서 다양하게 나타나며 치아를 깨끗이 닦은 후에도 수 분 이내에 다시 형성되기 시작한다.

(2) 치면세균막(Plaque) 성숙

미생물이 피막에 부착하기 시작하여 군락이 형성된다. 초기에는 주로 구균, 간균형태의 미생물로 구성되지만, 5일째 치면세균막은 대부분 사상균으로 구성된다. 군락은 서로 모이면서 성장해 부착성 치면세균막을 형성하며 성장 및 성숙하게 된다.

(3) 무기질화(Mineralization) 현상

치면세균막이 형성된 후 약 4~8시간 후에 무기질화가 일어나며 무기질화가 시작된 치면세균막은 24~72시간 이내에 무기질화 중심이 하방의 치면 가까이에 발달한다.

치면세균막은 2일에 약 50%, 12일에 60~90% 정도가 무기질화되나 모든 치면세균막이 무기질화 되는 것은 아니다. 무기질의 기원은 치은연상치석은 타액 내 Ca과 P에 의하며, 치은연하치석은 치은열구액에 의하여 무기질화가 진행된다.

무기질화 물질의 원천은 치은연상 치석은 타액이고 치은연하 치석은 치은열구액과 염증성 삼출물로 치은연하 침착물에 무기질을 공급한다. 따라서 염증상태가 증가하면 열구액과 삼출물의 양도 증가하여 많은 무기물이 치은연하 세균막의 무기질화에 이용된다.

(4) 결정체 형성

무기질이 hydroxyapatite, whitelockite, octocalcium phosphate, brushite 등의 결정체를 형성한다.

4) 치석의 형성 시간

형성시간은 처음 부드러운 침착물이 성숙된 무기질화로 변화하는데 필요한 평균적인 날짜를 의미한다. 평균적인 시간은 약 12일로 빠르게 형성되는 사람은 10일, 느리게 형성되는 사람은 20일 정도의 범위를 가진다. 무기질화는 24~48시간 내에 시작될 수 있다. 형성시간은 개개인에 따라 달라진다.

5) 치석의 구성 성분

치석은 유기물, 무기물과 수분으로 구성되어 있다. 성분비는 채취된 침착물의 위치와 경도, 시간에 따라 다양하지만 대부분 오래된 치석은 75~85%의 무기물 성분, 15~25%의 유기물 성분, 수분으로 구성된다. 치은연상 치석과 치은연하 치석의 화학적 성분은 비슷하다.

(1) 무기물

주로 칼슘(Ca), 인(P), 탄산염(CO_3), 나트륨(Na), 마그네슘(Mg), 칼륨(K) 등이다. 이외의 미량원소들에는 염소(Cl), 아연(Zn), 스트론튬(Sr), 브롬(Br), 구리(Cu), 망간(Mn), 불소(F) 등이 있다. 치석의 무기물은 2/3 정도가 결정체 형태이며, 주로 인회석(apatite)이다.

주로 수산화인회석(hydroxyapatite, 50~60%)결정이 우세하지만 이외에도 인산칼슘(octocalcium phosphate), 휘틀로카이트(whitlockite), 브루사이트(brushite)와 같은 특징적인 성장 형태를 갖는 결정도 다양하게 포함된다.

(2) 유기물

치석의 유기질은 다양한 종류의 미생물, 탈락 상피세포, 백혈구, 타액 중의 점액소(mucin)로 구성된다. 유기질에는 타액성 당단백질, 지질, 중성지방, 유리지방산, 콜레스테롤, 인지질 등을 포함한다. 미생물에는 주로 사상균(filamentous)이 많으며 처음 5일 동안 초기 치석에서 간균(rods)과 구균(cocci)이 발견된다.

6) 임상적 특성

(1) 발생

치석은 전 연령대의 영구치와 유치 모두에 걸쳐서 나타나는데 일반적으로 나이가 많아지면서 증가한다.

(2) 임상적 중요성

① 치은연하 치면세균막은 병인성 세균을 포함하고 있어 염증을 일으키고 치은조직을 파괴하여 치면의 부착 소실을 야기하고 치주낭을 깊게 한다.
② 치주낭의 깊이가 증가하면 많은 양의 치면세균막과 병인성 세균이 축적되고 치주낭 내의 자극은 치은연하 치석형성을 위한 무기물을 함유한 치은열구액이 증가된다.
③ 치은연하 치석은 세균에 의해 축적되고 세균덩어리는 치은염과 치주염을 진행시킨다.
④ 거친 치석 표면은 세균의 축적으로 인해 치주낭 형성에 영향을 미친다.

(3) 치석의 예방

① 깨끗한 구강위생관리와 정기적인 치석제거를 실시한다.
② 개인적인 치면세균막관리(self plaque control)는 올바른 칫솔질, 치간 칫솔, 치실사용 등을 한다.
③ 파이로인산염계 또는 아연계 성분을 포함하는 항치석 치약 사용을 권장한다.

7) 치석의 발견 및 관찰방법

(1) 치은연상검사

① 시진

육안으로 직접 볼 수 있다.

② 압축공기의 이용

타액에 젖어 보이지 않을 경우 압축공기를 이용하여 건조시켜 확인한다.

(2) 치은연하검사

① 시진

a. 치석의 검은 부분은 치은변연부나 그 하방에서 육안으로 직접 볼 수 있다.

b. 공기분사로 치은변연부를 치아로부터 분리시켜 치주낭 내 치석을 관찰할 수 있다.
c. 투사(transillumination)를 통해 치석을 발견할 수 있다.

② 치은조직의 색깔 변화

얇은 변연을 통해 어두운 치석이 반사될 수 있고, 이는 치은연하 치석 존재를 암시한다.

③ 촉진(촉각)

탐침(explorer)을 사용하여 치석을 탐지한다.

④ 방사선 검사

치석은 방사선 불투과성으로 나타나므로 치아인접면이나 치은연하의 두껍고 고도로 무기질화된 치석을 발견할 수 있다.

8) 치석의 분류 및 임상적 특성

치은연상과 치은연하 침착물의 위치와 양은 적음(slight), 보통(moderate), 많음(severe)으로 기록한다.

표 3-2 치석의 임상적 특성

특성	치은연상 치석	치은연하 치석
색깔	흰색, 상아색 또는 회색 담배, 음식물 또는 다른 색소에 의해 착색	암갈색, 암녹색, 흑색 치주낭의 혈액 색소에 의해 발생
견고도와 표면질감	점토상으로 단단함 다공성 표면은 비석회화된 바이오필름으로 덮여 있음	치은연상 치석보다 좀 더 치밀, 부싯돌 같이 단단함
크기 및 양	크기와 양은 개개인의 구강관리술식과 plaque control방법, 음식물의 물리적 특성, 개개인의 성향, 구강관리용품의 사용에 따라 다르고, 흡연자는 양이 증가	치주낭의 형성으로 연령에 따라 증가 치주질환의 진행에 관련
위치	치은연(gingival margin)에서 치관측 임상적 치관 치은연 가까이 얇은 선을 형성	치은연(gingival margin)에서 치근단쪽 치주낭 기저부로 연장, 연조직 부착형태에 따름 치은퇴축에 의해 치은연하 치석이 치은연상 치석으로 나타날 수 있음
치아분포	상악구치부의 협면 하악전치부의 설측	전 치아의 치근면에 나타나며 주로 인접면, 설면에 가장 많고 협면이 제일 적음
무기질의 원천	타액	치은열구액, 혈청
관찰	치면건조 후 육안관찰, 기구(탐침)사용	기구 및 X-ray사진, 탐침의 촉각
난이도	제거가 용이	제거가 어려움

3. 치아착색과 변색(Tooth stain and discolorations)

치아부착물에는 치면세균막이나 치석 외에도 치아착색물(stain)이 있으며, 발생기전에 따라 외적인 착색과 내적인 변색으로 분류된다.

치아의 착색과 변색은 ① 치면에 직접 착색되는 경우, ② 치아 위의 연성 침착물이나 치석 속에 침투되는 경우, ③ 치아 외부요인에 의한 침착이 치질 내에 직접 침투되어 상아질이 변색 되는 경우에 나타난다.

외적인 착색은 치아의 외부 표면에 나타나며 치면에 직접 착색되는 경우와 치아 위의 연성 침착물이나 치석 속에 침투되는 경우가 있으며 치석제거나 치면연마를 통해 제거가 가능하다. 내적인 변색은 치아조직 내에서 일어나거나 치아 외부요인에 의한 침착이 치아 내부로 침투되어 나타나 상아질이 변색되고 법랑질까지 변색될 수 있으며 치석제거나 치면연마를 통해 제거가 불가능 하다.

1) 착색의 분류

(1) 위치에 따른 분류

① 외적 착색(Extrinsic stains)

치아의 외면에 발생하며 칫솔질, 치석제거 및 치면연마에 의해 제거된다.

② 내적 착색(Intrinsic stains)

치아구조 내에서 발생하며 치석제거 및 치면연마에 의해 제거되지 않는다.

(2) 원인에 따른 분류

① 외인성 착색(Exogenous stains)

외부의 원인으로부터 유래되며, 치아외면에 침착되어 조직 내로 스며들 수도 있다.

② 내인성 착색(Endogenous stains)

내적 원인에 의해서만 발생되며 흔히 상아질의 변색에 의해 법랑질에 반영된다.

2) 외인성 착색(Extrinsic stain)

외적 착색은 색상에 의해서 분류되며 가장 흔히 관찰되는 황색, 녹색, 흑색선 및 담배로 인한 착색이 있고 오렌지, 적색, 그리고 금속 착색 등은 많지 않다.

(1) 황색 착색(Yellow stain)

치면세균막과 같은 모양으로 희미한 노란색을 띄고 있으며 원인은 주로 음식물 색소에 의해 착색된다.

모든 연령층에서 흔히 나타나며 개인구강위생관리가 소홀했을 때 특히 잘 나타난다.

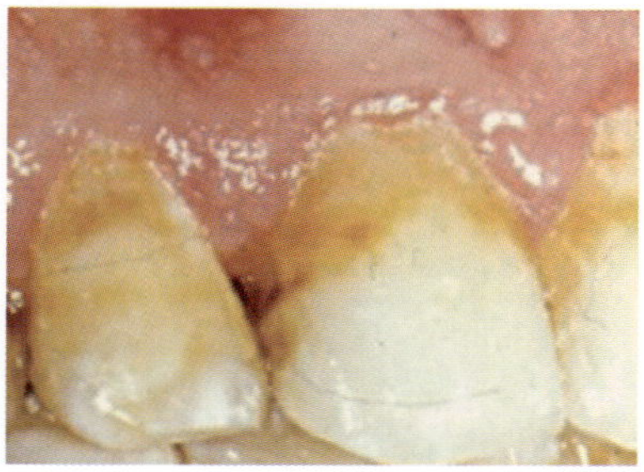

그림 3-8 황색 착색

(2) 녹색 착색(Green stain)

연녹색에서 진녹색까지 다양하게 나타나며 주로 순면에서 분포하여 인접면으로 확산될 수 있다.

상악전치부 순면의 치경부 1/3에 가장 흔히 발생된다. 발생빈도는 어느 연령층에서나 발생가능하나 성인의 경우 구강위생관리 상태가 불량할 때 나타나고 특히 어린이에게서 주로 볼 수 있다.

원인은 구강상태의 불량, 색소성 세균, 치은출혈의 결과이다.

녹색착색은 차(tea), 금속(metal)에 의해서도 유발될 수 있다.

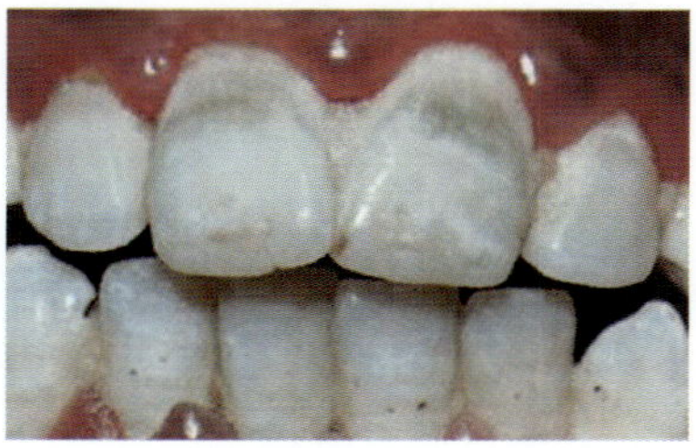

그림 3-9 녹색 착색

(3) 흑색선 착색(Black line stain)

흑색 혹은 흑갈색의 착색으로 치은변연에서 1mm 상방으로 치은변연의 형태를 따라 발생하며 상악 전치의 순면은 드물게 분포하고 상악 구치의 설면과 인접면에 가장 많이 나타난다.

모든 연령층에 나타나지만 어린이와 여자에게서 많이 발생하며 보통 깨끗한 구강 내에서도 발생된다.

치아우식증의 발생률은 낮다.

흑색선 착색은 구강관리를 잘해도 재형성되는 경향이 있으며 색소성 세균, 차, 커피, 와인 그 밖의 음료수에 의해서도 나타난다.

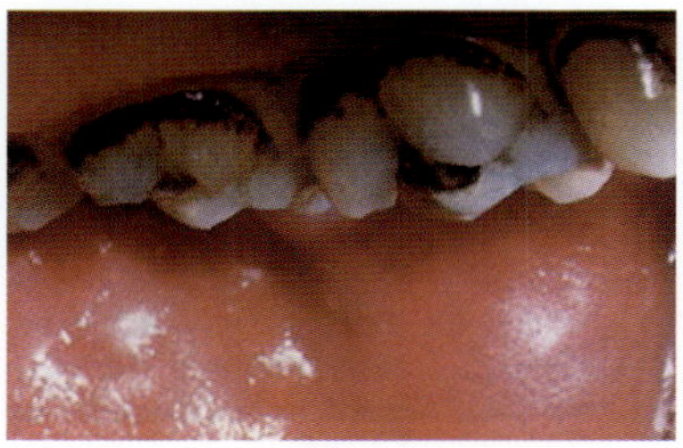

그림 3-10 흑색선 착색

(4) 담배 착색(Tobacco stain)

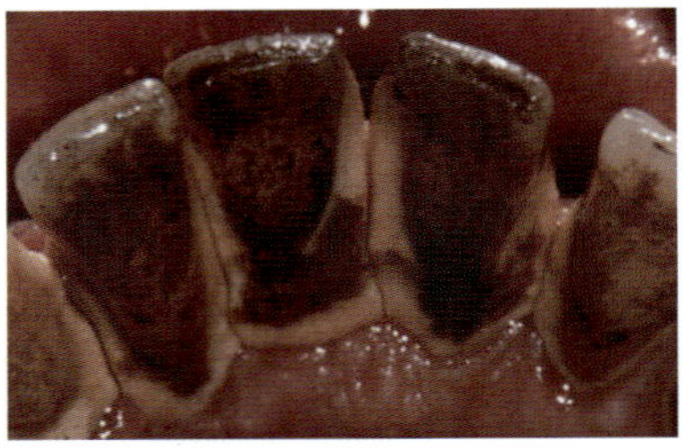

그림 3-11 담배 착색

옅은 갈색에서 어두운 흑갈색 또는 검정색을 띠며 주로 치경부의 1/3 부위에 착색된다.

열구나 소와뿐만 아니라 설면에 가장 많이 호발된다.

특히 씹는 담배에 의한 착색은 법랑질을 침투하여 외인성 내적(exogenous intrinsic) 착색이 된다.

담배 착색의 양은 사용된 담배의 양에 비례되는 것이 아니고 개개인의 상황에 따라 다르며 구강위생 관리를 소홀히 할수록 착색이 증가한다.

(5) 갈색 착색(Brown stain)

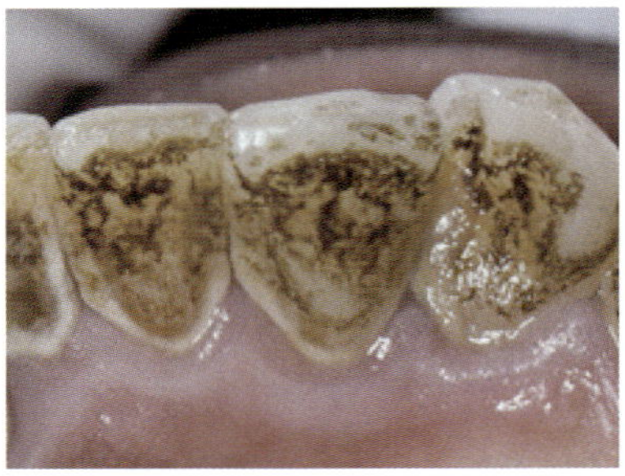

그림 3-12 갈색 착색

법랑질의 표면이 고르지 못한 부분, 치은열구 및 치경부에서 갈색 혹은 회색착색의 다양한 양상으로 나타난다. 상악구치부 구개측 인접면에 많이 나타나며 제거 후에도 재발하는 경우가 많다.

① 갈색피막

획득피막의 화학적 변화의 결과로 여러 가지 색깔의 착색이 나타난다.

② 불화석

밝은 갈색, 노란색 착색으로 불화주석 겔이나 불화석 치약을 계속 사용한 사람에게 나타난다. 이는 불소화합물 중 주석이온 반응에 의해 황화주석이나 갈색의 산화주석이 형성되어 갈색착색으로 나타난다. 치면세균막과 치석 위에 착색되어 나타나기도 하고 연갈색의 담배 착색과 비슷하게 나타나기도 한다. 이외에도 클로르헥시딘 양치, 차, 커피, 와인, 그 밖의 음료, 치면세균막에 의해서도 나타난다.

(6) 주홍색과 적색 착색(Orange and red stain)

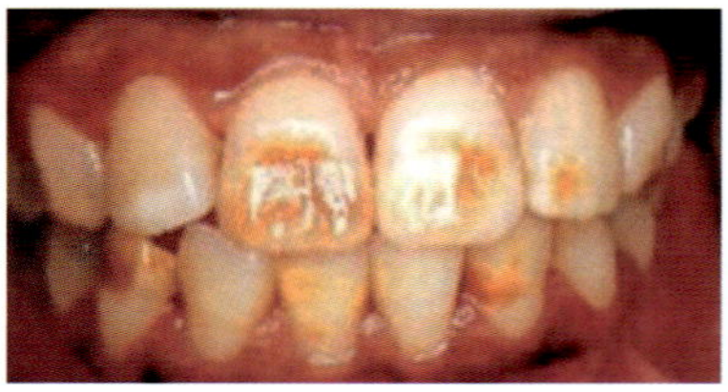

그림 3-13 주홍색과 적색 착색

치경부 1/3 부위에 나타나며 구치부보다 전치부의 순면과 설면에 더 빈발한다. 색소성 세균(chromogenic bacteria)이 원인으로 드물게 나타나며 독시사이클린(doxycycline)에 의해서도 나타난다.

(7) 금속 착색(Metallic stains)

근로자들의 입을 통해 금속먼지가 흡입되어 금속 자체가 치아와 접촉될 때 착색된다. 주로 전치에 많이 분포되며 치경부 1/3 부위에 공통적으로 분포된다. 가끔 착색은 치질 내에까지 침투하여 외인성 내부 착색이 되기도 한다.

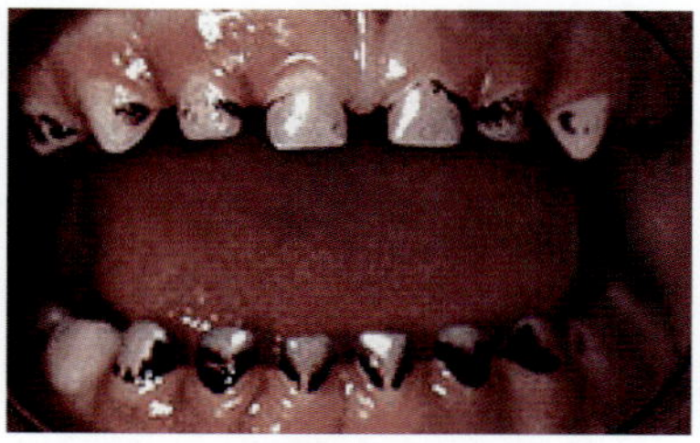

그림 3-14 **금속 착색(iron)**

구리 또는 놋쇠(copper or brass)가 원인일 경우는 녹색 또는 청녹색으로 나타나며, 철(iron)이 원인일 경우는 갈색이나 녹갈색으로 나타난다. 또한 니켈(nickel)이 원인일 경우는 녹색으로 나타나며 카드뮴(cadmium)이 원인일 경우는 황색 또는 황갈색으로 나타난다.

3) 내인성 변색(Intrinsic discoloration)

치아 내부에서 결합된 내인성 변색은 치아 발육과정이나 맹출 후에 나타날 수 있으며, 치아외부의 수복물이나 외인성 착색에 의해 치아조직이 변색되기도 한다.

전치부에 내인성 변색은 치아 미백술이나 보철물 제작으로 치료가 가능하다.

(1) 무수치(Pulpless teeth)

혈액이나 치수조직의 출혈, 치근관 치료 또는 괴사 등의 치수조직의 분해 결과로 파괴되어 연노랑, 청회색, 붉은갈색, 주홍색부터 엷은 녹색에 이르기까지 많은 색으로 다양하게 나타난다.

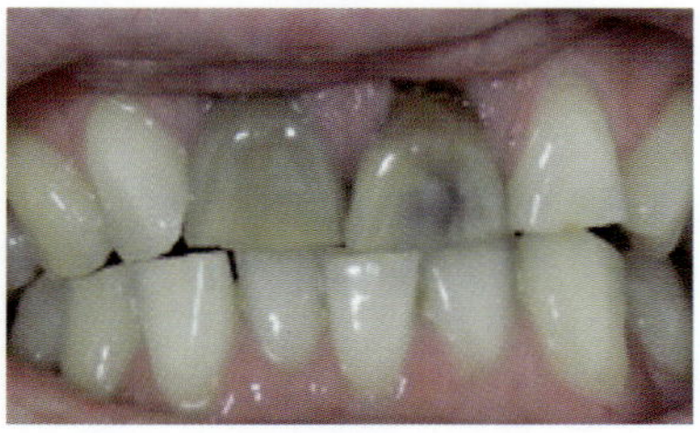

그림 3-15 **pulpless teeth**

(2) 약물과 금속(Drugs and metals)

치과용 아말감은 수복물 주위의 치질 내에서 회색 또는 흑색으로 변색되는데 아말감 수복물로부터 법랑질과 상아질에 금속이온이 전이하기 때문이다. 치아와동 형성에 base로 사용되는 질산은($AgNO_3$)은 검은 변색을 나타낸다.

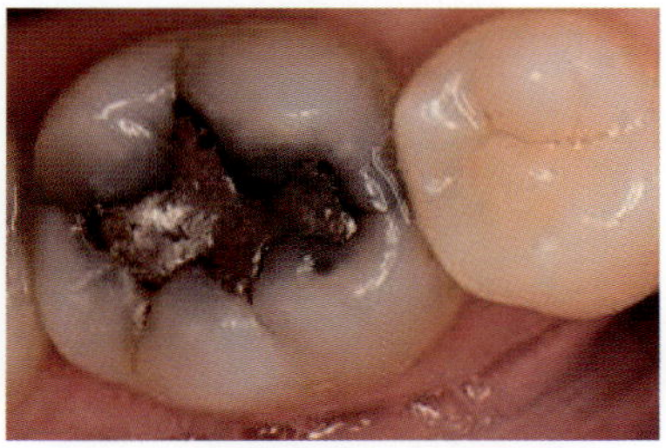

그림 3-16 **아말감으로 인한 변색**

(3) 불완전한 치아형성

① 법랑질 발육부전증(Enamel hypoplasia)

전신적 부전증으로 인해 법랑아세포의 성장 부족이 있을 경우에 치아는 흰 반점이나 흰 소와를 가진채 맹출한다. 흰 반점은 오랜 시간이 지나면 음식물 색소나 구강으로부터 취해지는 다른 물질에 의해 변색되어 노란갈색이나 회갈색으로 나타난다. 국소적 부전증은 흰 반점이나 흰 소와가 하나 또는 몇 개의 치아에만 나타난다.

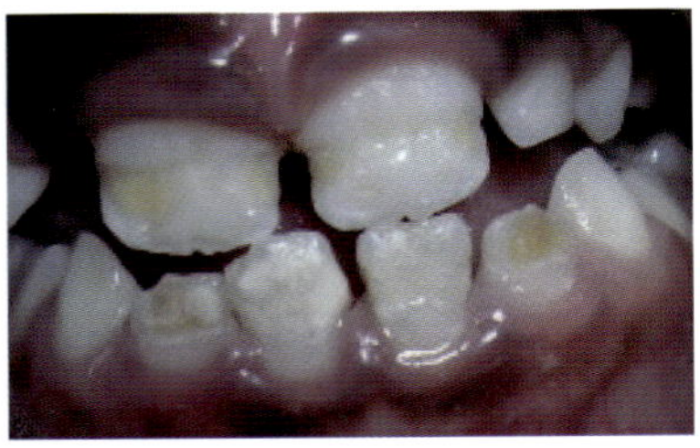

그림 3-17 **법랑질 발육부전증**

② 반점치(Dental fluorosis)

법랑질이 무기질화가 되는 기간 중에 불소 이온이 2ppm 이상 함유된 음료수의 과잉섭취로 인하여 법랑질 내의 무기질화 발육부전을 초래한다. 치아 맹출 후에 나타나는 치아의 변색은 흰 반점 또는 연한 흑갈색으로 대칭적으로 나타난다. 심하면 치아의 균열 및 소와가 색소를 형성하며 밀집하게 된다.

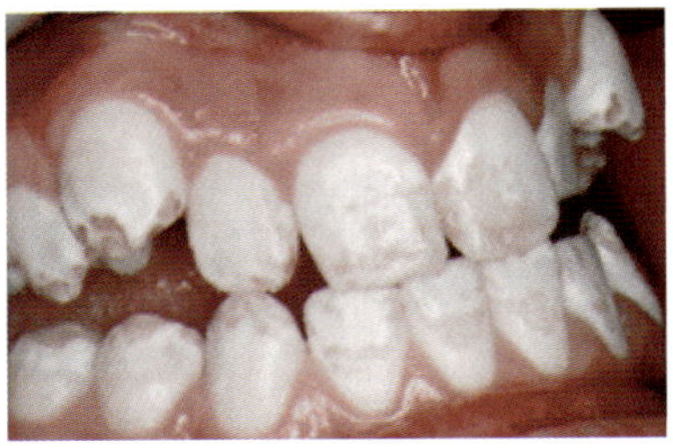

그림 3-18 **반점치(불소침착증)**

③ 테트라사이클린(Tetracycline)

항생제인 테트라사이클린은 뼈와 치아에 흡수되어 연녹색부터 진노랑 및 회갈색에 이르기까지 다양한 치아의 변색의 원인이 된다. 약물의 복용량, 복용시간, 테트라사이클린의 형태에 따라 치아가 변색되는 정도가 다르다.

유치의 변색은 임신 3기나 영아와 어린아이들이 약물 복용 시 발생될 수 있으며 항생제 복용으로 법랑질 발육부전증도 발생될 수 있다.

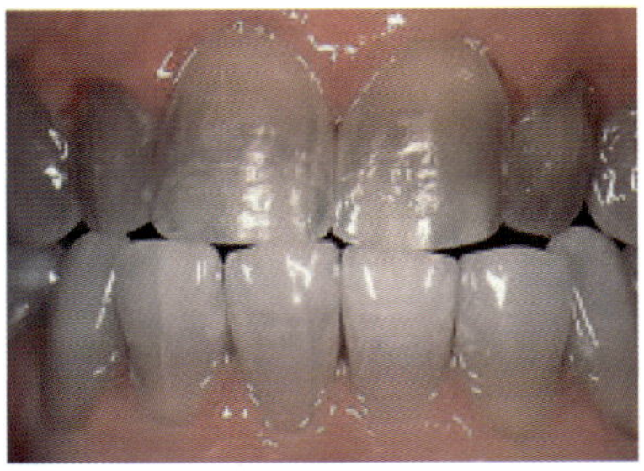

그림 3-19 **테트라사이클린 변색**

Check point

- 치아의 부착물을 이해할 수 있다.

Chapter

4 치위생 사정

Dental Hygiene Assessment

ORAL PROPHYLAXIS

4장 치위생 사정 (Dental Hygiene Assessment)

학습목표

- 병력작성의 목적을 설명할 수 있다.
- 병력의 종류를 설명할 수 있다.
- 구강검사의 개념을 이해할 수 있다.
- 구강검사의 목적을 설명할 수 있다.
- 구강내·외 검사방법과 항목을 나열할 수 있다.
- 구강검사 시 필요한 준비물을 나열할 수 있다.

I 병력(Medical history)

병력이란 현재 환자가 앓고 있는 질병을 파악하거나 환자 자신도 느끼지 못했던 질병들의 증상을 파악하기 위하여 기록하는 것으로 이는 합리적인 진료를 하기 위한 기초자료가 되며, 치과치료 시 1차적으로 중요한 과정 중의 하나이다.

1. 병력 작성의 목적

(1) 구강상태의 진단 및 치료계획을 세우는데 필요한 정보를 제공한다.
(2) 환자 치료 시 주의해야 할 약재 및 치과치료의 종류를 알 수 있다.
(3) 환자의 현재 증상, 통증 및 전신건강과 생활 상태를 알 수 있는 기회가 된다.
(4) 환자와의 유대를 증진시키고 성공적인 진료협조관계의 확립을 위한 기초가 된다.
(5) 환자와의 분쟁이 발생할 경우 법적근거자료가 된다.
(6) 응급상황이나 계속관리에 기초가 된다.

2. 병력을 얻는 방법

병력을 얻는 기본적인 방법은 환자와의 직접적인 면담이다. 그러나 면담에 소요되는 시간을 감소하기 위해 설문지를 이용하는 방법도 함께 사용된다.

1) 설문지 이용법

(1) 장점

- 빠른 시간 내에 할 수 있다.
- 환자의 서명과 기록을 남기므로 법적 증거자료가 될 수 있다.
- 환자가 면담자를 의식하지 않으므로 솔직하게 충분히 생각하며 답할 수 있다.
- 면접에서 직접적으로 표현되기 어려운 정보를 취득하는데 유용하다.

(2) 단점

- 환자와 유대관계를 갖지 못한다.
- 중요하다고 생각되는 문제에 대해 부가적인 질문을 할 수 없다.

2) 면담법

현재 가장 많이 사용되는 방법으로 문답을 통해 얻어낸 정보를 모아 조직화하여 서술형으로 기록하는 방법을 말한다.

(1) 장점

- 술자가 특별히 알고 싶은 정보를 정확히 알 수 있다.
- 환자와 좋은 유대관계를 가질 수 있는 기회가 된다.
- 환자기왕력을 조직적으로 시간에 따라 기록할 수 있다.

(2) 단점

- 시간이 많이 소요된다.
- 고도의 면담기술이 요구된다.
- 질문해야 할 각 항목들이 나열되어 있지 않아 빠뜨릴 수 있다.
- 환자가 개인 상태를 이야기할 때 난처할 수 있다.

3. 병력의 종류

1) 개인력(Personal history)

개인력이란 환자 개개인에 대한 정보로서 환자 신상에 대해 알아두어야 할 모든 사항을 기록하며 진단 및 치료에 중요한 자료가 된다.

개인력은 환자의 성명, 생년월일, 주소, 전화번호, 출생지, 직업 및 환자의 습관(음주, 흡연 등), 건강과 관련될 수 있는 기호와 습관을 알아야 하며 개인에 대한 기록도 필요하다.

2) 의과병력(Medical history)

의과병력이란 환자가 과거에 앓았거나 현재 앓고 있는 전신질환, 즉 환자의 건강력에 대한 기록으로 치과치료 시 직접 또는 간접으로 많은 도움이 된다.

전신질환으로 인해 치과치료를 연기하거나 금기해야 하는 경우가 있기 때문에 치과치료 전에 반드시 환자의 전신상태를 조사하고 chart에 기록한다.

3) 치과병력(Dental history)

치과병력은 과거에 환자가 치과를 방문했던 이유 및 시기와 주로 호소하는 증상(chief complaint) 발생 시부터 현재까지의 병력을 순서에 따라 기록한다. 과거의 치과병력조사는 환자의 예후에 유용한 정보를 제공해 준다.

4) 가족력(Family history)

가족력은 환자 가족의 건강상태 또는 환자가 속한 집단의 구성원내에 존재하고 있는 질병을 확인하는 것으로 가족 구성원의 유전적 성향이 있는 당뇨병, 암, allergy, 정신장애, 혈액 질환과 부정교합, 하악전돌증, 과잉치, 구순열과 구개열, 선천성 치아결손 등의 치과질환이 포함된다. 또한 가족 중에 결핵과 같은 전염병의 존재유무 등도 치과치료 시에 응급상황이 일어나면 참고가 되므로 반드시 정확하게 기록되어져야 한다.

5) 사회력(Social history)

현재 환자의 상태에 영향을 주는 사회적 요인들에 대한 기록으로 환자의 결혼여부, 직업, 생활 정도(재정), 성격, 습관, 종교, 거주지와 출생지, 가족문제, 교육 정도 등이 포함된다. 특히 현대 사회에서는 직업이 개인건강에 미치는 영향이 크게 증가하므로 이에 대한 평가가 중요하며 음주나 흡연 등 개인적인 습관도 진단에 있어서 중요한 정보를 제공해준다. 사회력은 환자의 협조도와 치료의 효과를 알 수 있도록 해주며, 구강질환의 원인을 찾고 치료하는데 많은 도움이 될 수 있다.

Ⅱ 구강검진(Oral Examination)

구강검사는 치아와 얼굴 및 경부를 포함한 구강내·외의 모든 조직을 조사하고 평가하는 것을 말하며 요즘은 구강뿐만 아니라 전신적인 환자의 건강상태에 영향을 미칠 수 있는 육체적, 정신적, 심리학적인 요소까지도 모두 포함된다.

구강검진은 개개인의 구강건강 상태를 확실히 알 수 있는 지표가 될 수 있고, 세밀한 구강검사로 인하여 전체 암의 약 5%에 해당하는 구강암을 조기에 발견할 수 있다. 또한 치과질환의 진단과 치료를 행하는데 있어서도 대단히 중요하다. 재진 시에는 치료이전의 구강상태와 비교함으로써 구강보건 관리의 효과와 구강보건교육에 있어 환자를 올바르게 인식시키는 데에 도움을 주며, 법적인 문제 발생 시에도 증거자료가 될 수 있다.

이러한 구강검사를 정확하게 하기 위해서는 치과위생사는 구강 내·외부의 정상적인 상태는 물론 비정상적인 상태까지도 구별할 수 있는 지식을 숙지하여 병적 소견의 발견 시 즉시 치과의사에게 보고하고 조기진단 및 적절한 치료가 가능하도록 하여야 한다.

1. 필요한 준비물

(1) 기구 및 재료

1) 치경(mouth mirror)
2) 탐침(explorer)
3) 치주탐침자(periodontal probe)
4) 핀셋(pincette)
5) 설압자(tongue depressor)
6) 거즈(gauze)
7) 시술 장갑(gloves)
8) 마스크(mask)

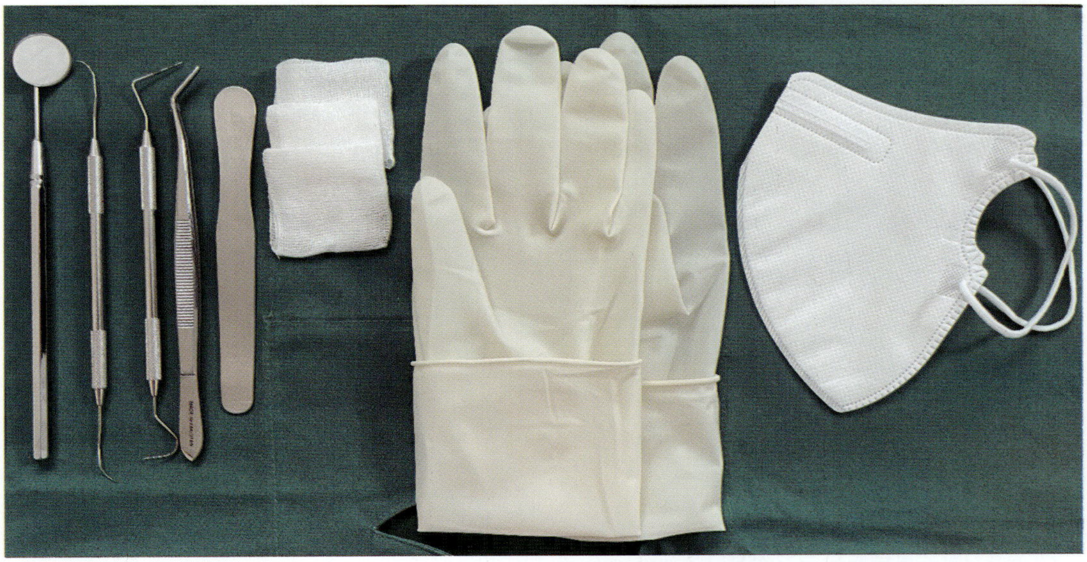

그림 4-1 **기구 및 재료**

(2) 차트(Chart)

환자용 진료차트에는 여러 가지 형식이 있으나 서로 비슷하므로 목적과 취향에 맞춰 선택한 후 구강검사 시에 모두 확인하여 완전히 기록해 놓아야 한다.

의과병력(MEDICAL HISTORY INFORMATION)

이름: ____________ 생년월일: ____________

집주소: ____________ 전화번호: ____________

직장번호: ____________ 마지막 치과 방문일: ____________

방문목적: ____________

참조사항: ____________

PLEASE ANSWER EACH QUESTION

	YES	NO		YES	NO		YES	NO
몸 상태	□	□	당뇨병	□	□	에이즈	□	□
최근 질병	□	□	심장병	□	□	빈혈	□	□
최근 기침 또는 감기	□	□	고혈압	□	□	알러지 반응	□	□
콧물	□	□	신장병	□	□	-페니실린	□	□
심장 또는 가슴 통증	□	□	간질환	□	□	-Sulfate	□	□
잦은 발목부종	□	□	폐질환	□	□	-Local Anesthetic	□	□
안면 X-ray 치료	□	□	천식	□	□	-Codeine	□	□
코르티손/부신피질호르몬	□	□	기관지염	□	□	-아스피린	□	□
출혈성질환	□	□	류마티스 열	□	□	-Barbiturates	□	□
헤르페스	□	□	경련	□	□	그 외 약물	□	□
간염	□	□	HIV	□	□			
심잡음	□	□	류마티스	□	□			

의과 병력

	YES	NO
1. 건강검진을 받고 있습니까?	□	□
2. 내과치료를 받고 있습니까?	□	□
3. 입원이나 수술을 받은 적이 있습니까?	□	□
4. 어떤 약물을 복용하고 있습니까?	□	□
5. 알러지가 있습니까?	□	□
6. 심장질환, 고혈압, 류마티스열을 앓은 적이 있습니까?	□	□
7. 당뇨병을 앓고 있습니까?	□	□
8. 결핵이나 다른 폐질환을 앓은 적이 있습니까?	□	□
9. 간염이나 다른 간질환을 앓은 적이 있습니까?	□	□
10. 출혈이나 혈액질환을 앓은 적이 있습니까?	□	□
11. 성병에 감염된 적이 있습니까?	□	□
12. 임신 중입니까?	□	□

메모: ____________

전신적문제: ____________

날짜: ____________ 서명: ____________

치과병력(DENTAL HISTORY)

이름: ______________ 생년월일: ______________

집주소: ______________ 전화번호: ______________

직장번호: ______________ 마지막 치과 방문일: ______________

방문목적: ______________

참조사항: ______________

1. 현재 치통이나 구강 내 불편한 부위가 있습니까? 예 [ ] 아니오 [ ]
   "예"라면 설명하세요. (아픈 부위와 증상)
2. 최근 1년 동안 치과를 방문하신 적이 있습니까? 예 [ ] 아니오 [ ]
   "예"라면 날짜와 방문한 이유를 쓰세요
3. 스케일링을 받으신 적이 있습니까? 예 [ ] 아니오 [ ]
   "예"라면 가장 마지막으로 스켈링한 날짜는? 년 월
   스케일링을 받은 장소는 치과의원(병원) [ ] 치위생과 [ ]
4. 잇몸수술(스켈링은 제외)을 받은 적이 있습니까? 예 [ ] 아니오 [ ] "예"라면 언제 년 월
5. 하루에 칫솔질 횟수와 시기는? (해당하는 모든 곳에 0표 하세요)
   a) 식후마다 [ ] 아침 식사 후 [ ] 아침 식사 전 [ ] 취침 전 [ ]
   b) 하루에 1번 [ ] 하루에 2번 [ ] 하루에 3번 [ ] 하루에 4번 이상 [ ]
6. 칫솔질하는 방법을 치과위생사 또는 치과의사로부터 배운 적이 있습니까? 예 [ ] 아니오 [ ]
7. 현재 사용하고 있는 칫솔의 종류는 무엇입니까?
   부드러운 칫솔 [ ] 보통 [ ] 딱딱한 칫솔 [ ] 모름 [ ]
8. 칫솔은 얼마동안 사용하신 후에 새 것으로 교환합니까?
   2~3주마다 [ ] 2~3개월마다 [ ] 6개월 이상마다 [ ]
9. 치실을 사용하신 적이 있습니까? 예 [ ] 아니오 [ ] 치실대신에 이쑤시개를 사용함 [ ]
   "예"라면 얼마나 자주 사용하십니까? 하루에 1번 [ ] 1주일에 1번 [ ] 필요할 때마다 [ ]
   "예"라면 치실사용법을 치과위생사 또는 치과의사로부터 배운 적이 있습니까? 예 [ ] 아니오 [ ]
10. 칫솔질을 할 때나 치실을 사용할 때 잇몸에서 피가 난 적이 있습니까? 예 [ ] 아니오 [ ]
11. 담배를 피우십니까? 예 [ ] 아니오 [ ]
    "예"라면 하루에 1갑 이하 [ ] 1갑 정도 [ ] 2갑 정도 [ ] 3갑 이상 [ ]
12. 방사선과 관련 있는 직종에 종사하십니까? 예 [ ] 아니오 [ ] "예"라면 근무장소 :
13. 과거에 치과방문 시에 혹시 좋지 못한 경험을 하신 기억이 있으십니까? 예 [ ] 아니오 [ ]
    만약 있다면 기록해 주시면 도움이 되겠습니다.
14. 현재 구강궤양, 인후(목구멍) 통증, 감기 등의 증상이 있어 스켈링할 때 입을 벌리는데 어려움이 있습니까?
    예 [ ] 아니오 [ ] "예"라면 설명하세요.
15. 지금까지 언급되지 않고 빠뜨린 것이 있다면 기록해 주시기 바랍니다.

2. 구강내 · 외 검사

구강내·외부의 정확한 진단을 위해서 주로 육안적인 관찰이나 촉진법을 사용하고 필요에 따라 다양한 방법을 사용할 수 있다.

1) 구강내 · 외 검사의 목적

구강내·외 검사는 치아와 얼굴 및 경부를 포함한 구강내·외 모든 조직을 검사하고 평가하는 것이다. 구강내·외 검사는 환자를 치료하기 전에 행해지는 가장 기본적이고 중요한 과정이며 검사의 목적은 다음과 같다.

(1) 환자를 전체적으로 관찰하는 능력을 기르고 정상과 다른 징후, 증상 등을 적절히 기록할 수 있어야 한다.
(2) 초진 후 정기적인 검진 시 마다 병소를 포함한 종양성 병변이 있는지를 발견할 수 있다.
(3) 치과환자가 치과치료 중에 문제가 발생할 수 있는 감염성 질병이나 긴급히 진료의뢰를 해야하는 질병을 앓고 있는 경우 적절히 대처할 수 있다.
(4) 초기에 구강질환을 발견함으로써 질환의 진행을 예방한다.
(5) 부가적인 검사과정이 필요한 상황을 인지하여 적절한 검사를 위해 내과로 의뢰한다.
(6) 유지과정에서 치과치료의 효과와 환자교육의 성공도를 평가한다.
(7) 진단과 치료계획을 수립하기 위해 적절한 정보를 수집한다.
(8) 법적인 문제발생 시 증거자료가 될 수 있다.

2) 임상적인 검사(Clinical study)

(1) 문진(Interview, History taking)

환자에게 병력, 증상, 징후 등을 질문하여 치료에 필요한 다양한 정보를 얻어내는 검사방법이다.

(2) 시진(Inspection)

환자를 육안적으로 관찰하고 평가하는 검사방법이다.

① 직접 관찰

정확한 관찰을 위해 환자를 올바르게 위치시키고, 직접 또는 간접관찰에 의해 술자가 관찰하고자 하는 부위의 시야를 확보한 후 세밀한 관찰을 시행한다.

② 방사선학적 검사(Radiographic study)

치은연하치석, 인접면 치아우식증(interproximal caries), 치주상태, 치근단 병소, 악골의 성장발육이나 비정상 상태 등을 관찰하기 위하여 구내표준촬영 및 구외 촬영이 필요하다.

③ 투사(Transillumination)

연조직이나 치아에 강한 빛을 쬐어 관찰을 용이하게 하며 치아의 불규칙한 면이나 치석탐지 시 사용한다.

(3) 촉진(Palpation)

손가락을 이용하여 조직을 압박 또는 이동시키면서 경결감(induration)이나 크기 등 모든 비정상적인 상태를 인지해 내는 것으로서, 그 방법은 다음과 같다.

① 지두법(Digital palpation)

지두법이란 보통 손가락 하나만을 사용하는 촉진방법으로 검지(index finger)를 사용하여 구개융기(palatine torus), 하악융기(mandibular torus), 후구치 패드(retromolar pad), 상악결절(maxillary tuberosity), 치조점막(alveolar mucosa) 등을 촉진 시 사용하는 방법이다.

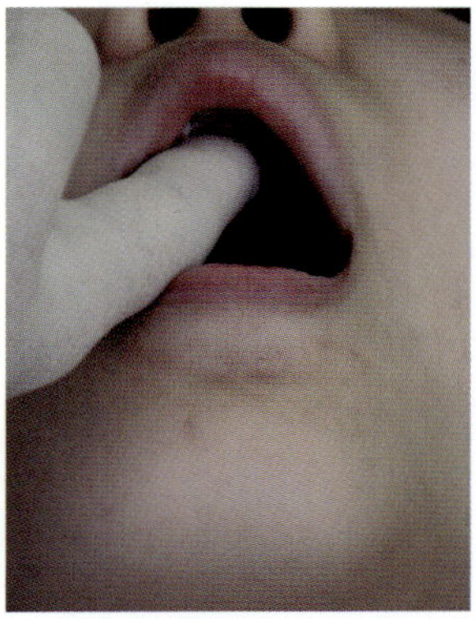

경구개(hard palate)

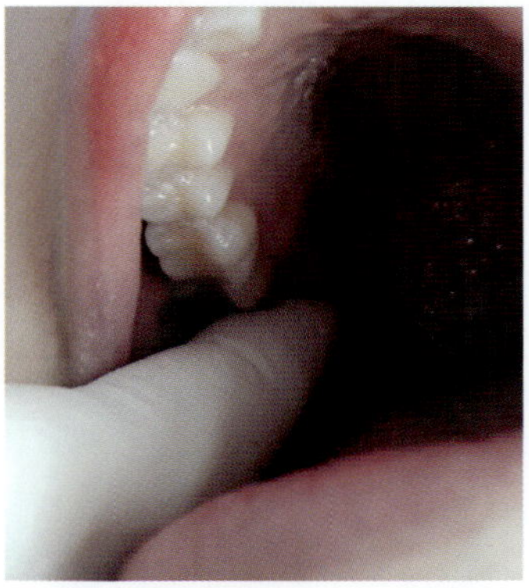

상악결절(maxillary tuberosity)

② 쌍지두법(Bidigital palpation)

쌍지두법이란 한손의 엄지와 검지를 사용하여 동시에 촉진하는 방법으로 상순점막과 하순점막으로 구분되는 입술점막(labial mucosa)을 촉진할 때나, 이근과 악설골근 및 림프절을 촉진할 때 또는 흉쇄유돌근(sternocleidomastoid muscle), 치조점막(alveolar mucosa), 협점막(buccal mucosa)을 촉진할 때 사용하는 방법이다.

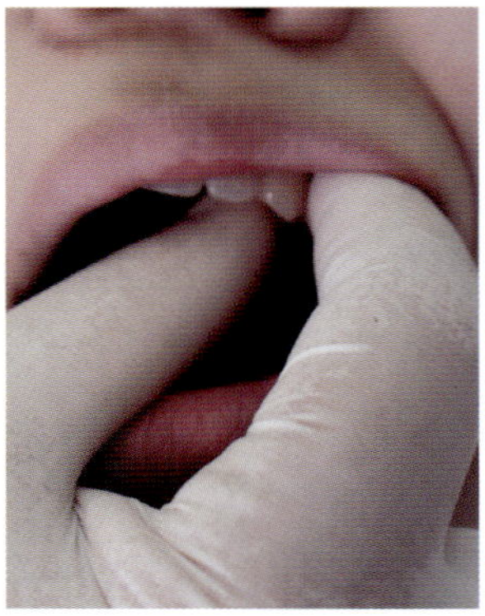

치은/치조점막(gingiva/alveolar mucosa)

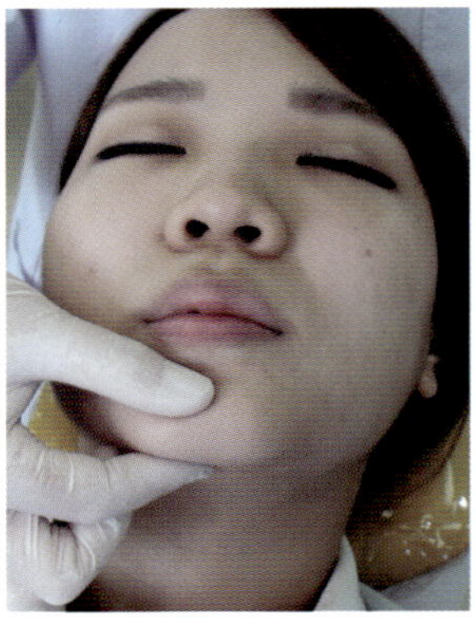

이근(mentalis muscle)

③ 양손법(Bimanual palpation)

양손법(양수촉진)이란 양손의 손과 손가락을 동시에 사용하여 촉진하는 방법으로 구강저 부위를 촉진하는 방법이다. 한쪽 손의 검지는 구강저 부위에 위치하고 다른 손의 손가락들은 턱 아래 부위에 위치시킨 후 동시에 촉진하는 방법이다.

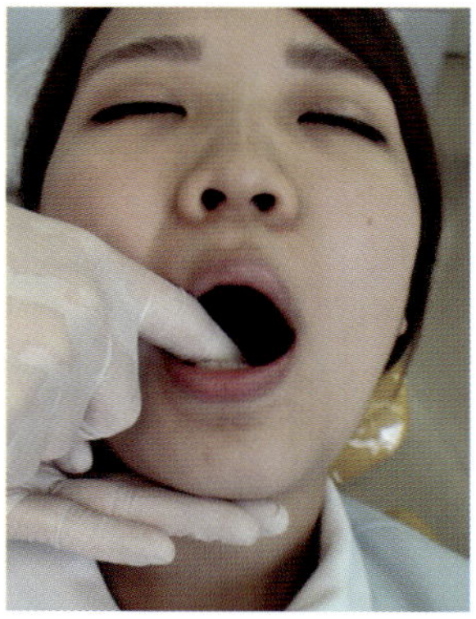

구강저(floor of the mouth)

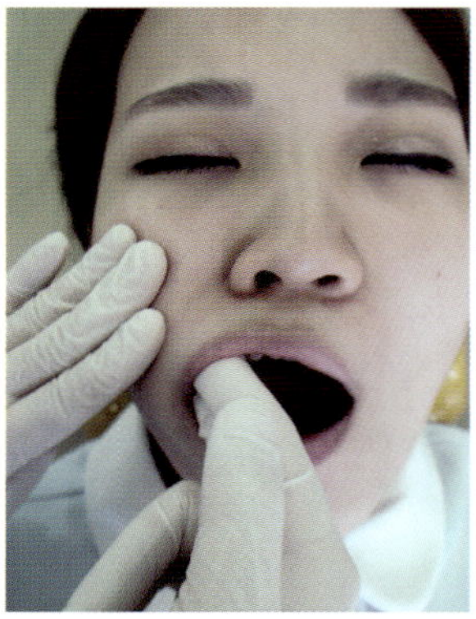

협점막(buccal mucosa)

④ 한손법(Manual palpation)

한손법이란 한 손의 대부분의 손가락들을 동시에 조직을 움직이거나 압박할 때 사용하는 촉진방법으로 천경 및 심경 림프절(superficial and deep cervical lymph nodes), 갑상선(thyroid gland), 흉쇄유돌근(sternocleidomastoid muscle) 등을 촉진 시에 사용하는 방법이다.

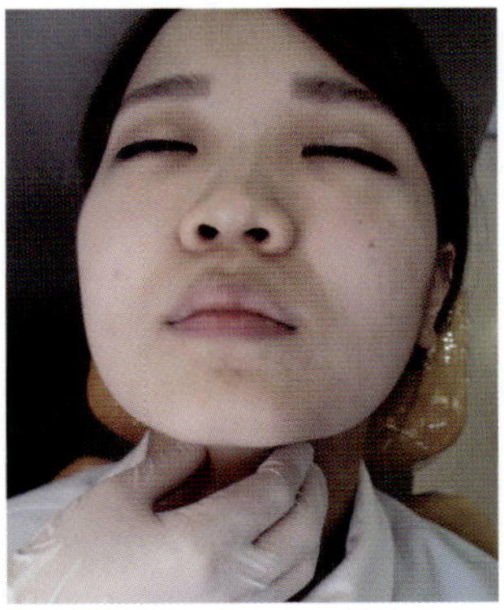

갑상선(thyroid gland)

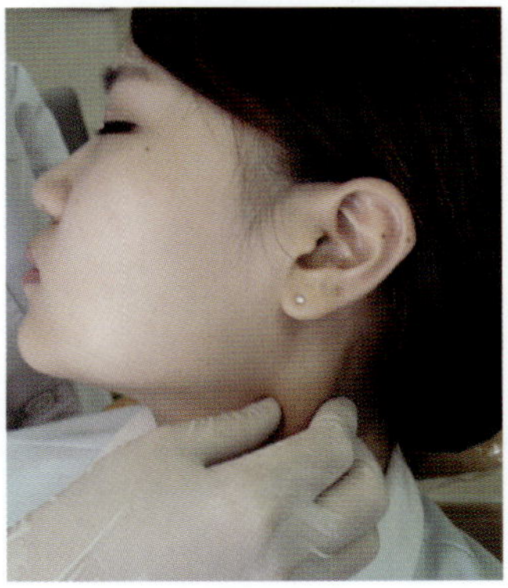

흉쇄유돌근
(sternocleidomastoid muscle)

⑤ 좌우 양측법(Bilateral palpation)

좌우 양측법(대칭촉진법)이란 두손으로 안면과 경부에 위치한 조직의 좌·우측 부위를 동시에 촉진하여 서로 비교해 보는 방법으로 이주(tragus) 부위에서 시작하여 하악각쪽을 향하여 이하선 및 림프절을 촉진할 때나 하악골 전방부위의 근육과 이하와 악하 림프절 등을 촉진 시에 사용하는 방법이다.

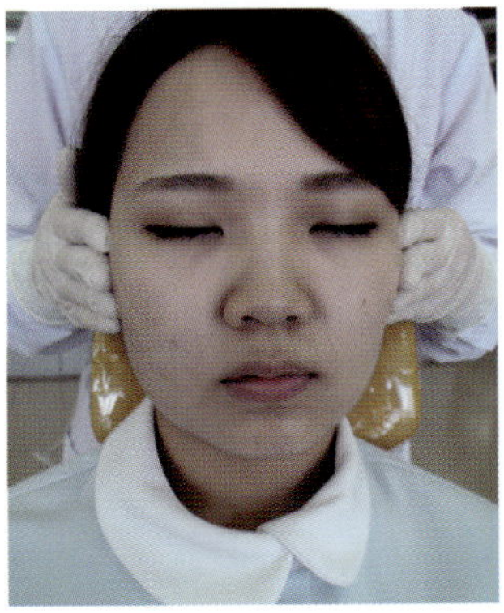

악관절
(temporomandibular joint)

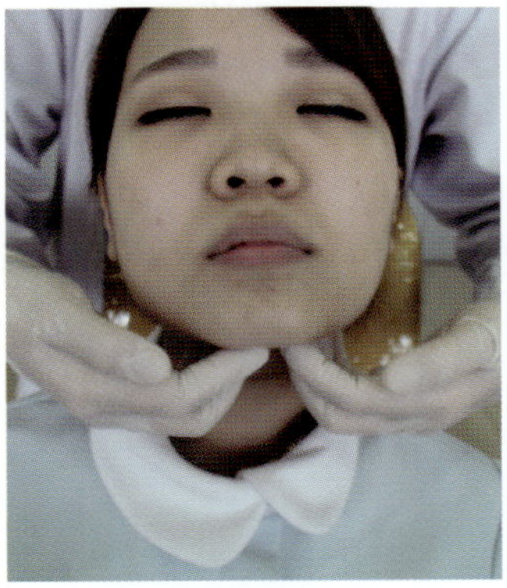

악하림프절
(submandibular lymph node)

⑥ 묘원 압축법(Circular compression)

묘원 압축법이란 조직의 경도나 크기의 변화를 손가락 끝으로 적당한 압력을 가하면서 손가락 끝을 원모양으로 회전시키면서 검사하는 촉진 방법이다.

(4) 타진(Percussion)

기구나 손가락으로 두들겨 봄으로써 나타나는 반향(echo)을 평가하는 방법으로 치아에 대해서는 기구의 손잡이를 이용하여 직각으로 가볍게 두들겨 봄으로써 치주염과 급성치수염을 검사하는데 이용되며, 근육조직에 대한 타진은 손가락을 이용하여 두들겨 봄으로써 저작근의 긴장 상태 등을 평가할 수 있다.

(5) 청진(Auscultation)

신체내에서 발생하는 소리를 청진기를 이용하거나 직접 들어봄으로써 평가하는 방법으로 측두악관절 장애 시 딱딱거리는 연발음이나 삐걱거리는 소리를 평가할 수 있다.

(6) 전기 검사(Electric test)

전기치수검사법으로 치아의 생활력 유무를 판단한다.

(7) 기구 사용(Instrumentation)

탐침이나 치주낭측정기 등을 사용하여 치아나 보철물 상태 및 치주상태 등을 평가한다.

(8) 조직병리학적 검사(Histopathologic study)

임상적 소견이나 방사선학적 검사를 통하여 발견된 여러 종류의 병소나 종양으로 의심되는 부위 등에 대하여 병소의 일부 또는 전부를 떼어내어 검사하는 생검(biopsy)과 세포의 이형성변화에 대한 유무 검사로 조직검사의 보조적으로 사용되는 박리세포검사(exfoliation cytology)가 있다.

3. 구강검사 과정(Oral examination procedure)

1) 환자의 전반적인 평가

환자를 맞이하고 앉히는 동안 신체적인 특징, 자세, 걸음걸이, 전신건강상태, 습관 등을 관찰하며 얼굴의 불균형, 상처의 유무, 색소침착 등 얼굴의 전반적인 사항을 관찰하여 기록한다.

이외에도 피부의 발진, 부종, 병소 등을 관찰하고 안구돌출, 안구색조와 약물중독이나 응급상황 여부를 판단하기 위해 동공의 크기를 관찰한다. 또한 전신건강과 구강위생관리 정도를 파악하기 위해 구취(halitosis) 정도를 측정한다.

2) 구강 내 시진과정

(1) 입술(Lips)

엄지와 검지를 사용하여 입술의 습윤(moist) 또는 건조도, 색깔, 갈라짐, 구각염, 물집, 궤양, 상처, 기타 병소의 유무와 평상시에 환자가 입술을 다물고 있는지, 벌리고 있는지를 관찰하여 기록한다.

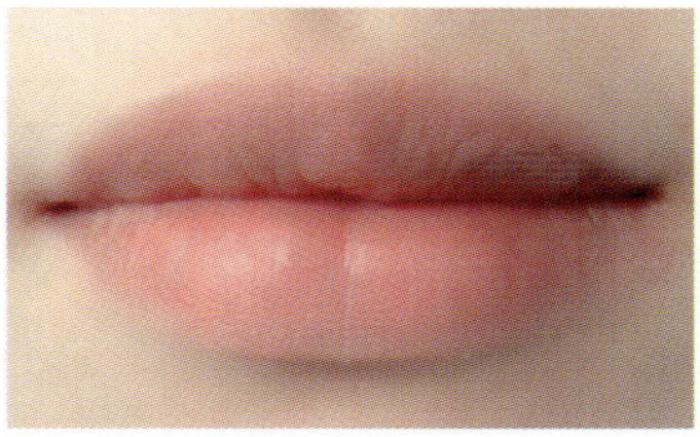

(2) 상순, 하순, 소대(Frenum) 등

엄지와 검지를 사용하여 구각부위에서 상순과 하순을 뒤집어서 순점막(labial mucosa), 순소대(labial frenum), 순전정(labial vestibule)을 관찰하면서 강직한 소대(high frenum), 상순소대에 부착된 조직(tissue tag), 점액낭종(mucocele), 입술 깨물기(lip biting), 아말감 착색(amalgam stain) 등이 있는지 확인한다.

좌우양측법과 묘원압축법으로 상·하순을 촉진하여 입술의 균일한 두께와 탄력성을 관찰한다.

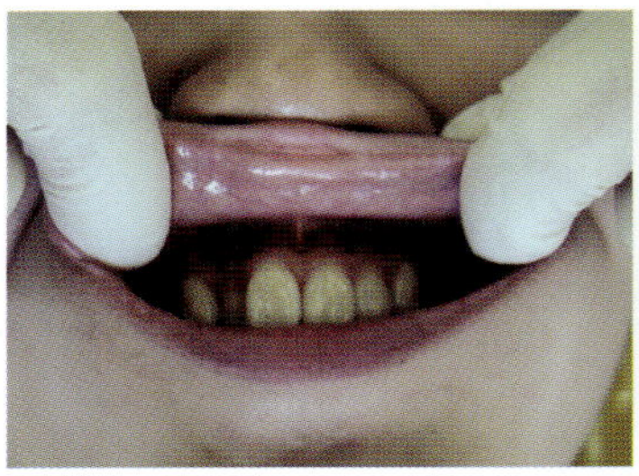

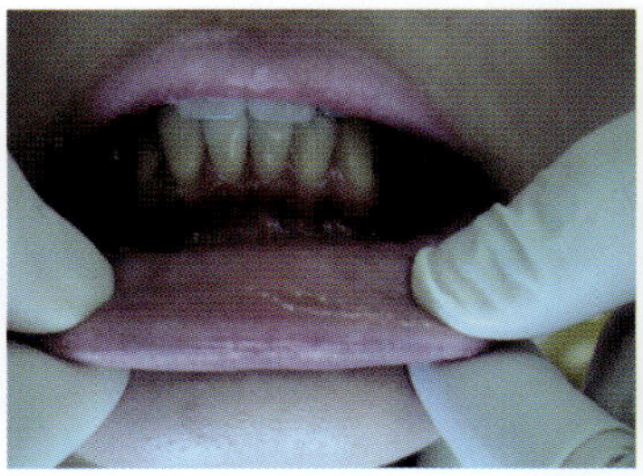

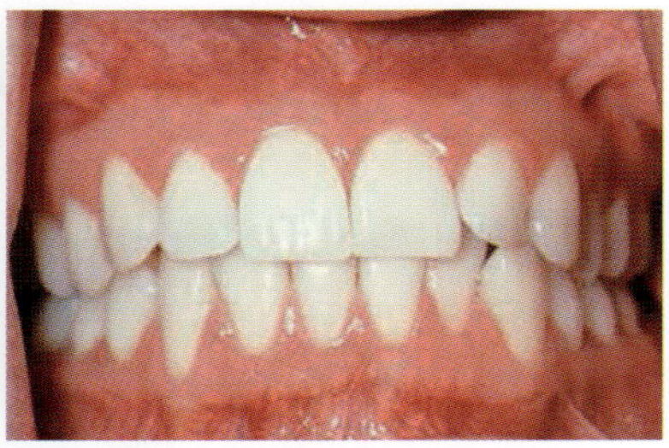

(3) 구강점막(Oral mucosa)

엄지와 검지 또는 치경을 이용하여 점막을 잡아당긴 후 이하선 도관(Stensen's duct)의 개구부인 이하선 유두(parotid papilla)를 촉진하여 타액분비를 관찰하고 점막의 외형, 색깔, 상처, 궤양, 수포 등의 유무를 관찰한다.

- 순점막(labial mucosa): 순점막의 경결을 조사한다.
- 치조점막(alveolar mucosa): 쌍지두법을 이용하여 6전치 부위에 위치한 치은 및 치조점막을 촉진하면서 치주질환의 유무를 확인하다.
- 협점막(buccal mucosa): 쌍지두법을 이용하여 묘원압축으로 경결유무와 이하선 도관부위를 확인한다.

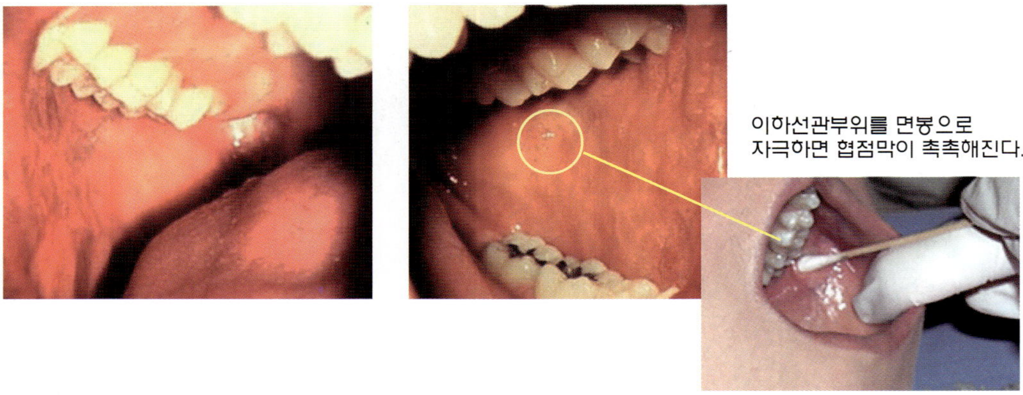

(4) 치은(Gingiva)

치은의 색깔, 치은퇴축의 유무, 치은변연부의 상태, 경도(consistency), 표면의 결(texture), 치간유두 상태, 출혈유무, 치은열구와 치주낭 깊이, 각화도(keratosis), 치석과 치태의 축적유무 등을 관찰하고 염증 유무도 관찰한다.

(5) 혀(Tongue)

혀는 환자의 전신 상태를 알 수 있는 지표가 되므로 세밀히 관찰한다. 환자에게 혀를 전방으로 내밀게 한 후 2 × 2 거즈로 혀 끝을 잡아서 배면은 물론 측면과 복면(ventral surface)을 관찰하고, color, size, 유두의 상태, 혀의 상처, 설소대의 부착상태 등을 관찰한다.

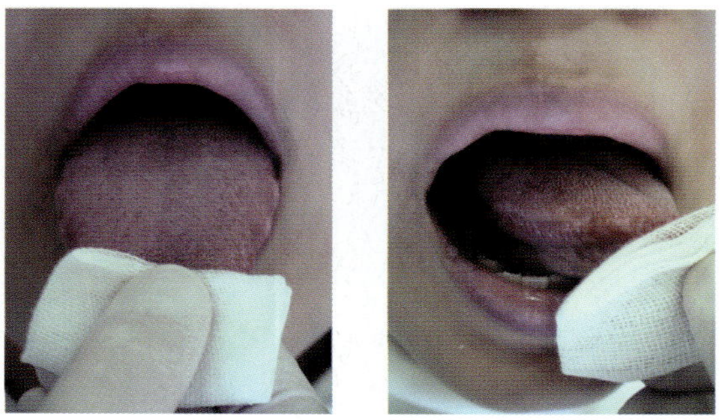

(6) 경구개 및 연구개(Hard & soft palate)

육안적인 관찰과 엄지와 검지를 이용한 지두법으로 촉진을 통해 연구개와 경구개의 높이, 외형, 색깔, 융기의 유무, 그 외의 비정상적인 부위의 유무를 관찰한다.

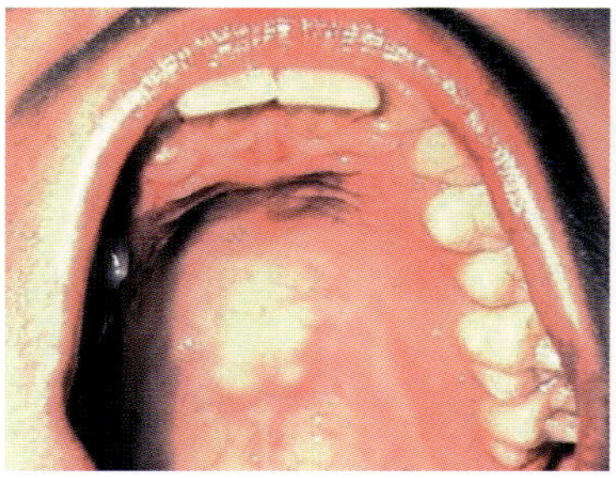

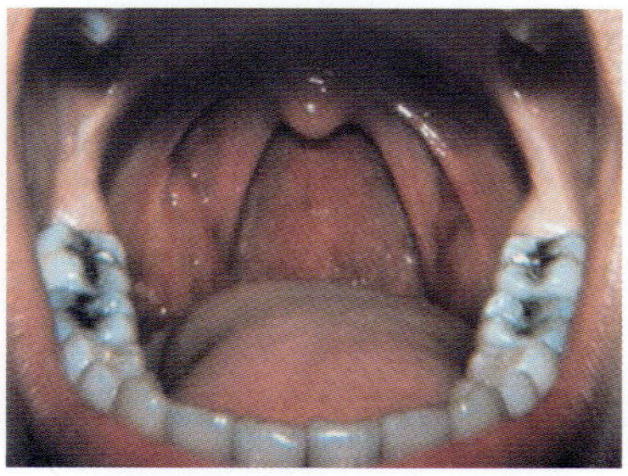

(7) 편도부위(Tonsilar region)

설압자나 치경을 사용하여 혀를 누르고 환자에게 "아" 발음을 하게 한 후, 편도부위의 병소, 종창, 색깔, 모양, 상처 등을 관찰한다.

(8) 구강저(Floor of mouth)

환자에게 혀를 구개(입천장)에 붙이게 한 후 시진과 양손법을 사용하여 오른손의 검지는 구강저 부위에, 왼손의 2-3개의 손가락들은 구강외의 하악 턱 아래 부위에 위치한 후 두 손을 동시에 움직여 조직을 촉진하여 구강저의 경결감(induration), 비대유무, 악하선과 설하선의 확인, 타액분비상태 관찰, 악하림프절, 이하림프절 등을 촉진하여 종창(swelling) 유무를 확인한다.

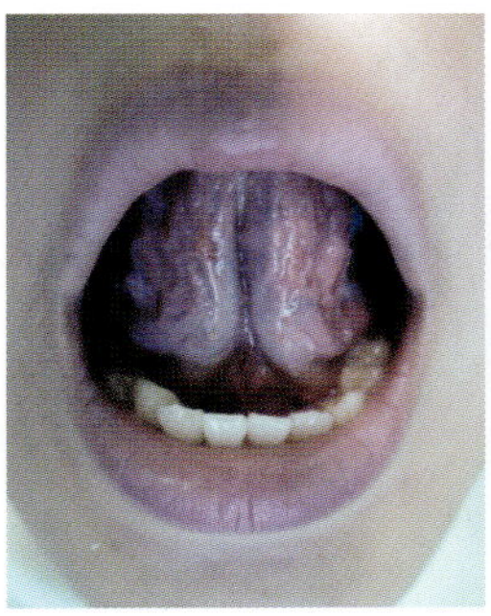

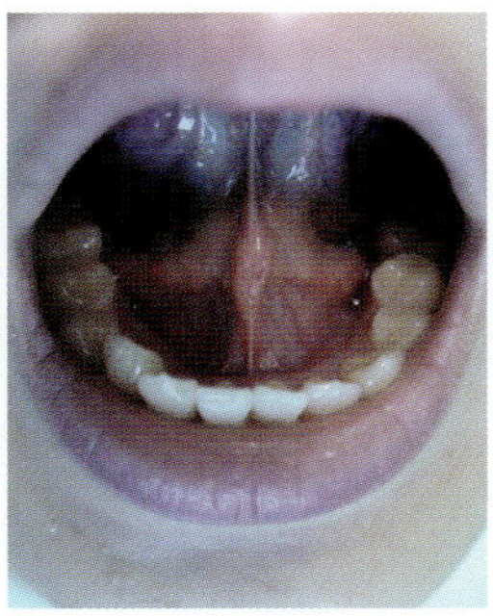

(9) 악관절(Temporomandibular joint)

귀의 전방 1cm 부위에 좌우양측법으로 환자에게 개구운동을 시키면서, 개구상태와 개구 시 하악의 전위유무, 압통, 관절운동 시 잡음이나 운동이 원활한지의 여부와 이갈이와 편측저작 등 악관절에 장애를 줄 수 있는 습관이 있는지 조사한다.

(10) 치아(Tooth)

시진, 타진, 전기치수검사, 방사선검사 등을 병행하여 치아우식증, 부정교합, 맹출장애, 기형치, 탈회, 침착물, 교모, 마모, 동요도, 치아의 실활유무, 파절 등의 병변을 관찰한다.

(11) 교합(Occlusion)

교합관계는 구강검사의 한 부분으로 조사, 기록된다. 치과위생사는 각 환자의 교합상태를 조사하여 완전한 치과치료와 환자지도를 수행하는데 기여한다. 또한 부정교합의 중요성을 인식하여 환자의 지도에 필요한 다양한 참고사항을 찾아내어 적절한 치료방법을 설정하는데 매우 중요한 역할을 한다.

① 교합이란?

하악치아와 상악치아가 서로 맞물리는 관계를 말한다. 정상의 경우 상악 제1대구치의 근심협측교두가 하악 제1대구치의 협측구에 교합하며, 상악전치 설면이 하악전치 순면을 1/3 피개한다. 상악견치는 하악견치의 원심 1/2과 하악 제1소구치의 근심 1/2에 교합한다.

- 안정위 교합(static occlusion): 상, 하악궁이 중심교합(centric occlusion)에 가까운 상태에서 치아의 관계
- 중심교합(centric occlusion): 대합치간의 교합면이 최대접촉 혹은 최대교두감합(intercuspation)을 이루는 관계
- 기능교합(functional occlusion): 동적교합이라고도 한다. 하악근이 저작이나 연하 등의 행위 중에 있을 때 나타나는 접촉관계

② 교합관찰의 목적

부정교합으로 인한 구강건강의 문제점이 인식될 때 환자의 교합상태를 관찰하여 구강습관, 저작효능, 치료절차 등에 대한 지도와 환자의 내원횟수의 계획, 구강관리 계획 등의 정보를 제공할 수 있다.

③ 측모의 분류

- **균형잡힌 측모**: 상하악골이 미약하게 전방으로 위치되어 전체적인 안모형이 비교적 편평한 인상을 준다.

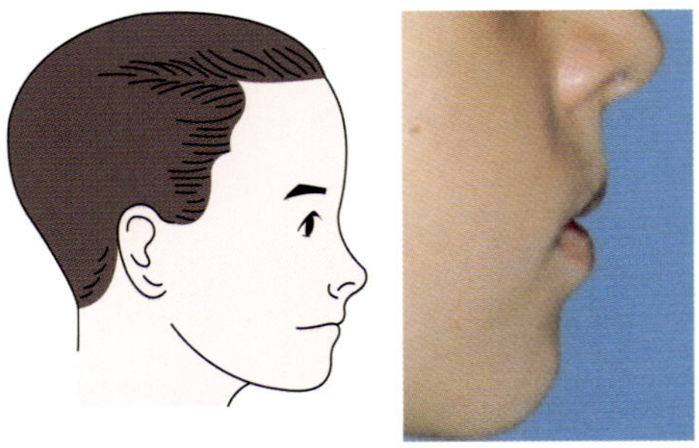

균형잡힌 측모

- **하악 후퇴성 측모**: 상악은 두드러지고 하악은 정상관계보다 후방에 위치한다.

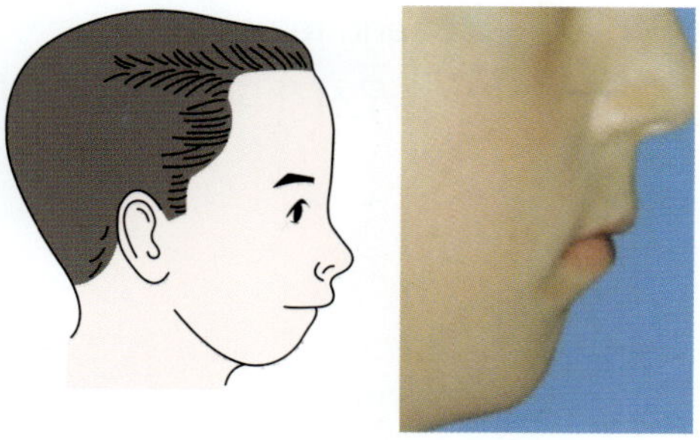

하악 후퇴성 측모

- **하악 전진성 측모**: 상악은 대개 정상적인 위치이나 하악이 전방으로 돌출되고 두드러진다.

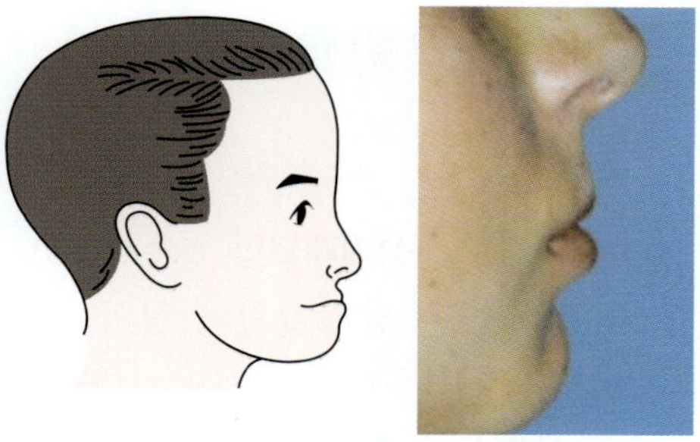

하악 전진성 측모

④ 치아군의 비정상적 관계

- 교차교합(cross bite)

하악전치가 상악전치를 피개하고 있거나(전방교차교합), 상·하악의 구치들이 정상적인 위치보다 설측 혹은 협측으로 위치된 경우(후방교차교합)이다.

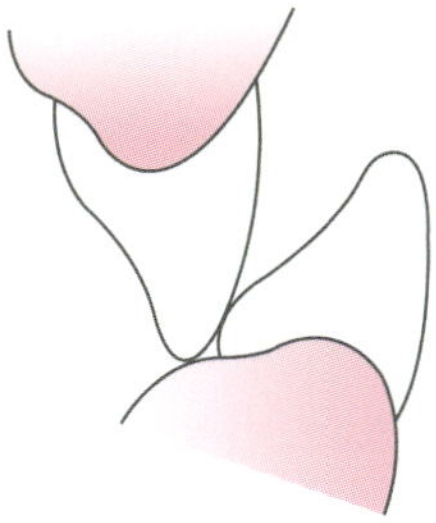

전방교차교합

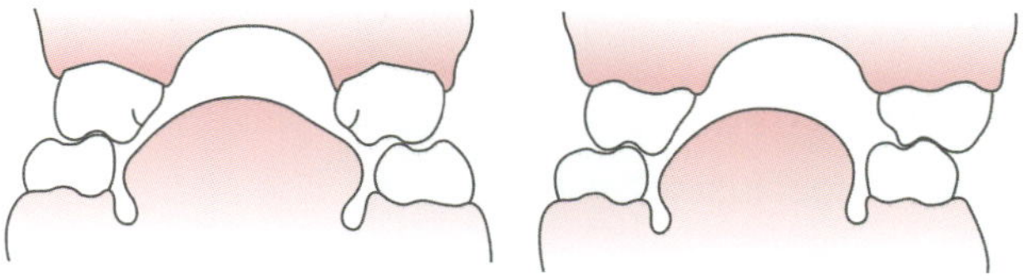

후방교차교합

- 절단면교합(edge to edge bite)

상악절치의 절단면이 하악치아의 절단면을 정상 교합에서처럼 피개하지 못하고 서로 맞물리는 상태이다.

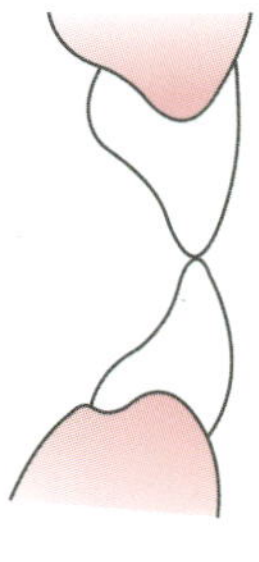

- 교두간교합(end to end bite)

대구치와 소구치가 교두와 교두끼리 맞물리는 상태이다.

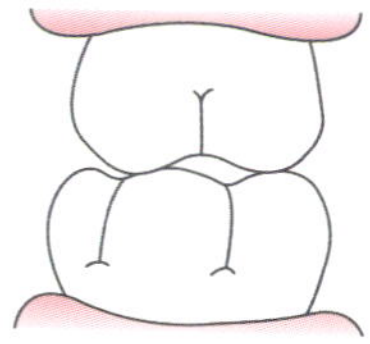

- 개방교합(open bite)

상악골과 하악골의 치아들이 교합선에 도달하지 못하여 상・하악치아들의 교합선이 서로 맞물리지 못하고 공간을 남기는 상태이다.

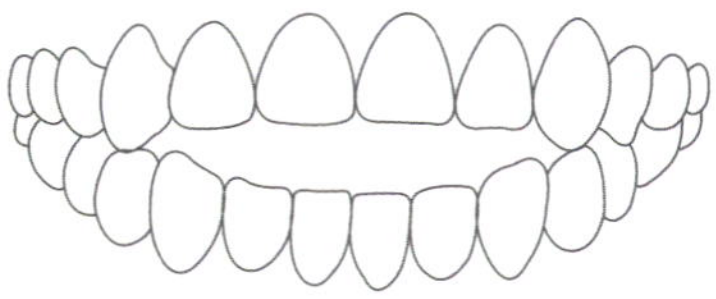

- 과피개교합(심피개교합, over bite)

피개교합은 하악절치와 상악절치가 겹쳐지는 수직거리를 말한다. 정상은 하악치아의 절단면측 1/3 이내가 상악절치와 겹쳐질 때를 말하는데 과피개교합은 하악치아의 치경부 1/3 이내가 상악절치와 겹쳐질 때의 상태이다.

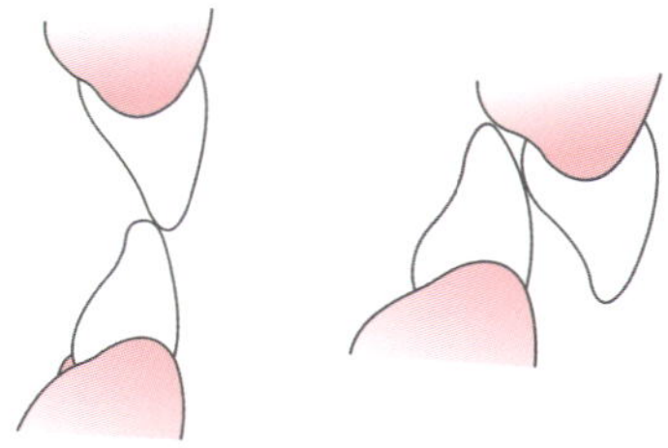

정상피개교합 과피개(심피개)교합

⑤ 개개치아의 위치 이상(총생, crowding)

정상의 위치보다 근(원)심, 순(협), 설측으로 전위하고 접촉관계가 고르지 못하고 겹쳐있는 상태이다.

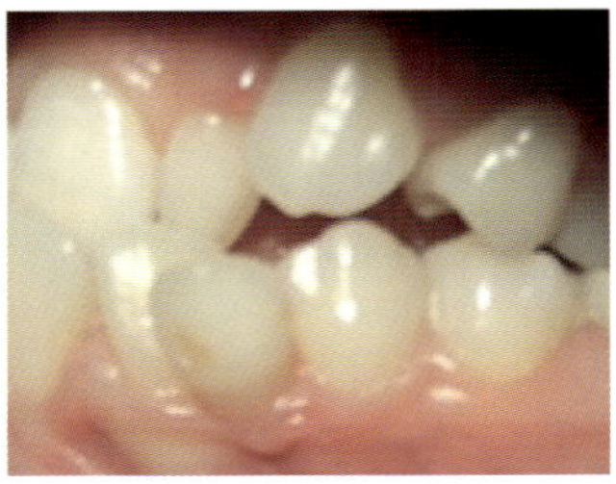

⑥ 부정교합(malocclusion)

부정교합의 분류는 다양한 방법이 있으나 흔히 Angle's 분류법이 많이 사용된다.

- 1급 부정교합(Class Ⅰ malocclusion): 교합은 정상이나 전치부의 총생, 간격, 회전과 같이 개개치아의 상태가 불규칙한 것을 말한다.

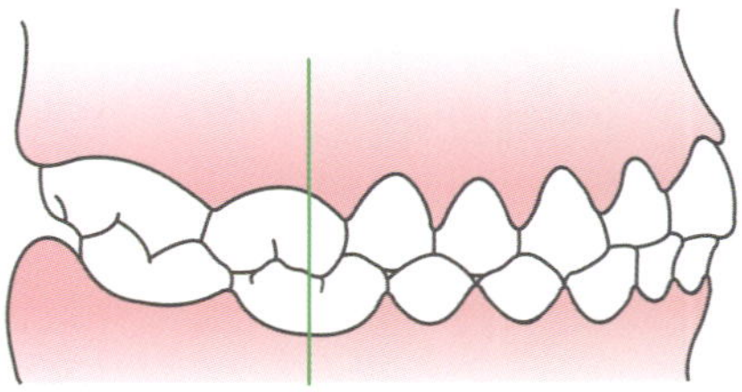

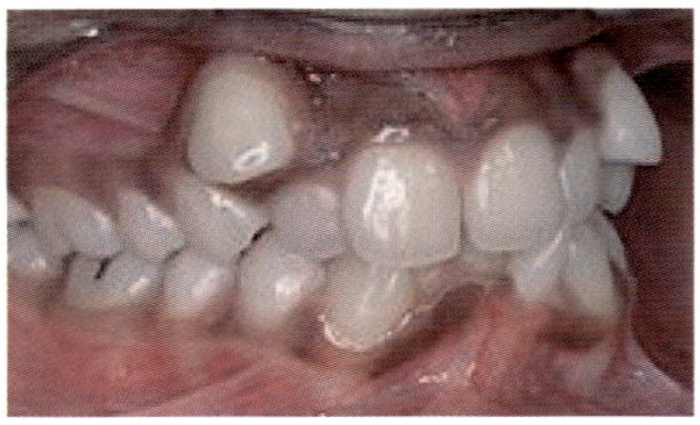

- 2급 부정교합(Class Ⅱ malocclusion): 상악 제1대구치의 근심협측교두와 하악 제1대구치의 근심협측구가 1/2 cusp 원심측으로 이동되어 있는 상태를 말하며, 일반적인 교합에 비해 하악이 상악보다 훨씬 많이 후방에 위치한 상태이다.

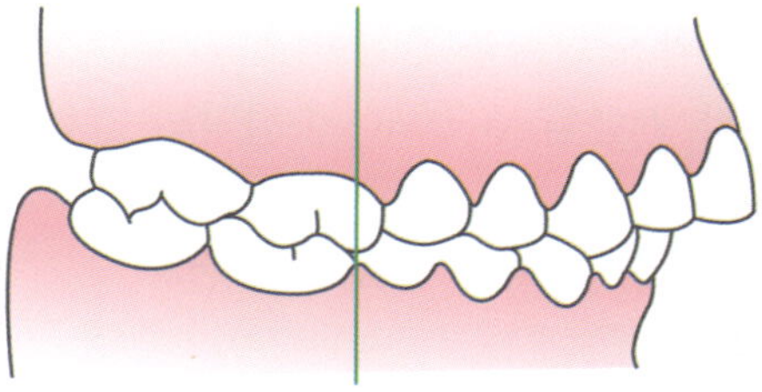

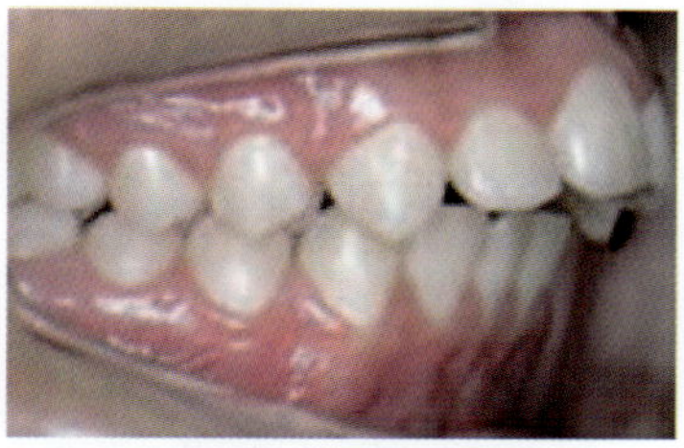

- 3급 부정교합(Class Ⅲ malocclusion): 상악 제1대구치의 근심협측 교두에 대해 하악 제1대구치의 근심협측구가 1/2 cusp내지 1 cusp 근심쪽으로 이동되어 있는 상태, 즉 하악이 상악보다 전방에 위치된 상태이다.

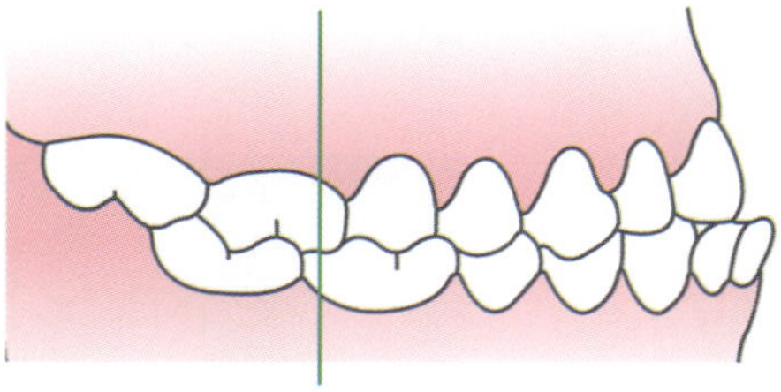

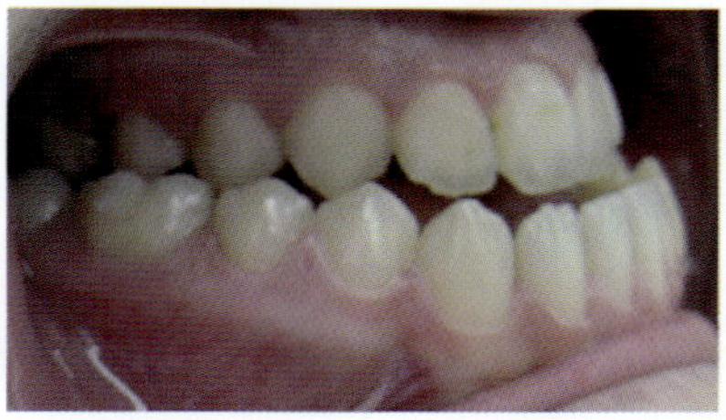

(12) 타액분비와 구취(Salivation & halitosis)

타액의 양과 질, 점조도, 구취 등의 구강 내 질환이나 대사장애와의 관련 여부 및 구강위생상태 등을 눈으로 관찰한다.

3) 구강 내 촉진과정

(1) 입술 및 순점막(Lip and labial mucosa)

술자는 전방에서 좌우양측법과 묘원압축법으로 구각에서 시작하여 중앙부위쪽으로 상순을 먼저 촉진하고 하순을 촉진하면서 입술의 균일한 두께와 탄력성을 관찰한다.

거대구순은 혈관성 부종이나 손상 또는 알러지와 관련될 수 있고, 순점막의 경결은 소타액선의 낭종이나 종양 등과 관련될 수 있다.

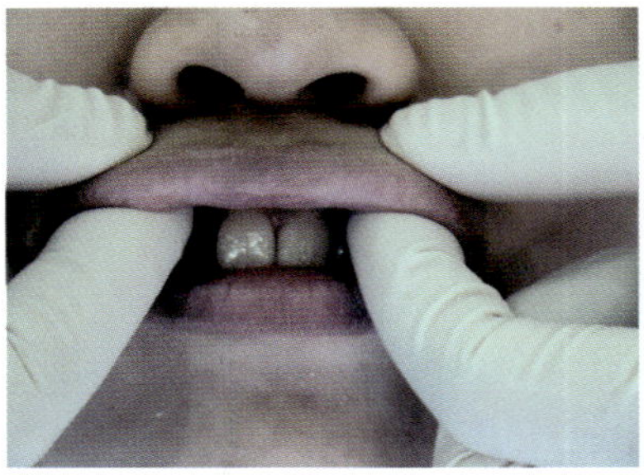

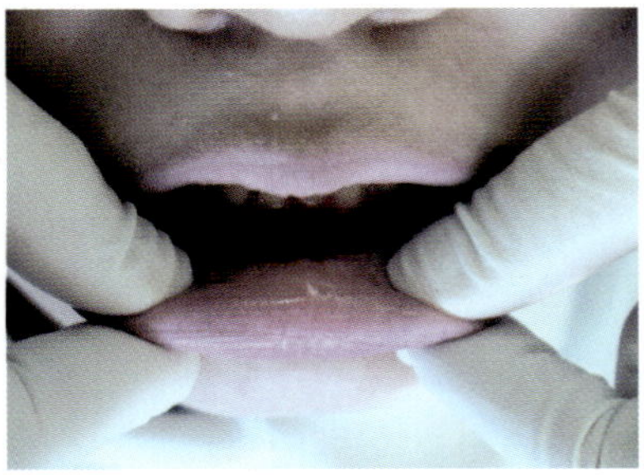

(2) 치은 및 치조점막(Gingiva and alveolar mucosa)

술자는 전방에서 오른손을 이용한 쌍지두법으로 상악 우측 후방구치에서부터 전치까지 촉진한 후 왼쪽 후방구치에서 전치부까지 촉진한다. 하악도 상악과 같은 방법으로 촉진하며 치은의 탄력성과 출혈 유무를 조사한다. 치은출혈은 치주질환과 관련될 수 있다.

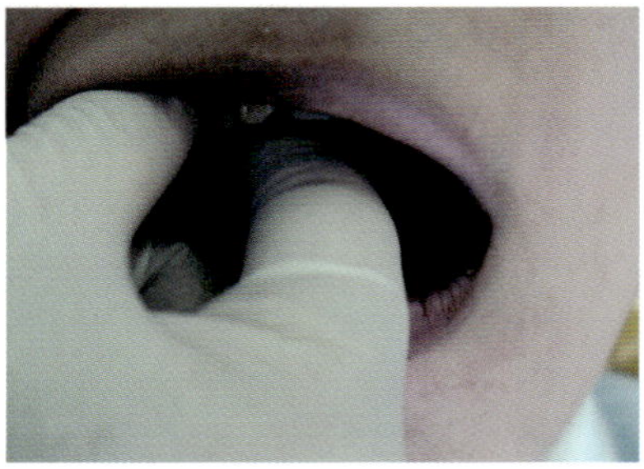

(3) 협점막(Buccal mucosa)

술자는 전방에서 쌍지두법 또는 양손법과 묘원압축법으로 상악구치부 협전정부위에서 하악구치부 협전정까지 촉진하면서 통증이나 경결유무를 관찰한 후 거즈로 이하선유두부를 건조시키고 치경으로 자극을 주어 타액유출 상태를 확인한다. 이하선유두부의 화농성 타액 유출이나 경결은 감염이나 타석증과 관련될 수 있다.

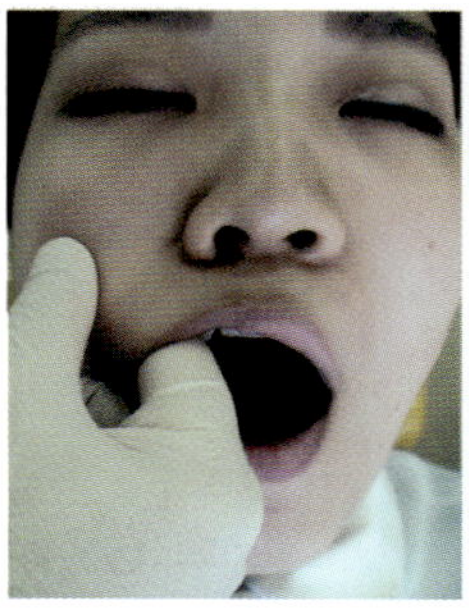

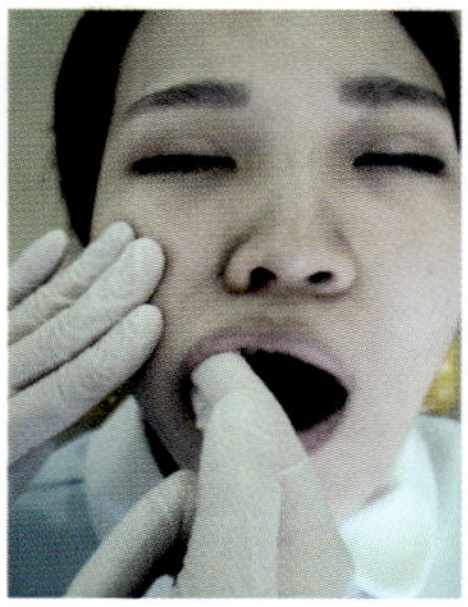

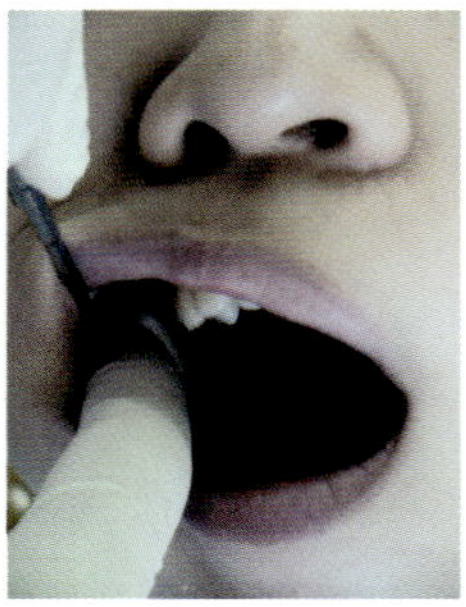

(4) 경구개와 연구개(Hard palate and soft palate)

술자는 전방부위에서 지두법을 이용하여 환자의 턱을 위로 들게한 후 경구개, 상악 결절, 후구치 결절, 익돌하악봉선(pterygomandibular raphe) 등을 촉진하면서 탄력성과 매복치, 통증이상 유무를 조사한다.

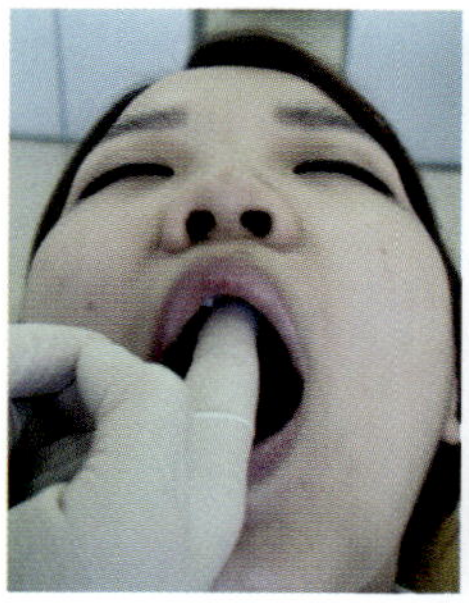
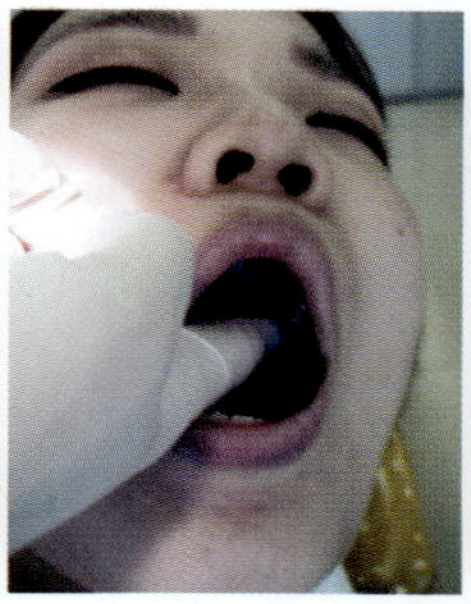
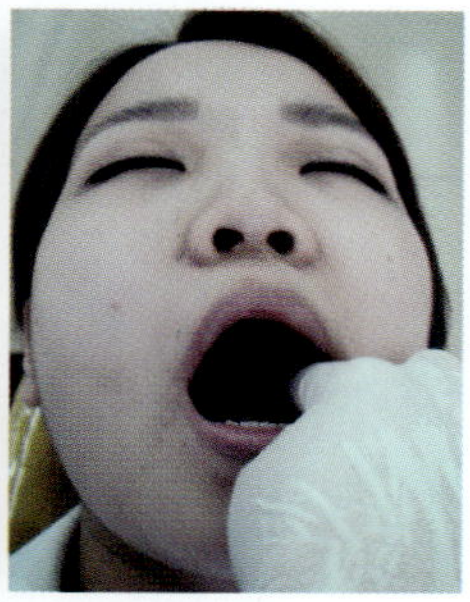

(5) 혀(Tongue)

술자는 전방부위에서 환자의 혀를 내밀게 한 후 거즈로 혀끝을 가볍게 잡고 쌍지두법으로 촉진하면서 탄력성이나 통증을 관찰한다.

혀는 대부분 근육으로 구성되어 있어 정상인 경우 탄력성을 보여준다. 시진에서 언급한 것과 같이 혀에 나타나는 비정상적인 소견은 전신질환의 증상이 구강 내 소견으로 나타날 수 있다는 점에 관심을 기울여야 한다.

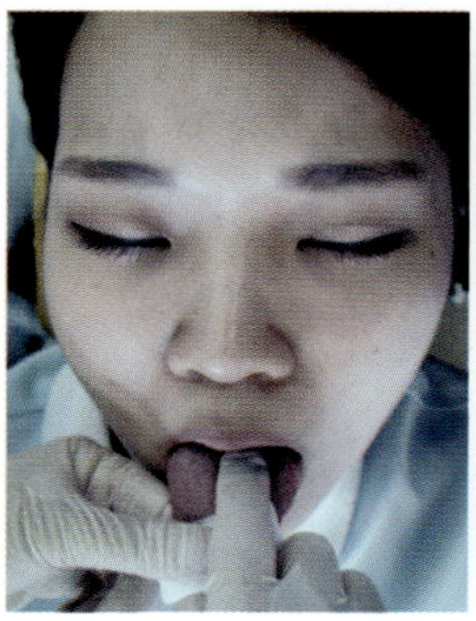
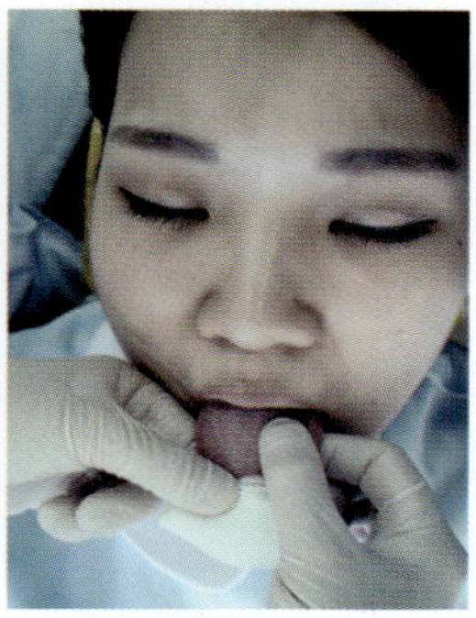

(6) 설하면(복면)과 구강저(Ventral surface of the tongue / floor of mouth)

술자는 전방부위에서 환자의 혀를 입천장에 닿게 한 후 양손법을 이용하여 오른손 검지는 구강저에, 왼손은 하악턱 아래에서 두 손을 같이 움직이며 통증이나 부종 및 경결 등을 조사한다. 부종의 경우 타석증과 경결의 경우 봉와직염(cellulitis)이나 종양 등과 관련될 수 있다.

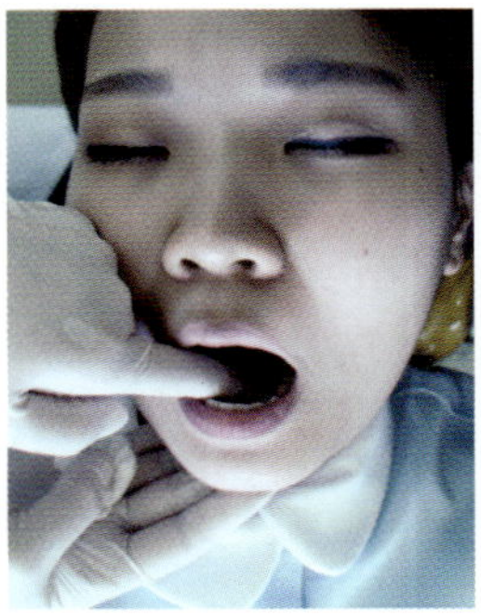

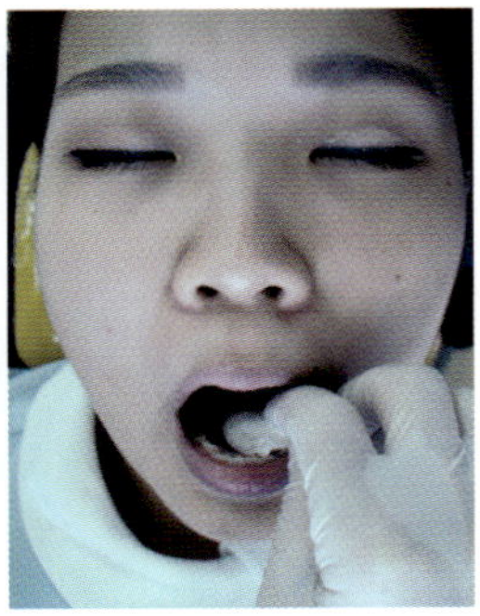

4) 구강 외 촉진과정

구강 외 촉진과정은 환자를 수직자세(upright position)로 위치시키고 두경부의 해부학적 구조를 확인하며 주로 촉진을 시행한다. 이때 촉진과정에서 장애요소가 되는 장착물(안경이나 기타 부속물)은 제거 후 실시한다.

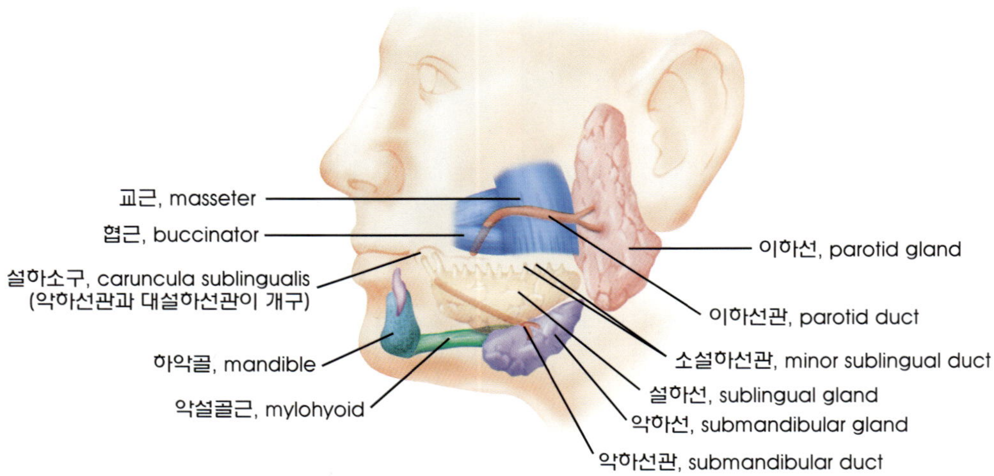

그림 4-2 구강 외(extraoral) 검사 시 landmarks인 타액선과 안면근(glands & facial muscles)

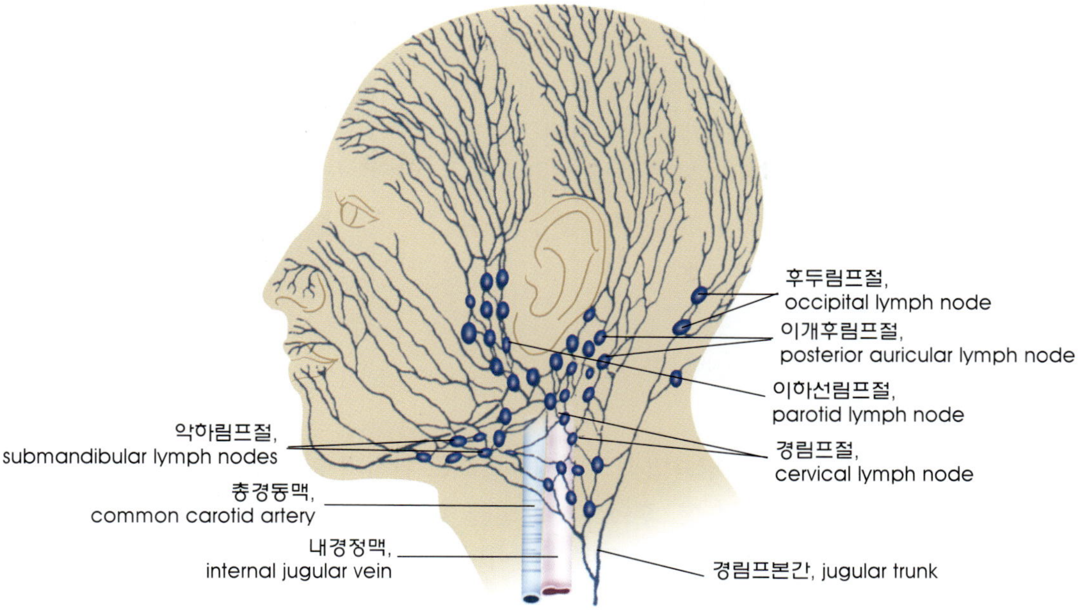

그림 4-3 구강 외(extraoral) 검사 시 landmarks인 림프절(lymph node)

(1) 후두근 및 후두 림프절(Occipital muscle and lymph nodes)

술자는 후방부위에서 좌우양측법과 묘원압축법을 이용하여 환자의 머리를 앞으로 조금 숙이게 한 다음 후두골의 기저부에 있는 후두근과 림프절을 촉진하면서 통증이 있는지를 검사한다.

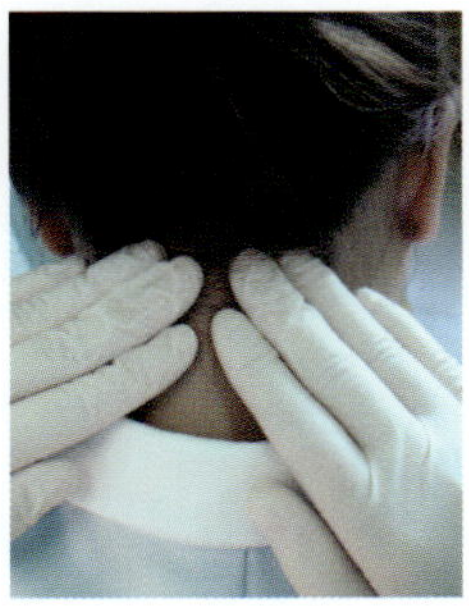

(2) 이하선 및 이하 림프절(Parotid gland and lymph nodes)

술자는 12시 방향에서 좌우양측법과 묘원압축법으로 환자의 얼굴은 정면을 향하게 한 다음 이주(tragus) 전방부위에서 하악각 쪽으로 이동하면서 타액선의 비대, 림프절의 비대 및 경결이 있는지 촉진한다. 타액선의 비대는 염증이나 타액선 폐쇄 및 종양 등에서 나타날 수 있다.

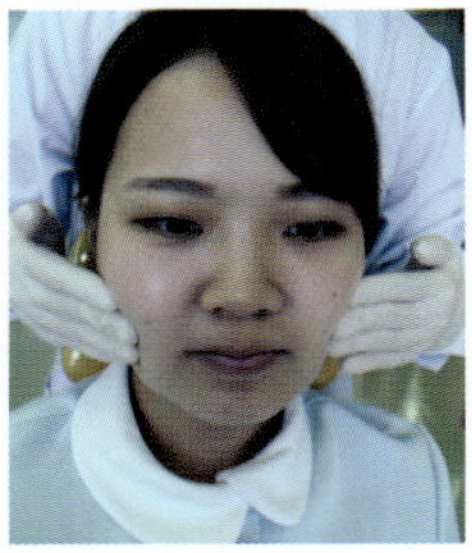

(3) 안면근육: 협근 및 교근(Facial muscles: buccinator, masseter)

술자는 12시 방향에서 좌우양측법과 묘원압축법으로 환자의 치아를 지그시 물게 한 뒤 안면근육인 교근과 협근을 촉진하면서 통증 유무를 검사한다. 안면근육의 통증은 저작계의 기능장애 증상일 수 있다.

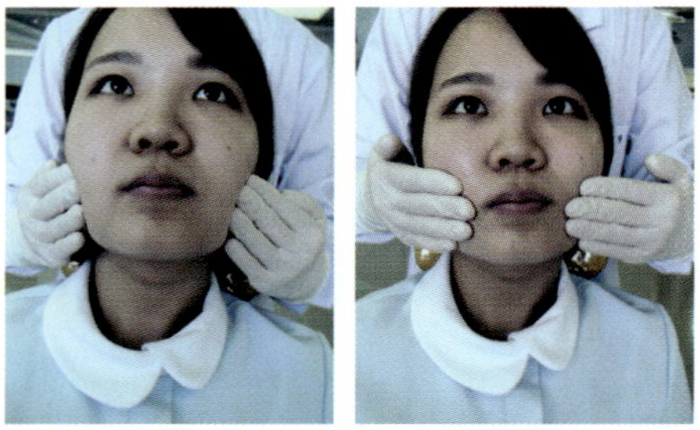

(4) 이개 림프절(Auricular lymph nodes)

술자는 12시 방향에서 좌우양측법과 묘원압축법으로 환자의 머리를 앞으로 약간 숙이게 한 다음 전이개 림프절, 하이개 림프절, 후이개 림프절을 촉진하면서 경결이나 동통 유무를 관찰한다. 림프절은 정상인에게서는 촉진되지 않으며 경결이나 통증은 염증이나 감염 등을 암시한다.

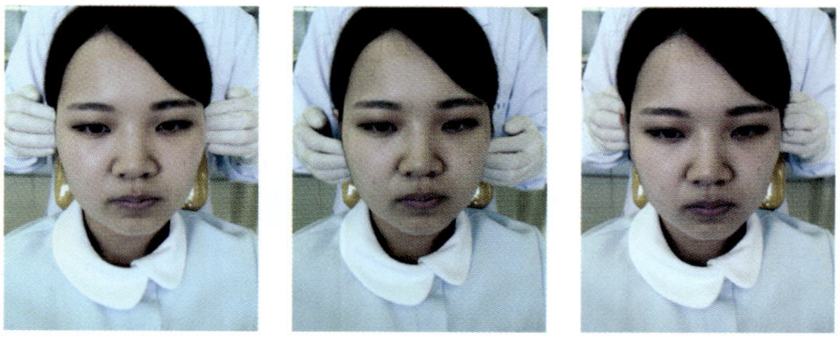

전이개 하이개 후이개

(5) 하악 전방부위(Anterior border of mandible)

① 이근과 하악설골근(Mentalis muscle, mylohyoideus)

술자는 12시 방향에서 환자의 턱을 약간 위로 들게 한 후 쌍지두법과 묘원압축법으로 이근을 촉진하고, 좌우양측법과 묘원압축법으로 하악설골근을 촉진하면서 외골증(exostosis)이나 골절 등으로 인한 마찰음(crepitus)을 관찰한다.

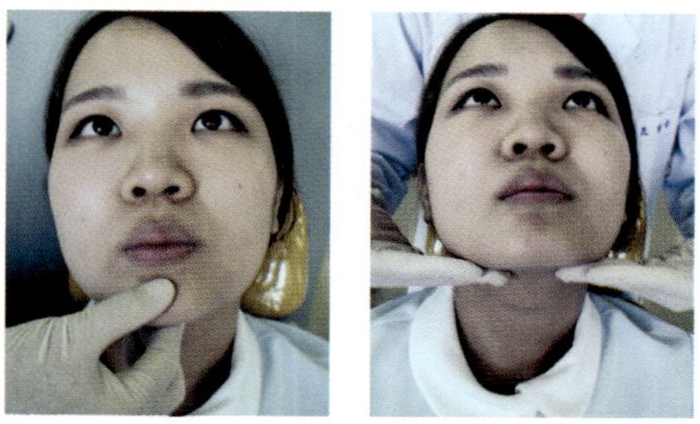

② 이근의 하방부위, 설하선과 악하선 부위의 림프절
(Submental, sublingual and submandibular gland 및 lymph node)

술자는 12시 방향에서 이근과 하악설곤근을 촉진한 후 손가락 끝으로 압박을 가하여 좌우양측법과 묘원압축법으로 림프절을 촉진하고, 촉진되지 않은 부분을 확인하기 위해 손가락 내면으로 좌측에서 우측으로, 다시 우측에서 좌측으로 훑듯이 촉진하며 경결 및 동통여부를 검사한다.

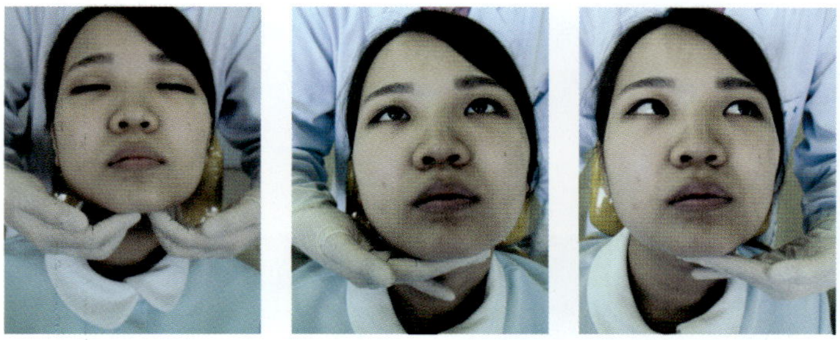

(6) 흉쇄유돌근(Sternocleidomastoid muscle)

술자는 9시 방향에서 한손법 또는 쌍지두법과 묘원압축법으로 환자의 머리를 숙인상태에서 반대편 어깨쪽으로 완전히 돌리게 한 후, 흉쇄유돌근을 유양돌기(mastoid process)에서 쇄골 상단까지 촉진하며 부어 있거나 통증 유무를 관찰한다.

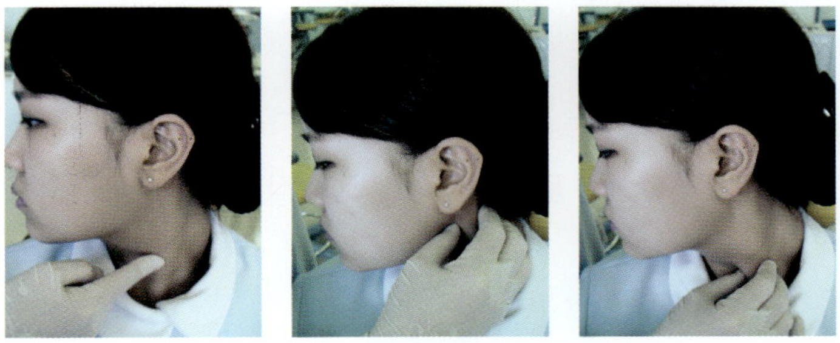

(7) 경부 림프절(Cervical lymph nodes)

흉쇄유돌근을 촉진한 후 술자는 9시 방향에서 한손법과 묘원압축법으로 좌우측 흉쇄유돌근 전후방에 위치한 천경 및 심경림프절(superficial and deep cervical lymph nodes)을 촉진하여 비대 및 경결되어 있거나 동통 유무를 관찰한다. 경부림프절의 비대나 경결은 국소염증, 전신감염, 결핵, 종양 등을 의심할 수 있다.

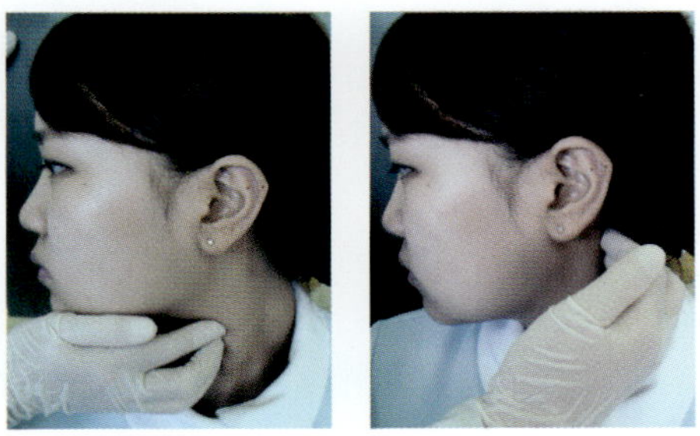

(8) 갑상선과 후두(Thyroid gland and larynx)

술자는 7시 방향에서 환자의 턱을 약간 위로 들게 하고 "Adam's apple"부위의 갑상선을 쌍지두로 잡고 환자에게 침을 삼키게 한다.

촉진시에 두드러진 "Adam's apple"의 유무와 침을 삼킬 때에 갑상선의 위와 아래로 움직임을 관찰한다.

술자는 12시 방향에서 왼손을 기관(trachea) 위에 올려 놓고 한손법으로 부드럽게 목근육을 당긴 후, 한손법과 묘원압축법으로 우측의 갑상선 조직을 촉진하고, 반대쪽도 동일하게 촉진하며 갑상선비대 유무를 관찰한다. 마지막으로 술자는 좌우 양측법을 사용하여 후두의 자유스런 움직임을 관찰한다.

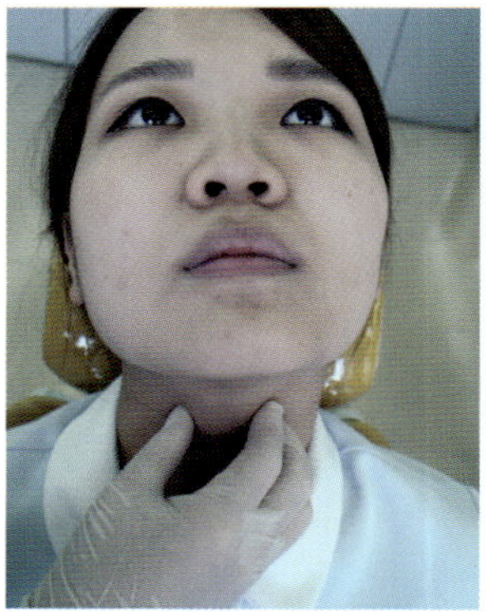

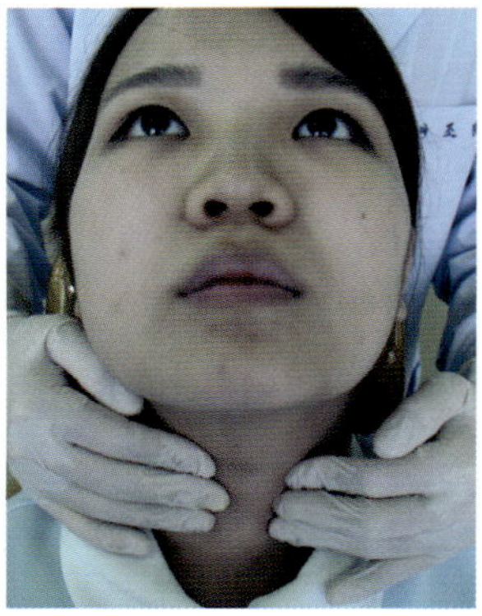

(9) 악관절(Temporomandibular Joint)

술자는 7시 또는 12시 방향에서 좌우대칭법을 이용하여 이주(tragus)전방의 악관절 부위를 촉진하며 개폐구운동, 측방운동, 전방운동을 시키며 비정상적인 움직임과 통증여부를 관찰한다.

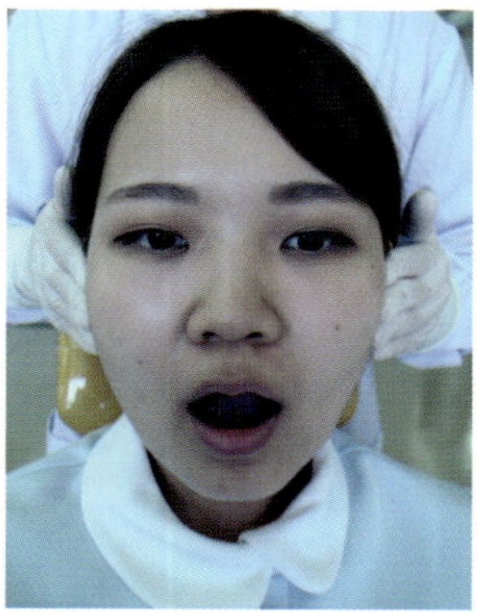

Chapter 5 치과진료기록부

Dental Chart

ORAL PROPHYLAXIS

5장 치과진료기록부 (Dental Chart)

학습목표

- 치과진료기록부 작성의 목적을 설명할 수 있다.
- 치과진료기록부 형식을 설명할 수 있다.
- 해부학적으로 도식된 차트를 설명할 수 있다.
- 기하학적으로 도식된 차트를 설명할 수 있다.
- 치아번호 표기법의 종류를 설명할 수 있다.
- 치과진료기록 기호(Charting Key)를 이용하여 대상자의 구강내 상태를 작성할 수 있다.
- 구강내 상태에 따라 색상별로 작성된 치과진료기록 기호(Charting Key)를 구분할 수 있다.
- 치주질환 검사 종류를 설명할 수 있다.
- 치은의 임상적 검사 항목을 설명할 수 있다.

I 치과진료기록부(Dental chart)

치과진료기록부란 환자를 치료하는데 가장 기본이 되는 자료라고 할 수 있으며, 환자의 구강상태와 건강상태 또는 질병을 치료하는데 필요한 제반 사항들에 대해서 알기 쉽게 도식적으로 표현한 것이다. 이는 정확한 진찰을 통해 상세하면서도 완전한 기록을 문서로 남김으로써 환자의 치료계획을 세우는데 많은 도움을 줄 뿐만 아니라, 치료시간을 단축시키고 치료 후에 환자의 상태를 평가함에 있어 중요한 자료가 되므로 필수적이다.

진료기록부의 보관은 법적으로 10년간 진료실에 보관해야 한다.

1. 치과진료 기록의 목적

치과 각 분야에 있어 진료기록부의 사용목적은 그 종류에 따라 다르지만 치과진료기록부(dental chart)의 경우 환자의 현재 구강상태를 도식적으로 표시하는데 그 목적이 있으며, 치주진료기록부(periodontal chart)의 경우 환자의 치주상태에서 나타나는 임상적 양상을 표시하는데 그 목적이 있다. 또 정확하면서 상세하게 기록된 기록부는 치과의사가 진단 또는 치료계획을 세우고, 치과위생사가 환자를 위한 치면세마를 시행할 경우, 환자의 자가 구강건강관리(home care)에 대해 지도할 경우에도 도움을 줄 수 있다. 이외에도 환자의 포괄적인 관리와 치료 전, 후의 구강상태를 비교하는데도 유용하다.

정확한 진료기록(charting)은 환자를 안전하게 다룰 수 있도록 필요한 정보를 제공해주며 환자와의 오해나 법적인 문제가 발생되었을 때에도 사실적인 자료가 될 수 있다. 진료기록부의 특별한 형식에 따라 약간 차이가 있으나 일반적인 진료기록부의 기록 목적은 다음과 같다.

1. 치료계획을 위하여

진료기록부로서 필요한 모든 치료과정 및 구강상태를 표시함으로써 앞으로의 치료계획을 세울 수 있다.

2. 치료를 위하여

진료기간 동안의 세밀한 기록을 통해 진료의 행위, 치유의 진행정도, 치료의 예후 등을 파악할 수 있고 다음 치료의 약속시간을 정할 수 있다.

3. 평가를 위하여

치료에 대한 평가로서 현 상태와 앞으로의 검진과 기록을 비교해 봄으로써 치료의 효과를 평가할 수 있다.

4. 법적인 보호를 위하여

환자가 진료에 대한 오해 또는 불의의 사고가 일어났을 때 기록과 도표는 사실적 증거가 된다.

5. 검증을 위하여

응급사태 또는 재난이 일어났을 때 환자의 기록을 보존해 두면 중요한 자료가 될 수 있다.

6. 계속관리(recall)를 위하여

환자의 치료 시 그동안의 치유과정을 참고할 수 있어 계속관리에 유용하다.

2. 치과진료 기록을 위한 준비물

(1) 기구

① periodontal probe
② explorer
③ cotton plier
④ mouth mirror
⑤ dental floss
⑥ gauze

(2) 연구모형(Study cast)

채득된 인상을 다시 복제해 낸 것으로 치아의 교합상태와 분류 등을 보기 위하여 필요하며 정확한 치료계획을 세우고 복잡한 치과 치료에서의 진단과 치료계획 수립에는 항시 이용해야 한다.

(3) 방사선 사진(Radiographs)

치과방사선 촬영은 구강 및 그 인접주위 조직에 대한 방사선조사 및 판독을 통해 구강질환의 판정, 감별, 치료계획 수립 및 예후 판정에 도움을 주는 일종의 구강보조 진단법으로 사용된다.

① 표준 촬영: 주로 치아와 그 주위조직 상태에 대한 검사에 이용
② 교익 촬영: 주로 치관, 치관강, 치조정의 상태를 파악하기 위한 촬영
③ 교합 촬영: 주로 상, 하악골 내 낭종, 매복치, 타석(salivary stone)의 존재여부와 그 위치 파악에 이용

(4) 펜(Pen)

진료기록용 펜은 필요에 따라 치아상태 기록 시 사용할 수 있으므로 소독액을 묻힌 거즈나 알콜 스폰지를 사용하여 항상 위생적으로 관리해야 한다.

① 청색(검은색): 정상적인 상태나 이미 처치가 완료된 치아의 상태 기록 시
ex) missing tooth, amalgam filling, unerupted tooth, resin filling, gold inlay 등
② 적색: 치료를 필요로 하는 치아 또는 부위의 상태 기록 시
ex) caries, root rest, abscess, fistula, cervical abrasion, fracture 등
③ 녹색: 치은변연 라인(gingival margin line) 기록 시

* 멸균된 검진기구를 올려놓은 bracket table위에 진료기록부나 연필 등을 올려놓지 않도록 주의해야 한다.

3. 치과진료 기록부의 형식

현재 널리 통용되고 있는 진료기록부의 형식은 그 사용목적과 용도에 따라 각각 그 형식이 다르며 사용자의 편의에 따라 고안되거나 변형시킨 것도 있다.

주로 치과위생사가 임상에서 접할 수 있는 chart는 치과의원에서 사용하는 포괄적 의미의 치아 상태와 치주상태에 대한 기본적인 기록 및 도식적 표시가 되어있는 치주상태 기록부가 있다.

(1) 치과진료기록부(Dental charting)

① 기록부의 종류

가. 해부학적으로 도식된 진료기록부

치과진료기록부의 경우는 치아상태와 치주상태를 함께 기록 할 수 있다.

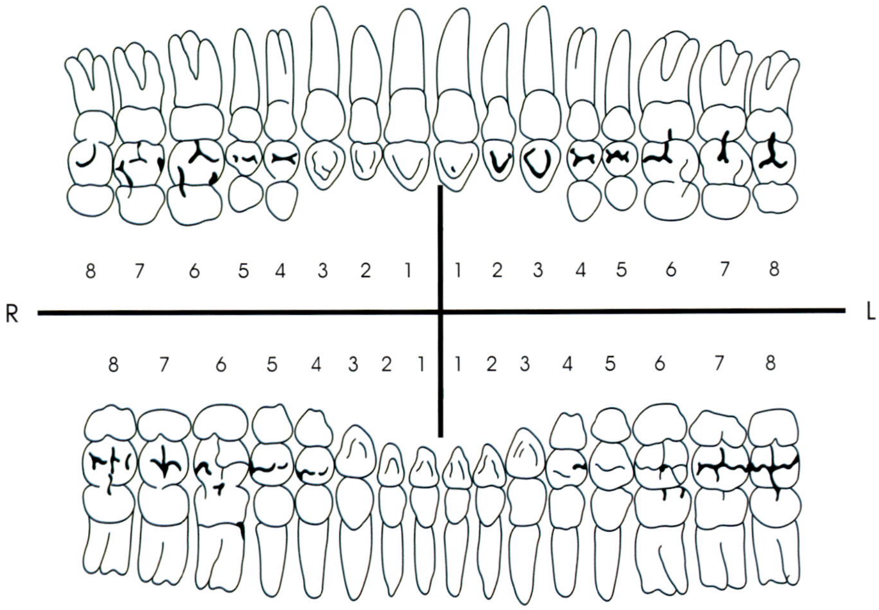

나. 치관만 해부학적으로 도식된 진료기록부

단지 치관만 표시되어 있으므로 치주상태 기록은 하기 어렵고 치아우식증을 우선적으로 표시하도록 되어 있다.

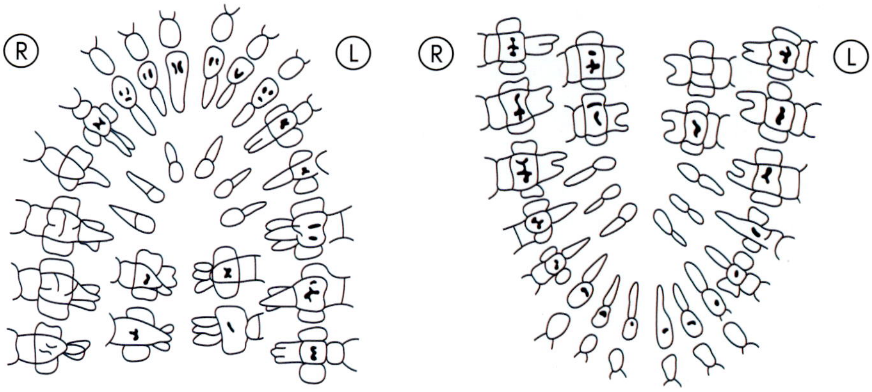

다. 기하학적으로 도식된 진료기록부

치관의 형태를 협면, 설면, 교합면, 근심면, 원심면 등 기하학적으로 도식해 놓았다.

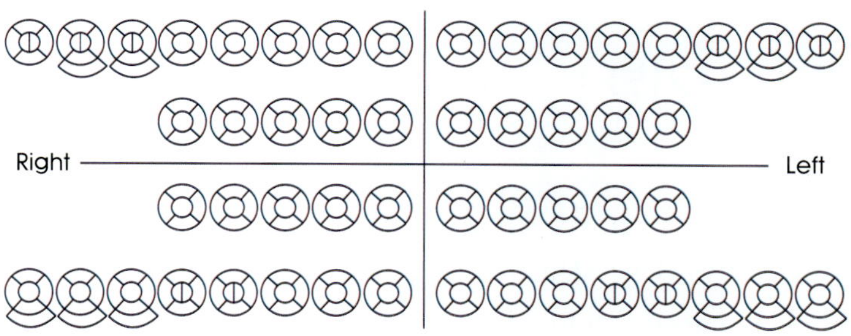

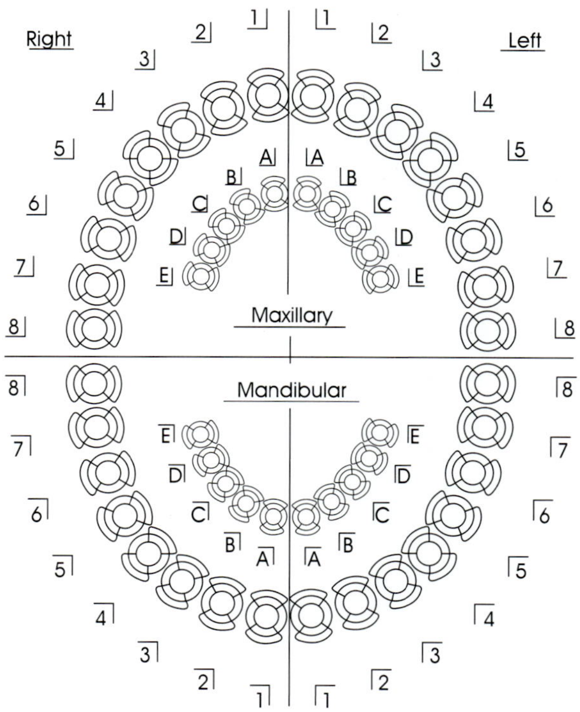

4. 치과진료 기록의 순서

(1) 환자의 위치

구강 내가 잘 보일 수 있으며 치료구역 내에서 쉽게 접근할 수 있는 위치라야 한다.

(2) 조명(Illumination)

적절한 조명이 필요하며 치경(dental mirror)에 직접 또는 간접으로 조명을 이용한다.

(3) 분절로 나누어 기록

치아의 부분을 실질적으로 기록해야 한다. 처음에는 모두 치료된 치아를 기록하고 다음 치아 하나 하나를 시진하여 정상에서 이탈된 것들을 기록한다.

5. 치아번호 표기법

각 치아에 대한 numbering은 누구든지 간단하고 용이하게 사용할 수 있으므로 charting 시에 필수적으로 숙지하고 있어야 할 사항이다. 일반적으로 사용되어지는 치아번호 표기법으로는 Universal system, FDI system, Palmer system이 임상에서 가장 많이 사용되고 있다.

(1) 알파벳 문자표기법

상하악을 4분악으로 나눈 후 정중선에서부터 배열된 순서에 따라 유치를 알파벳 문자로 지칭하는 방법이다.

상악우측									상악좌측
E	D	C	B	A	A	B	C	D	E
E	D	C	B	A	A	B	C	D	E
하악우측									하악좌측

(2) 숫자 표기법

아라비아 숫자로 치아를 지칭하는 방법이다.

① Palmer numbering system(배열순 한자리 숫자 표기법)

상하악을 4분악으로 나눈 후 정중선에서부터 배열된 순서에 따라 한자리의 아리비아 숫자로 영구치아를 지칭하는 방법이다.

상악우측															상악좌측
8	7	6	5	4	3	2	1	1	2	3	4	5	6	7	8
8	7	6	5	4	3	2	1	1	2	3	4	5	6	7	8
하악우측															하악좌측

② FDI system(두자리 숫자 표기법)

정중선으로부터 번호를 붙여 두자리 숫자로 치아를 지칭하는 방법으로 먼저 상하악을 4분악으로 나눈 후 영구치의 경우 10 20 30 40으로 유치의 경우 50 60 70 80으로 구분하여 상하좌우를 표기하는 방법이다. 국제치과의사연맹(international dental federation)에서 권고하는 치아지칭법이다.

상악우측															상악좌측
18	17	16	15	14	13	12	11	21	22	23	24	25	26	27	28
48	47	46	45	44	43	42	41	31	32	33	34	35	36	37	38
하악우측															하악좌측

상악우측									상악좌측
55	54	53	52	51	61	62	63	64	65
85	84	83	82	81	71	72	73	74	75
하악우측									하악좌측

③ Universal system(ADA system, 검사순 숫자표기법)

치아 번호표기방법은 ADA system이라고도 부르며, 상악우측 제3대구치를 1번으로 검사하기 시작하여 반대 측 제3대구치까지 검사하고 하악 제3대구치를 검사한 후 배열된 순서에 따라 하악우측 제3대구치까지 검사한다.

이와같이 검사하는 순서에 따라 치아를 아라비아 숫자로 표기하는 것이다. 유치의 경우도 동일한 방법이지만 상악우측 제2유구치부터 알파벳순으로 표기한다.

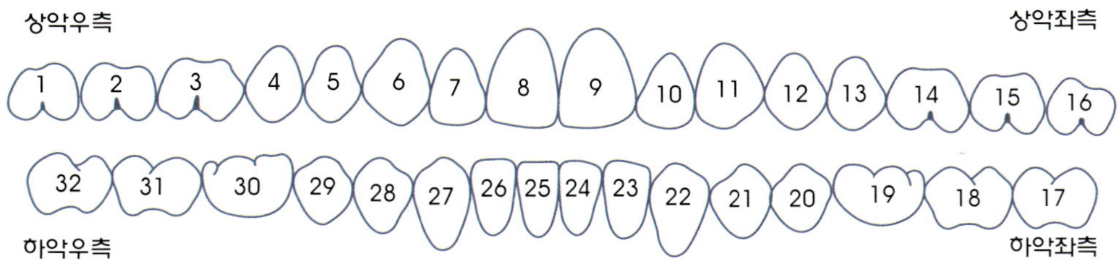

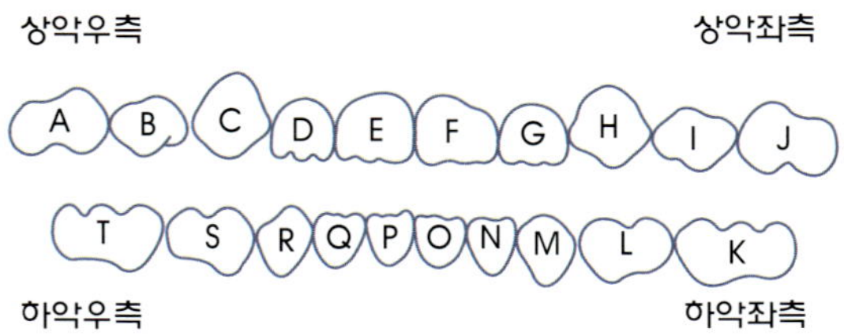

6. 치과진료기록부의 기호(Charting code)

환자의 현재 구강상태를 기록할 때 정해진 기호를 사용한다.

처치된 치아 : 청색(흑색)으로 표기

내 용	기 호	상 태
Missing tooth (Extraction) 치아결손	I . II . X . Ext. 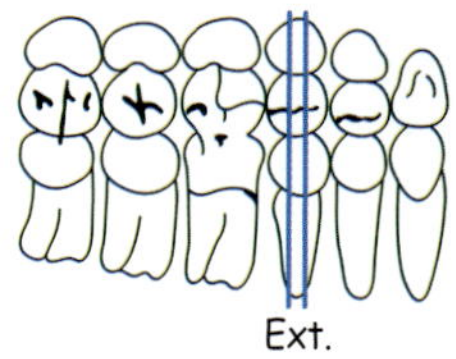	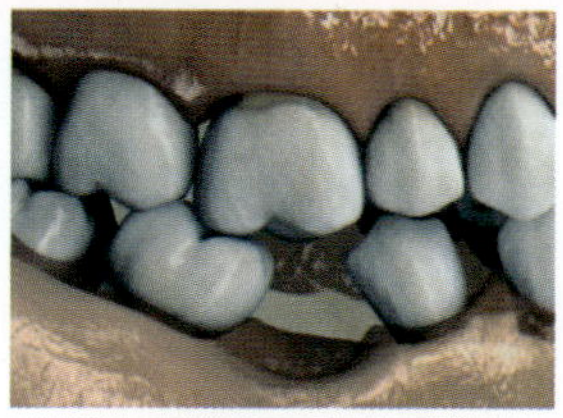
Uneruptied tooth (Not erupted) 미맹출 치아	III NE 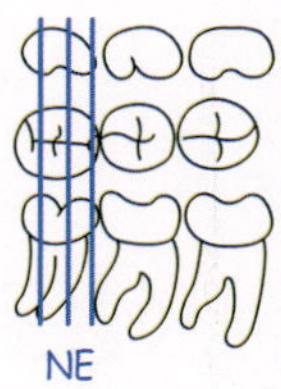	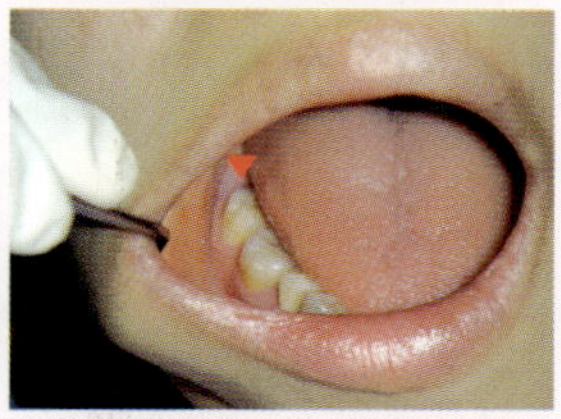
Semi eruption (Partial eruption) 부분맹출	△ PE 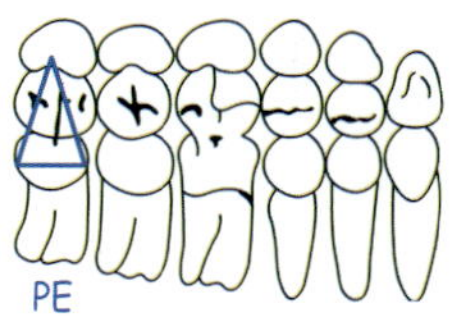	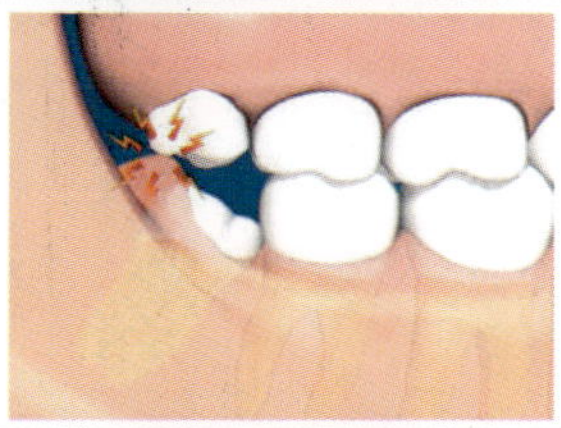
Amalgam filling 아말감 충전	● A.F. 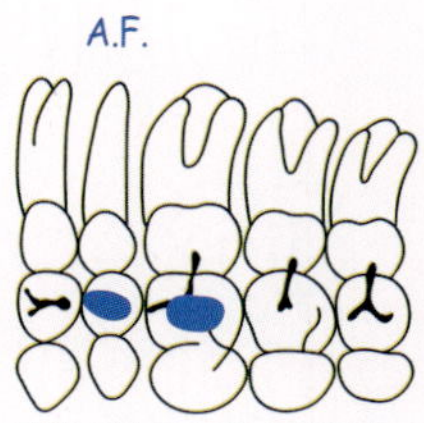	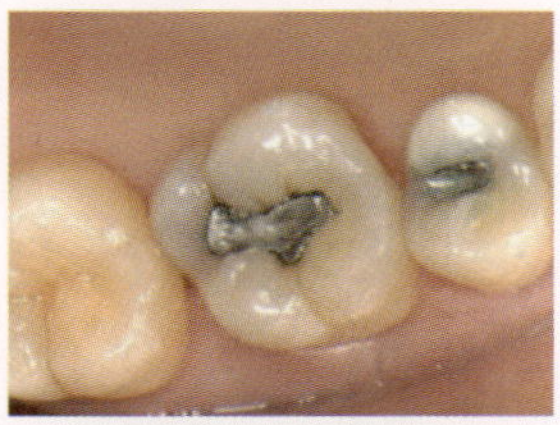
Resin filling 레진 충전	R.F. 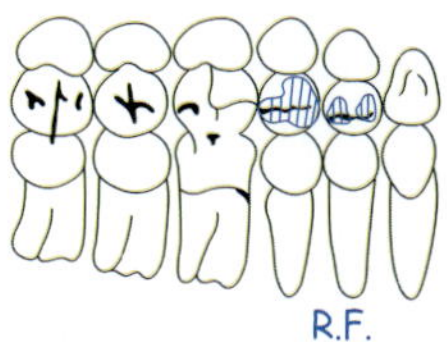	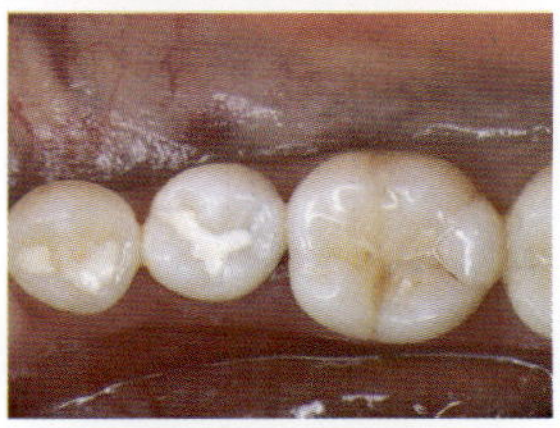
Gold inlay 금 인레이	G.I. 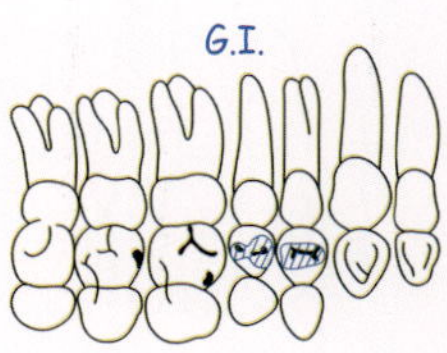	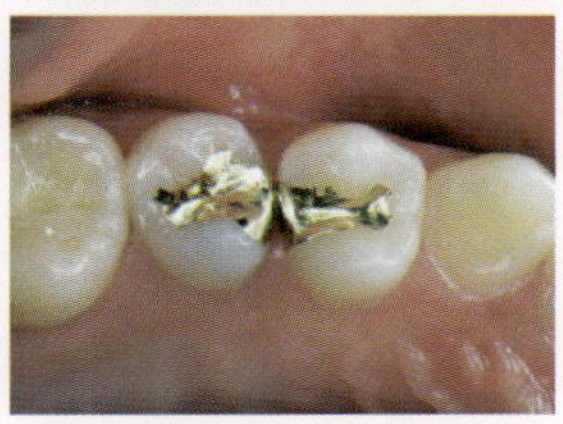

내 용	기 호	상 태
Gold onlay G.O. 금 온레이	 G.O. 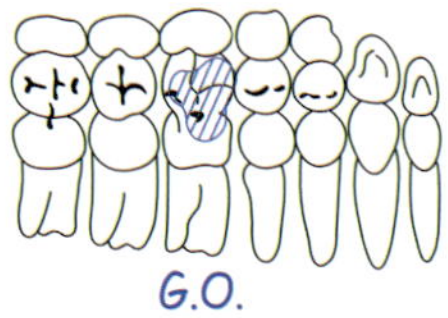	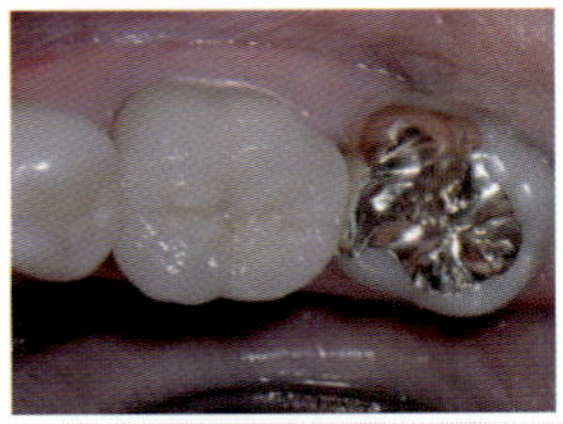
Root canal filling R.C.F. 근관 충전	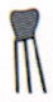 R.C.F. 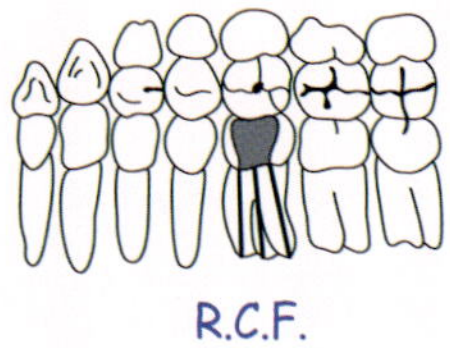	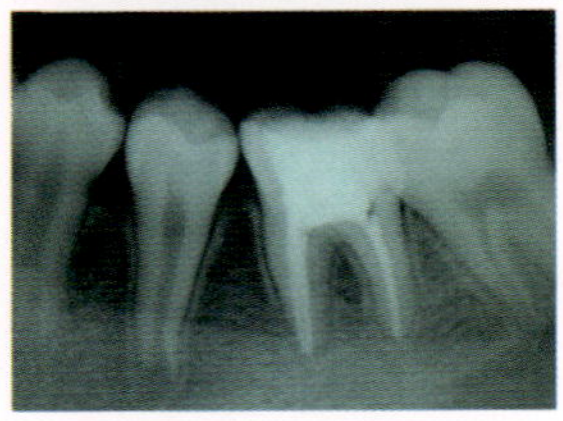
Stainless steel crown SS.Cr. 스테인리스 스틸관	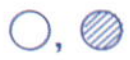 SS.Cr. 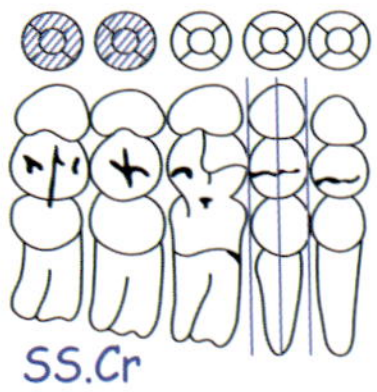	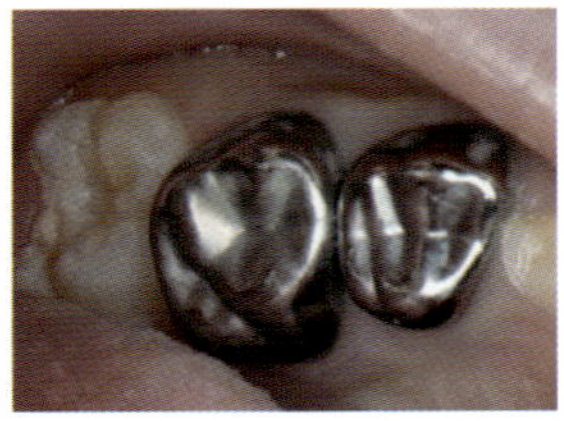
Crown 금관 Metal crown 금속관	 M.Cr. 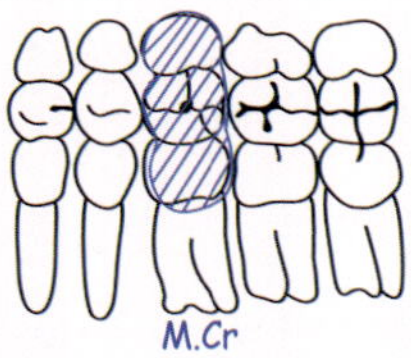	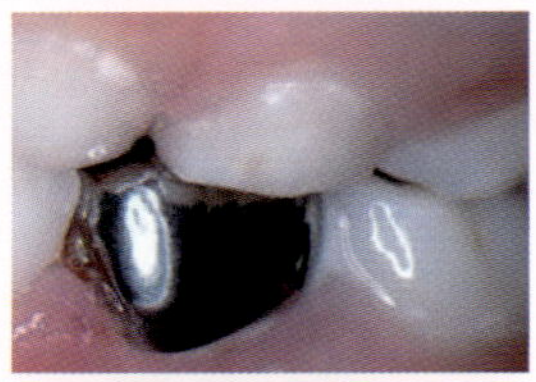
Gold crown 금관	G.Cr. 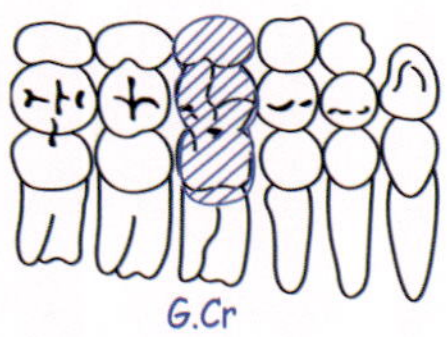	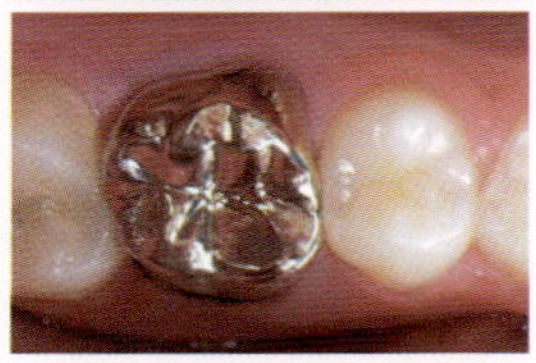
Porcelain fused metal crown	PFM.Cr. 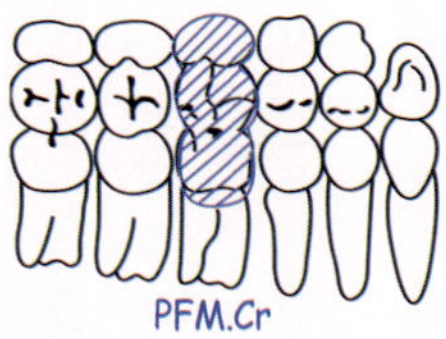	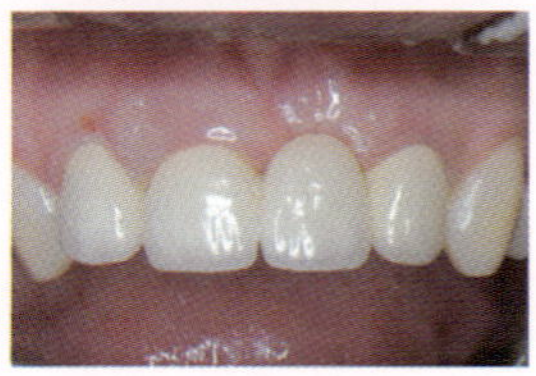
금속도재관 Porcelain fused gold crown	PFG.Cr. 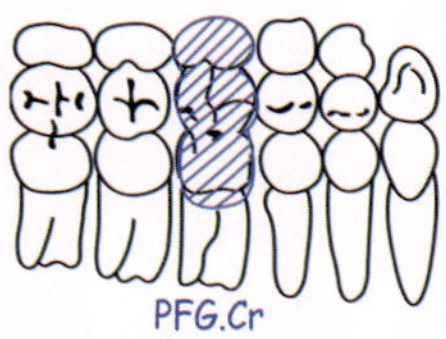	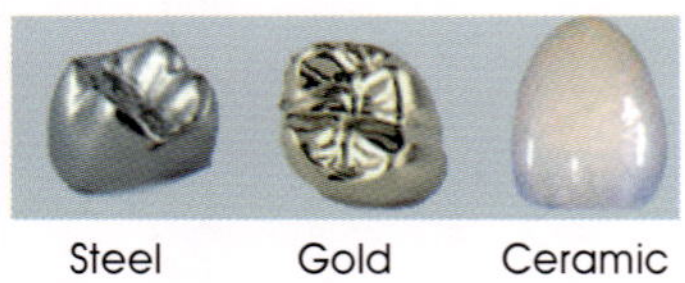
금도재관 Porcelain jacket crown	PJ.Cr. 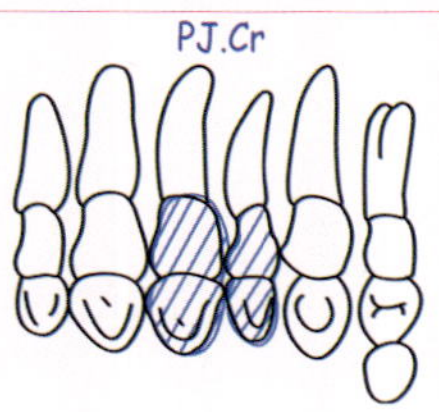	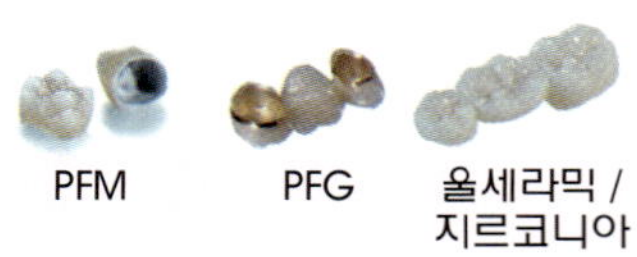
전면복개도재관		

내 용	기 호		상 태
Bridge 계속가공의치	O=O	P. Br. 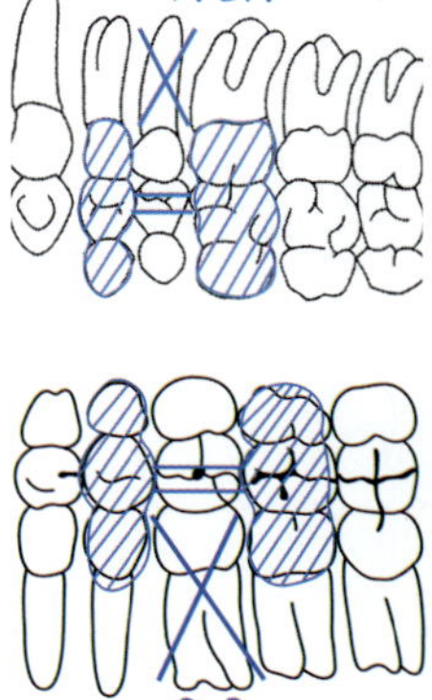 G. Br.	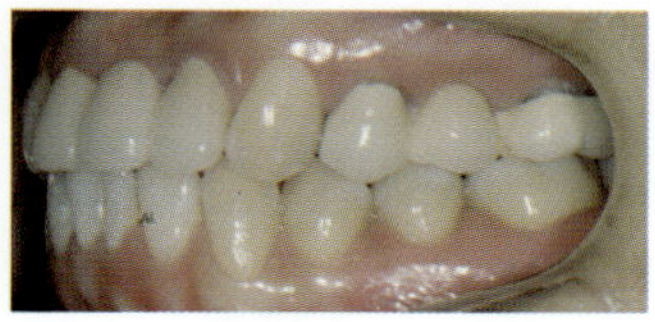 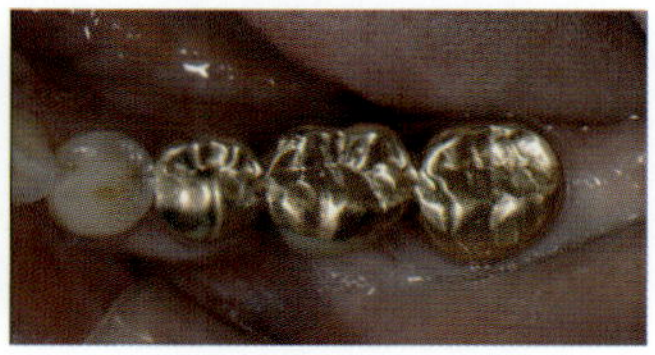
metal bridge	M.Br.		
gold bridge	G.Br.		
porcelain bridge	P.Br.		
porcelain fused metal bridge	PFM.Br.		
porcelain fused gold bridge	PFG.Br.		
Partial denture 국소의치	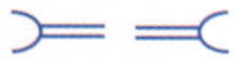 PD.	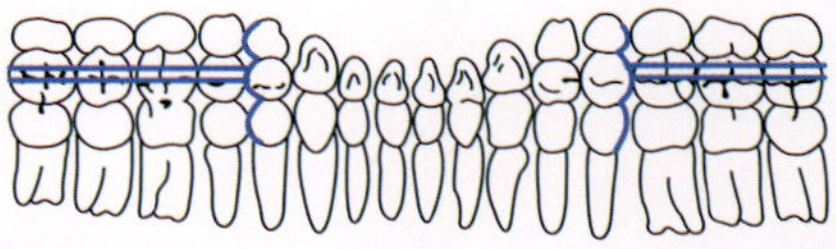 PD.	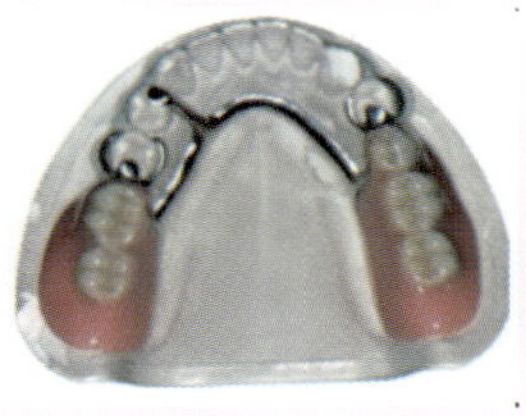
Full denture 총의치 UD → upper denture LD → lower denture	FD.	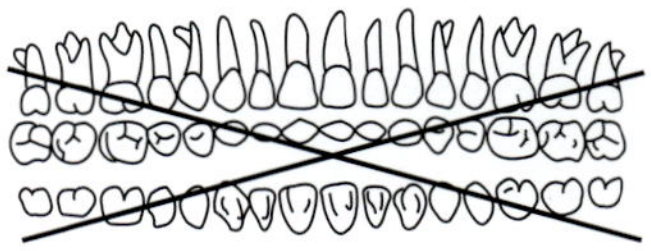 FUD. 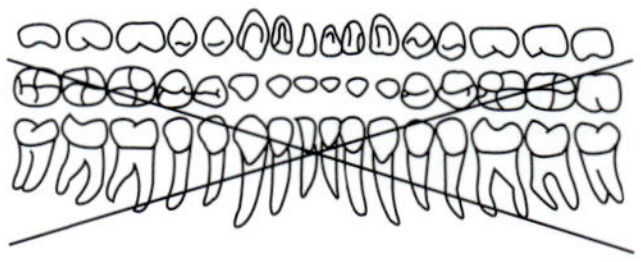 FLD.	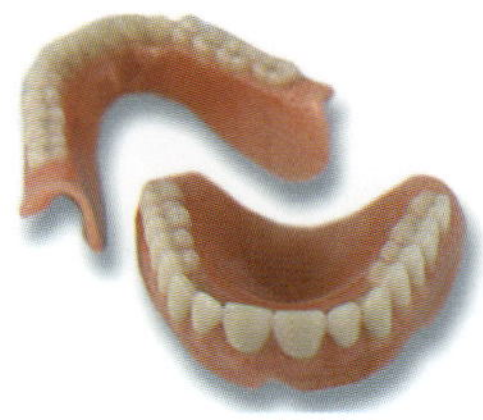
Implant 매식치	IMPL.	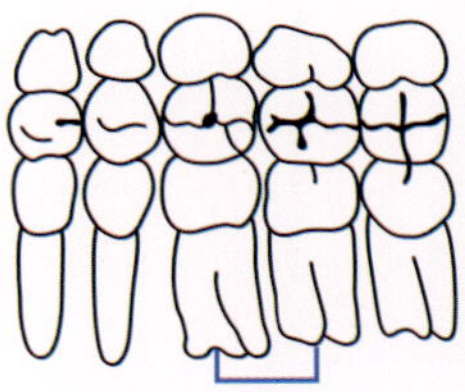 IMPL.	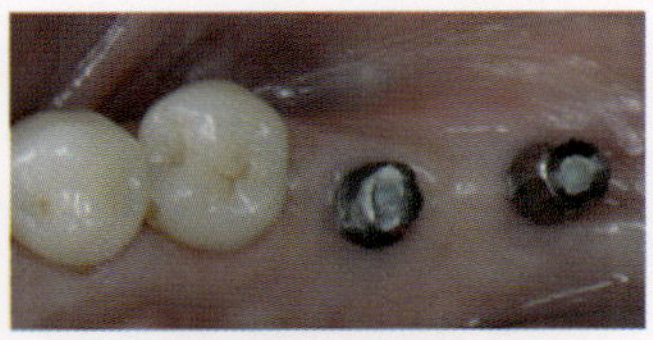 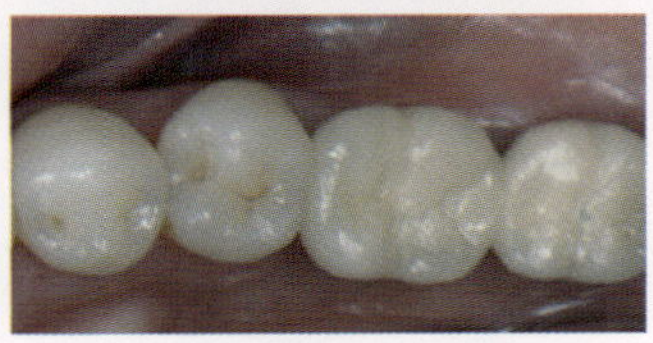
Sealants 치면열구전색	 S.	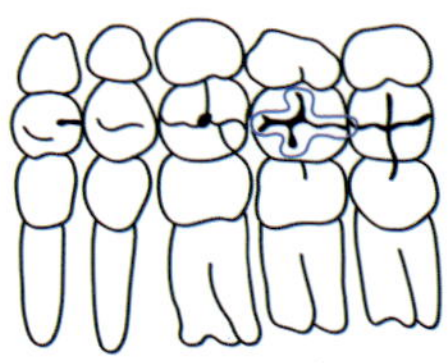 S.	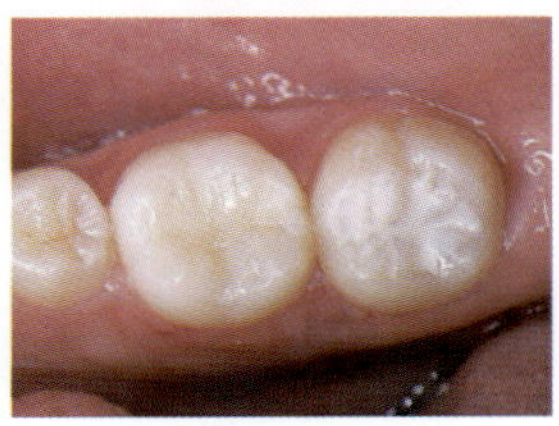

<table>
<tr><th>내 용</th><th>기 호</th><th>상 태</th></tr>
<tr><td>Laminate
라미네이트</td><td>
lami.
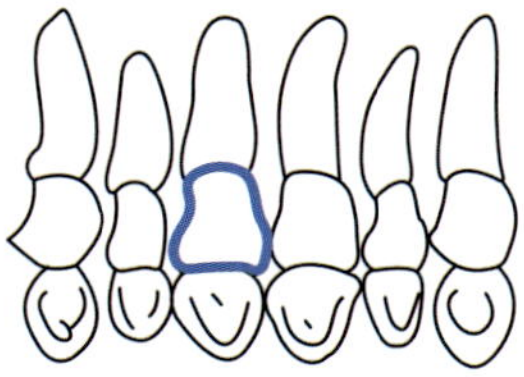
</td><td>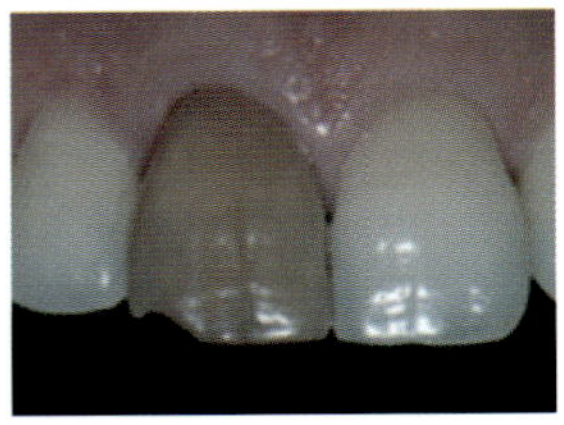
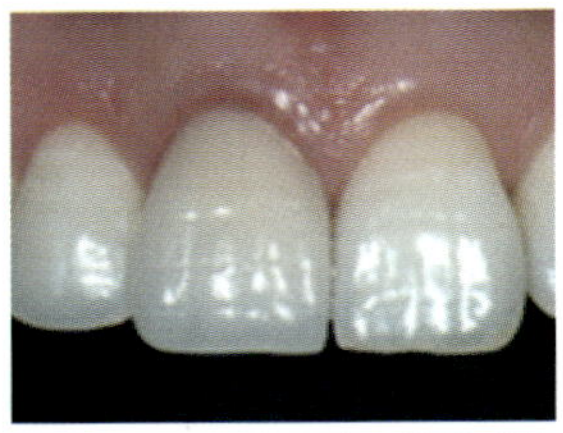</td></tr>
<tr><td>Fixed wire
고정와이어</td><td>fix–w
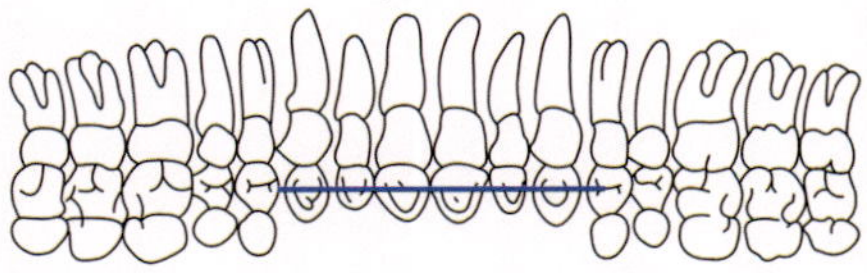
</td><td>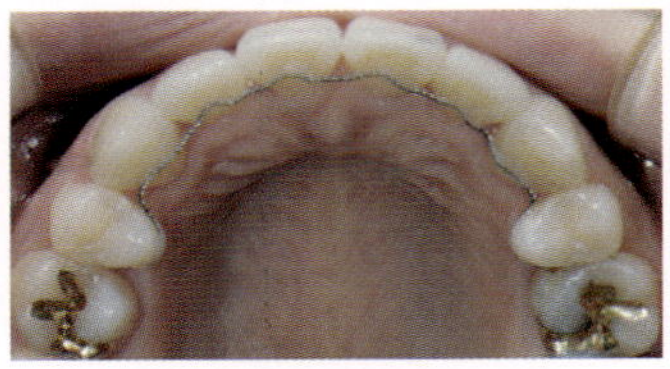</td></tr>
<tr><td>Percussion reaction
타진반응
positive(붉은색)
negative(청색)
* 평가자의 판단에 따라
붉은색 또는 청색으로 표기</td><td>P/R(+,–)
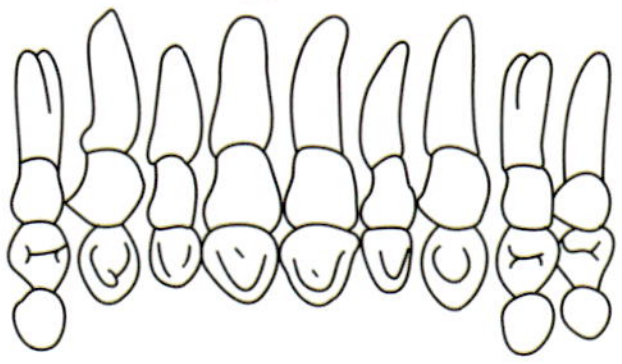
</td><td>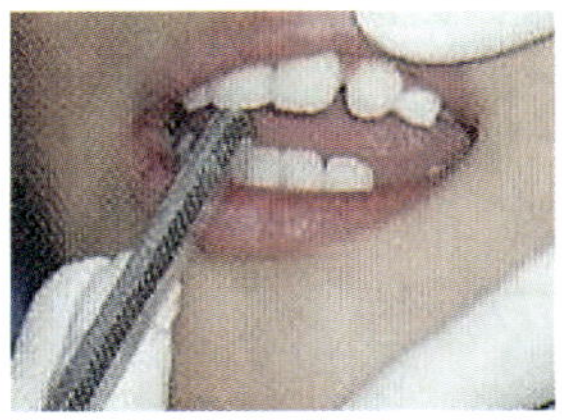</td></tr>
</table>

치료를 요하는 치아 : 붉은색으로 표기

내 용	기 호		상 태
Caries 치아우식증 C_1(법랑질침범) C_2(상아질침범) C_3(치수침범)	C_1· C_2· C_3·	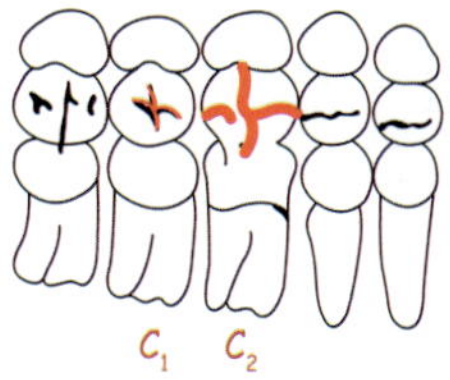	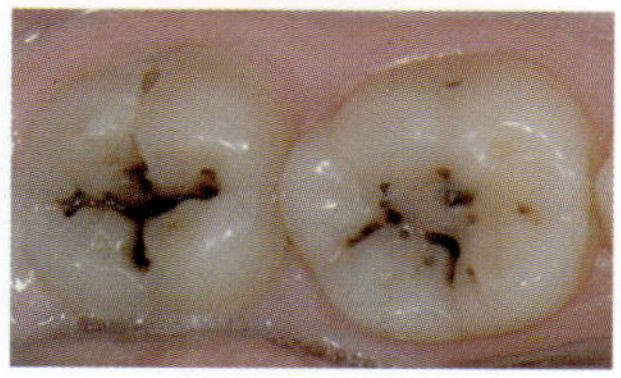
Secondary caries 2차 우식증	2nd C.	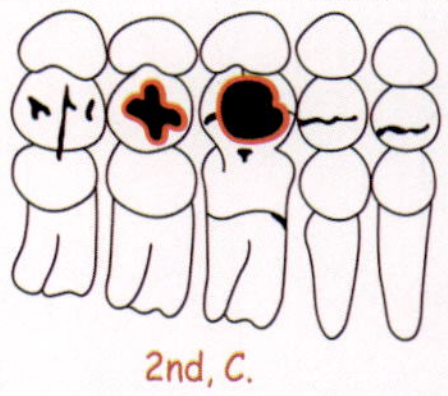	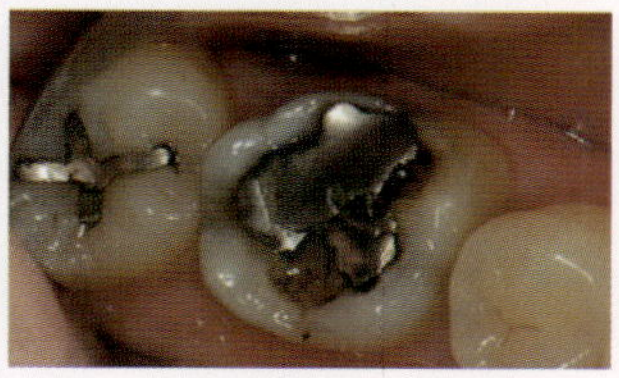
Root rest 잔존치근	R.R.	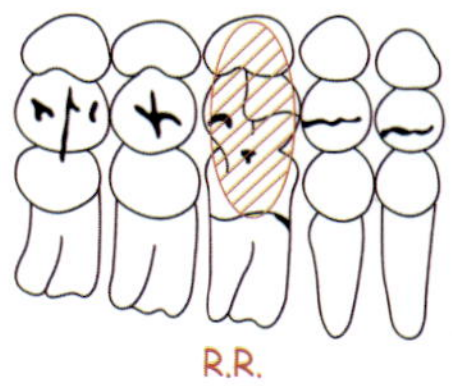	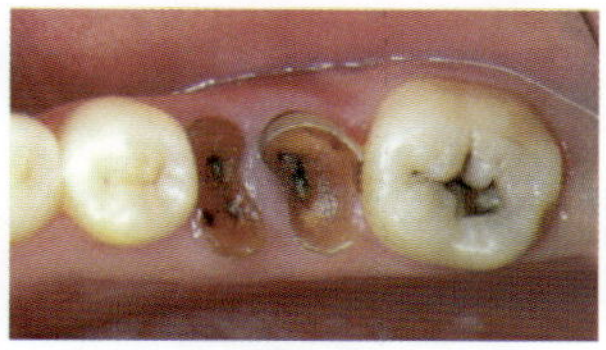
Cervical abrasion 치경부마모	〉〈 Abr.	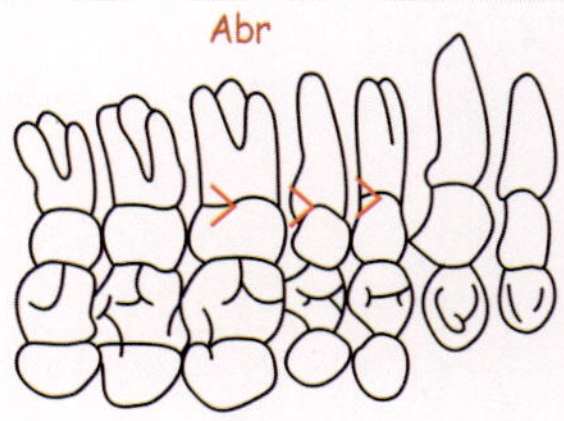	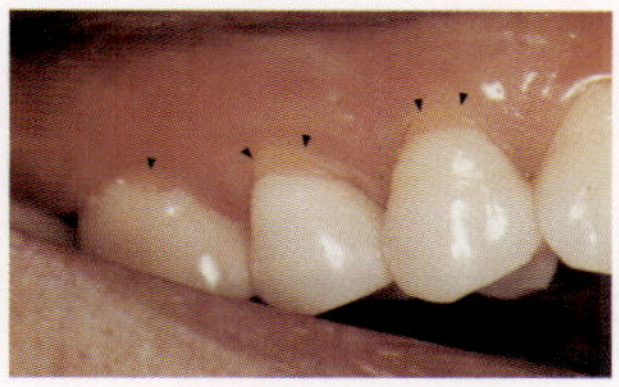
Attrition 교모	//// Att.	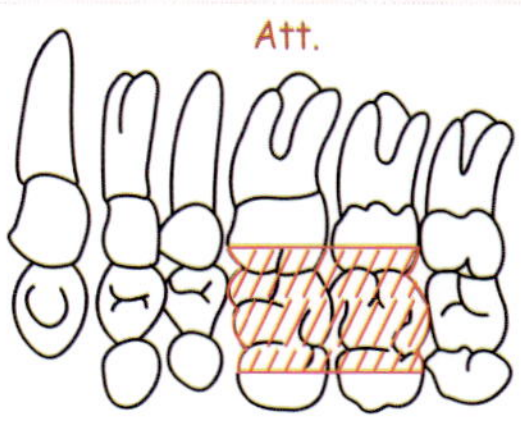	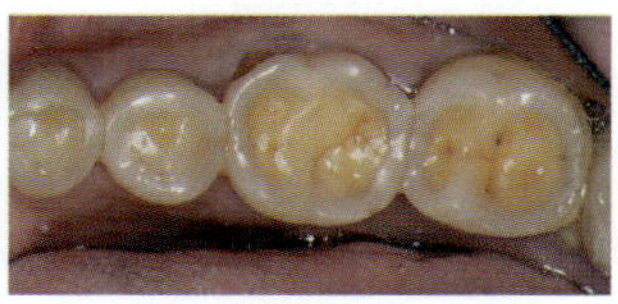
Fracture 파절	Fx.	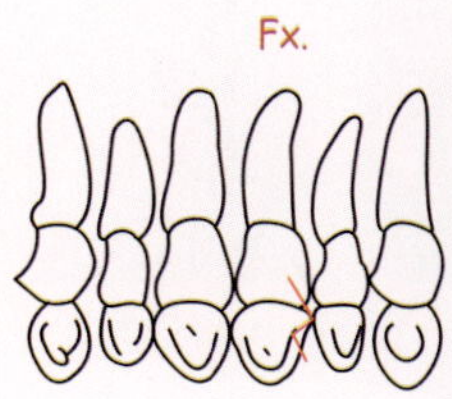	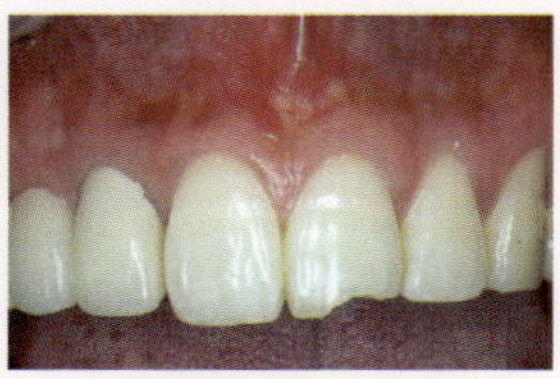
Mobility 치아동요	Mo.(+, ++, +++)	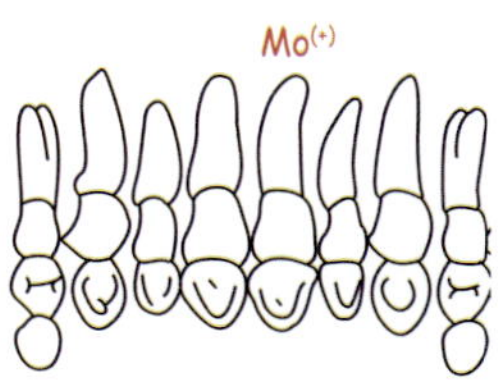	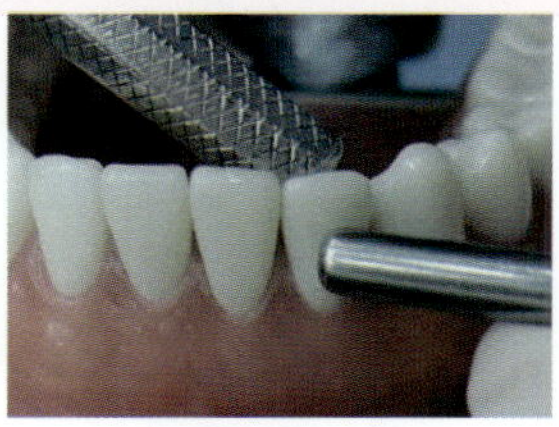

내 용	기 호	상 태
Abscess 농양	Abs. 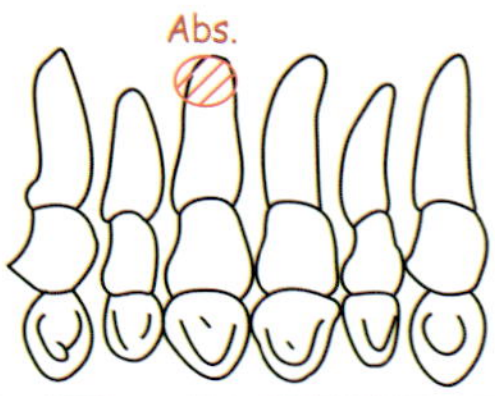	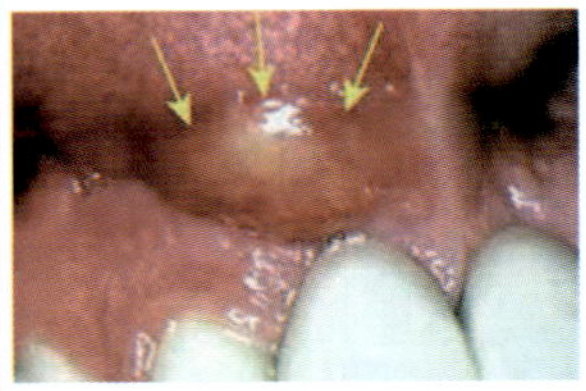
Fistula 누공	Ω Ft. 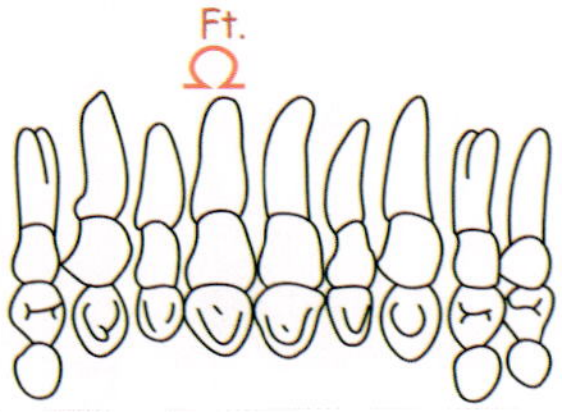	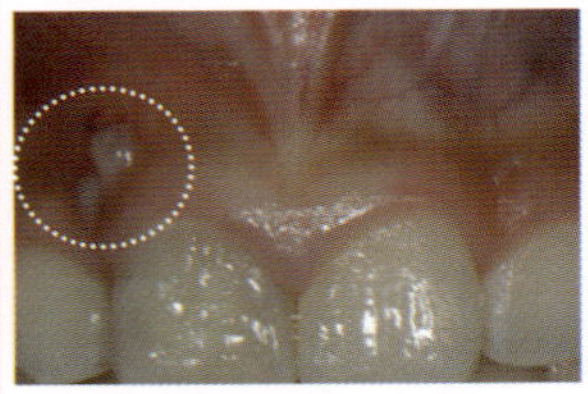
Gingival swelling Sw 치은부종	상악 ◡ 하악 ◠ 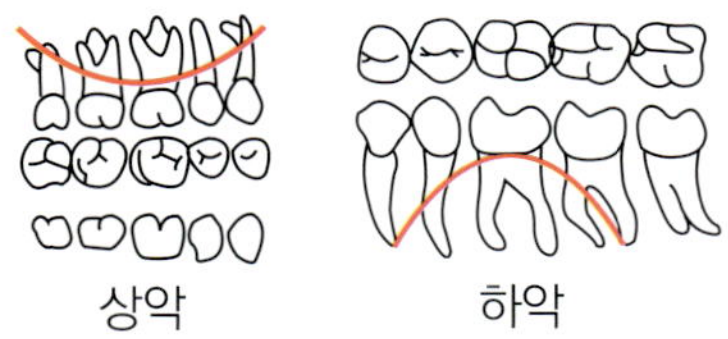	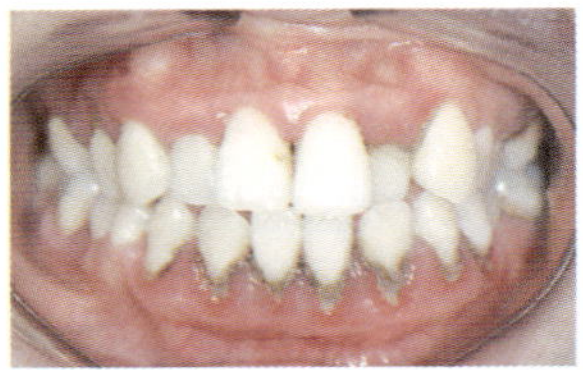
Gingival recessing Rec 치은퇴축	상악 ◠ 하악 ◡ 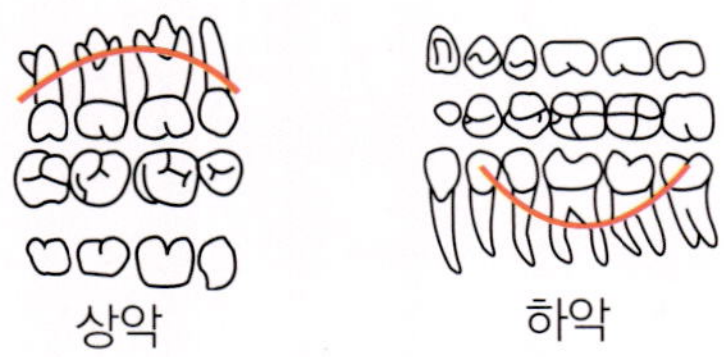	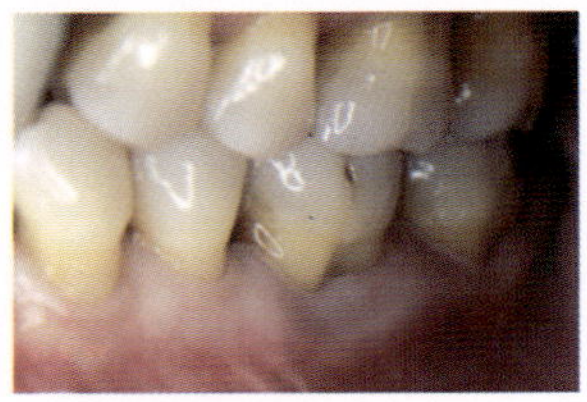
Temporary filling 임시충전	● Temp. 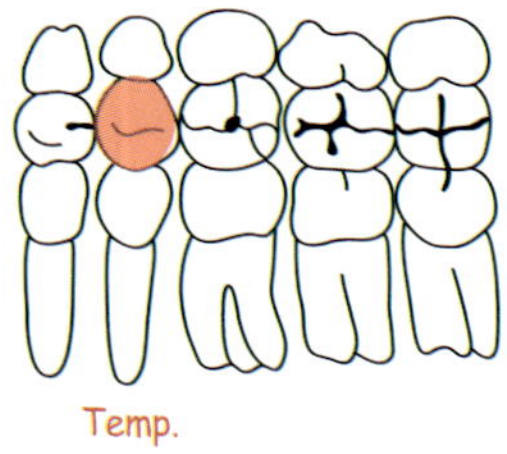	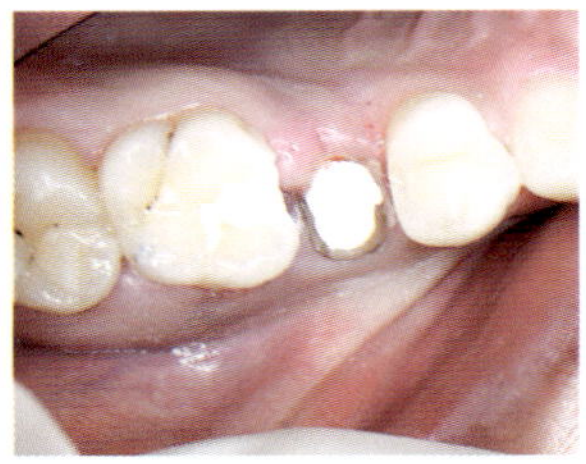
Impected tooth	Imp. 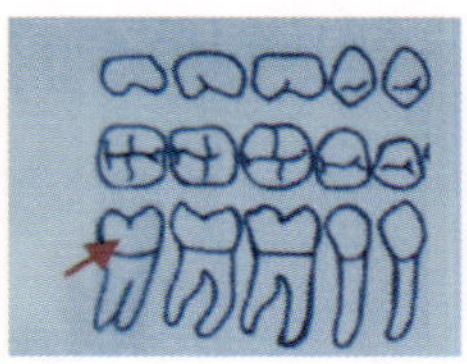 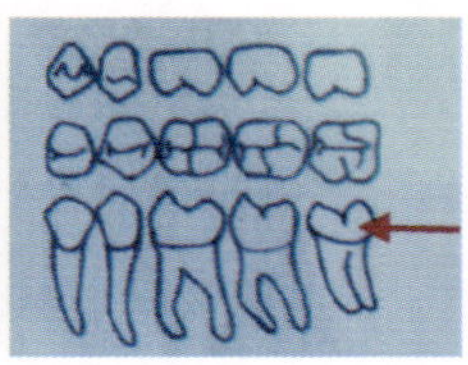	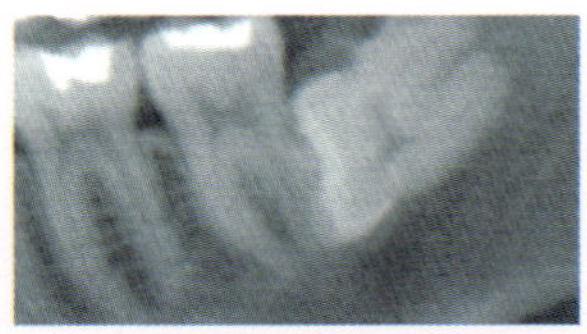 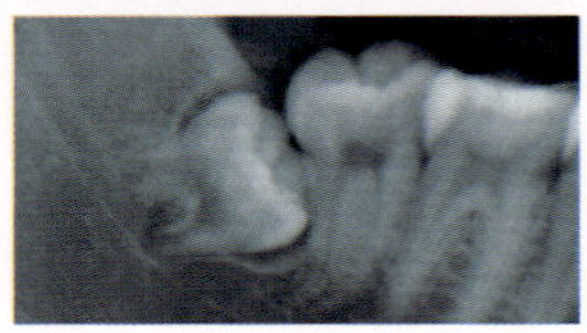

기타 : 청색(흑색) 또는 붉은색으로 표기

내 용	기 호	상 태
Interdental space 치간이개	^ 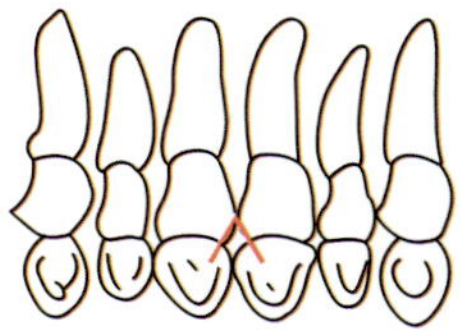	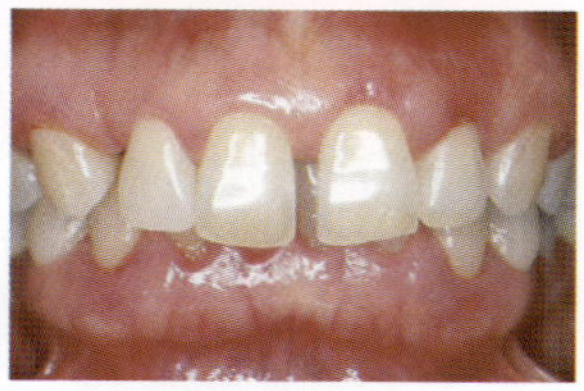
Food impaction 식편압입	Food Imp. ↑(상악), ↓(하악) 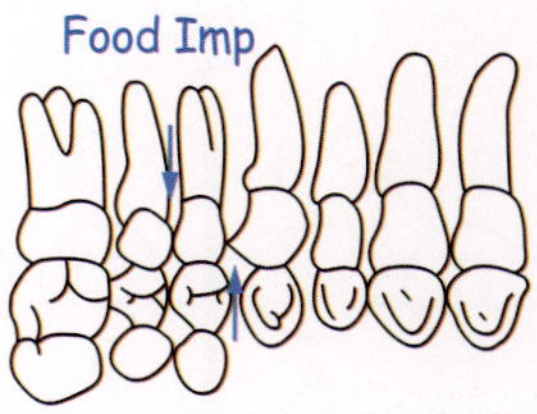	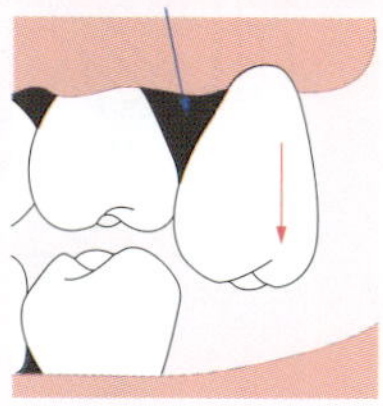

7. 치과진료기록의 예시

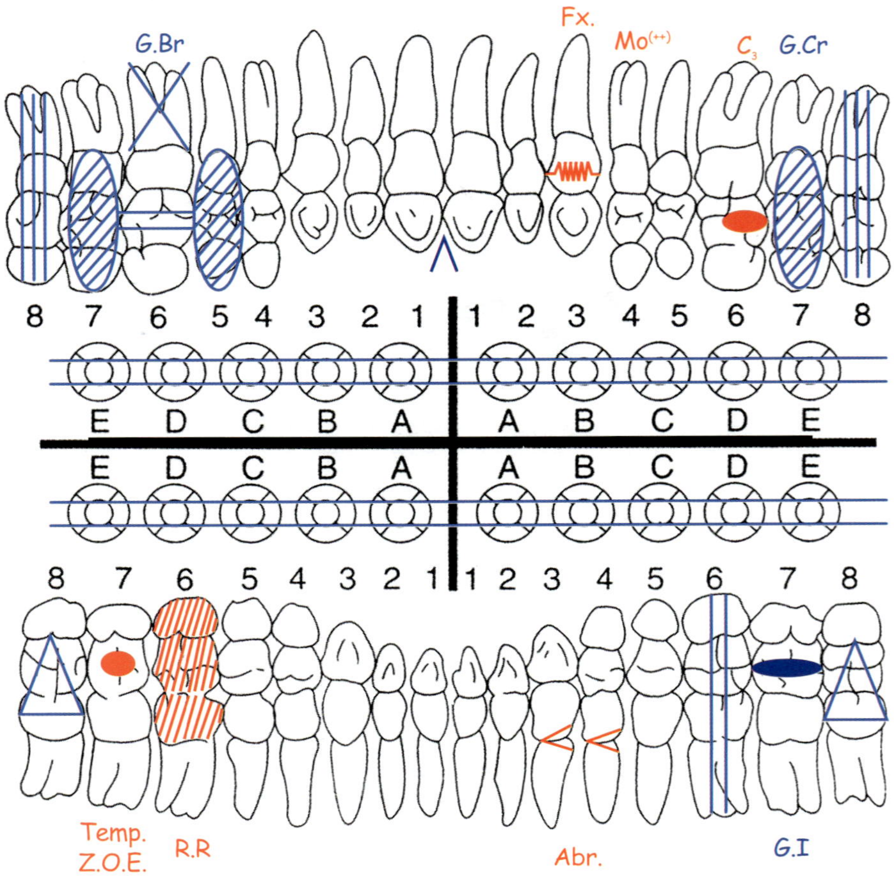

그림 5-1 치과진료기록 작성 예

① 상악 우 · 좌측 제3대구치 Uneruptied tooth
② 상악우측 제2소구치에서 제2대구치까지 Gold Bridge
③ 상악 우 · 좌측 중절치 사이 Interdental Space
④ 상악좌측 견치 치관 절단 1/3 부위 Fracture
⑤ 상악좌측 제1소구치 Mobility 2
⑥ 상악좌측 제1대구치 원심 교합면에 Caries 3
⑦ 상악좌측 제2대구치 Glod Crown
⑧ 하악 좌 · 우측 제3대구치 Semieruption
⑨ 하악좌측 제2대구치 교합면에 Glod Inlay
⑩ 하악좌측 제1대구치 Missing
⑪ 하악좌측 견치 순면, 제1소구치 협면에 Cervical Abrasion
⑫ 하악우측 제1대구치 Root Rest
⑬ 하악우측 제2대구치 교합면 Temporary filling

※ 다음 아래의 내용을 Dental chart에 기록해보시오.

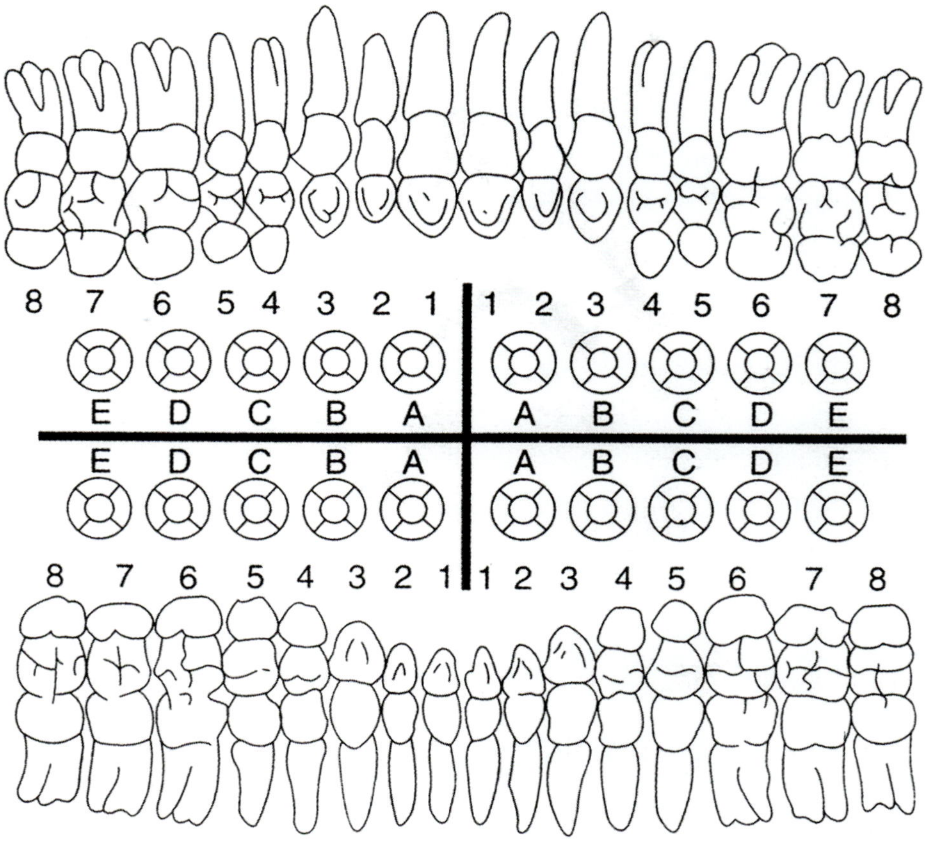

① 상악우측 제3대구치 : Missing

② 상악우측 제2대구치 : Implant

③ 상악우측 제1대구치 : Root rest

④ 상악우, 좌측 제1, 2 소구치협면: Cervical Abrasion

⑤ 상악우측 제2소구치 교합면 : Attrition

⑥ 상악좌측 중절치 근원심 : Resin filling

⑦ 상악좌측 제1대구치 교합면 : Gold inlay

⑧ 상악좌측 제2대구치 교합면: Amalgam filling

⑨ 하악좌,우측 제3대구치 : Uneruptied tooth

⑩ 하악좌,우측 제2대구치 : Gold Crown

⑪ 하악좌,우측 제1대구치 교합면 : C3

8. 치주질환의 기록(Periodontal charting)

치주질환 환자를 치료하기 전에 치과병(의)원에 내원한 환자의 진단과 질환의 정확한 파악은 올바른 치료를 위해 꼭 필요하다. 치주기록은 사용하는 모든 사람들이 쉽게 이해할 수 있도록 기록되어야 한다. 이외에 치료과정의 전반에 걸쳐 필요한 것을 기록하며 완전히 치료가 되어 건강한 상태가 된 후에는 recall 계획을 세워야 하므로 매 방문 시마다 진료기록을 다시 비교 관찰할 수 있도록 한다.

(1) 치주질환 검사에 필요한 준비물

가. mouth mirror
나. explorer
다. periodontal probe
라. cotton plier
마. disclosing solution
바. dental floss

(2) 치주질환 검사 방법

치주질환을 검사하는 방법은 크게 시진, 촉진, 타진, 탐지(치주낭 측정 및 투사), 방사선 검사 등이다.

① 시진은 주로 치주의 전반적인 상태를 관찰하고 판단한다.
② 촉진은 손가락으로 치은을 만져보는 방법으로 농양이나 종창 등을 체크한다.
③ 타진은 치경의 handle 뒷부분이나 cotton plier로 가볍게 치아를 두드려 치주인대의 염증 정도를 평가하는 방법이다.
④ 탐지는 탐침을 사용하여 치은연하 치석의 존재유무나 백악질의 불규칙성을 발견한다. 빛 투사는 강한 불빛으로 치아나 치은을 비춰 치은연하 치석의 존재나 치수 등 치아의 상태를 관찰한다.
⑤ 방사선 사진검사는 치주염 진단에 필수적이며 구내 치근단·교익·구외 파노라마 사진이 주로 이용된다.

이러한 치주조직의 검사는 질환의 분포와 정도로 설명하는데, 국소적 분포는 한 치아 혹은 몇몇 치아에 국한된 경우이고, 전반적인 분포는 대부분 혹은 전체 치아에 걸쳐 분포된 경우이다. 일반적으로 환자의 질환정도에 대한 술자의 주관적 평가는 경도(slight), 중등도(moderate), 심도(severe)로 표시한다.

(3) 치주질환의 검사순서

먼저 환자의 일반적인 상태를 파악하고, 전체적인 구강검사를 한 후 치주조직에 대해 자세히 관찰하고 기록한다.

가. 성명, 연령, 생년월일, 성별, 직업, 주소(address), 전화번호
나. 주소(chief complaints) 및 현증(present illness)
다. 전신병력 및 치과병력, 가족력
라. 치주조직 검사

1) 치은검사

치은의 색깔, 크기, 위치, 모양, 견고도, 치은표면의 결, 삼출액, 치은퇴축과 그 외의 임상적 소견으로 급만성 염증유무, 치은증식여부, 부종, 색소침착 등을 관찰하여 기록한다.

2) 방사선 검사

치주질환 환자의 방사선촬영은 정확한 치주상태의 진단에 꼭 필요한 검사이다. 치과용 X-ray는 구내 및 구외사진으로 나눌 수 있으며 치조골 높이, 잔존치근, 치근이개부(furcation area)의 병변유무, 치주인대 넓이, 치아우식증 유무, 치석유무, 치아의 접촉상태 및 보철물과의 관계 등을 관찰한다.

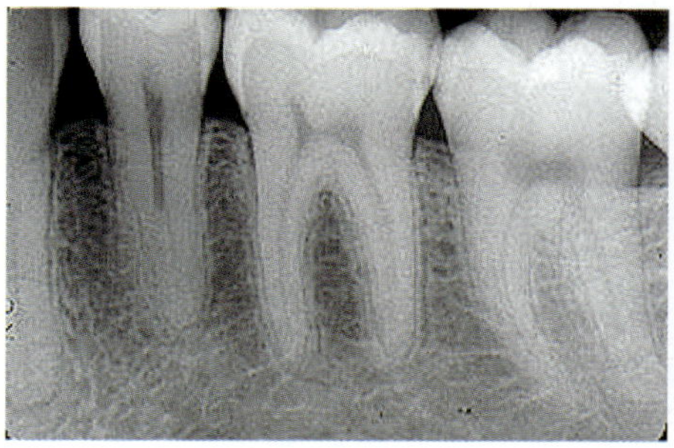

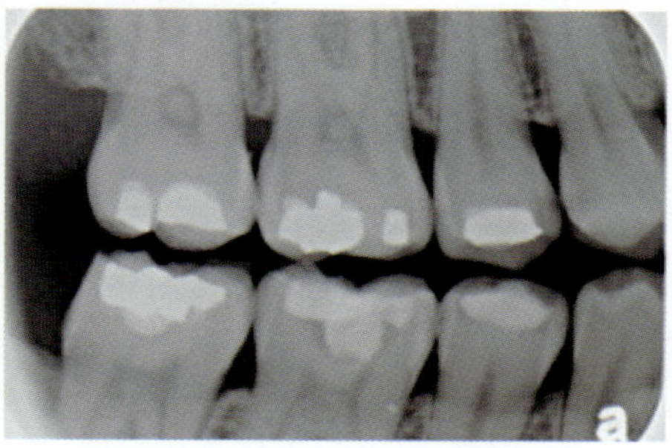

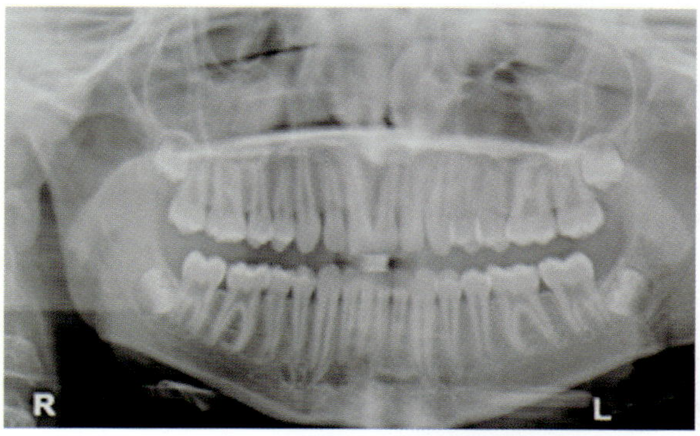

3) 치주낭 측정

치주질환 검사에 있어서 환자의 치주 상태파악은 매우 중요하다. 단순치은염인지 또는 치주낭이나 치조골 소실, 부착부 소실을 포함한 복합적인 치주염인가에 따라 치료계획이 결정되기 때문이다. 따라서 초진 시 치주낭 측정은 치료계획을 세우고 질환의 정도, 심각한 상태, 치주조직 파괴 등을 면밀히 검사하는데 반드시 수행되어야 한다.

4) 치은출혈 검사

치은출혈은 치주낭 측정기를 치은열구에 삽입하여 20-30초가 지난 후 출혈 유무로 결정한다. 치은출혈이 있으면 치은에 염증이 있다는 것으로 초기 치주질환상태를 나타내며 출혈이 없는 경우는 일반적으로 치은이 건강한 것을 의미한다.

$$\text{Bleeding rate(\%)} = \frac{\text{출혈이 나타난 치아 수}}{\text{구강 내 존재하는 총 치아 수}} \times 100$$

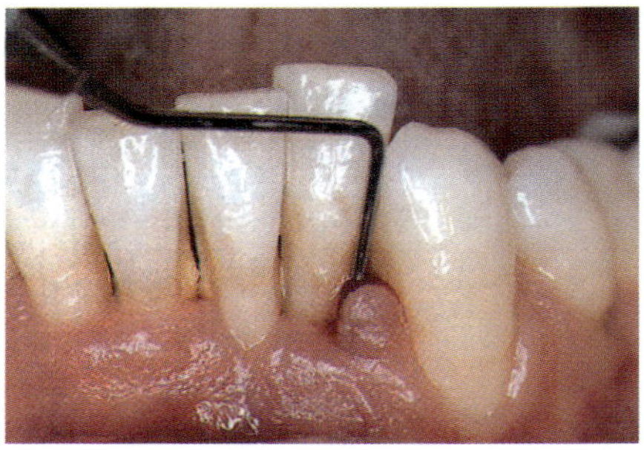

5) 치아동요도 검사

치아동요도는 치주인대의 염증으로 섬유의 변성이나 파괴를 야기하여 정상범위를 벗어나 치아가 움직이는 것을 의미한다. 방법은 2개의 무딘기구 끝을 사용하여 교합면과 협설면에 대고 눌러보거나 밀어보아 동요도를 평가한다. 동요도는 다음과 같이 세 가지로 분류된다.

1도 : 생리적인 동요보다 근원심 및 협설측으로 약간 증가된 동요(1mm 이내)
2도 : 중등도의 근원심 및 협설측으로 치아 동요(1~2mm)
3도 : 심한 동요로써 수직으로도 동요를 보이는 경우(2mm 이상)

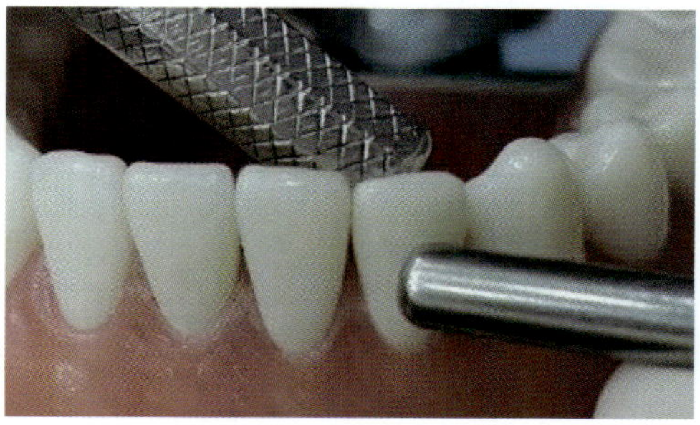

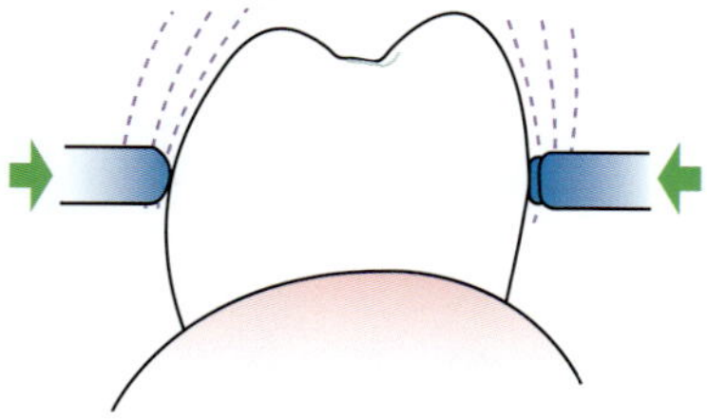

6) 연성침착물 검사

- materia alba, food debris : 분포정도와 양을 기록하며, 만약 치면세균막 관리가 필요한 부위는 치아번호로 그 부위를 기록한다.
- 치태(치면세균막) : 치면세균막 검사는 치면을 공기로 잘 건조시킨 후 눈에 보이는 치면세균막의 양과 분포정도를 차트에 기록한다. 치면착색제(disclosing agent)를 사용하면 육안으로 쉽게 관찰할 수 있다.

$$\text{O'leary score} = \frac{\text{착색된 치면 수}}{\text{구강 내 존재하는 총 치아 수} \times 4} \times 100$$

7) 치석 검사

치경, 탐침, 압축공기, 방사선사진 등을 이용하여 검사한다. 치은연상치석은 직접 눈으로 확인할 수 있으며, 정도에 따라서 경도(slight), 중등도(moderate), 심함(heavy)으로 표시한다.

Oral Examination Chart

환자 이름: ____________ 성별: 남 ☐ 여 ☐ 생년월일: ____________ 직업 : ____________

전화번호 : ____________ 주소: ________________________

술자이름: ____________

1. Oral Examination

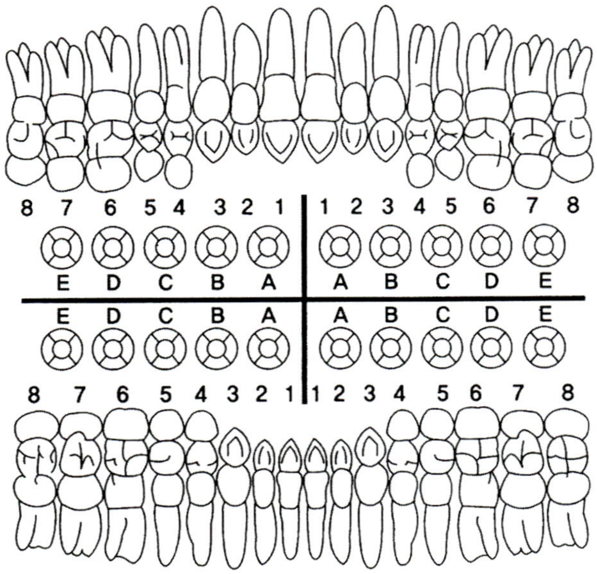

C.C. :

Occlusion charting
☐ Normal Occlusion
☐ Mal Occlusion Class I, II, III
☐ Open bite
☐ Over bite
☐ Cross bite
☐ Overjet

2. O'leary Score

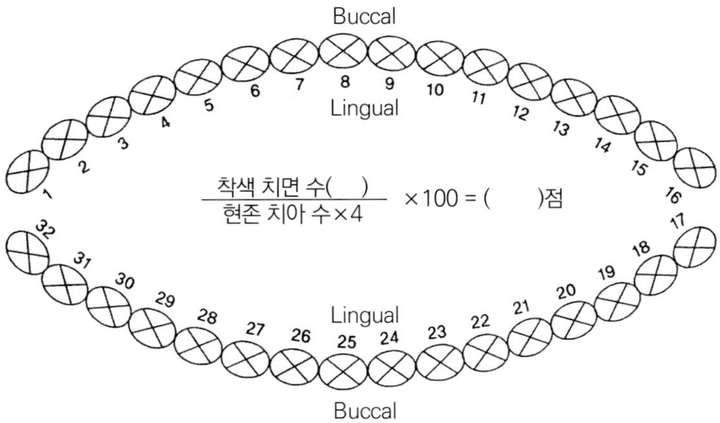

$$\frac{\text{착색 치면 수(\quad)}}{\text{현존 치아 수}\times 4}\times 100 = (\qquad)\text{점}$$

Plaque rate : (%)

☐ Sit ☐ Mod ☐ Hvy

3. Simplified Oral Hygiene Index(S−OHI)

Debris Index : ———— =

	Right	Ant.	Left	Total
Upper				
Lower				

calculus Index : ———— =

	Right	Ant.	Left	Total
Upper				
Lower				

S−OHI : ( ) + ( ) =

Periodontal Chart

환자 이름: ______________ 성별: 남 □ 여 □ 생년월일: ______________ 직업 : ______________

전화번호 : ______________ 주소: ______________________________

술자이름: ______________

	18	17	16	15	14	13	12	11	21	22	23	24	25	26	27	28
Probing I																
Probing II																
Calculus I																
Calculus II																
Bleeding I																
Bleeding II																

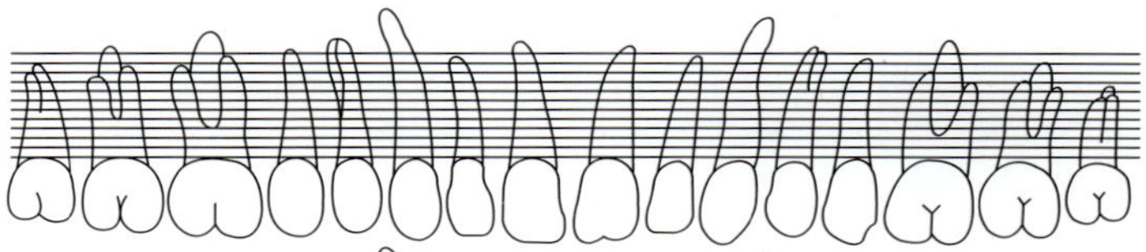

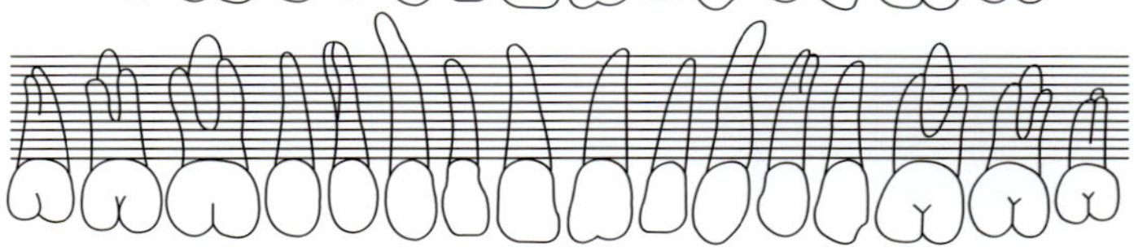

	18	17	16	15	14	13	12	11	21	22	23	24	25	26	27	28
Probing I																
Probing II																
Calculus I																
Calculus II																
Bleeding I																
Bleeding II																

	48	47	46	45	44	43	42	41	31	32	33	34	35	36	37	38
Probing I																
Probing II																
Calculus I																
Calculus II																
Bleeding I																
Bleeding II																

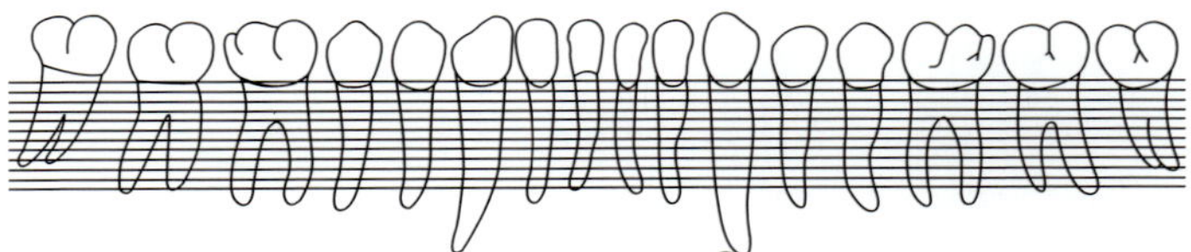

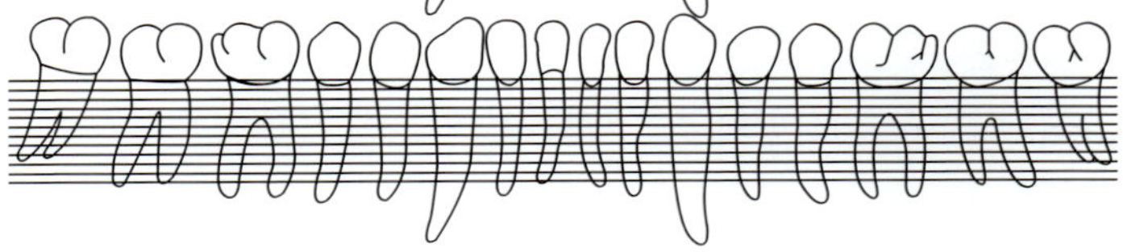

	48	47	46	45	44	43	42	41	31	32	33	34	35	36	37	38
Probing I																
Probing II																
Calculus I																
Calculus II																
Bleeding I																
Bleeding II																

Bleeding rate I : (%)
□ Sit □ Mod □ Hvy
Bleeding rate II : (%)
□ Sit □ Mod □ Hvy
Calculus rate I : (%)
□ Sit □ Mod □ Hvy
Calculus rate II : (%)
□ Sit □ Mod □ Hvy

Gingiva Description

Color □ Normal

Gen. Loc.
Diffuse
Marginal
Papillary

Sit.
Mod.
Hvy.

Bright Red
Dark Red
Blue Red
(기타 :)

Consistency □ Normal

Gen. Loc.

Diffuse
Marginal
Papillary

Sit.
Mod.
Hvy.

Firm(Fibrotic)
Spongy(Edematous)
(기타 :)

Texture □ Normal
Gen. Loc.

Diffuse
Marginal
Papillary

Sit.
Mod.
Hvy.

Smooth
Shiny
Eroded
Los of Stipping
(기타 :)

Contour □ Normal

Gen. Loc.

Diffuse
Marginal
Papillary

Sit.
Mod.
Hvy.

Bulbous
Flattened
Punched out
(기타 :)

* O'Leary index 조견표(변형 치면세균막 지수 조견표)

** \ *	32	31	30	29	28	27	26	25	24	23	22	21	20		32	31	30	29	28	27	26	25	24	23	22	21	20
1	99	99	99	99	99	99	99	99	99	99	99	99	99	65	49	48	46	44	42	40	38	35	32	29	26	23	19
2	98	98	98	95	98	98	98	98	98	98	98	98	98	66	48	47	45	43	41	39	37	34	31	28	25	21	18
3	97	98	98	97	97	97	97	97	97	97	97	96	96	67	48	46	44	42	40	38	36	33	30	27	24	20	18
4	96	97	97	97	96	96	96	96	96	96	95	95	95	68	47	45	43	41	39	37	35	32	29	26	23	19	15
5	95	96	96	96	96	95	95	95	95	95	94	94	94	69	46	44	43	41	38	36	34	31	28	25	22	18	14
6	94	95	95	95	95	94	94	94	94	93	93	93	93	70	45	44	42	40	38	35	33	30	27	24	20	17	13
7	93	94	94	94	94	94	93	93	93	92	92	92	91	71	45	43	41	39	37	34	32	29	26	23	19	15	11
8	92	93	93	93	93	93	92	92	92	91	91	90	90	72	44	42	40	38	36	33	31	28	25	22	18	14	10
9	91	93	93	92	92	92	91	91	91	90	90	89	89	73	43	41	39	37	35	32	30	27	24	21	17	13	9
10	91	92	92	91	91	91	90	90	90	89	89	88	88	74	42	40	38	36	34	31	29	26	23	20	16	12	8
11	90	91	91	91	90	90	89	89	89	88	88	87	86	75	41	40	38	35	33	31	28	25	22	18	15	11	6
12	89	90	90	90	89	89	88	88	88	87	86	86	85	76	41	39	37	34	32	30	27	24	21	17	14	10	5
13	88	89	89	89	88	88	88	87	86	86	85	85	84	77	40	38	36	34	31	29	26	23	20	16	13	8	4
14	87	88	88	88	88	87	87	86	85	85	84	83	83	78	39	37	35	33	30	28	25	22	19	15	11	7	3
15	86	87	88	87	87	86	86	85	84	84	83	82	81	79	38	36	34	32	29	27	24	21	18	14	10	6	1
16	85	86	87	86	86	85	85	84	83	83	82	81	80	80	38	35	33	31	29	26	23	20	17	13	9	5	0
17	84	85	86	85	85	84	84	83	82	82	81	80	79	81	37	35	33	30	28	25	22	19	16	12	8	4	
18	84	85	85	84	84	83	83	82	81	80	80	79	78	82	36	34	32	29	27	24	21	18	15	11	7	2	
19	84	84	84	84	83	82	85	81	80	79	78	77	76	83	35	33	31	28	26	23	20	17	14	10	6	1	
20	82	83	83	83	82	81	81	80	79	78	77	76	75	84	34	32	30	28	25	22	19	16	13	9	5	0	
21	82	82	83	82	81	81	80	79	78	77	76	75	74	85	34	31	29	27	24	21	18	15	11	8	3		
22	81	81	82	81	80	80	79	78	77	76	75	74	73	86	33	31	28	26	23	20	17	14	10	7	2		
23	80	81	81	80	79	79	78	77	76	75	74	73	71	87	32	30	28	25	22	19	16	13	9	5	1		
24	81	80	80	79	79	78	77	76	75	74	73	71	70	88	31	29	27	24	21	19	15	12	8	4	0		
25	80	79	79	78	78	77	76	75	74	73	72	70	69	89	30	28	26	23	21	18	14	11	7	3			
26	80	78	78	78	77	76	75	74	73	72	70	69	68	90	30	27	25	22	20	17	13	10	6	2			
27	79	77	78	77	76	75	74	73	72	71	69	68	66	91	29	27	24	22	19	16	13	9	5	1			
28	78	77	77	76	75	74	73	72	71	70	68	67	65	92	28	26	23	21	18	15	12	8	4	0			
29	77	76	76	75	74	73	72	71	70	68	67	65	64	93	27	25	23	20	117	14	11	7	3				
30	77	75	75	74	73	72	71	70	69	67	66	64	63	94	27	24	22	19	16	13	10	6	2				
31	76	74	74	73	72	71	70	69	68	66	65	63	61	95	26	23	21	18	15	12	9	5	1				
32	75	73	73	72	71	70	69	68	67	65	64	62	60	96	25	23	20	17	14	11	8	4	0				
33	74	73	73	72	71	69	68	67	66	64	63	61	59	97	24	22	19	16	13	10	7	3					
34	73	72	72	71	70	69	67	66	65	63	61	60	58	98	23	21	18	16	13	9	6	2					
35	73	72	71	70	69	68	66	65	64	62	60	58	56	99	23	20	18	15	12	8	5	1					
36	72	71	70	69	68	67	65	64	63	61	59	57	55	100	22	19	17	14	11	7	4	0					
37	71	70	69	68	67	66	64	63	61	60	58	56	54	101	21	19	16	13	10	6	3						
38	70	69	68	67	66	65	63	62	60	59	57	55	53	102	20	18	15	12	9	5	2						
39	70	69	68	66	65	64	63	61	59	58	56	54	51	103	20	17	14	11	8	4	1						
40	69	68	67	66	64	63	62	60	58	57	55	52	50	104	19	16	13	10	7	3	0						
41	68	67	66	65	63	62	61	59	57	55	53	51	49	105	18	15	13	9	6	2							
42	67	66	65	64	63	61	60	58	56	54	52	50	48	106	17	15	12	9	5	1							
43	66	65	64	63	62	60	59	57	55	53	51	49	46	107	16	14	11	8	4	0							
44	66	65	63	62	61	59	58	56	54	52	50	48	45	108	16	13	10	7	4								
45	65	64	63	61	60	58	57	55	53	51	49	46	44	109	15	12	9	6	3								
46	64	63	62	60	59	57	56	54	52	50	48	45	43	110	14	11	8	5	2								
47	63	62	61	59	58	56	55	53	51	49	47	44	41	111	13	10	8	4	1								
48	63	61	60	59	57	56	54	52	50	48	45	43	40	112	13	10	7	3	0								
49	62	60	59	58	56	55	53	51	49	47	44	42	39	113	12	9	6	3									
50	61	60	58	57	55	54	52	50	48	46	43	40	38	114	11	8	5	2									
51	60	59	58	56	54	53	51	49	47	45	42	39	36	115	10	7	4	1									
52	59	58	57	55	54	52	50	48	46	43	41	38	35	116	9	6	3	0									
53	59	57	56	54	53	51	49	47	45	42	40	37	34	117	9	6	3										
54	58	56	55	53	52	50	48	46	44	41	39	36	33	118	8	5	2										
55	57	56	54	53	51	49	47	45	43	40	38	35	31	119	7	4	1										
56	56	55	53	52	50	48	46	44	42	39	36	33	30	120	6	3	0										
57	55	54	53	51	49	47	45	43	41	38	35	32	29	121	5	2											
58	55	53	52	50	48	46	44	42	40	37	34	31	28	122	5	2											
59	54	52	51	49	47	45	43	41	39	36	33	30	26	123	4	1											
60	53	52	50	48	46	44	42	40	38	35	32	29	25	124	3	0											
61	52	51	49	47	46	44	41	39	36	34	31	27	24	125	2												
62	52	50	48	47	45	43	40	38	35	33	30	26	23	126	2												
63	51	49	48	46	44	42	39	37	34	32	28	25	21	127	1												
64	50	48	47	45	43	41	38	36	33	30	27	24	20	128	0												

*: 전체 치아 수, **: 착색 치면 수

Chapter

6 활력징후

Vital Signs

ORAL PROPHYLAXIS

6장 활력징후 (Vital Signs)

학습목표

- 활력징후에 대해 설명할 수 있다.
- 활력징후 검사법을 설명할 수 있다.
- 활력징후의 정상범위를 설명할 수 있다.

1. 활력징후

활력징후(vital signs)란, 체온, 맥박, 호흡 및 혈압을 말하며, 환자의 신체적 건강상태를 평가하는 지표로서 매우 중요하다. 신체의 변화는 먼저 이 활력징후의 변화로 나타나므로 주요증상이라고 한다. 만약 정상범위를 벗어난 활력 징후가 있는 경우 치과위생사는 약 5분 뒤 재측정을 한 후 그래도 정상범위를 벗어난 경우 환자의 건강상태를 내과의사에게 검진받도록 권유하고 의뢰한다.

정상범위를 벗어난 활력징후는 현재 환자의 건강상태에 문제가 있거나 환자가 인식하지 못하는 건강문제가 있을 수 있으므로 활력징후를 측정한 후에는 반드시 내과의사에게 검진을 받도록 환자에게 권유와 의뢰가 뒤따라야 한다.

(1) 활력징후를 측정해야 될 경우

① 기본적인 환자의 활력징후 기록을 보유해야 하며 기록을 위해 초진 시 반드시 측정한다.

② 정상범위 내의 활력징후를 보유한 환자는 최소한 1년에 1회 측정을 해야 한다.

③ 최근에 환자의 건강상태에 변화가 있었던 경우나 현재 환자 증상이 응급상태를 일으킬 수 있는 경우에는 활력징후를 측정한 과거의 날짜와 관계없이 즉시 측정해야 한다.

④ 내과의사의 진료를 받고 있으나 정상범위를 벗어나는 활력징후의 측정결과를 보유하고 있는 환자는 매 약속 시 마다 측정한다.

⑤ 수술 전·후에 측정한다.

⑥ 일산화질소-산소 사용 마취법(nitrous oxide-oxygen anesthesia)으로 국소마취를 하기 전에 활력징후를 측정해야 한다.

(2) 비정상적인 활력징후가 측정되는 경우에 치과위생사의 역할

① 환자에게 비정상적인 활력징후와 관련될 수 있는 환경적 요인에 대하여 질문한다.
② 약 5분 뒤에 재측정을 한다.
③ 비정상적인 경우 환자의 건강상태를 내과의사에게 검진받도록 권유하고 의뢰한다.

(3) 활력징후 측정 시 치과위생사가 숙지해야 할 사항

① 활력징후의 정상범위를 정확하게 숙지해야 한다.
② 환자의 병력(health history), 과거와 현재의 치료경험 및 복용 약물에 대하여 숙지한다.
③ 활력징후를 측정할 때 사용되는 장비 및 측정 과정에 숙달되어야 한다.
④ 활력징후를 측정할 때 체계적인 방법으로 신속하게 하도록 한다.
⑤ 환자의 활력징후에 현저한 변화가 있을 경우 이를 파악할 수 있는 능력이 있어야 한다. 또한 환자, 치과의사 및 내과의사에게 변경된 상황을 정확하게 통보하여야 한다.

표 6-1 활력징후의 정상범위 구분

구분		체온	맥박	호흡	혈압
정상	성인	35.5~37.5℃	60~80회/분	15~20회/분	120/80 mmHg
	아동	36.5~37.5℃	90~120회/분	25~30회/분	

2. 활력징후 측정

활력징후 측정(vital sign check)은 직접적으로 생명과 관계가 되는 체온, 호흡, 맥박 및 혈압에 대한 양적인 평가로서 정확하게 측정하여야 한다. 측정은 체온계, 청진기, 혈압기 등의 이용과 시각, 청각, 촉각적인 진찰법의 병용을 통해 이루어진다.

1) 체온(Body temperature)

체온은 체내에서의 열의 생산과 열의 손실에 의해 변화된다. 체온조절 중추는 시상하부에 있으며 체내에서의 열의 생산과 손실이 평행상태를 이루어서 체온을 일정하게 유지한다.

체온의 높고 낮음은 질환에 대한 이환여부 판단이나 특성에 많은 정보의 암시요소가 된다. 체온상승의 원인은 감염, 수술이나 손상 등에 의한 외상, 혈액이상 등이며 추운 곳에서 장시간 노출이나 급성질환은 체온 하강의 원인이 된다.

(1) 체온(Body temperature) 측정

여러 자극에 대한 신체반응의 일부로서 체온의 높고 낮음은 질환에 대한 이환여부 판단이나 특성에 많은 정보의 암시가 된다. 최근에는 전자체온측정기를 주로 사용하지만 정확한 측정을 위해 수은체온계를 사용하기도 한다.

수은체온계 측정법은 다음과 같다.

① 체온계를 아래로 흔들어 내부에 든 수은이 하단으로 떨어지게 한다.
② 환자의 혀 아래의 설소대 옆에 체온계의 끝이 위치되게 한다.
③ 환자가 가볍게 입을 다물게 한다(말하지 않도록 주의).
④ 3~5분간 위치를 고정시킨다.
⑤ 구강내에서 제거 후 즉시 수치를 판독한다.

(2) 정상체온

성인의 정상체온은 측정부위마다 차이가 있고, 시간에 따라 변동이 있다. 구강체온은 36.5 ℃가 정상이고, 액와체온은 평균 구강체온보다 0.5℃ 정도 낮은 36～37℃이며, 직장체온은 구강체온보다 0.5℃ 높은 37～38℃이다.

정상치 : 37.0˚C(평균 : 35.5˚C~37.5˚C)
아동 1세 : 37.3˚C
4세 : 37.5˚C
5세 : 37.0˚C
12세 : 36.7˚C

(3) 체온이상

성인의 체온은 33~34℃에서 심한 추위를 느끼고 32.3℃ 정도면 사망하며 40~42℃에선 현기증과 발작을 일으키고 43℃ 이상이면 사망한다.

2) 맥박(Pulse)

심장에서 좌심실의 수축으로 혈액량(blood volume)이 증가되어 생기는 동맥의 규칙적인 팽창(expansion)으로 느낄 수 있는 힘을 말한다.

(1) 정상맥박의 범위

성인의 경우 1분에 60~100회까지가 정상범위이고, 노인은 60~70회이며 대체로 남성보다 여성의 맥박수가 더 높게 나타난다. 각 연령층의 정상치를 살펴보면, 출생 시에는 130~140회, 생후 4개월 8살까지는 80~90회, 10세 이상은 70~80회를 각각의 정상범위로 본다.

(2) 맥박의 유형별 특징

① 정상맥박(Normal pulse)

심박동 사이의 간격이 규칙적이고 일정하며 양쪽 요골맥박 측정 시 동일하게 나타나는 경우이다.

② 빈맥(Tachycardia)

맥박수가 정상보다 많은 것을 말하며 성인은 1분에 100회 이상일 경우이다.

③ 서맥(Bracycardia)

맥박수가 정상보다 적은 경우를 말하며, 성인은 1분에 50회 이하일 경우이다.

④ 부정맥(Arrhythmia)

심박동의 리듬이 불규칙한 경우를 말한다.

⑤ 간헐맥박(Inetermittent pulse)

규칙적인 맥박과 불규칙적인 맥박이 교대로 계속되는 경우이다.

(3) 맥박측정 방법

① 요골맥박(Radial pulse)

요골동맥의 맥박을 측정하는 것으로 엄지손가락이 있는 팔목안쪽에 차지하고 있어서 가장 쉽게 측정할 수 있는 부위이다.

* 측정법

① 맥박측정 부위를 정하고 환자가 편안한 자세를 취하도록 한다.
② 팔을 펴서 손바닥을 밑으로 하여 편하게 내려놓도록 한다.
③ 요골동맥을 확인한 후 검지와 중지 손가락을 대고 박동을 확인하여 숫자를 센다. 이때 엄지손가락을 사용하면 측정하는 사람의 맥박과 혼동될 우려가 있어 주의한다.
④ 30초 동안 맥박을 세어서 2배로 곱하여 1분으로 산정한다. 단, 맥박의 리듬이나 강도에 이상이 있는 경우 1분간 세는 것이 좋다.

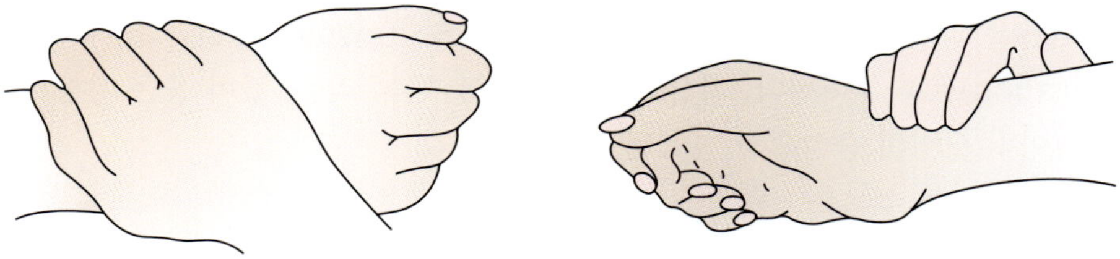

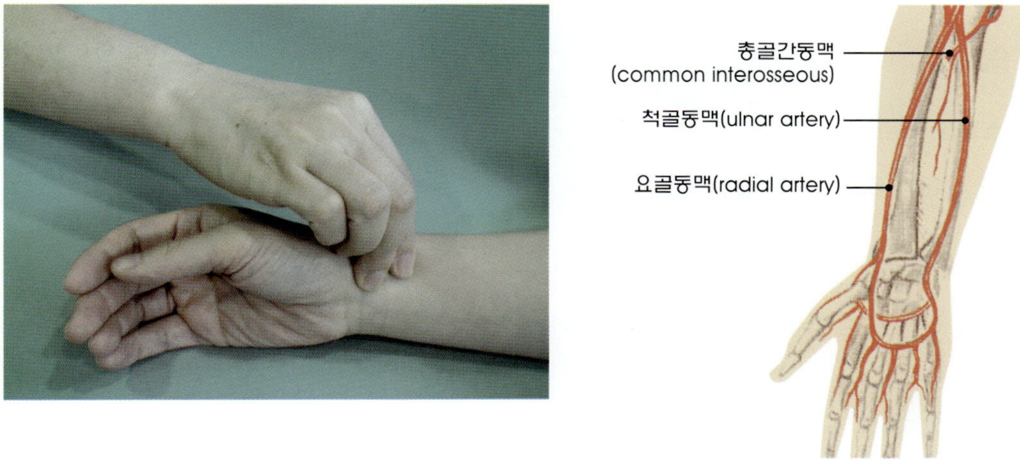

그림 6-1 요골맥박 측정

맥박촉진 시 심박동의 규칙적인 간격, 리듬, 진폭, 탄력성 등에 주의하고 평가하도록 한다. 신체적 활동은 심박률을 증가시키므로 반드시 환자를 안정시킨 후 측정하도록 한다.

② 심첨맥박(Apical pulse)

심음을 청진하는 것으로 청진기를 사용하여 심장 첨단부위에서 직접 측정하며 대개는 심장질환 환자나 영아, 어린이에게 적합한 방법이다. 보통 왼쪽 가슴의 5번째 늑골간과 쇄골 중심선이 만나는 지점에서 청진한다.

③ 심첨-요골맥박(Apical-radial pulse)

요골동맥과 심장첨부에서 맥박의 차이를 측정하는 것이다. 보통은 심맥관계에 이상이 있는 환자의 경우에 필요하며, 측정방법은 한 사람은 청진기로 심첨맥박을 듣고, 다른 한사람은 동시에 환자의 요골동맥 맥박을 잰다.

3) 호흡(Respiration)

호흡이란 체내에 산소를 들여보내고 이산화탄소를 배출하는 것과 혈액과 조직세포와 가스교환이 이루어지는 전과정으로서 공기가 폐로 들어가는 흡기(inspiration)와 공기가 폐에서 나가는 호기(expiration)로 나누어진다. 정상호흡에 있어서 횟수, 리듬, 깊이 등은 항상 일정해야 하지만 응급상황이나 질병의 증상으로 변화될 수 있다.

(1) 정상호흡

성인의 정상적인 호흡수는 1분에 15~20회 정도이며, 소아의 경우 1분에 25~30회이고, 노년기에 들어서면 14~16회가 정상적 범위이다.

(2) 호흡의 변화

① 과도호흡(Hyperventilation)

호흡률과 깊이가 증가한다. 일반적으로 운동 후에 나타난다.

② 과소호흡(Hypoventilation)

호흡률이 정상이하로 떨어지고 깊이도 저하된다.

③ 체인스톡 호흡(Cheyne-Stokes)

일시적인 무호흡과 깊고 빠른 호흡이 교대로 자주 반복되는 호흡으로 매우 위험한 상태이다. 대부분 사망직전에 나타나는 증상이다.

④ 호흡곤란(Dyspnea)

호흡이 어렵고 호기와 흡기가 짧아진다. 동맥혈의 산소농도가 떨어지면 피부, 입술, 손톱 등이 푸른색을 띠는 청색증(cyanosis)이 나타난다.

(3) 호흡 측정법

① 환자가 안정되고 편한 자세를 한 상태에서 환자가 알아채지 못하도록 맥박 측정 시에 요골에 손을 댄 채로 대상자의 가슴의 움직임을 관찰한다.

② 흡기와 호기가 반복되는 횟수를 측정한다(흡기와 호기를 합쳐서 1회로 한다).
③ 30초 동안 측정하고 2배로 곱하여 1분으로 측정한다.
④ 호흡측정 시에는 호흡의 깊이와 리듬, 피부색 등을 관찰하고 기록한다.

대체로 여성은 흉식호흡을 하고 호흡속도도 빠르다. 남성은 복식호흡을 하며 여성에 비해 폐활량이 크기 때문에 호흡속도가 느리다.

4) 혈압(Blood pressure)

심실이 수축할 때 대동맥으로 방출된 혈액이 일시에 말초혈관까지 가지 못하고 일시적으로 대동맥에 수용되는데 한꺼번에 많은 양의 혈액으로 인하여 형성된 압력을 동맥압이라고 한다.

일반적으로 혈압은 동맥압을 측정하는 것을 말한다. 즉 심장에서 방출된 혈액이 혈관벽에 가하는 압력을 말한다.

좌심실의 수축 시에 형성되는 압력을 수축기압, 심장의 이완기에 생기는 압력을 이완기압, 수축기압과 이완기압의 차이를 맥압이라고 한다.

측정단위는 mmHg로 표기하며 성인의 정상치는 수축기혈압/이완기혈압이 120/80mmHg이다. 혈압은 연령이 증가함에 따라 상승하며 실제로 6세 아동은 91/60mmHg 정도이며, 60세 이상 노인은 140/90mmHg 정도이다.

최근에는 전기를 이용한 전자혈압기가 이용되고 있어 10초 안에 혈압이 측정된다. 이는 커프의 팽창과 이완이 자동적으로 되면서 수축기압과 이완기압을 알리는 신호가 있어 청진기 없이 혈압이 측정되나 기계 자체에 의한 오차가 생길 수 있으므로 주의해야 한다.

(1) 혈압의 분류

① 수축기압(Systolic pressure)

좌심실이 수축하면서 대동맥벽을 향해서 내는 가장 높은 압력으로 최고혈압이라고도 한다. 건강한 성인의 경우 110~140mmHg가 정상이다.

② 이완기압(Diastolic pressure)

좌심실의 수축이 일어나기 직전에 심장이 쉬고 있을 때 발생되는 가장 낮은 혈액의 압력으로 최저혈압이라고도 한다. 정상성인의 경우 60~90mmHg가 정상이다.

③ 맥박압(Pulse pressure)

수축기압과 이완기압의 차이를 말하며 좌심실의 배출량을 나타낸다. 보통 30~50mmHg를 정상으로 본다.

④ 고혈압(Hypertension)

18세 이상 성인의 정상 혈압은 수축기 100~120mmHg, 이완기 60~80mmHg이다.

전기고혈압은 수축기혈압 120~139mmHg, 이완기 혈압 80~89mmHg이고 제1기 고혈압은 수축기 혈압 140~159mmHg, 이완기혈압이 90~99mmHg이다.

제2기 고혈압은 수축기혈압 160mmHg 이상이고 이완기 혈압이 100mmHg 이상이다.

(2) 혈압에 영향을 미치는 요인

1) 나이: 어릴수록 혈압이 낮고, 성장하면서 증가한다.
2) 교감신경자극: 불안, 두려움, 동통 등이 교감신경을 자극하여 혈압상승의 원인이 된다.
3) 성: 여성이 40대 이후가 되면 대체로 높게 나타난다.
4) 약물: 이뇨제는 혈압을 낮추는 작용을 한다.

(3) 혈압 측정방법

* 준비물: 혈압계, 청진기, 커프(cuff)

① 상완혈압 측정법(Brachial pressure)

a. 환자에게 안정을 취하게 한 후 팔을 앉은 자세에서 심장높이로 올리게 한다.
b. 측정하기 전에 손가락 끝을 사용하여 부드럽게 누르면서 상완동맥의 맥박을 확인한다.
c. cuff를 상박에서 약 5cm위 상완동맥(brachial artery) 부위가 노출되도록 균일하게 감싼다.
d. 아네로이드 혈압계(aneroid sphygmomanometer)와 고무관이 꼬이지 않게 놓는다.
e. 청진기를 귀에 꽂고 상완동맥위에 갖다 댄다. 이때 먼저 손가락으로 동맥을 촉진하여 확인하고 청진기는 살며시 댄다.
f. 고무공을 펌프하여 상완동맥의 맥박이 들리지 않을 때까지(보통 맥박이 소실된 160~200mmHg 지점에서 30mmHg 정도 올라가도록) 공기를 주입한다.
g. 압력계의 밸프를 열고 공기가 서서히 빠져 나오게 한다(계기 압력이 1초당 2-3mmHg 정도씩 내려오도록). 압이 천천히 내려오도록 하면서 박동을 조심스럽게 듣는다. 이때 너무 빨리 압력을 빼면 수축기압의 시작을 놓치기 쉬우므로 주의한다.
h. 이때 처음 소리가 들린 압력이 수축기압이다. 즉 최고혈압이다.
i. 서서히 압력을 낮추면서 갑자기 강한 소리가 희미하고 약하게 들린 시점이 이완압으로 최저혈압이다.
j. cuff의 압력을 완전히 빼고 측정한 것을 기록한다. 만약 재측정할 경우에는 1~2분 후에 하도록 한다.

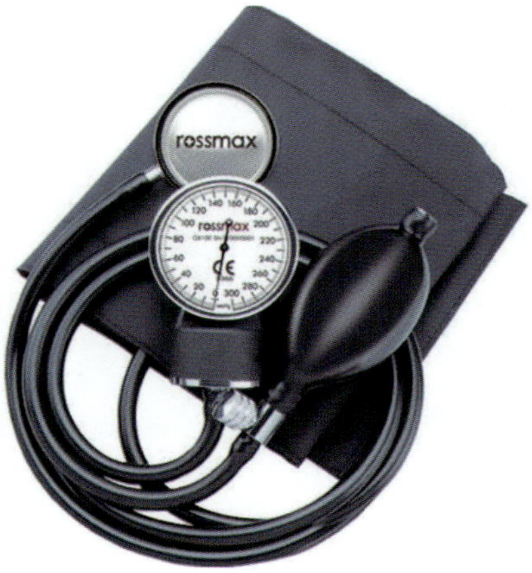

그림 6-2 **아네로이드 혈압계**

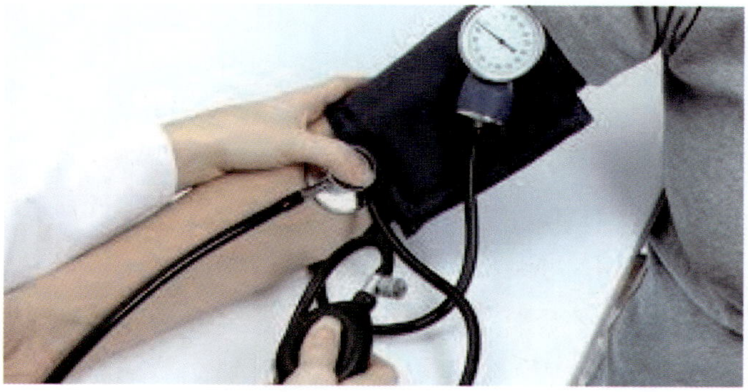

그림 6-3 **혈압측정**

② 자동(전자)혈압측정

a. 환자에게 혈압측정을 설명한다.

b. 등을 기대고 앉은 자세에서 팔은 심장 높이로 올린다. 혈압측정 30분 전에는 흡연이나 커피 등의 카페인은 삼간다.

c. 최소한 10분 이상 안정을 취한 후 혈압을 측정한다.

d. 적절한 크기의 커프를 사용한다.

e. 최소한 2분 간격으로 2번 이상 측정하여 기록한다.

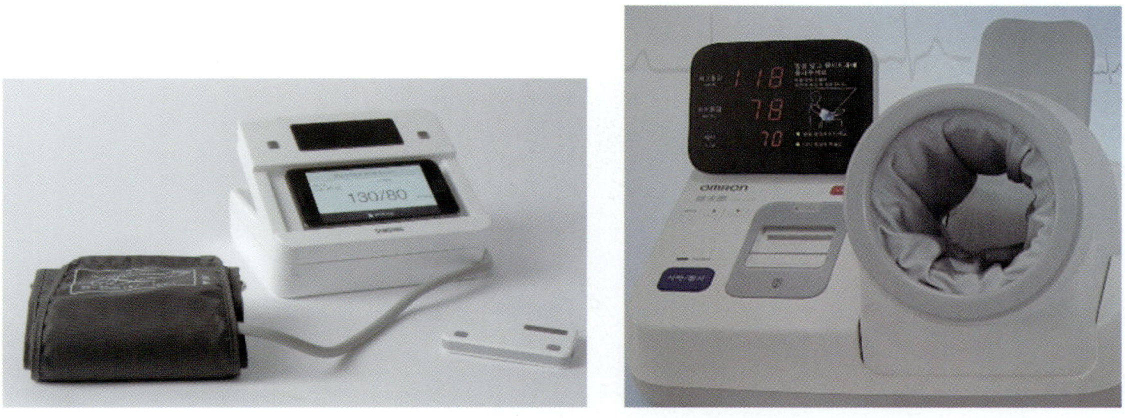

그림 6-4 **전자혈압계의 종류**

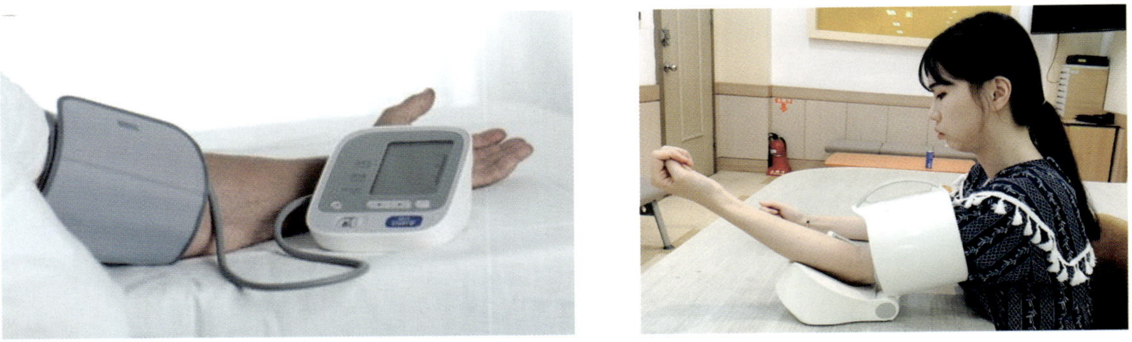

그림 6-5 **혈압 측정**

(4) 혈압 측정 시 흔한 오류

① cuff의 넓이: 너무 좁으면 혈압이 높게 측정되고, 반대로 너무 넓으면 낮게 측정된다.
② cuff의 공기를 너무 빨리 빼면 실제보다 수축기압은 낮고 이완기압은 높게 측정된다.
③ cuff를 너무 느슨하게 감으면 실제보다 높게 측정된다.
④ 팔의 높이가 심장보다 높으면 실제보다 낮게 측정된다.
⑤ 반복 측정 시 충분한 안정을 취하지 않으면 실제보다 수축기압은 높고 이완기압은 낮게 측정된다.
⑥ 활동 직후나 식사 직후면 실제보다 높게 측정된다(10분 안정 후 측정).
⑦ 측정 시에 팔에 지나치게 힘을 주면 이완기 혈압이 높게 측정된다.

☞ **Check point**

- 활력징후에 대한 전반적인 내용을 이해한다.

Chapter 7

치과진료실 장비

Equipments in the Dental Clinic

7장 치과진료실 장비 (Equipments in the Dental Clinic)

학습목표

- 종합치과진료장비에 대해 설명할 수 있다.
- 치과진료장비의 부분적 명칭을 나열할 수 있다.
- 치과진료장비의 사용방법을 설명할 수 있다.
- 술자용 의자에 대하여 설명할 수 있다.
- 협조자용 의자에 대하여 설명할 수 있다.
- contra angle관리법에 대해 설명할 수 있다.
- 치과조명등의 사용방법을 설명할 수 있다.
- 핸드피스의 종류에 대하여 설명할 수 있다.
- 핸드피스 멸균(소독)에 대하여 설명할 수 있다.

I 치과장비

치과진료의 효율적인 운영과 치과의료 종사자의 편리를 위해서는 치과장비와 기구의 올바른 선택과 사용이 중요하다.

치과장비나 기구는 진료를 효율적으로 수행하는 동시에 시술을 단순화시켜 환자가 치료받는 동안에 고통과 피로를 덜어주는 역할도 한다.

따라서 치과위생사는 능률적인 진료를 유도할 수 있도록 장비를 효율적으로 배치하고 점검, 관리할 수 있어야 한다.

1. 종합치과진료장비(Dental unit & chair)

치과진료를 수행하기 위한 장비, 즉 종합치과진료장비는 치과진료 과정에 사용하는 치과진료 시스템과 환자의자가 모여 하나의 시스템으로 조절할 수 있도록 동력장치, 조명등, 공기와 물 사출기, 액체 흡출관, 기타 선반, 타구, 상·하수도관, 오물통 등을 조립해 놓은 종합적인 장비이다. 이들 장비들은 감염방지 차원에서 멸균, 소독하여 사용하고 종합치과진료장비에 설치된 기계들을 주기적으로 점검하여 모든 장비들이 항시 원활히 작동되도록 해야 한다.

1) 치과진료의자(Dental unit & chair)

치과진료를 하는 과정에 환자를 앉히고 진료할 수 있도록 고안된 장비이다. Dental unit & chair라고 총칭하며, 진료를 원활하게 수행할 수 있도록 되어있는 dental unit과 환자를 눕힐 수 있는 patient dental chair로 구성되어 있다. 이 종합치과진료장비는 사수치과진료(four-handed dentistry)를 보다 능률적으로 할 수 있도록 되어있다. 따라서 환자는 편안함을 느끼고 치과진료는 능률적으로 할 수 있도록 되어있는 진료실의 가장 중요한 장비이다.

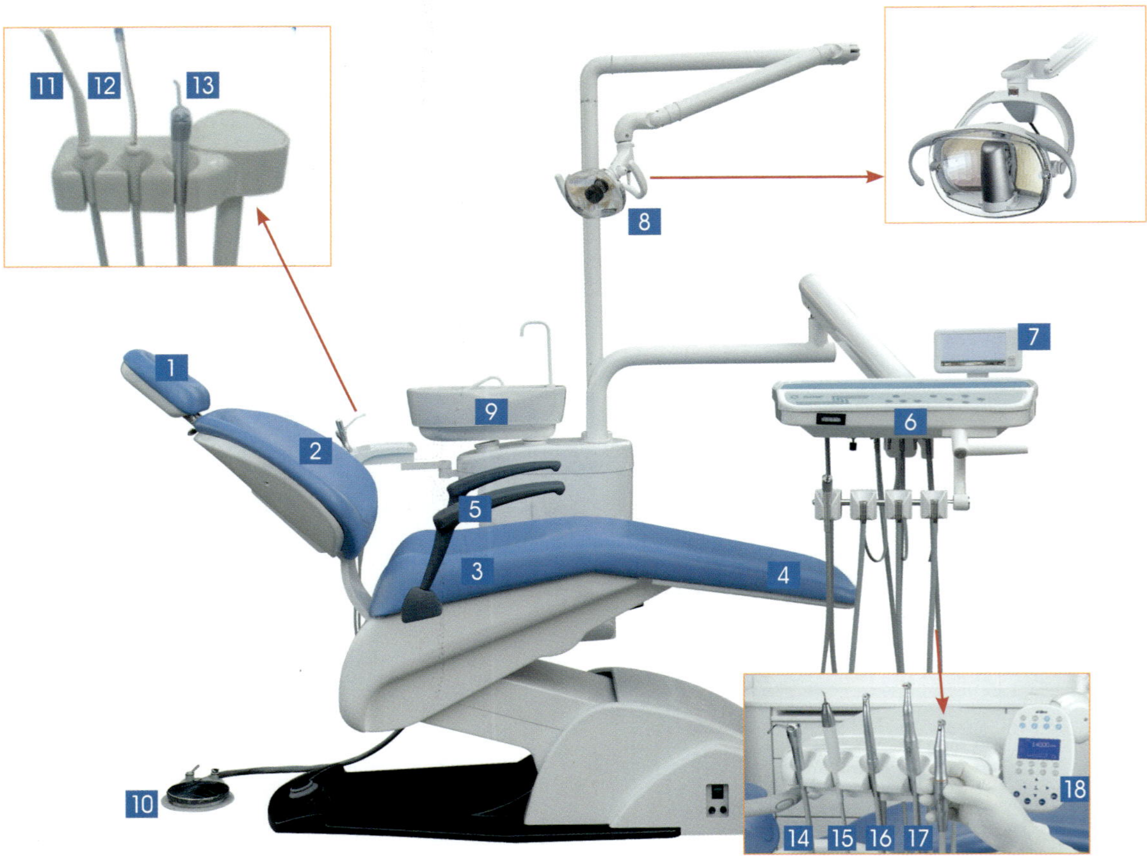

1: head rest	2: back rest	3: seat
4: foot rest	5: arm rest	6: bracket tray
7: X-ray film viewer	8: dental light	9: spittoon
10: foot controller	11: high volume evacuator	12: saliva ejector
13: 3-way syringe	14: 3-way syringe	15: ultrasonic scaler
16: high speed handpiece	17: low speed handpiece	18: control panel

그림 7-1 치과진료 의자 명칭(dental unit & chair)

환자가 앉게 되는 dental chair는 시트(seat), 등받이(back rest), 머리받침(head rest), 발받침(foot rest), 팔받침(arm rest)과 이것들을 조절할 수 있도록 조절판(control panel)으로 구성되어 있다.

환자진료장비인 dental unit은 기구선반(bracket tray), 타구(spittoon), 액체흡입관(suction tip), 조명등(dental light), 공기-물사출기(air-water syringe) 등이 모두 연결되어 있고, 이것들을 조절하는 조절판(control panel) 등으로 구성되어 있다.

이 장비들의 점검과 관리는 고장이나 파손을 방지할 수 있으므로 중요하다. 따라서 치과위생사는 치과진료의자의 올바른 명칭을 숙지하고 그에 맞는 작동법을 올바르게 익혀 관리해야 한다.

2) 치과진료장비(Dental Unit)

(1) 치과조명등(Dental light)

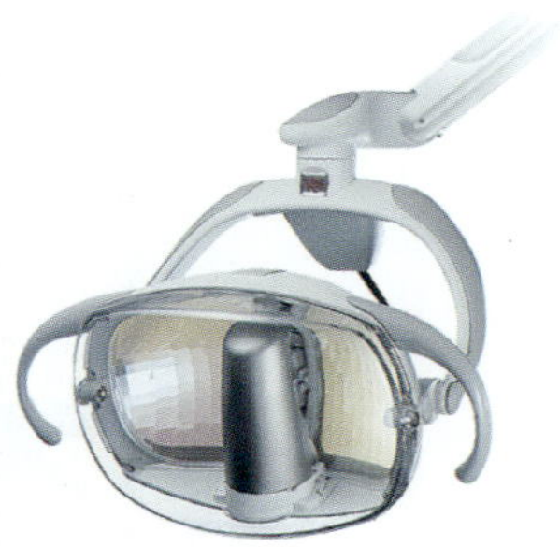

치과조명등은 진료할 구강 부위를 밝게하는 조명등을 말한다. 조명등은 깨끗이 닦고 환자가 열감을 느끼지 않도록 환자의 얼굴에서 60~90cm 정도 떨어져 있어야 하며 실내조명과 작업조명의 밝기는 1:4의 비율이 좋다.

하악은 조명등(light)의 위치를 환자의 얼굴 위쪽에서 직접 진료부위에 90도로 비추고, 상악을 비출 때는 환자의 가슴부위에서 45도로 조절한다. 환자의 구강과 술자의 눈과의 거리는 35~40cm 정도가 적당하다.

진료받는 동안 환자가 양치를 하고자 일어날 때 부딪히는 것을 막고 열이 발생되는 것을 방지하기 위해 충분한 거리를 두면서 조절해야 한다. 반사경 관리는 부드러운 천이나 청결한 거즈에 중성세제 또는 에틸알코올을 조금 묻혀 가볍게 닦아주고 완전히 건조한 후 사용하도록 한다.

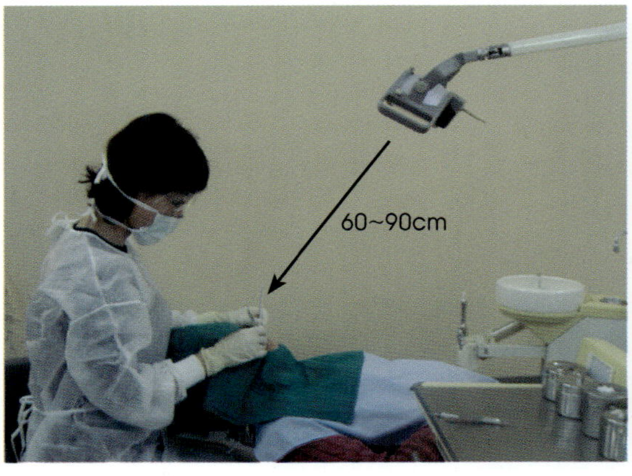

상악 시술 시

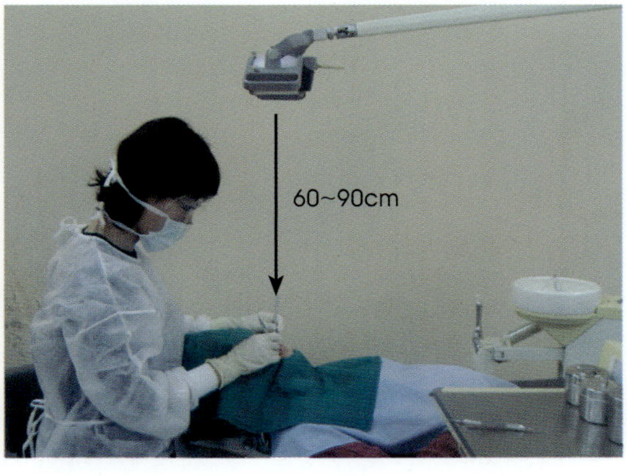

하악 시술 시

그림 7-2 올바른 조명등 위치

(2) 진료의자(Stool)

진료의자는 진료 시 술자 또는 협조자가 앉는 의자로 바퀴가 5개 정도 부착되어 안정감 있게 앉아서 시술부위에 따라 유연하게 움직일 수 있도록 제작되어야 한다.

술자보다 협조자의 위치가 약 15~20cm정도 높아야 효율적인 진료를 할 수 있으므로 높낮이 조절이 가능해야 하는데 피로감이 적게 느껴지도록 편안해야 한다. 보통 협조자 stool은 발판(foot rest)이 달려 있다.

Stool의 관리는 chair와 마찬가지로 유액이나 비눗물로 항상 청결하게 하고 바퀴에는 먼지나 이물 등이 끼지 않도록 주의한다.

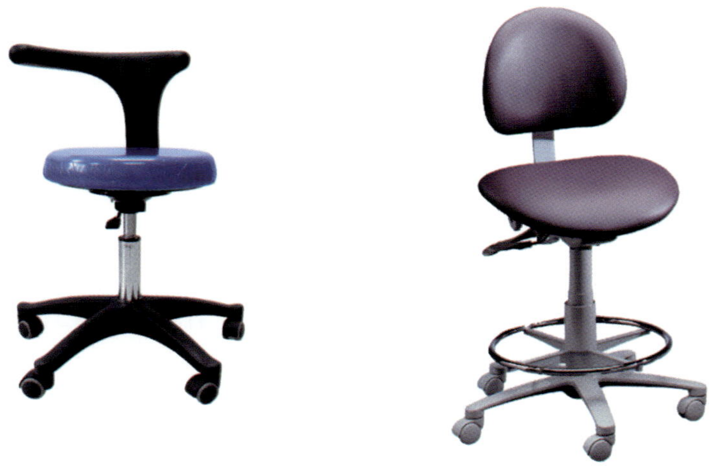

그림 7-3 **진료의자(협조자/술자)**

(3) 핸드피스(Handpiece)

Handpiece는 고속용과 저속용이 있으며 주로 치아경조직 삭제를 위해 사용된다.

① 고속 핸드피스(High speed handpiece)

고속핸드피스는 공기압을 이용하여 분당 100,000~800,000rpm까지 회전된다. 고속회전을 하기 때문에 열이 많이 발생되므로 작동 시 물이 함께 분무된다.

주로 치아를 삭제하거나 아말감이나 금관제작 시 사용된다. 치과진료 과정에서 없어서는 안될 중요한 도구이며, 발로 회전속도를 조절할 수 있다.

관리는 하루 진료가 끝난 후 사용한 high speed handpiece와 angle을 분리하여 에틸 알코올(ethyl alcohol)을 이용하여 세척하고 자동윤활유 주입기로 윤활유를 주입한 후 121℃에서 20분, 132℃에서 15분간 멸균한다.

② 저속 핸드피스(Low speed handpiece)

저속핸드피스는 분당 6,000~25,000rpm까지 회전시킬 수 있는 도구로 와동형성이나 치면연마 시 주로 사용된다. 용도에 따라 contra angle, straight angle 또는 prophylaxis angle을 부착하여 사용한다.

Contra angle은 걸쇄형 bur를 끼워서 주로 잔존우식치질제거 및 수복물연마에 사용하고, straight angle은 마찰형 바를 끼워서 기공물 연마에, prophylaxis angle은 연마용 컵이나 솔을 끼워 치면연마용으로 사용하며 발로 회전속도를 조절할 수 있다.

관리는 사용 후 핸드피스에서 angle과 러버컵 등을 제거하고 앵글을 표면소독하며 자동윤활유 주입기로 윤활유를 주입시키고 121℃에서 20분, 132℃에서 15분간 멸균한다.

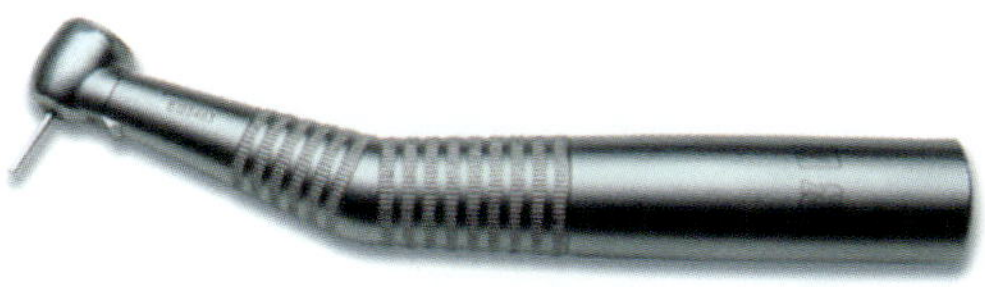

고속핸드피스 + 바(bur)

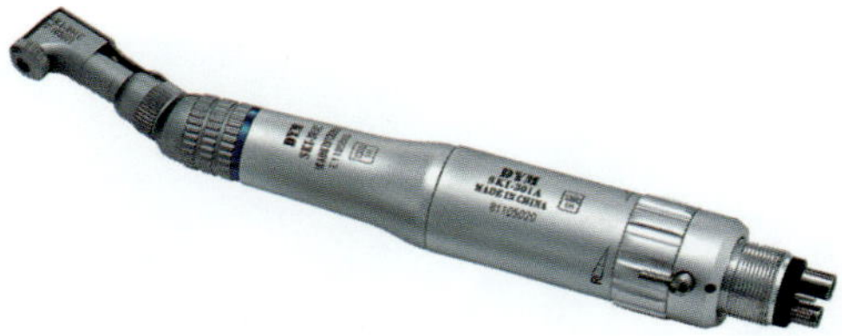

저속핸드피스 + contra angle

그림 7-4 치과진료용 핸드피스

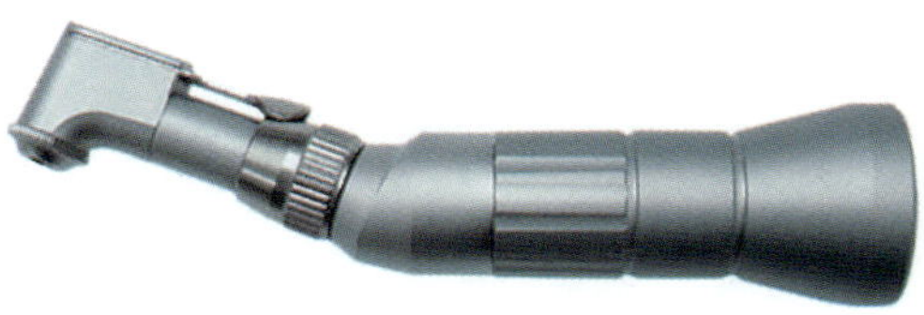

contra angle

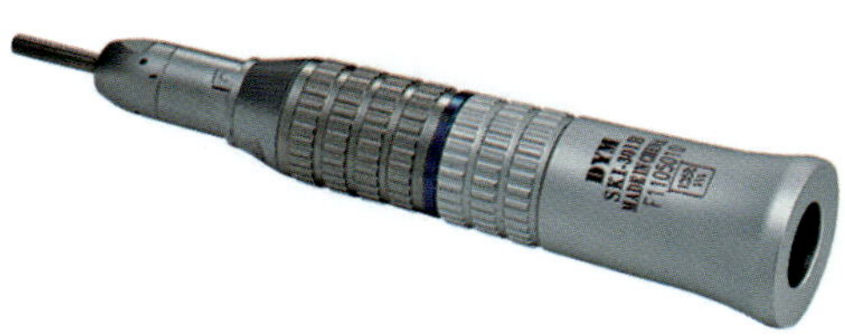

straight angle

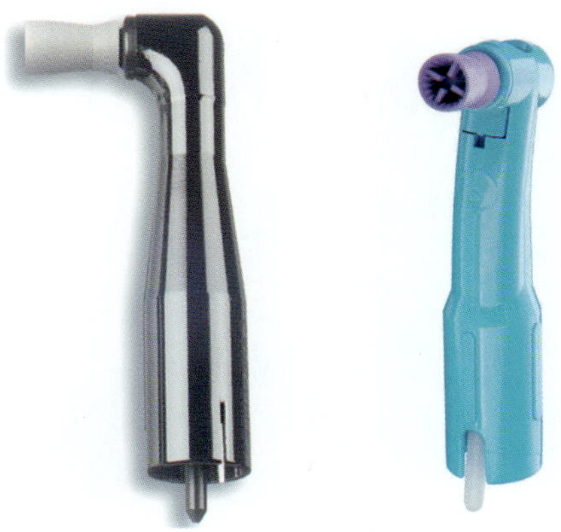

prophylaxis angle

그림 7-5 angle의 종류

콘트라 앵글(Contra angle)의 관리법

콘트라 앵글은 head 부분과 drive shaft 부분, body 부분으로 구성되며 부드러운 소리로 원활하게 작동하기 위해서는 기름을 쳐서 관리해야 한다.

사용 후 무수알콜이 담긴 용기 속에 앵글을 담그고 저속으로 약 30초간 회전시켜 이물질을 제거하고 거즈를 이용하여 body 부분을 닦아 주어야 한다.

교차감염을 예방하기 위해서는 매 환자 사용 후 제조회사의 지시에 따라 고온기름 소독(hot oil disinfection)이나 고압멸균(autoclave, 121°에서 15분 정도) 등을 한다.

또한 연마제(pumice)나 타액 등의 불순물이 많이 들어갔으므로 1주일에 1회 정도는 분해하여 세밀하게 세척해야 한다. 최근에는 핸드피스와 앵글을 자동세척과 주유 및 유지관리를 위한 장비가 효율적으로 사용되고 있다.

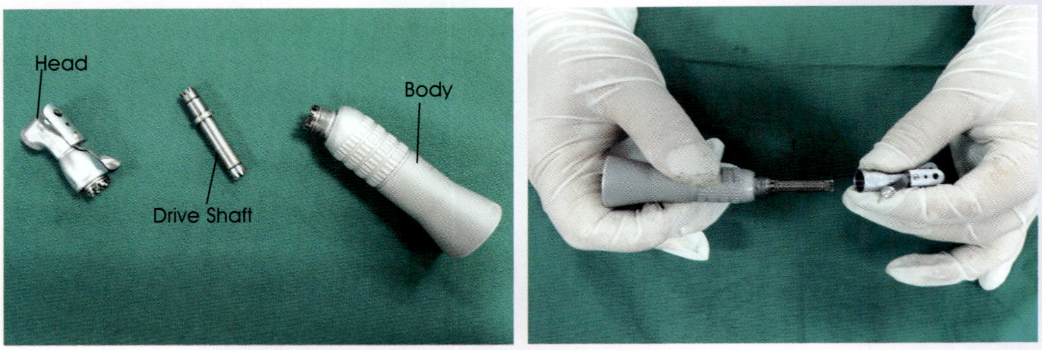

콘트라 앵글 구조

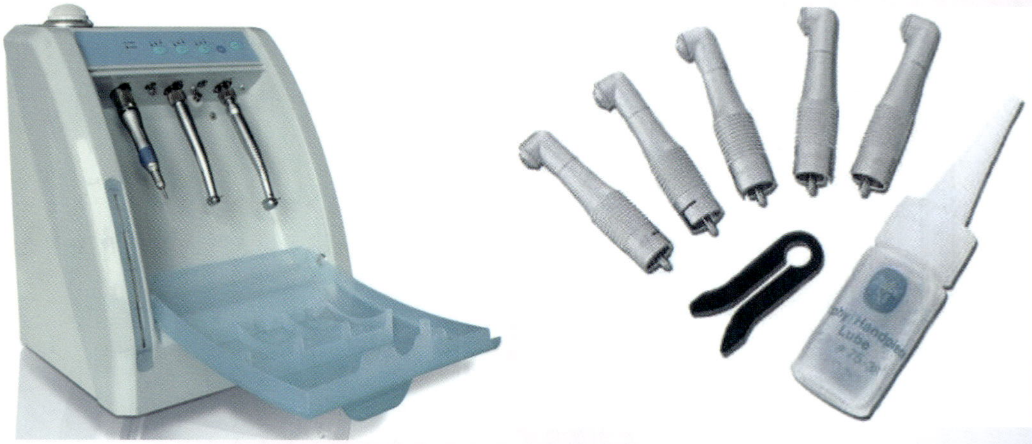

핸드피스 윤활유 주입기 세척 시스템
(handpiece lubrication maintenance clean system)

Handpiece의 관리 매뉴얼

Low Speed Handpiece

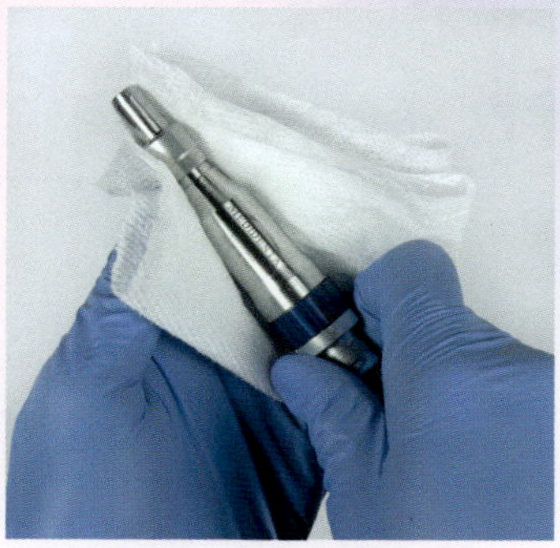

1단계: 표면 clean

젖은 천으로 닦는다.
화학약품은 사용하지 않는다.
물에 잠기지 않도록 한다.

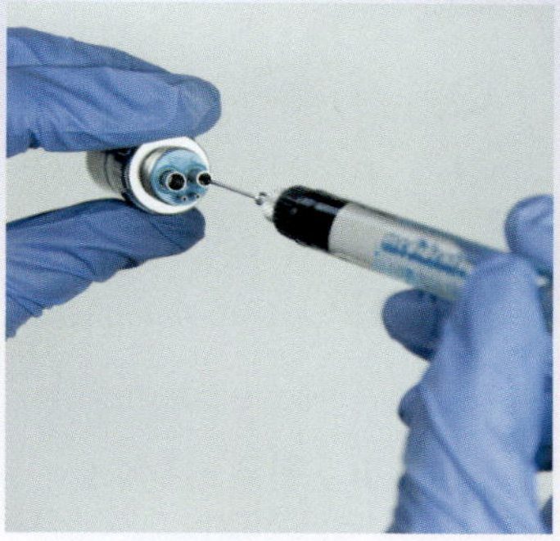

2단계: Spray Lubricant

노즐에 샤프트를 삽입 후
2-3초간 주입한다.

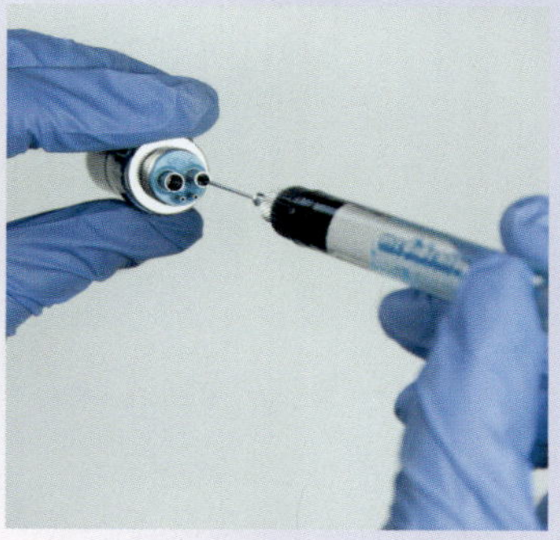

3단계: Lubricate계속

핸드피스 속의 링에 윤활유
한 방울을 삽입한다.

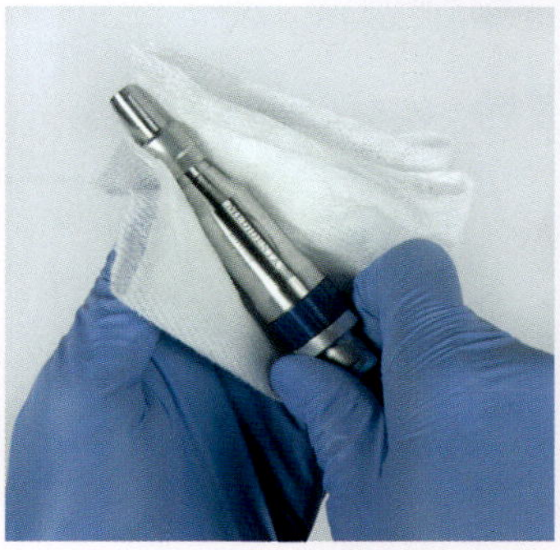

4단계: Clean Threads

약 1달에 한번 종이타월과
이소프로필 알콜로 청소한다.

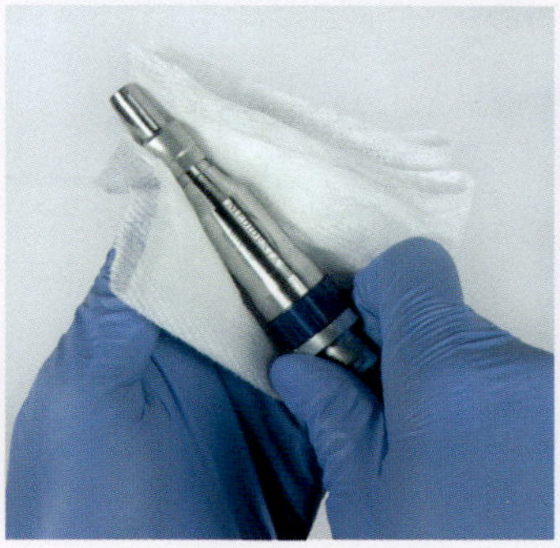

5단계: Dry Handpiece

마른수건으로 외부를 닦아
완전히 건조시킨다.

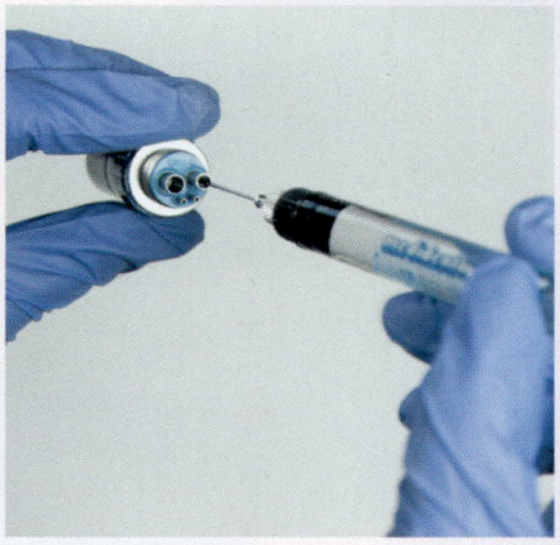

6단계: Bag & Sterilize

제조업체의 지침에 따라
멸균하고 이후에는
윤활유 주입을 하지 않는다.

Contra angle의 관리 매뉴얼

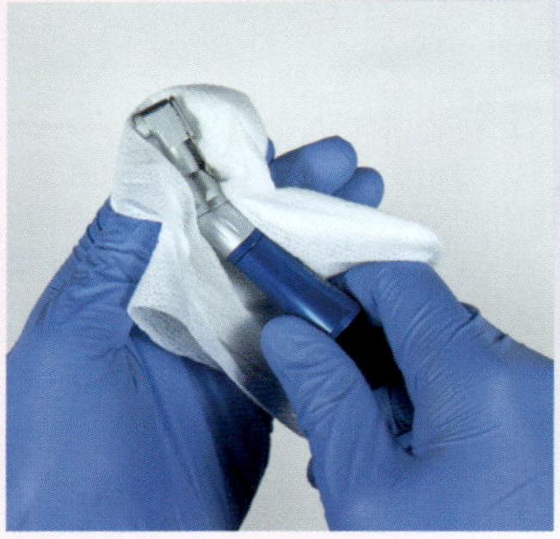

1단계: 표면 clean

젖은 천으로 닦는다.
화학약품은 사용하지 않는다.
물에 잠기지 않도록 한다.

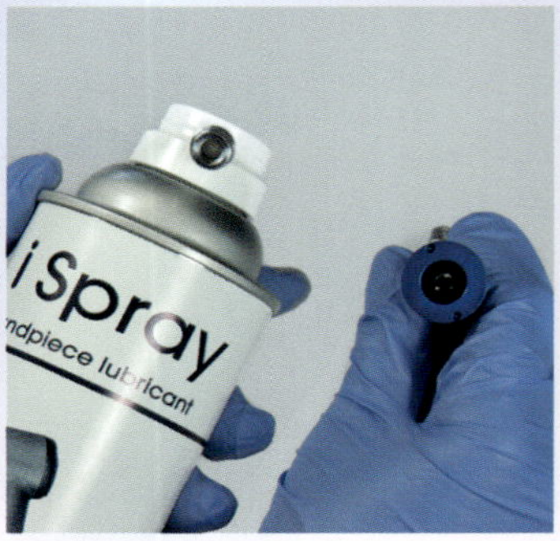

2단계: Choose adapter

스프레이 및 윤활유 노즐에 맞는
어댑터를 선택한다.

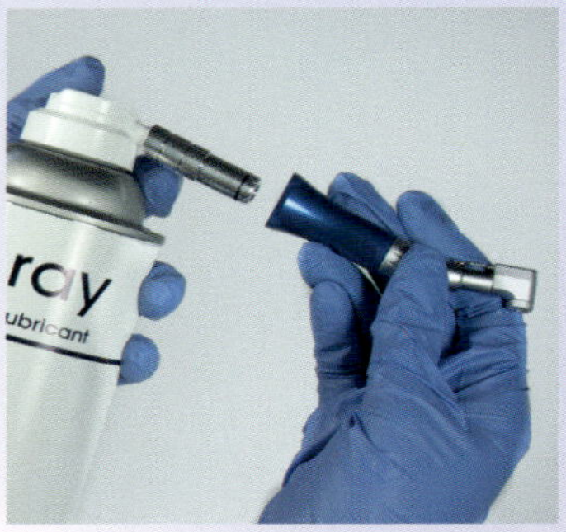

3단계: Spray Lubricant

노즐에 샤프트를 삽입 후
2-3초간 주입한다.

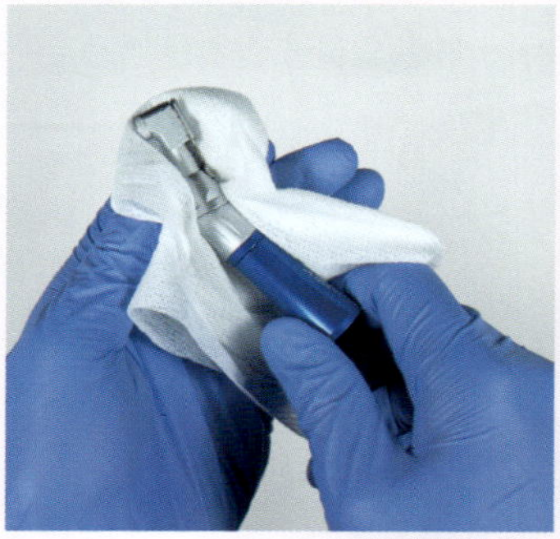

4단계: Desassemble

헤드를 풀어 분해시킨다.

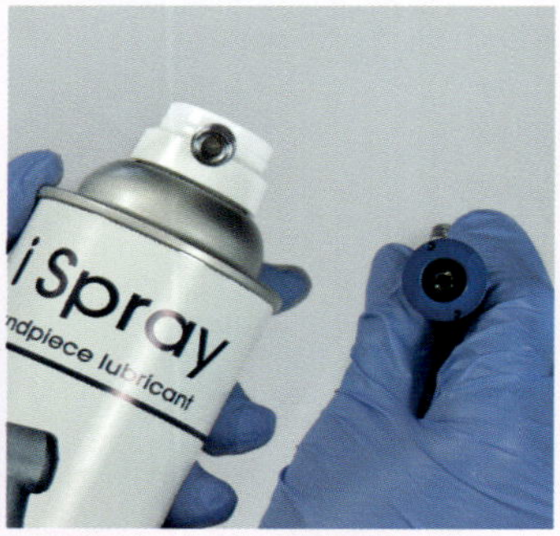

5단계: 앵글의 분해모습

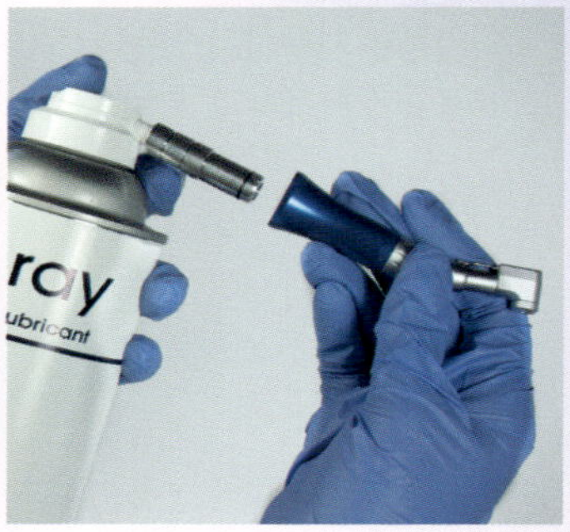

6단계: 윤활제의 주입

노즐에 샤프트를 삽입 후
2-3초간 주입한다.

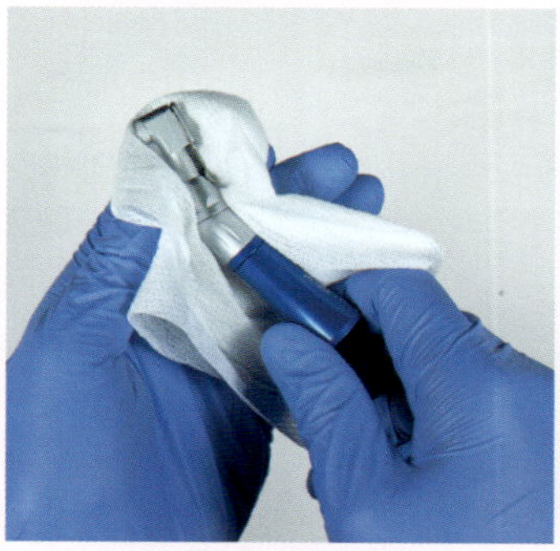

7단계: Dry

마른수건으로 외부를 닦아
완전히 건조시킨다.

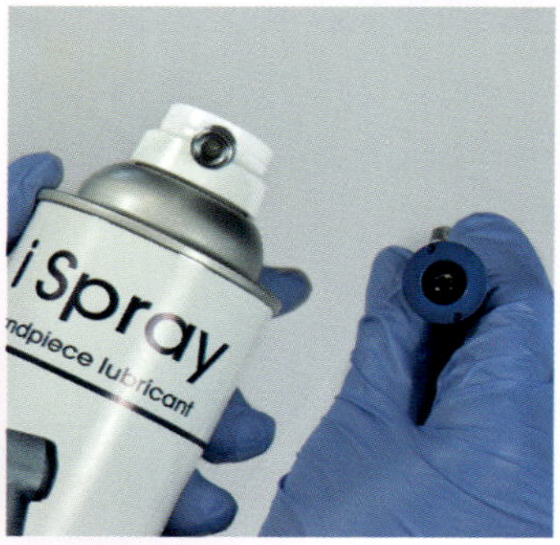

8단계: Bag & Sterilize

제조업체의 지침에 따라 멸균하고
이후에는 오일주입을 하지 않는다.

(4) 구강내 흡입기(Suction)

흡입기능을 하는 suction은 고성능흡입기(high volume evacuator)와 타액흡출기(saliva ejector)가 있다. 두 가지 모두 구강액체 흡출관을 끼워 구강 내의 액체를 흡입하는 장비로 흡입기의 팁은 일회용 플라스틱제품과 금속제품으로 된 것이 있다. 진료내용에 따라 종류와 굵기가 다른 팁을 사용한다. 대부분 홀더에서 빼내면 자동으로 작동된다.

매 환자마다 흡입기 팁을 교환하여 사용해야 하며 금속제품은 멸균해서 사용한다. 사용 후에는 1~2컵의 물을 흡입시켜 호수 내부를 세척해서 청결을 유지하여 흡입력이 저하되지 않도록 관리해야 한다.

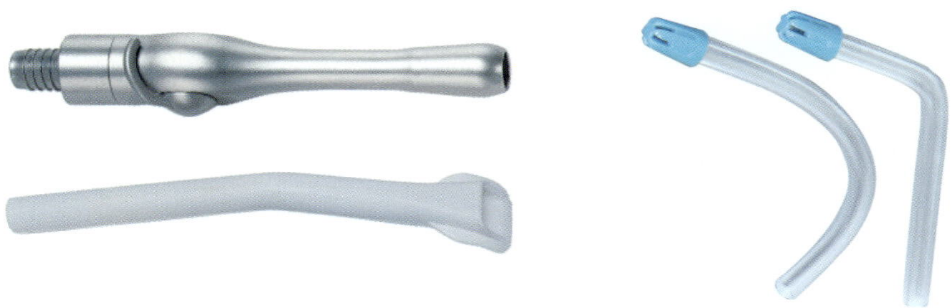

그림 7-6 suction tip(high volume evacuator / saliva ejector)

(5) 수관 관리

감염 방지를 위해 수관은 청결하게 관리해야 한다.

① 물통의 물을 비우고 dental unit 수관에서 물을 뺀 후 가사용 표백제를 1:25로 희석하여 빼낸 물통에 채운다.

② 대략 15분이 경과한 후 물통과 수관에서 소독액을 빼낸 다음 수돗물로 충분히 헹군 후 다시 깨끗한 정수물로 채운다.

③ 매일 아침 진료 시작 전 수관에서 약 2~3분간 물을 뺀다.

④ 매 환자마다 물을 빼내며 진료 종료 시에도 2~3분간 물을 빼내어 관리한다.

(6) 기구선반(Bracket tray)

Bracket tray는 진료 시 필요한 기구나 약제 등을 놓는 곳으로 환자의 전상방위치에 술자가 편하게 기구를 잡을 수 있도록 되도록 가까운 거리에 위치시키고, 잘 보일 수 있도록 낮게 위치시킨다. 일반적으로 높이는 술자의 팔꿈치와 같은 선상에 위치하면 좋다.

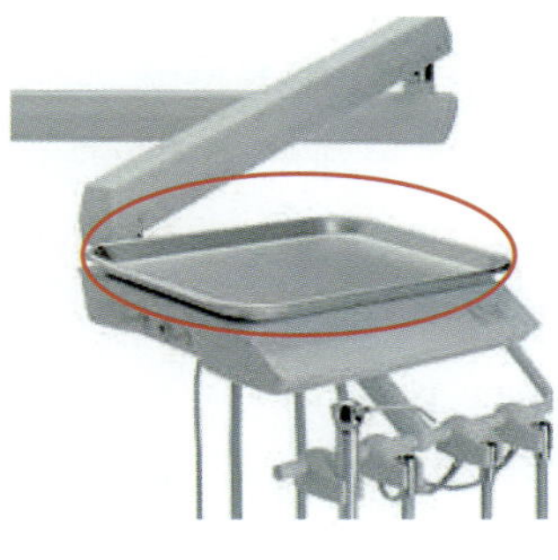

그림 7-7 bracket tray

(7) 치과진료기구 접시(Preset tray)

치과진료에 필요한 기구를 종류별로 준비할 수 있는 치과진료기구 접시는 진료 전 미리 준비해 두었다가 사용하면 편리하다.

(8) 공기-물사출기(Air-water syringe / 3-way syringe)

진료 중 특정부위를 세척하고 건조시킬 때 사용하는 것으로 물과 공기를 따로 또는 동시에 나오도록 제작되어 있다. 우측을 누르면 공기, 좌측을 누르면 물이 나오며 좌·우측을 같이 누르면 물과 공기가 동시에 나와 water spray 상태를 이룬다. 사용 시 palm grasp로 잡고 매 환자마다 소독하거나 팁을 교체해서 사용한다.

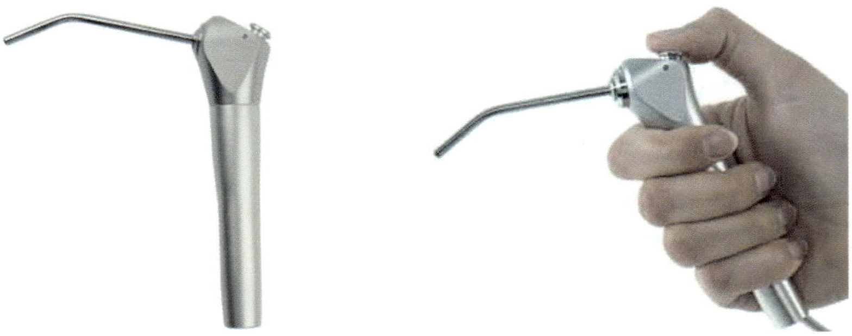

그림 7-8 **air-water syringe/palm grasp**

(9) 타구(Spittoon, cuspidor)

진료 시 환자의 구강세척액이나 오물 등을 뱉어내는 곳으로 세척 노즐(nozzle)에서 물이 나와 세척한다. 급수량은 dental unit chair에 부착된 급수밸브로 조절할 수 있다.

타구의 필터는 1일 진료 후 방진구(swing defense)와 함께 세척해야 하며, 냄새는 환자에게 불쾌감을 줄 수 있으므로 세척이나 소독용액 사용 시 주의해야 한다.

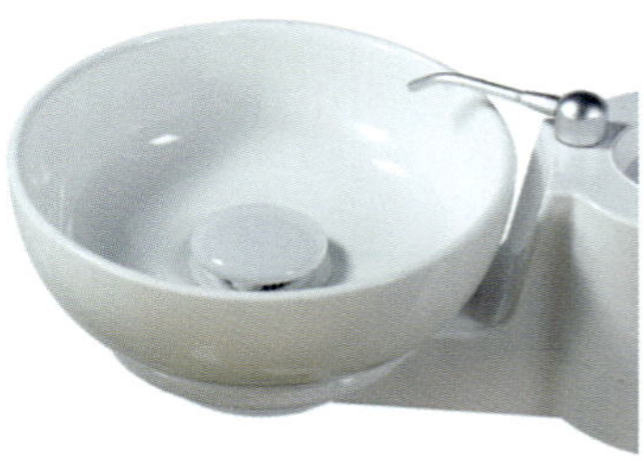

그림 7-9 **타구(spittoon, cuspidor)**

관리는 1일 진료 후 타구에 1-2컵의 물을 흘려보내고, 중성세제로 세정한 후 알코올이나 기타 소독용액으로 타구 전체를 닦거나 분부기로 분사시킨다.

방진구는 여러 개의 여분을 준비하여 새롭게 진료가 시작될 때마다 교체하여 사용한다.

(10) X-ray film viewer

Bracket tray 옆에 치과진단용 방사선사진을 꽂아보면서 진료를 할 수 있도록 램프가 내장되어 쉽게 볼 수 있도록 되어있다.

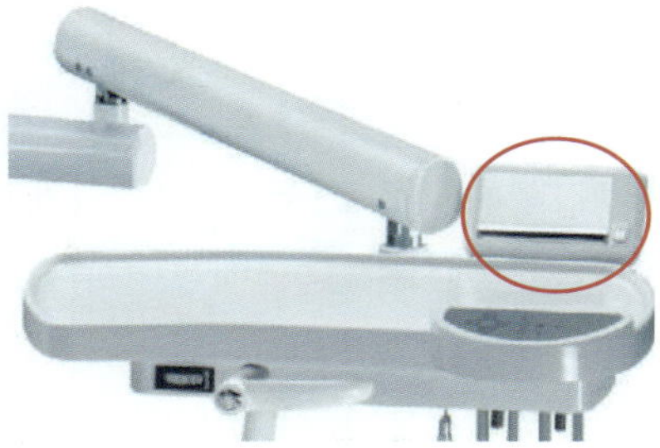

그림 7-10 X-ray film viewer

(11) 자동컵 조절기(Auto cup filler)

진료 중 환자가 물을 사용하여 양치할 수 있도록 받침대에 컵을 올려놓으면 자동으로 급수된다.

급수량은 사용하는 컵에 따라 사전에 급수량의 조절이 되어야 한다.

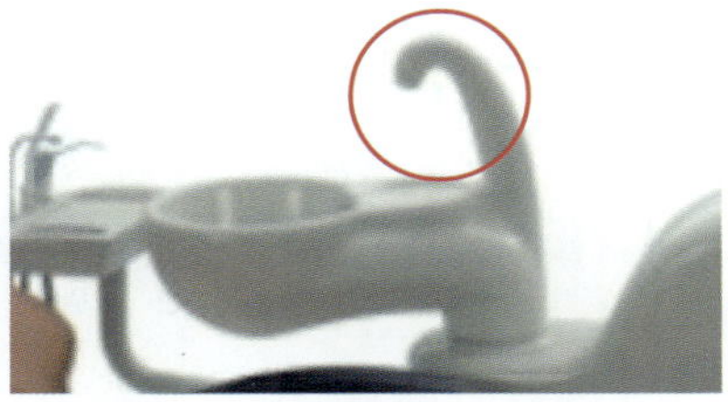

그림 7-11 Auto cup filler

(12) 조절판(Control panel)

술자와 협조자가 모두 사용할 수 있도록 dental unit chair의 양쪽에 있으며, 진료용 의자의 상·하조절과 전·후 이동이 button으로 조절할 수 있도록 설계되어 있다.

자동과 수동 button이 있어 조절이 용이하게 되어있다.

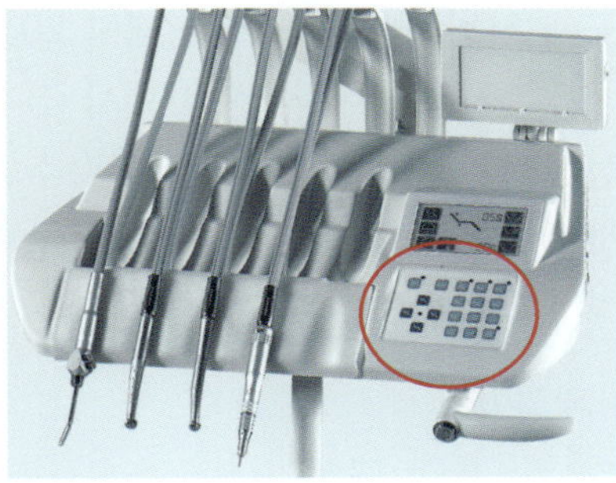

그림 7-12 Control panel

(13) 발 조절기(Foot controller)

Handpiece의 속도를 조절하는 pedal로 dental unit chair에 부착되어 있으며 여러 가지 작동 스위치가 있어 치과진료 시 unit chair의 상·하를 조절하거나 핸드피스, 초음파스케일러 등의 작동을 할 수 있도록 되어있다.

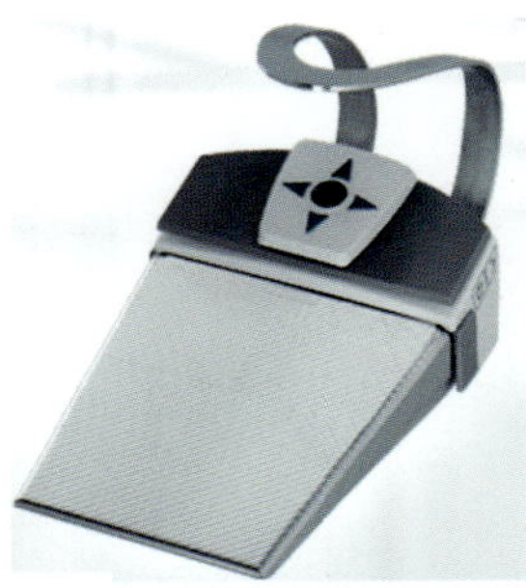

그림 7-13 Foot controller

(14) 초음파 치석제거기(Ultrasonic scaler)

초음파 치석제거기는 고주파 전자파의 미세한 진동으로 경성침착물을 제거하는 기계로서 독립된 장치로 되어있다. 하지만 최근에는 dental unit에 대부분 부착되어 있다.

장착된 초음파 치석제거기의 power와 수량조절은 밸브를 이용하여 조절하고, 작동은 발조절기(foot controller)를 사용하면 된다.

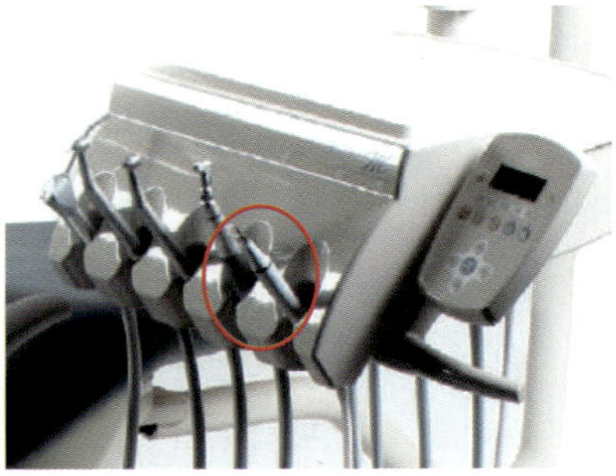

그림 7-14 ultrasonic scaler

3) 기타 장비(Assist Dental Unit)

(1) 공기 압축기(Air compressor)

공기 압축기는 기체를 이용하여 핸드피스를 회전시키고 공기-물 분사기(air-water syringe)를 사용하도록 하는 동력장치이다. 이 장치는 먼지가 없고 건조하며 대략 15℃ 정도로 시원한 곳에 위치시키고 벽에서 대략 20cm 이상 떨어지도록 설치한다.

기계 내의 응축수는 반드시 주 1회 이상, 습도가 높은 곳에서는 매일 1회씩 배출하도록 하며, 정상적인 환기를 위해 환기구 주위에는 물건을 두지 않도록 한다. 실내의 먼지를 흡입하는 동력장치의 흡입 필터는 실내 상태에 따라 다르지만 대략 1년에 1회 정도는 교환한다.

관리방법

① 매일 진료가 끝난 후 차단기를 내린다.
② 드레인 밸브를 시계 반대방향으로 열어 저장탱크의 공기를 완전히 배출시킨다.
③ 드레인 밸브를 시계방향으로 돌려 잠금 상태를 확인한다.

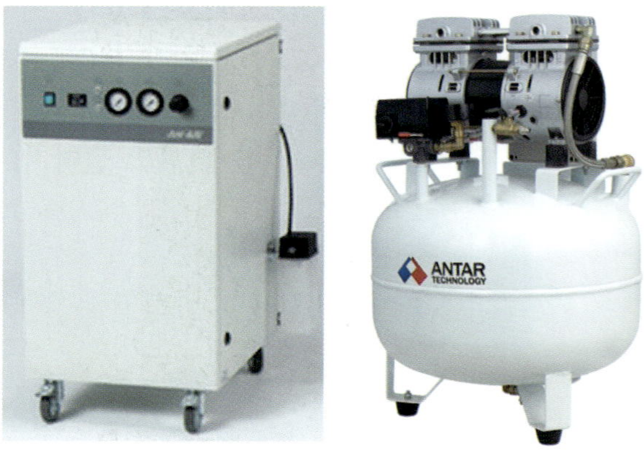

그림 7-15 air compressor

(2) 치과 정수장치(Dental water system)

치과 정수장치는 치과진료 시 오염되지 않은 물 공급을 통해 교차감염을 예방하기 위한 것으로 내장 가압펌프를 이용하여 치과의 정수 처리시스템으로 물을 정수하는 장비체계이다. 기본적으로 물의 정수가 매우 중요하기 때문에 필터관리가 필수요소이므로 교환주기를 지키는 것이 중요하다.

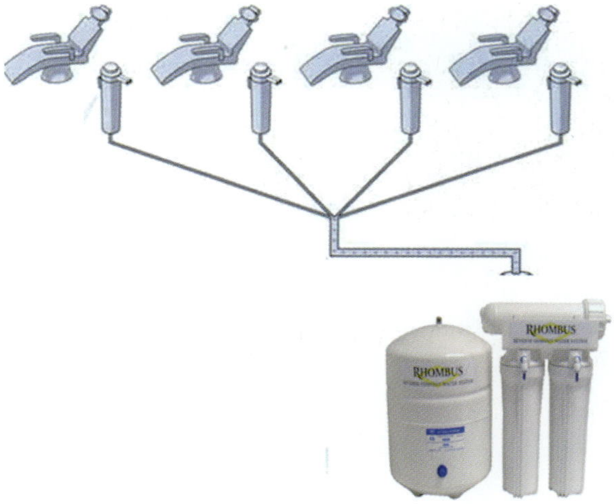

그림 7-16 dental water system

☞ Check point

- 치과진료실의 모든 장비에 대해 이해한다.
- 치과진료실의 모든 장비의 사용법을 숙지시킨다.

Chapter

8 치과진료실 감염관리

Infection Control in the Dental Clinic Equipments

ORAL PROPHYLAXIS

8장 치과진료실 감염관리 (Infection Control in the Dental Clinic Equipments)

학습목표

- 위생과 소독을 설명할 수 있다.
- 소독법의 종류를 설명할 수 있다.
- 멸균의 개념을 설명할 수 있다.
- 멸균법의 종류를 설명할 수 있다.
- 멸균을 위한 기구준비과정을 설명할 수 있다.
- 사용한 기구의 관리과정을 설명할 수 있다.
- 감염관리를 위한 임상적 방법을 설명할 수 있다.
- 개인방호법을 설명할 수 있다.

I 감염관리

치과의료종사자는 환자를 진료하는 동안 타액과 혈액 내의 여러 가지 세균에 노출될 가능성이 높기 때문에 원내감염과 교차감염의 위험이 증가한다. 따라서 내원환자의 병력조사 등을 확인하여 환자의 전반적인 건강상태를 관찰하고 감염성 질환이 발견되면 즉시 예방조치를 취해야 한다. 또한 치과진료에 필요한 모든 장비나 기구 등 전반적인 치과진료실 관리를 철저히 해야 한다. 치과위생사는 정확한 감염관리방법에 대한 매뉴얼을 완벽하게 숙지하여 시행해야 한다.

1. 치과진료실에서의 감염관리법

치과진료실에서 감염성 질환의 위험을 최소한으로 줄이고 예방하기 위해서는 감염경로 및 감염관리가 이루어져야 한다. 치과위생사를 비롯한 구성원들은 개인의 청결과 위생에 세심한 주의를 기울이고 각 환자의 진료전, 후에는 소독되지 않은 장비나 기구를 만지는 일이 없도록 해야 한다.

1) 감염 경로

치과에서 병원체가 생체 내에 침입하기까지의 감염경로에는 직접감염(direct infection)과 간접감염(indirect infection)이 있다.

직접감염은 감염원으로부터 직접 감염되는 경우를 말하며, 성병이나 피부병과 같이 접촉에 의해 직접 감염되는 접촉감염(contact infection)과 결핵이나 인플루엔자와 같이 환자의 기침이나 재채기 또는 대화 중에 공기를 통해 감염되는 비말감염(droplet infection) 등이 있다.

간접감염은 감염원으로부터 간접 감염되는 경우를 말하며 장티푸스, 이질, 콜레라 등과 같이 오염된 물, 음식물, 토양 등을 통해 감염되는 경우와 소두증(지카바이러스)이나 댕기열, 뇌염, 말라리아 등과 같이 병원균을 보유한 동물이나 곤충으로부터 감염되는 경우가 있다.

직접감염의 예방을 위해서는 시술 시 보호용 장갑과 보안경, 마스크 등의 개인보호장구를 반드시 착용하고 시술기구와 진료실의 멸균과 소독을 철저히 해야 하며, 간접감염의 예방을 위해서는 예방접종과 감염된 곤충의 구제나 방역을 철저히 해야 한다.

(1) 환자에서 치과의료종사자로의 감염

치과의료종사자는 환자의 혈액이나 구강분비물과 호흡기 분비물에서 비롯된 여러 미생물에 노출되어 질병에 감염될 기회가 많고 발생 가능성이 높다.

① 미생물 서식지: 환자의 구강이나 호흡기 및 혈액이나 체액
② 질병 감염방식: 치과의료종사자의 구강이나 호흡기, 피부점막 등을 통한 직접감염과 오염된 기구 등을 통한 간접감염
③ 감염관리: 예방접종, 진료가운, 장갑, 마스크, 보안경, 안면보호대 착용, 손씻기, 구강세척 및 철저한 기구소독 관리

(2) 치과의료종사자에서 환자로의 감염

치과의료종사자가 질병에 감염되어 있을 경우 구강이나 호흡기 분비액에 의해 환자에게 감염될 수 있으며 환자의 구강 내에서 손을 다쳤을 경우 유출된 혈액이나 혈액이 묻은 기구를 통해서 감염될 수 있다.

① 미생물 서식지: 치과의료종사자의 구강이나 호흡기 및 혈액이나 체액
② 질병 감염방식: 환자의 구강이나 호흡기, 피부점막 등을 통한 직접감염과 오염된 기구 등을 통한 간접감염
③ 감염관리: 예방접종, 안면보호대, 시술도중 치과의료종사자가 손을 다쳤을 경우, 구강세척 및 철저한 기구소독 관리

(3) 환자에서 환자로의 감염

병원체는 진료기구, 교정장치, 핸드피스, 시술대 표면 등에 서식할 수 있으므로 환자에서 환자

로 구강을 통하여 감염될 수 있다. 따라서 치과진료실을 방문하는 환자들은 진료가 끝난 후 반드시 손씻기와 구강세척 등을 해야 한다.

① 미생물 서식지: 치과진료실이나 시술기구 및 시설물
② 질병 감염방식: 환자의 구강, 주로 오염된 기구 등을 통한 간접감염
③ 감염관리: 예방접종 및 기구와 핸드피스 멸균, 일회용품 사용, 폐기물 관리, 진료 후 손 씻기와 구강세척

(4) 치과에서 지역 주민으로의 감염

치과진료실에서 미생물에 오염된 세탁물이나 진료 중 발생하는 폐수와 폐기물 등을 통해 지역 주민에게 감염될 수 있다. 간혹 치과의료종사자가 오염된 진료복을 입은 채 치과진료실 밖으로 나오면서 미생물을 전파시킬 수도 있다.

① 미생물 서식지: 치과진료실에서 사용하는 각종 기구나 진료복 및 폐수와 폐기물 또는 치과의료종사자나 환자 당사자
② 질병 감염방식: 오염된 기구나 세탁물, 폐수와 폐기물 등을 통한 간접감염
③ 감염관리: 철저한 기자재 소독관리 및 환자나 치과의료종사자의 위생관리, 손씻기

(5) 치과의료종사자에서 가족으로의 감염

치과진료실에서 감염된 치과의료종사자의 분비물을 통해 가족에게 감염될 수 있다.

① 미생물 서식지: 감염된 치과의료종사자의 구강이나 호흡기 및 혈액이나 체액
② 질병 감염방식: 가족의 신체접촉 등의 직접감염과 오염된 의류 등을 통한 간접감염
③ 감염관리: 예방접종, 구강세척과 손씻기 및 철저한 의류소독

(6) 지역주민에서 환자로의 감염

공기-물 사출기, 고속 핸드피스, 초음파치석제거기 등과 같은 치과진료기구 사용에 공급되는 물이 미생물에 오염되었을 경우 환자나 치과의료종사자가 감염될 수 있다.

① 미생물 서식지: 감염된 지역주민이나 수돗물 등 지역에서 공급되는 생활용품
② 질병 감염방식: 환자나 치과의료종사자의 구강을 통한 직접감염
③ 감염관리: 치과수관의 정기적 소독과 공인된 항균제가 포함된 물, 정수기 사용

2. 감염관리(무균) 개념과 방법

1) 치과기구의 위험도에 따른 분류

치과진료실에서 사용하는 모든 기재는 감염을 일으킬 위험이 있으므로 멸균을 해야 하지만, 멸균이 불가능하거나 경제성과 관리의 효율을 높이기 위하여 소독을 하기도 한다.

위험도에 따라 표 8-1과 같이 치과 기자재를 크게 3가지로 분류할 수 있다.

표 8-1 치과기구의 위험도에 따른 분류

분류	내용	기구	감염관리
위험한 기구	인체조직을 뚫고 들어가 사용하는 기구로서 감염의 위험이 매우 높은 기구	외과용 기구, 치주기구, 수술용 바(bur), 외과 및 치주용 칼, 주사바늘, 봉합침 등	반드시 멸균
덜 위험한 기구	피부나 구강점막에 자주 접촉하지만 인체를 뚫고 들어가지는 않는 기구	보존기구, 흡입기 팁, 치경	멸균, 중등도 이상의 소독
위험하지 않은 기구	진료에 이용되나 구강점막에 직접 접촉하지 않는 기구	방사선 기계, 보안경, 조명등 손잡이, 진료의자, 진료대	중등도나 저도의 소독, 세제나 물로 닦기 위생관리

2) 위생(Sanitation)

위생이란 위생상태를 공중보건이 요구하는 안전수준에 도달하도록 하거나 질병을 계속적으로 치료하여 세균의 오염과 접촉을 줄인 상태를 말한다. 즉, 미생물 균총(microbial flora)을 안전한 공중위생의 수준으로 유지하는 과정을 말한다. Sanitization은 주로 치료 전·후의 unit와 dental chair의 head rest, back rest, arm rest, saliva ejector, air-water syringe 등 소독과 멸균이 불가능한 부위의 표면소독으로 설명할 수 있다.

3) 소독(Disinfection)

소독은 비교적 약한 살균력을 이용하여 병원성 미생물의 생활력을 파괴함으로써 감염의 위험성을 제거하는 방법이다. 화학제를 사용하며 사용한 약제에 따라 소독 능력에 차이가 있다.

소독은 미생물의 일부인 표면증식성 병원균은 죽이나 포자 형태의 미생물을 사멸시키지 못한다.

일반적으로 사용되는 방법은 화학적 소독, boiling water, hot oil, 자외선 소독 등이 있다.

(1) 화학적 소독법(Chemical disinfection)

화학제를 사용하여 감염이나 질병을 유발하는 미생물의 파괴와 성장을 억제하고 정균작용을 일으키는 방법이다.

효과적인 화학소독제는 모든 형태의 미생물을 파괴하고 작용이 빠르고 인체에 무해하며 냄새가 없고 경제적이어야 한다. 또한 빛과 열에도 안전해야 한다.

소독은 적당한 시간과 약품의 농도를 이용하거나, 세균의 단백질을 응고시키고 세포의 효소를 변질시켜서 그 효과를 얻는다.

화학적 소독제의 조건

a. 모든 형태의 미생물을 파괴해야 한다.
b. 작용이 빠르며 인체에 무해해야 한다.
c. 냄새가 없어야 한다.
d. 경제적이어야 한다.
e. 빛과 열에 안전해야 한다.
f. 기구 및 장비 표면에 손상이 없어야 한다.

화학소독 전 주의사항

a. 화학 소독제는 종류마다 적용대상이 다르므로 특성을 잘 알아 목적에 맞게 적합한 것을 선택하여 사용한다.
b. 기구를 완전히 닦고 건조시켜야만 효과적인 소독을 할 수 있다.
c. 응고된 혈액 등 오물을 씻어내고 비누나 세척액으로 충분히 헹구어 그 성분이 남지 않도록 한 후 완전히 건조시킨다.
d. 기구의 모든 면이 소독액과 접촉할 수 있도록 가능한 기구를 고르게 분배한다.
e. 용기는 주기적으로 닦고 불순물이 들어가지 않도록 주의한다.
f. 피부나 점막에 자극을 줄 수 있으므로 취급에 주의한다.

* 대부분 소독된 기구는 즉시 사용하는데 소독여부를 확인할 수 없는 단점이 있다.

화학적 소독제의 특징과 문제점

a. 일반적으로 소독여부를 확인할 수 없다.
b. 빠르게 작용하나 포장이 어렵거나 불가능하여 보관이 어려우므로 즉시 사용치 않으면 사용 시점에 맞추어 다시 소독하여야 한다.
c. 냄새가 없고 값이 싸나 멸균을 요하는 위험한 기재나 수술용 기재의 소독용으로는 바람직하지 않다.
d. 소독물품을 파괴시키지 않지만 피부, 점막에 부식을 일으키거나 자극을 주므로 충분히 멸균수로 세척하고 건조시켜 사용해야 한다.
e. 유기물질(혈액, 가래)로 인해 비 활성화되지 않는다.
f. 물과 작용하며 물과 열에 안전하다.

화학적 소독제의 종류와 특성

① 알데하이드류(aldehyde)

- 포름알데하이드(formaldehyde)
  - 장점: 살균력이 강해 포자를 파괴할 수 있다.
  - 단점: 냄새가 심하며 피부와 점막을 자극하는 효과를 갖는다.
- 글루타르알데하이드(glutaraldehyde): 2% 무게/용적 용액을 사용하는 기구 침적용으로 EPA(environmental protection agency, 미국 환경 보호국)가 추천하고 있다.
  - 장점: 바이러스에 효과적이며 금속에 무해하고 합성수지 멸균에 좋다.
  - 단점: 글루타르알데하이드 페놀염 용액은 피부, 눈, 점막 등에 자극을 일으킬 수 있으므로 사용시 보안 장구, 가사용 장갑, 마스크 등을 사용하여 접촉하지 않도록 한다.

② 염소 조제품(차아염소산 나트륨 용액, chlorine dioxide)

5%의 차아염소산 나트륨 1에 물 9(1:10 희석)의 비율로 희석한 용액이다.
- 장점: 가사용 표백제(household bleach)로 사용할 수 있다.
- 단점: 희석한 용액은 안정성이 없고 공기에 노출되면 붕괴되기 때문에 매일 새로 준비한다. 피부, 눈, 점막 등에 염증을 일으킬 수 있다. 특히 이 용액은 알루미늄과 같은 금속 등에 부식성이 있고 직물이나 의류를 변색시킨다.

③ 페놀류(phenol)

합성 페놀의 배합물에는 O-페닐페놀(phenyl phenol) 9%와 O-벤질-P-클로르페놀(benzyl-p-chlorophenol) 1%가 들어 있다.
- 장점: 화학 페놀류의 살균성, 결핵균, 박멸성, 살진균성, 바이러스 박멸성(virus cidal)이나 실온에서 포자 박멸성은 밝혀지지 않았다. 표면 소독제, 구강 양치액, 손 세정제로 쓰인다.
- 단점: 매일 새로 혼합해야 한다.

④ 요오드포(iodophor)

소독용액 1에 물 212의 비율이다.

- 장점: 광범위한 항균력을 갖고 있고 조직에 대한 자극이나 부착력이 적어, 인체에 무해하고 착색도 심하지 않다. 주로 피부소독제로 사용된다.
- 단점: 사용 전 정확한 비율로 희석하여야 하며 대부분 매일 조제해야 한다.

⑤ 알코올류(alcohols)

미국환경보호국(EPA)과 미국치과의사협회(ADA)에서는 치과계에서 표면소독제나 침적 소독제로 빠른 증발 속도 때문에 알코올류의 사용을 추천하지 않는다.

⑥ 과산화 화합물류(peroxide)

발생기 산소를 방출하는 세정제가 들어있는 소독제이나 미국환경보호국(EPA)은 이것을 추천하지 않는다.

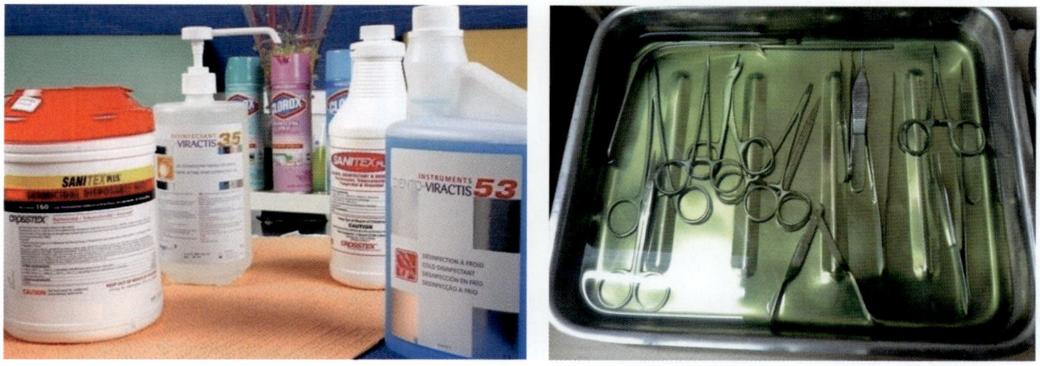

그림 8-1 화학소독제와 기구침적

(2) 자비소독(Boiling water disinfection)

끓는 물(약 100℃)에서 5~10분간 또는 30분간 소독하는 방법을 말한다. 일반적으로 병원균은 100℃에서 10분 정도가 되면 대부분 죽게 되는데 이는 습열이 미생물의 단백질을 응고시키기 때문이다. 대체로 소독은 10분 정도가 충분하지만 주사기, 바늘 등을 멸균하기 위해서는 30분 정도 필요하다. 하지만 아포(spore)나 virus 등은 살아남으므로 완전한 방법은 아니다.

경제적이고 비교적 시간이 짧고 소독준비가 간단하고 인체에 무해한 것이 장점이다. 하지만 단점은 예리한 기구가 무디어지기 쉽고 부식될 우려가 있어 사용에는 한계가 있다. Spore를 완전히 파괴할 수 없는 한정된 살균력을 가지므로 진료실보다는 가정에서나 멸균시설이 없는 곳에서 이용하는 간단하고 경제적인 소독법이다.

금속기구나 유리제품 등을 소독하며 물에 중탄산나트륨(sodium carbonate) 1~2%, 붕산(borax) 1~2%를 가하면 기재에 묻어 있는 기름기 등을 제거하는데 효과적이다.

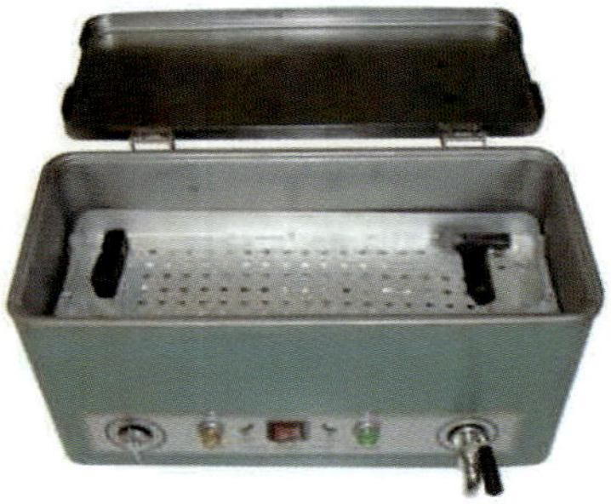

그림 8-2 **자비소독 용기**

(3) 고온기름 소독(Hot oil disinfection)

Mineral oil 또는 silicone oil을 매개체로 사용하여 소독할 수 있는 온도까지 높인 후 그 열에 의해서 소독하는 방법이다. 소독은 149℃에서 10분간 하거나 121℃에서 15분간 실시한다. 보통 아포(spore)까지 파괴하기 위해서는 160℃에서 최소한 1시간 이상 소독해야 한다.

예리한 기구나 handpiece, contra angle, prophylaxis angle, bur 등의 소독에 효과적이다.

소독하기 전 기구에 묻은 오물을 잘 제거하고 oil은 기구가 잠길 정도의 양이 필요하며 충분한 시간동안 소독한 후 꺼낸 후에는 기름을 충분히 배출시키고 닦아야 한다. 너무 오랫동안 가열하면 기구의 경도가 약해질 수 있으므로 주의하고 소독기 청결유지가 용이하지 못한 단점이 있다.

(4) 자외선 소독(UV disinfection)

자외선의 살균작용을 이용하여 소독하는 방법이다. 자외선 살균력이 높은 파장은 250~260nm (nanometer, nm = 10^{-9}m) 부근인데, 근자외선(파장 300~400nm)보다 1,000~10,000배의 살균효과가 있다. 자외선의 살균작용은 자외선의 파장, 조사조도와 조사시간에 비례한다.

소독물의 재질에 따라 온도설정을 해놓은 후 소독이 끝날 때까지 일정온도를 유지한다. 소독 후 보관시 무균상태로 유지하는데 효과적인 방법이다. 자외선을 조사한 경우 세균의 생존 수는 유효조사 조도와 조사시간에 달라진다. 주의사항으로는 살균램프를 직접보면 눈에 손상을 줄 수 있으므로 보안경을 착용하는 것이 필요하다.

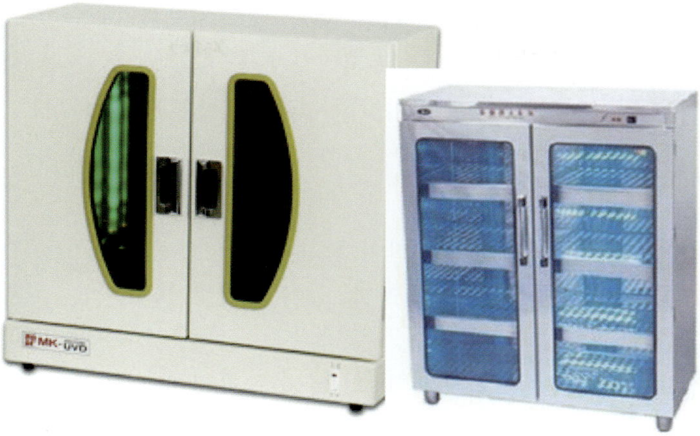

그림 8-3 자외선 살균기

4) 멸균(Sterilization)

멸균은 물리적 및 화학적 방법을 이용하여 세균의 포자를 포함한 모든 형태의 미생물을 파괴함으로써 완전한 무균 상태를 만드는 것을 의미한다. 즉, 병원성 미생물은 물론 비병원성 미생물과 아포 등 모든 형태의 미생물을 완전히 파괴하는 것이다.

멸균의 방법으로는 가압증기멸균법(autoclaving), 건열멸균법(drt heat), 화학적 멸균법(chemiclaving sterilization), 열전도멸균법(glass bead sterilization), 가스 멸균법 등이 있다.

(1) 가압증기멸균법(Autoclaving, Steam autoclave sterilization)

가압증기를 이용하여 그 습열로 모든 형태의 미생물을 파괴하는 방법이다. 끓는 물이 증기압을 만들고 수증기를 배출하여 온도와 압력에 의해 시간이 경과함에 따라 bacteria나 포자균(spore)까지 완전히 파괴하게 된다. 121℃에서 매 평방인치마다 15 pound의 수증기압으로 15 ~20분 동안 멸균하는 방법이다. 이 방법은 편리하고 효과적이어서 의료기관에서 가장 광범위하게 사용된다.

① 멸균 전(前)준비 및 과정

a. 우선 기구에 묻은 잔사와 오물을 잘 씻고 sharp한 부분은 cotton roll에 끼워 종이로 싼 후 종이 bag에 느슨하게 담아 steam이 골고루 통하도록 한다.
b. 멸균에 필요한 온도 및 압력, 시간이 잘 지켜졌는지의 여부를 위해 멸균전·후의 색깔이 서로 다르게 나타나는 멸균지시 테이프(autoclave indicator tape)를 사용한다.
c. 기구 및 재료의 재질에 따라 취급이 가능한지 주의해야 한다.
d. 물은 증류수를 사용하여 고장의 원인을 줄인다.

② 멸균조건

121°C(250°F)에서 15psi(pound)의 수증기압으로 15 ~ 20분 정도 멸균하거나 132°C, 30psi에서 3~10분 정도 멸균한다(저온에서 시작한 경우에는 5분간 더 한다).

③ 장점

a. 열의 공급과 침투가 빠르고 온도조절이 정확하다.
b. 여러 가지 기구와 재료를 함께 취급할 수 있어 경제적이다.
c. 짧은 시간에 효과적으로 할 수 있다.
d. 다공성 재질의 면제품류, 화학용액, 배지 등에 효과적이다.

④ 단점

a. oil, wax, powder에는 부적당하다.
b. 금속제품의 부식과 날이 무디어진다.
c. 멸균과정 중 젖기 때문에 별도의 건조과정이 필요하다.
d. 합성수지 등 열에 약한 제품은 사용할 수 없다.

⑤ 멸균기(autoclave)의 관리 및 취급법

a. 증류수의 양이 항상 적당한 수준을 유지하도록 한다.
b. 중성세제와 물로 멸균기 내부(chamber), tray 등을 매일 닦는다.
c. 1주일에 1회는 뜨거운 인산삼나트륨(trisodium phosphate)과 같은 세척액으로 닦아준다.
d. 사용하지 않을 때는 전기 코드를 빼고 문을 열어놓는다.

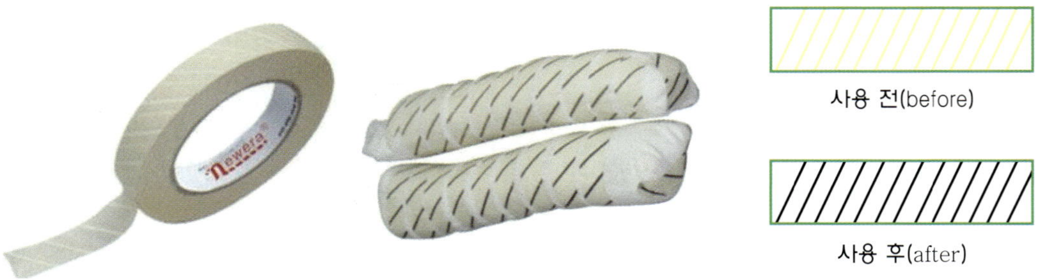

그림 8-4 멸균지시테이프의 사용 전 · 후

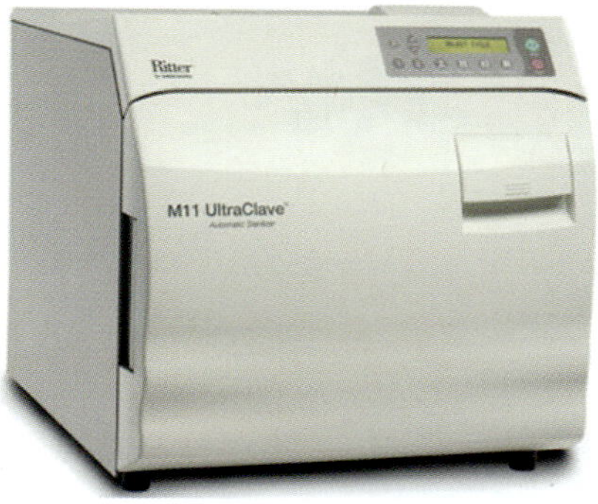

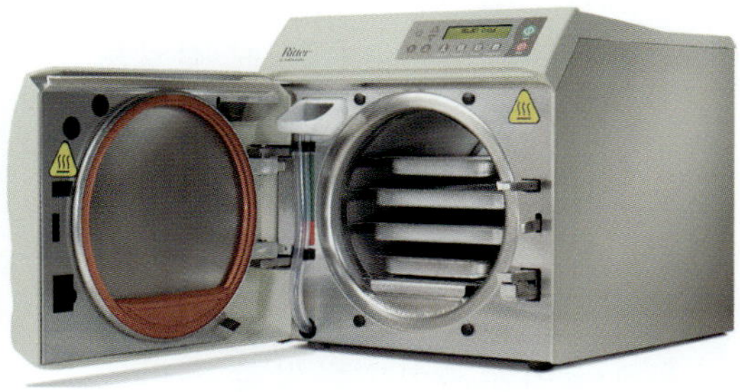

그림 8-5 **가압증기멸균기(autoclave)**

(2) 건열멸균법(Dry heat sterilization)

공기를 가열하여 미생물을 산화시킴으로써 완전히 멸균하는 방법이다. 건열멸균법은 열이 물체의 외부에서 내부로 전달되어야 하므로 많은 시간이 요구된다. 물체마다 열의 침투시간이 다르며 160℃이상 온도가 올라가면 기구의 예리한 날이 파괴될 수도 있다.

기구는 잘 씻은 후 멸균기에 넣기 전에 잘 말리고 기구에 열이 골고루 미치도록 잘 배열하여 습기나 물이 남아있지 않도록 한다. Chamber내의 열 분포가 불규칙할 수 있으므로 내부에 장착된 순환 fan으로 온도분포가 조절되도록 한다.

① 멸균조건

a. 160~180℃에서 1~2시간, 120℃에서 6시간 이상

② 장점

a. 건조된 화합물, 파우더, 유리제품 등에 적합하다.
b. 예리한 기구를 무디지 않게 한다.
c. 탄소강재질의 기구나 장비를 부식시키지 않는다.
d. 멸균기 값이 저렴하여 초기비용이 적게 든다.

③ 단점

a. 멸균에 소요되는 시간이 길다.
b. 온도가 높으므로 금속재질의 성질이 변할 수 있다.
c. 침투가 느리고 열이 고르게 분포되지 않는다.
d. 높은 온도로 특정기구에는 치명적일 수 있다.

④ 관리 및 취급법

a. 유리제품 사용 후 급속히 냉각시키면 파손될 수 있다.
b. 일부제품은 녹을 수 있으므로 건열용으로 승인된 제품만 사용한다.

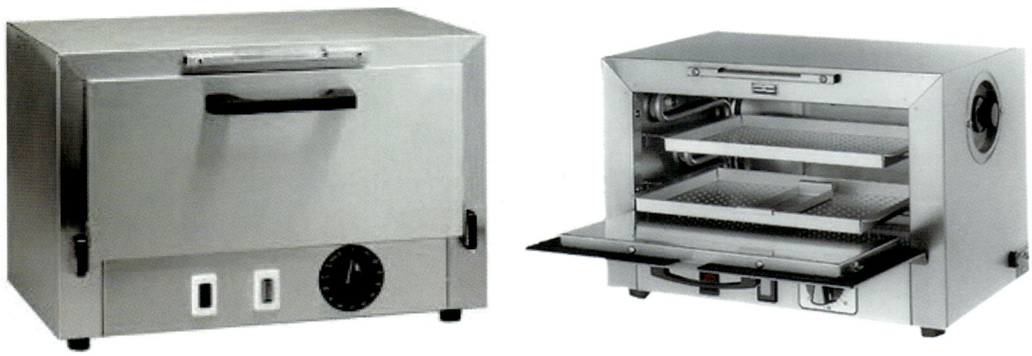

그림 8-6 dry heat 멸균기

(3) 불포화화학 증기멸균법(Chemiclaving sterilization)

폐쇄된 공간에서 가열한 화학증기를 이용하여 멸균하는 방법이다. 이 방법은 가압증기 멸균법과 비슷하나 물 대신 화학제를 이용하는 방법이다. 여기에 이용되는 용액에는 aceton, ketone, formaldehyde와 물 혼합물이 있으며, 물의 함량은 15% 이하 수준으로 유지하여 부식이나 마모 등을 막는다. 이 물의 함량은 가압증기 멸균기보다 적은 수분을 가지므로 침투력이 약하여 흡수성 재료, 두꺼운 직물 등은 멸균시간이 매우 길어지게 된다. 따라서 포장재로는 비흡수성 종이가 적절하다.

① 멸균조건

a. 132℃에서 멸균이 시작되어 25psi(pound)의 압력으로 20분 정도 유지

② 장점

a. 단시간 내에 멸균이 가능하다.
b. 조작이 쉽고 장비관리가 용이하다.
c. 부식이나, 무디어지지 않아 기구수명이 연장된다.

③ 단점

a. 침투력이 약하므로 밀봉이나 여러 겹으로 싸지 않아야 한다.
b. 가열된 소독액에 의한 냄새로 적절한 환기가 반드시 필요하다.

④ 관리 및 취급법

a. 취급 시 화학약품에 피해가 없도록 장갑, 보안경 등 보호장구를 착용한다.
b. 환기가 잘되는 곳에서 멸균해야 한다.
c. 기구적재는 여유 공간이 많아야 화학증기의 침투가 용이해진다.

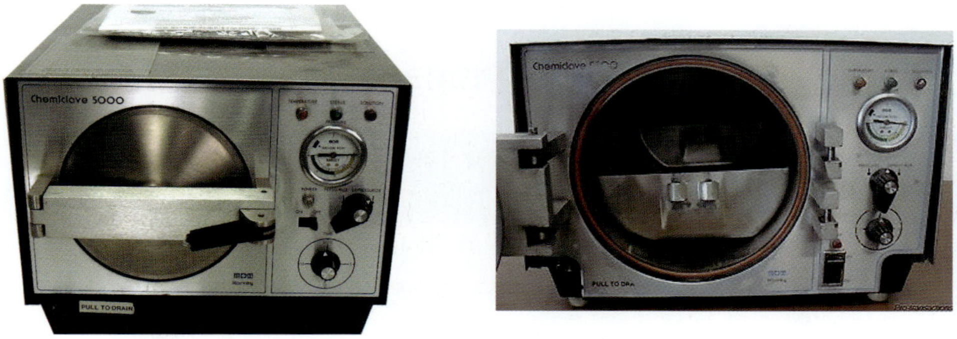

그림 8-7 **화학증기멸균기(chemiclave)**

(4) 열전도 멸균법(비드 멸균법, Glass bead sterilization)

직경 1~2mm의 작은 유리구슬을 204 ~ 280℃로 가열한 용기에 작은 진료기구, 특히 근관치료용 broaches, reamer, files, root canal picks 등의 기구를 꽂아 멸균하는 방법이다. 이러한 기구들은 매우 작아서 쉽게 열을 받기 때문에 15 ~ 20초만 꽂아 멸균하고 약간 두꺼우면 약 30초간 멸균한다.

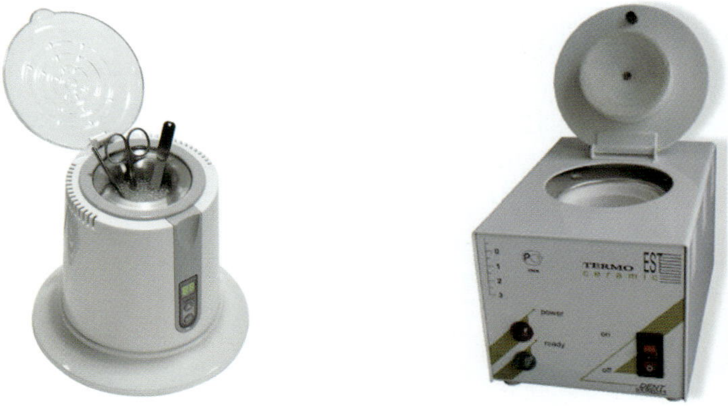

그림 8-8 **glass bead sterilizer**

(5) 가스 멸균법(Ethylene oxide(EO) gas sterilization)

가스 멸균법은 ethylene oxide gas를 이용하여 낮은 온도에서 멸균하는 방법으로 열이나 습기에 민감한 물품들의 멸균에 이용된다. 멸균에 10~16시간이상 소요되며, 젖은 기재에 사용이 불가능하고 사용 gas의 독성에 대한 문제점이나 단점이 있고 장비가 고가이다. 치과진료실에서는 많이 사용되지 않는다.

표 8-2 가압멸균법 비교

방 법	표준멸균 조건	장 점	주의사항	포자-검사
가압증기멸균 표준 주기 급속 주기	15~30분 121℃ 3~10분 132℃	화학용액, 배지의 멸균에도 가능하다. 다공성 재질의 면제품에 적합하다.	밀폐된 용기를 사용하면 안된다. 플라스틱, 고무에 손상을 준다. 스테인레스 강철이 아닌 금속제품은 부식된다. 센물(경수)을 사용하면 찌꺼기가 남을 수 있다. 멸균 후에 습기가 남을 수 있다. 포장하지 않고 멸균한 기구는 빨리 오염된다.	*Bacillus stearothermophilus* strips 또는 vials
불포화 화학 증기멸균	15~20분 132℃	부식되지 않는다. 별도의 건조과정을 필요로 하지 않는다.	밀폐된 용기를 사용하면 안 된다. 플라스틱 고무에 손상을 준다. 증류수 대신 전용 용액을 사용해야 한다. 미리 건조하여 멸균해야 한다. 환기가 필요하다. 액체는 멸균할 수 없다. 천으로 포장하면 화학물질이 흡수될 수 있다. 포장하지 않고 멸균한 기구는 빨리 오염된다.	*Bacillus stearothermophilus* strips 또는 vials
건열 멸균 오븐형 (자연순환)	60~120분 160℃	부식되지 않는다. 용기에 닫아서 사용할 수 있다. 비용이 저렴하고 멸균 후 건조된다.	멸균 시간이 길다. 플라스틱 고무에 손상을 준다. 멸균 전에 미리 기구를 건조시켜야 한다. 멸균 과정 중에 멸균기를 열면 안 된다. 액체는 멸균할 수 없다. 포장하지 않고 멸균한 기구는 빨리 오염된다.	*Bacillus subtilis* strips
건열 멸균 급속건열형 (강제순환)	12분 189℃(포장) 6분, 189℃ (비포장)	부식되지 않는다. 주기가 짧다. 멸균 후 건조된다.	플라스틱 고무에 손상을 준다. 멸균 전에 기구를 미리 건조시켜야 한다. 액체는 멸균할 수 없다. 포장하지 않고 멸균한 기구는 빨리 오염된다.	*Bacillus subtilis* strips

5) 치과장비의 표면 감염관리법

(1) 방호막(덮개) 씌우기

치과진료 도중 치과진료용 장비에 에어로졸, 타액, 혈액 등이 튀어 오염되므로 장비의 표면을 보호하기 위해 표면을 1회용 덮개로 씌워 보호하는 방법이다.

덮개로 씌워 보호할 경우에는 오염되기 전에 미리 보호용 방호막을 씌우고 오염된 경우에는 세척, 소독 후에 씌우면 된다. 방호막을 씌우고 제거할 때는 golve를 착용하고 표면에 닿지 않도록 하며 사용 후에는 폐기 처리한다. 일반적으로 보호용 덮개는 1회용으로 사용한다.

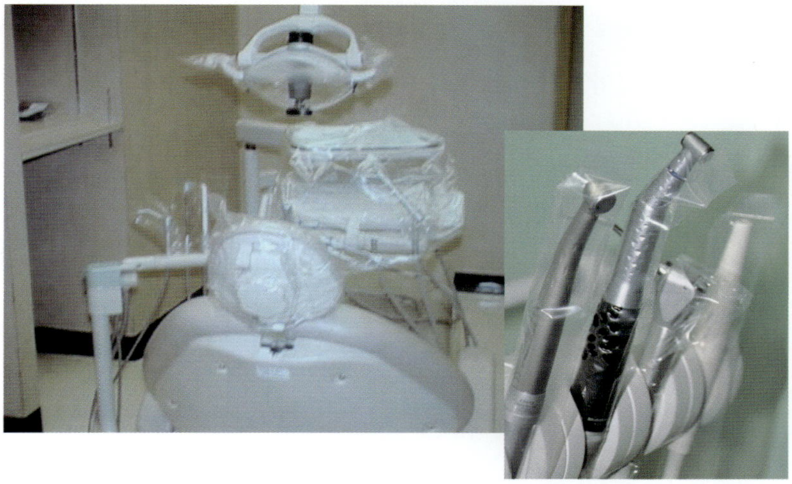

그림 8-9 **1회용 덮개로 처리한 치과 진료용 장비**

(2) 표면 소독(Surface disinfection)

멸균할 수 없는 장비와 표면에 유기물이 있으면 적절하게 소독이 되지 않으므로 표면을 닦아내는 방법(cleaning)을 사용한다. 분무 발생(에어로졸) 가능성을 막기 위해서 소독액을 분무하는 기법을 사용하지 않고, 깨끗한 타올에 소독제를 적시거나 제품화된 소독티슈(타올)를 이용하여 소독할 표면을 철저하게 닦는다*.

Dental unit chair의 조명등 손잡이, 머리 받침, 등받이, 시트, 조절 장치(술자의자, 진료용 의자), 급수구, 타구통 등이나 각종 핸드피스 연결선 등에는 표면소독을 실시한다.

일부 표면은 충분히 소독하는데 시간이 소요될 수 있으므로 표면소독과 덮개를 씌우는 두 가지 방법을 적절히 사용하면 효과적이다. 일반적으로 사용되는 표면소독제는 소디움 하이포클로라이드(sodium hypochlorite,1:10), 요오드포류(iodophor, 1:213), 합성석탄산배합물(phenol synthetic blend, 1:32) 등을 사용한다.

* 참고 자료
1) WHO. Infection prevention and control of epidemic- and pandemic-prone acute respiratory infections(2014)
2) Novel coronavirus (2019-nCoV) infection prevention and control guidance (2020.2.3.)

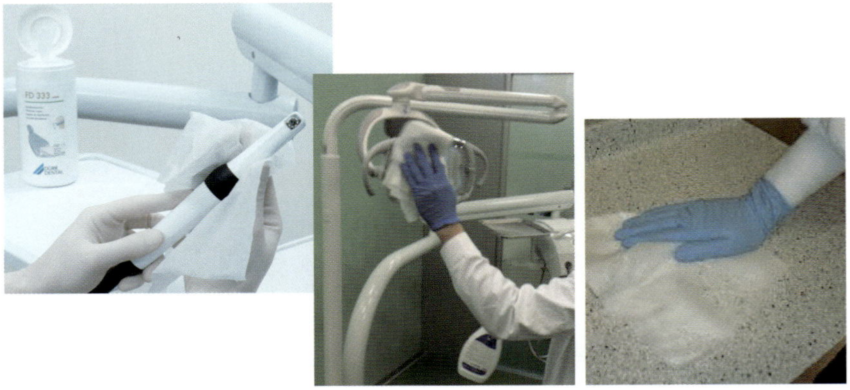

그림 8-10 **치과장비의 표면 감염관리법**

> **표면소독의 Tip - 차아염소산나트륨(Sodium Hypochlorite) 사용 방법**
>
> a. 희석배율 : (소독제 원액 5% 기준) 1:50으로 희석 [유효염소농도 0.1% 혹은 1000ppm]
> b. 희석방법(1mL 희석액 기준) : 물 1,000mL, 5% 염소계열소독제 20mL
> c. 접촉시간 : 구멍이 없는 표면은 10분 이상, 물품 침적 시 30분 침적 권장
>
> 발췌: 신종코로나바이러스 감염증 감염예방·관리/질병관리본부·대한의료관련감염관리학회·대한감염관리간호사회·대한감염학회 지침(2020.2)

6) 치과진료실 내에서의 기구관리 과정

기구관리 과정은 기구손상을 최소화하고 환자가 교차 감염되지 않도록 하는 일련의 과정으로 각별한 주의가 필요하다.

사용한 기구는 가능한 한 빨리 세척하여 혈액이나 염류와 같은 부식성분을 제거하고, 세척할 때 기구들이 서로 부딪히지 않도록 한다.

물이나 염소용액에 기구를 너무 오래 담가두지 않도록 하며 추천된 세척용액을 사용하고 세척 후에는 반드시 헹구며 가압증기 멸균기에는 증류수나 탈이온수를 사용한다.

기구를 다룰 때는 주의 깊게 다루어야 하며 항상 장갑, 마스크, 보안경 및 앞치마 등과 같은 개인 방호장비를 착용해야 하며 진료에 사용된 기구가 멸균되고 재 사용 되기까지의 과정을 체계적으로 숙지하여 관리해야 한다.

(1) 세척 전 용액(Holding solution)에 담그기

사용한 기구에 혈액이나 타액 등 오물이 일정기간 잔존할 경우 건조되어 고착되기 때문에 세척과 멸균이 어려워지므로 교차감염이 되기 쉽다.

따라서 기구를 세척하기 전에 이를 방지하기 위해서 페놀화합물, 요오드포, 글루타르 알데하이드 등의 약한 소독제나 세제에 담궈두어야 한다.

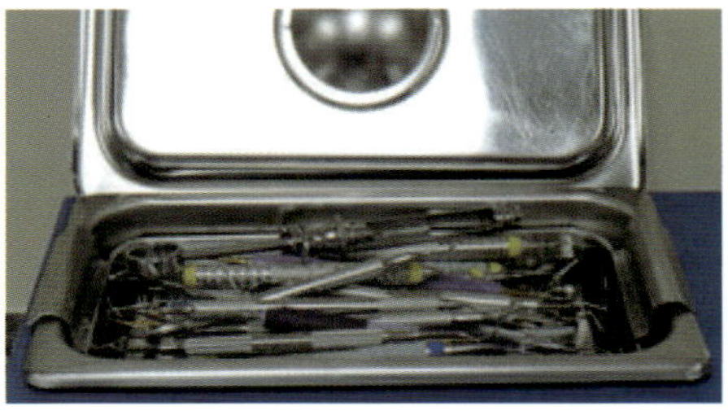

그림 8-11 **세척 전 용액에 침적**

(2) 세척(Cleansing)

사용한 기구는 세척 전 용액(대기용액)에 담근 후 남아있는 오염물을 제거하기 위해 기구를 세척해야 한다.

세척방법은 초음파세척기를 사용하는 방법, 기구세척기를 사용하는 방법, 솔을 이용하여 손으로 문질러 세척하는 방법 등이 있다.

초음파세척기를 사용하여 세척하는 경우 세척기 내에 세척용액(세척기 내 1/2~2/3 정도)을 넣고 에어로졸이 발생되지 않도록 반드시 뚜껑을 닫고 제조회사의 지시에 따라 대략 5~10분 이내로 세척한다.

작은 회전기구와 근관치료 기구는 초음파 세척용액이 담겨있는 비이커에 넣어서 세척하며, 세척기 내·외부를 표면소독제로 소독하고 사용한 세척액은 매일 교환해야 하며, 정기적으로 세척 효능검사를 해야 한다.

초음파세척기는 완전한 살균이라고 할 수 없으며 단지 세척과정의 일부이지만 잠재적으로 병을 일으킬 수 있는 미생물과의 직접적인 접촉위험을 줄여 손으로 세척하는 것 보다 16배 정도의 세척효과가 있어 안전하다.

기구세척기를 사용하여 세척하는 경우는 보편적으로 자동으로 된 장비를 이용하여 세척작업을 할 수 있으며 일부 세척기는 고온의 물을 이용하여 세척과 소독을 동시에 할 수 있도록 되어있다.

손으로 문질러 닦을 경우 반드시 튼튼한 가사용 장갑을 끼고 보안경, 마스크, 앞치마 등을 착용한 후 흐르는 물에서 손잡이가 긴 솔을 이용하여 세척하며 완전히 헹군다.

이때 미지근한 물로 세척하는 것이 효율적이나 혈액이 많이 묻은 기구는 먼저 찬물로 헹군 후 미지근한 물로 세척한다.

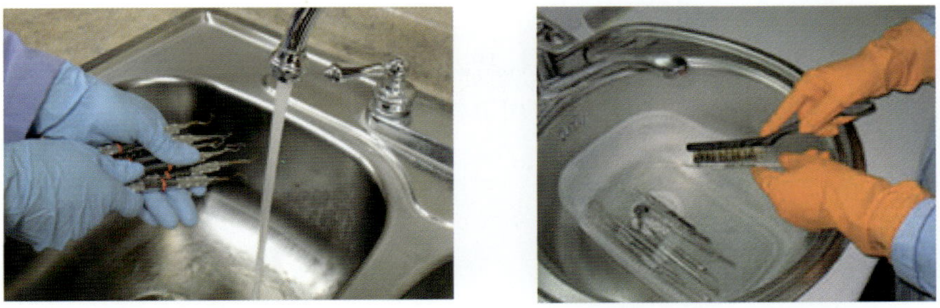

그림 8-12 **기구의 손 세척**

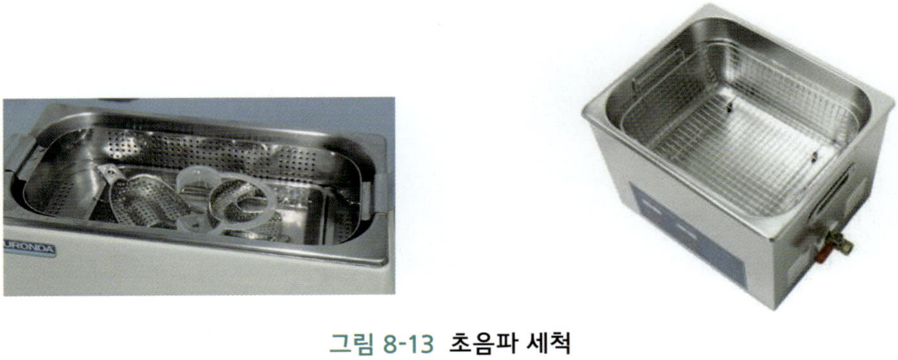

그림 8-13 **초음파 세척**

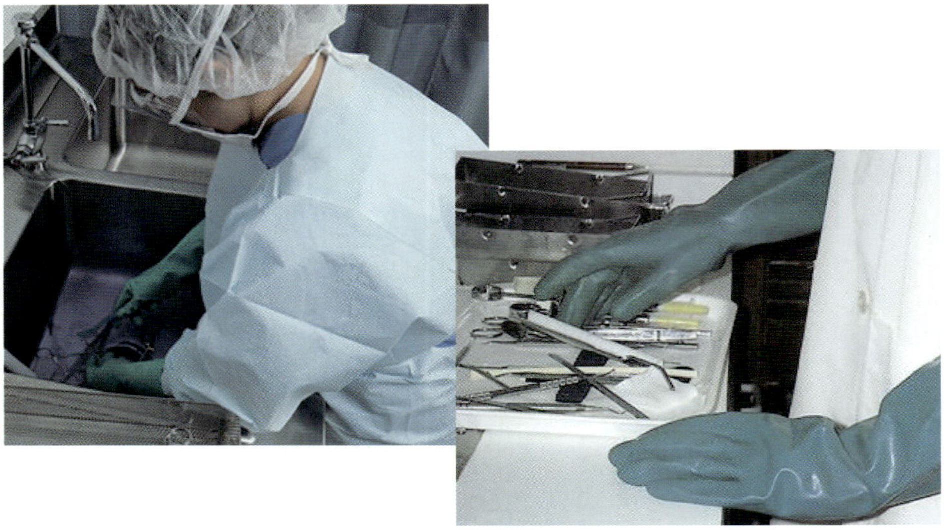

그림 8-14 **손세척 과정**

(3) 건조

세척이 끝난 기구는 건조과정이 필요하다. 건조되지 않은 기구는 녹이 슬거나 멸균과정에 문제가 발생될 수 있으므로 종이수건, 기구건조기 등을 이용하여 건조시키고, 작은 기구는 고농도의 알코올에 담궜다가 꺼내면 쉽게 건조된다.

(4) 포장(Packing)

적당한 포장재를 선택하여 기구를 넣거나, 면포에 포장한 후 날짜를 적고 내용물의 확인을 위해 인식표를 붙인 후 멸균지시 테이프를 붙이고 유효 보관기간을 적은 후 멸균시킨다.

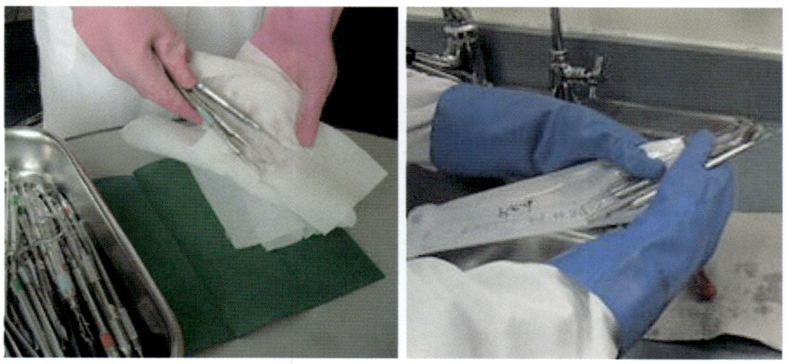

그림 8-15 **기구 건조**

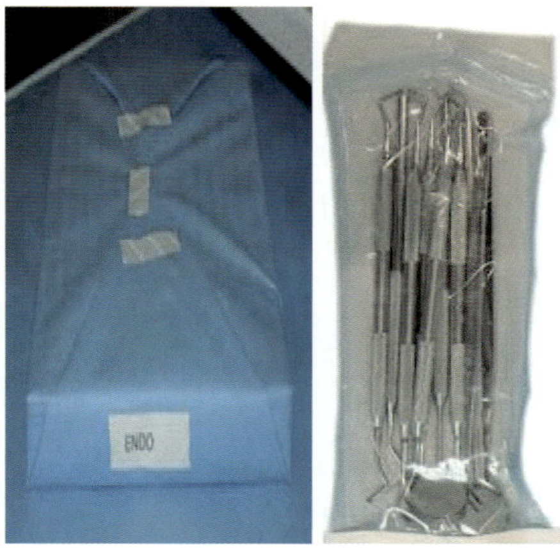

그림 8-16 **기구 포장**

(5) 멸균

적절한 멸균법을 선택하여 멸균한다.

(6) 보관

멸균된 기구를 즉시 사용하지 않을 경우 기구장에 보관해야 하며 보관기관은 최대 1개월로 하고 사용 전 보관기간 확인 후 1개월이 지났으면 다시 멸균한다. 기구보관 서랍은 진료지역이나 왕래가 빈번한 곳은 피하고 대략 1주 1회 이상 소독하여 오염으로부터 보호되어야 한다.

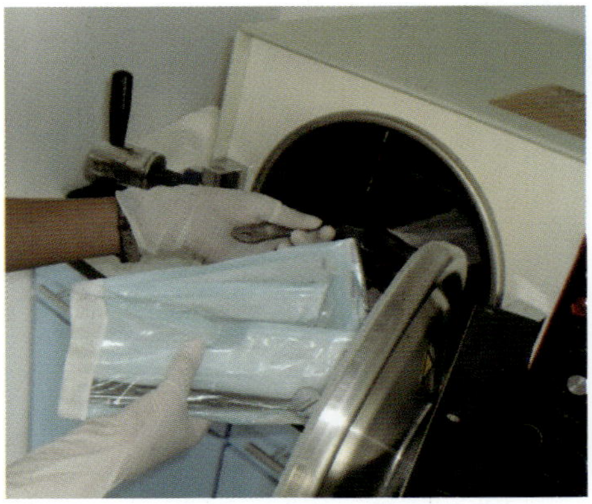

그림 8-17 **멸균**

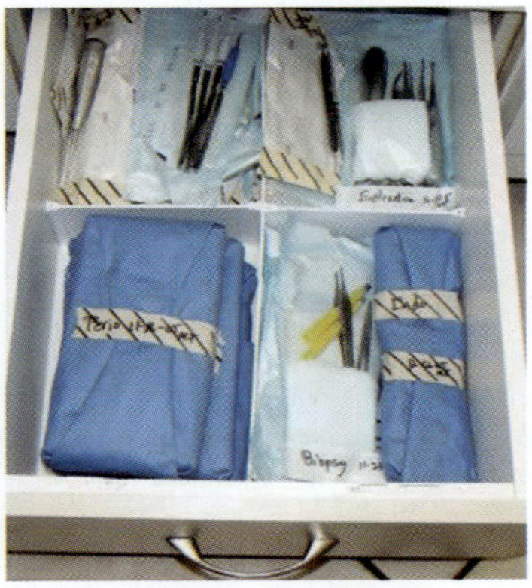

그림 8-18 **보관**

표 8-3 **의료 폐기물 전용용기 및 보관기준 및 기간**

폐기물 종류		전용 용기(색상)	보관시설 (보관기간)
격리의료 폐기물		상자형 합성수지류(붉은색)	성상이 조직물일 경우: 전용보관시설(4℃ 이하) - 7일
위해의료 폐기물	조직물류 폐기물	상자형 합성수지류(노란색)	전용보관시설(4℃ 이하) - 15일(치아는 60일)
	재활용하는 경우(태반)	상자형 합성수지류(녹색)	전용보관시설(4℃ 이하) - 15일
	손상성 폐기물	상자형 합성수지류(노란색)	전용보관시설(4℃ 이하) 또는 전용의 보관창고 - 30일
	병리계 폐기물	합성수지류, 골골판지류 또는 봉투형(노란색)	전용보관시설(4℃ 이하) 또는 전용의 보관창고 - 15일
	생물화학 폐기물	합성수지류, 골골판지류 또는 봉투형(노란색)	전용보관시설(4℃ 이하) 또는 전용의 보관창고 - 15일
	혈액오염 폐기물	합성수지류, 골골판지류 또는 봉투형(노란색)	전용보관시설(4℃ 이하) 또는 전용의 보관창고 - 15일
일반의료 폐기물		합성수지류, 골골판지류 또는 봉투형(노란색)	전용보관시설(4℃ 이하) 또는 전용의 보관창고 - 15일

7) 감염방지를 위한 개인방호법

치과진료실은 타액이나 혈액에 오염되기 쉬운 환경이므로 치과종사자들은 교차감염을 예방하기 위해 개인방호를 철저히 하지 않으면 안된다. 따라서 감염방지를 위한 개인 방호(보호)대책을 세우고 이를 철저히 지켜나가야 한다.

(1) 예방접종

치과의료종사자에게 필요한 예방접종으로는 간염, 인플루엔자, 풍진, 홍역, 유행성이하선염, 파상풍, 결핵 등이 있으므로 감염병 환자와의 접촉을 제한하고 이에 필요한 예방접종을 해야 한다. 특히 치과진료실의 진료특성상 A형, B형 간염에 대한 예방접종은 반드시 해야 한다.

(2) 손 관리(손 씻기, Hand control/Hand washing)

교차감염을 예방하기 위해서는 철저한 손 관리가 필요하다. 손 관리를 위해서는 장갑 착용 전·후에 손을 씻어야 피부 세균의 수준을 최소한도로 유지할 수 있다. 손 씻기는 장갑 속에서 증식하는 피부 세균이 축적되어 일어나는 감염을 줄일 수 있다.

손 씻는 요령은 포비돈요드, 염화벤잘코늄액, 염화벤제토늄액, 클로르헥시딘 등 항균제가 포함된 외과용 액체 비누로 수세용 솔(scrub brushes)이나 1회용 스펀지 등을 이용하여 충분히 거품을 일게한 후 손가락 끝에서 팔꿈치까지 흐르는 깨끗한 물에 깨끗하게 씻는다.

고형비누는 교차감염을 용이하게 하므로 추천되지 않는다.

이때 물은 손가락 끝에서 팔꿈치 방향으로 흐르게 하고 위생처리 된 수건으로 닦거나 자동건조기에서 건조시킨다. 또한 손톱은 미생물이 잘 서식할 수 있는 곳이므로 짧게 자르고 수세용 솔을 전·후로 움직여 손톱 밑을 씻고 손가락 끝을 5회 이상 반복하여 닦는다.

시계, 팔찌, 반지 등 악세사리와 장식물 등은 손 씻기를 하는데 지장을 초래하므로 진료 시에는 착용하지 않는다. 이때 손은 허리선 아래로 내리지 않도록 한다. 또한 직접 손으로 수도꼭지를 대지 말고 발이나 팔꿈치 등을 이용하여 물을 조절하거나 자동 수도장치를 이용한다.

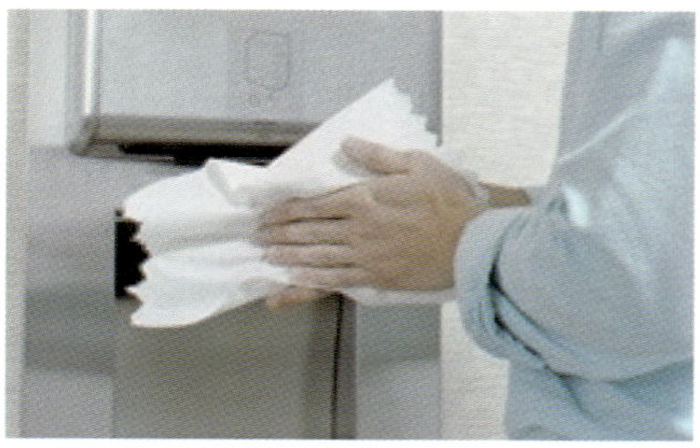

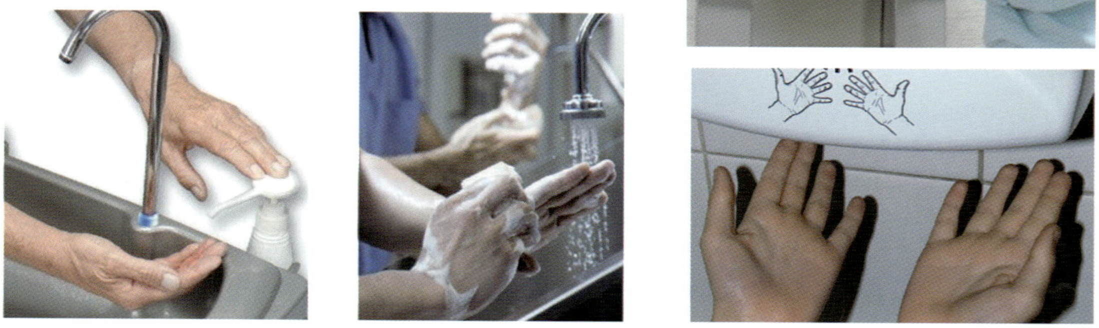

그림 8-19 **손 씻기(hand washing)**

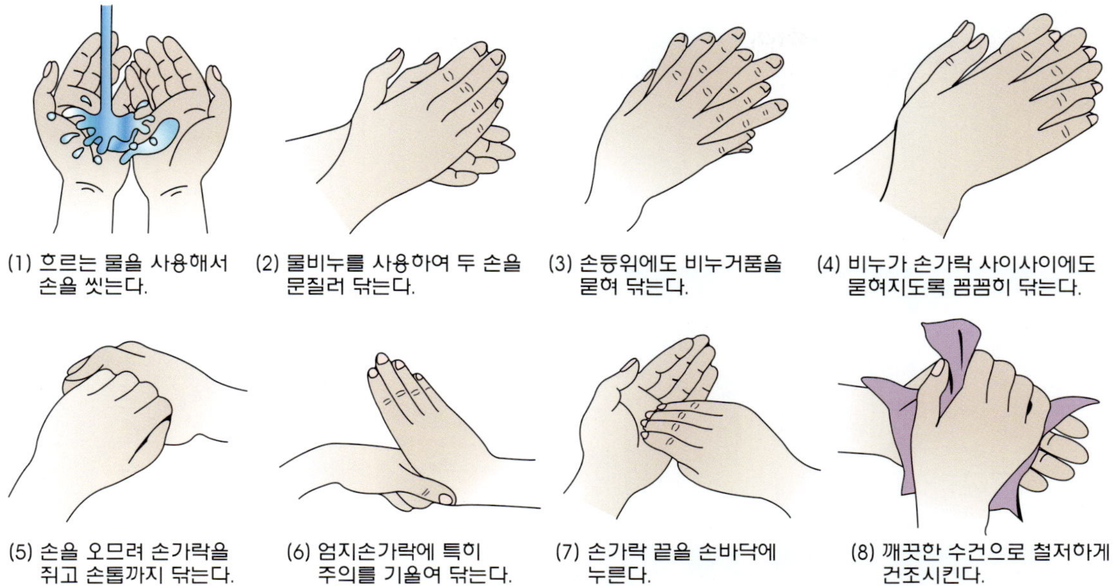

그림 8-20 손 씻기 기술(hand washing technique)

(3) 보호용 장갑(Glove) 착용

치과진료 시 타액과 혈액에 감염되는 것을 막고 오염된 술자 손에 의해 나타날 수 있는 교차감염의 예방을 위해 반드시 보호용 장갑을 착용해야 한다.

보호용 장갑의 종류는 멸균하지 않은 대·중·소 크기로 나오는 가사용 장갑, 멸균한 외과용 라텍스 장갑, 진찰과 기타 비 수술 과정에 쓰이는 멸균하지 않은 라텍스나 일회용 비닐장갑 등이 있다.

기구 세척과 건조, 기구소독, 청소, 임상폐기물처리 시에는 가사용 고무장갑을 사용하고, 치과진료 시에는 멸균한 장갑을 착용하며, 일회용 비닐장갑은 덧 장갑이나 간단한 진료시의 용도로 사용하여 미생물에 의한 교차 감염을 예방해야 한다.

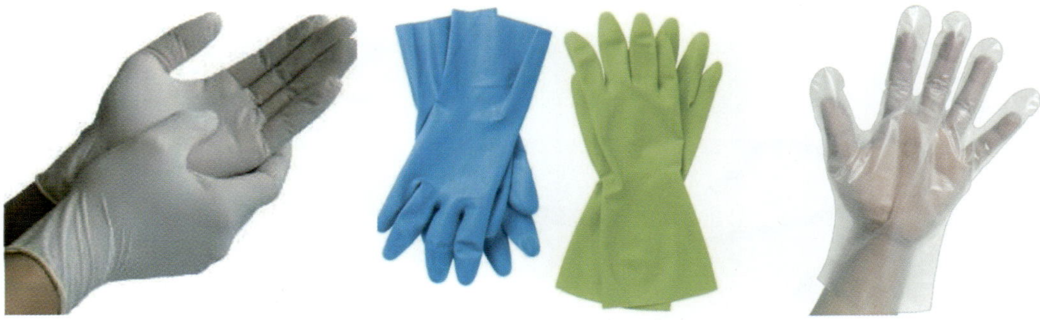

그림 8-21 보호용 장갑(라텍스/주방용/1회용 비닐)

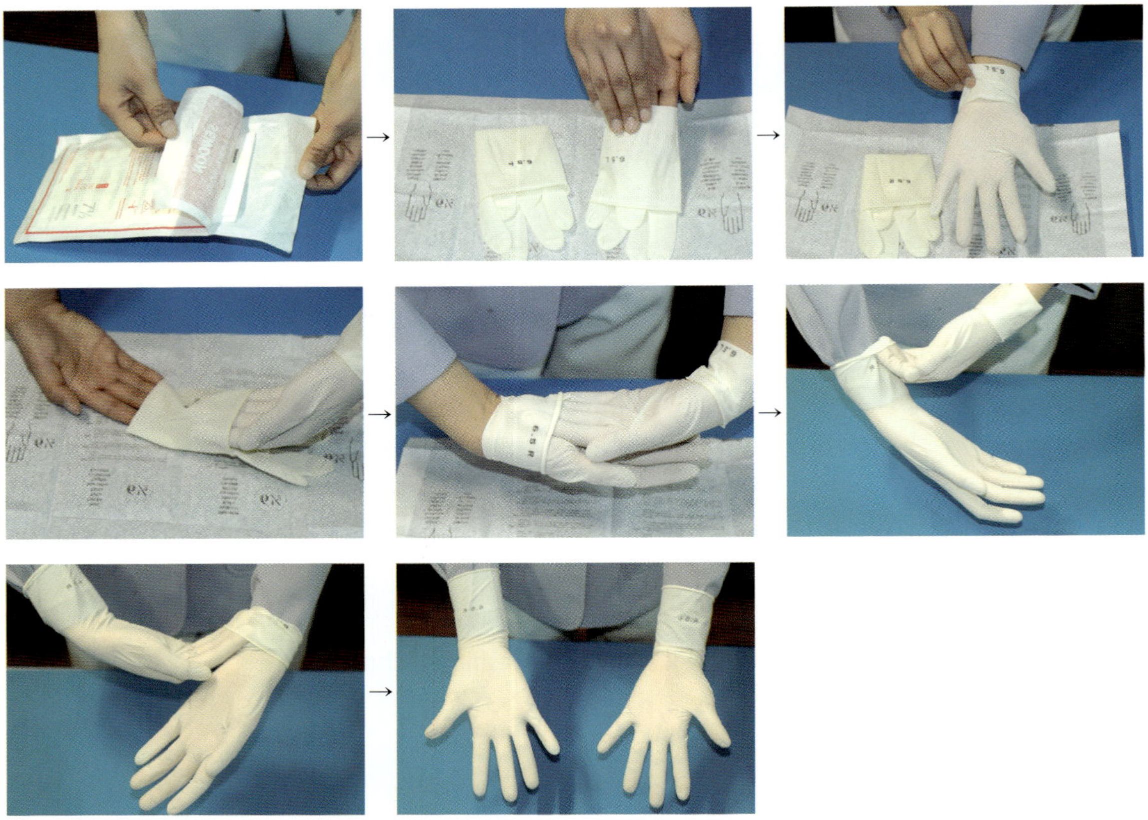

그림 8-22 진료용 장갑의 착용순서

(4) 보안경, 안면 보호대(Protect glasses)

B형 간염바이러스 등 일부 병원성미생물은 눈을 통해서도 감염되므로 치과진료 스텝은 항상 보안경을 착용하여야 하며 환자도 진료 시에는 착용하도록 권장하여야 한다. 특히 콘텍트 렌즈를 착용한 사람은 렌즈를 빼고 보안경을 착용할 수 있도록 해야 한다.

보안경의 상면과 측면 모두에 보호대가 있고 투명한 합성수지 안면보호대도 있다. 안면보호대는 턱과 머리도 보호할 수 있는 크기여야 하며 측면 방어를 위해 양쪽으로 구부러져 있어야 한다. 오염된 보안경은 비누와 물로 철저히 닦고 가능하면 결핵균 박멸성 화학멸균 소독제를 이용하거나 손상이 없는 약제로 소독을 해야 한다.

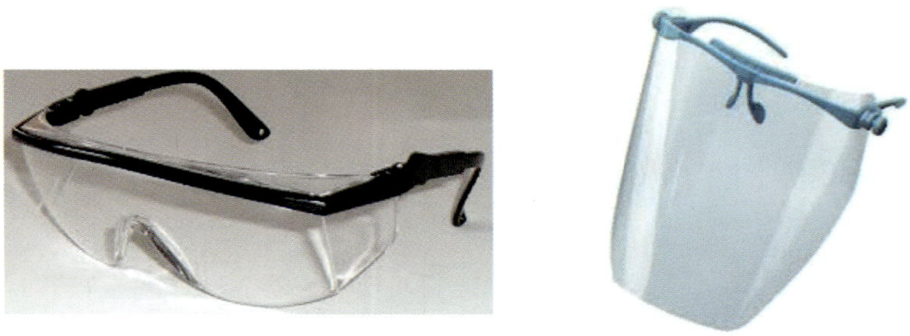

그림 8-23 보안경과 안면보호대

(5) 마스크(Mask)의 착용

치과진료 시 사용되는 고속 핸드피스나 초음파 치석제거기 사용 시에는 혈액, 타액, 기타 파편 등이 분무에 섞여 환자의 입에서 튀어나오는데 이러한 것들은 환자 전방 60cm에서도 발견되고 있다. 따라서 치과진료 의료진은 입과 코를 덮는 마스크를 착용하여 각종 잠재적 감염성 에어로졸 입자의 흡입을 줄여야 한다.

재질은 대부분 거즈나 천, 플라스틱, 광섬유, 합성섬유, 종이 등 다양하다.

마스크는 95% 이상의 세균 여과율과 호흡가능성을 갖추어야 하며 콧구멍이나 입술에 닿지 않아야 하고 얼굴 전체 주변에서 밀접하게 밀착되어야 하며 에어로졸 환경에서 마스크를 20분 이상 착용하고 있으면 마스크가 오염되므로 각 환자마다 마스크를 새로 착용하거나 일상적으로 적어도 매 1시간마다 마스크를 교환하도록 해야 한다.

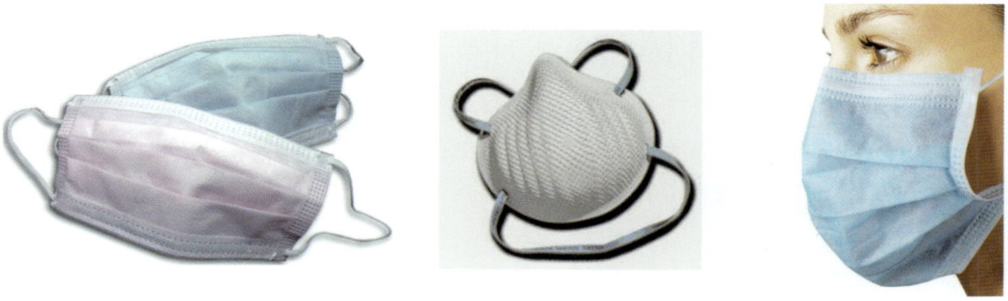

그림 8-24 **마스크(돔형/착용모습)**

(6) 가운(Gown)

혈액이나 체액으로부터 치과진료 의료진의 신체 부위가 오염되지 않도록 보호하기 위하여 1회용 가운을 입거나, 제복(uniform) 등과 같은 보호용 의류를 착용하여야 한다. 가운은 반드시 진료실 내에서만 착용하고 가능하면 매일 갈아입도록 하여 가운의 관리를 철저히 한다.

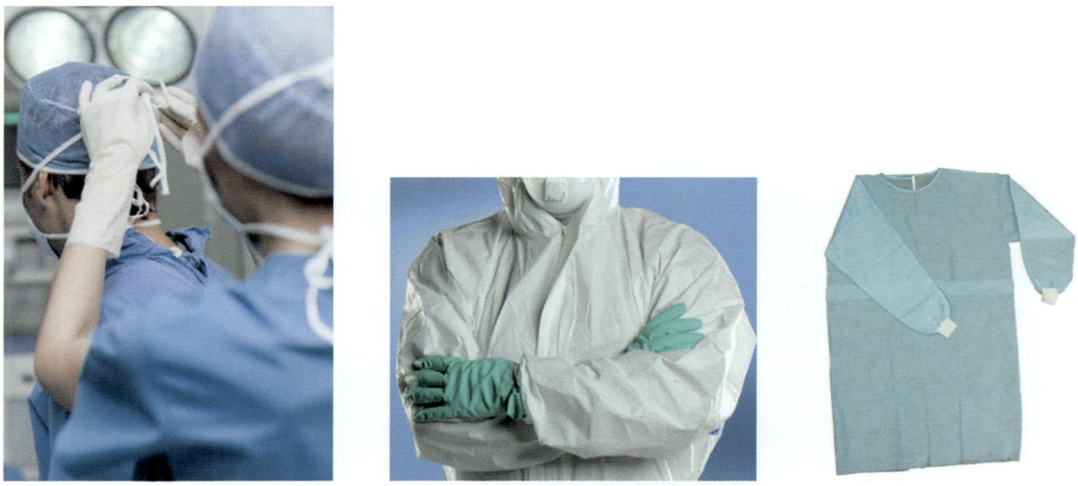

그림 8-25 **보호용구 착용(1회용 가운)**

(7) 치과진료실 내 감염관리 원칙

술자와 환자의 감염을 줄이기 위한 진료실 감염관리를 위한 일반적인 준수사항으로는

첫째, 치과진료 기구인 핸드피스, 초음파 치석제거기 등에 의해 발생한 공기 중의 부유물인 치과에어로졸을 줄여야 한다.
이를 위해 개인방호를 위한 장비(장갑, 마스크, 보안경, 진료복 등)를 반드시 착용해야 하며, 진료시 강력한 흡입기와 러버댐을 사용해야 하고, 치과진료 전에 환자에게 항균성 양치액으로 양치하게 하여 구강미생물의 수를 감소시키도록 한다.

둘째, 기구표면, 신체부위 등 접촉을 최소화 해야 한다. 치과 진료에 필요한 멸균된 모든 기구를 미리 준비하고 진료 후 오염된 손으로 다른 기구 및 재료와 접촉하는 것을 최소화하며, 오염된 장갑으로 눈을 비비거나 신체의 일부를 만지거나 닿지 않게 한다. 치과진료 도중 진료실을 벗어날 때에는 오염된 장갑을 벗거나 덧장갑을 착용하고 다시 진료할 경우 새 장갑을 착용하거나 덧장갑을 제거하여 폐기시킨다.

8) 환자시술시 감염관리지침

치과에 진료하기 위해 온 대상자를 중심으로 시술시 감염관리 지침은 크게 3가지로 나누어 관리한다.
첫째, 진료 전 관리, 둘째, 진료 시 관리, 셋째, 진료 후 관리이다.

(1) 진료 전 관리

술자는 개인방호를 위하여 마스크, 장갑 등을 착용하고 치과진료장비의 타구, 작업대, 머리받침대 등을 표면소독하거나 1회용 덮개로 덮어 감염관리를 한다. 소독이 끝난 후 사용한 마스크와 장갑 등 보호용 장비는 버리고 손을 닦는다.

(2) 진료 시 관리

구강진료의자에 환자를 앉힌 후 의자를 조절하고 환자에게 턱받이, 냅킨 등을 착용시킨 후 환자의 전신병력 및 치과병력 조사 후 진료기록부에 기록한다. 구강 내 미생물의 수를 낮춰 감염관리를 위해 항균성 양치용액으로 구강세척을 시킨 후 시술 시 사용할 멸균된 기구에 오염된 술자의 몸이 닿지 않도록 하며 포장된 preset tray를 개봉한다.
마스크와 보안경을 착용하고 손을 닦은 후 검사용 장갑을 착용한다. 수관에서 20~30초 동안 물을 빼 버리고 진료할 준비를 한다.
진료 시 에어로졸과 구강 내 미생물 확산을 제한하기 위해 러버댐을 사용하고, 강력한 흡입기를 사용하도록 하며, 오염된 손으로 소독 부위를 만지지 말고 장갑을 낀 상태에서 머리, 피부, 눈 등을 접촉하지 않도록 한다. 진료 도중 장갑이 파손되면 즉시 버리고 손을 닦은 후 새 장갑을 착용해야 하며, 오염된 장갑으로 진료기록부를 만지지 말고 예리한 기구는 미리 주의하도록 한다.

(3) 진료 후 관리

술자는 장갑을 벗은 후 개인보호 장비를 벗어 폐기한 후 손을 닦는다. 새로운 장갑이나 마스크 착용 후 새 기구를 트레이에 담고 치과진료장비 수관의 물을 30초 동안 빼내고 1회용 덮개를 모두 제거 후 폐기한다.

진료 후 오염된 장비표면은 세척하고 소독하며, 사용한 기구는 멸균실로 옮기고 장갑을 벗어 적출물을 분리수거 한 후 손을 닦고 건조시킨다.

기구관리는 세척 후 건조시킨 다음 포장하여 멸균한다. 멸균 후에는 기구보관서랍에 보관한다.

9) 의료 폐기물 관리 및 처리

(폐기물관리법 시행규칙 개정. 2019.10.29 시행)

(1) 정의

인체의 조직 등에서 적출된 피, 고름, 배설물, 타액, 분비물이나 글러브, 마스크, 거즈, 코튼, 탈지면 등과 같은 소독약이 묻어있는 일회용품으로서 의료기관 및 시험검사 기관 등에서 배출되는 인체 유해물질을 말한다.

(2) 목적

병원, 치과병원, 의원, 기공소 등에서 치료, 진료, 검사, 제작과정에서 발생되는 감염성 오염물질인 의료 폐기물로 인해 인체에 위해가 될 수 있는 이차감염을 예방하기 위해서 필요한 사항을 규정하여 위생적으로 안전하게 처리함을 목적으로 한다.

(3) 의료 폐기물의 종류

① 격리의료폐기물

「감염병의 예방 및 관리에 관한 법률」제2조제1호의 감염병으로부터 타인을 보호하기 위하여 격리된 사람에 대한 의료행위에서 발생한 일체의 폐기물.

② 위해폐기물

a. 조직물류폐기물: 인체 또는 동물의 조직·장기·기관·신체의 일부(ex. 치아*), 동물의 사체, 혈액·고름, 및 혈액생성물(혈청, 혈장, 혈액제제), 인체조직물류중 태반(재활용하는 경우).

* 단 치과 병·의원에서 발생되는 치아는 조직물류, suction용 1회용 튜브는 폐합성수지류, 치과용 아말감은 일반의료폐기물로 분류함

b. 병리폐기물: 시험·검사 등에 사용된 배양액, 배양용기, 보관균주, 폐시험관, 슬라이드, 커버글라스, 폐배지, 폐장갑 등.

c. 손상성폐기물: 주사바늘, 봉합바늘, 수술용 칼날, 한방침, 치과용 침, 파손된 유리재질의 시험기구 등.

d. 생물·화학폐기물: 폐백신, 폐항암제, 폐화학치료제 등.

e. 혈액오염폐기물: 폐혈액백, 혈액투석 시 사용된 폐기물, 그밖에 혈액이 유출될 정도로 포함되어 있어 특별한 관리가 필요한 폐기물 등.

③ 일반의료 폐기물

혈액·체액·분비물·배설물이 함유되어 있는 탈지면, 붕대, 거즈, 수액세트, 치과용 아말감, 생리대, 일회용주사기, 감염병환자, 감염병의사환자, 병원체보유자가 사용한 일회용기저귀와 혈액이 함유되어 있는 일회용기저귀** 등이다.

** 일회용기저귀를 매개로 전염가능성이 낮다고 판단되는 감염병으로서 환경부장관이 고시하는 감염병 관련 감염병 환자 등이 사용한 일회용기저귀는 의료폐기물에서 제외함(사업장일반폐기물에 해당)

④ 기타

의료 폐기물이 아닌 폐기물로서 의료 폐기물과 혼합되거나 접촉된 폐기물은 혼합되거나 접촉된 의료 폐기물과 같은 폐기물로 본다.

(4) 보관기준

① 치과 내에서 발생되는 감염성이 있는 모든 의료 폐기물은 분리배출방법을 적용하여 발생 시부터 종류별로 전용용기에 넣어 밀폐 보관하며 동일한 처리장소 및 처리 방법으로 처리하는 경우는 밀폐보관이 가능하다.

② 진료실, 처치실 등 발생장소별로 전용용기를 배치하여야 한다. 만약 여러 장소에서 발생된 의료 폐기물을 수거하여 전용용기에 옮겨 담는 행위는 교차감염 위험이 클 수 있다.

(5) 보관방법

① 의료 폐기물의 보관용기

감염위험이 있는 의료 폐기물의 보관용기는 환경부장관이 지정한 기관이나 단체가 검사하여 인정한 전용용기만을 사용하여야 한다(그림8-26).

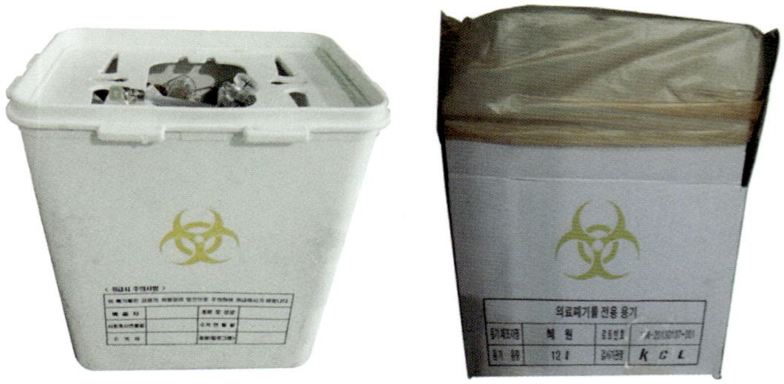

그림 8-26 의료 폐기물 분리보관함

② 의료 폐기물의 종류별 전용용기 및 그 용기에 표시하는 도형의 색상

치과의 경우 조직물류 이외의 의료 폐기물을 배출자(치과의료기관)가 동일한 처리장소 및 처리 방법으로 처리할 경우에는 혼합보관이 가능하며, 전용용기의 도형 색상은 폐기물량이 더 많은 것의 도형 색상을 기준으로 한다. 전용 용기로는 봉투형 용기 및 상자형 용기로 구분하며 봉투용 용기는 합성수지류, 상자형 용기는 골판지류 또는 합성수지류를 사용한다.

☞ Check point

- 진료실에서의 교차감염 예방에 대한 지식과 기술을 숙지해야 한다.

[출처] 의료폐기물의 개념 「폐기물관리법 제2조 제5호」, 「폐기물관리법 시행령 제4조」, 「폐기물관리법 시행령」(대통령령 제30173호) 및 「폐기물관리법 시행규칙」(환경부령 제830호) 일부개정 참고

Chapter

9

환자의 자세 및 술자의 위치 선정

Positioning of Patient and Operator

ORAL PROPHYLAXIS

제9장 환자의 자세 및 술자의 위치 선정 (Positioning of Patient and Operator)

학습목표

- 환자의 자세를 설명할 수 있다.
- 술자의 자세를 설명할 수 있다.
- 술자의 위치를 설명할 수 있다.

I 환자 및 술자의 자세와 위치

치주기구조작을 위한 환자와 술자의 올바른 자세와 위치는 매우 중요하다. 올바른 자세와 위치는 술자의 불편과 손상을 예방할 수 있으며, 시술 중 시야를 확보할 수 있고, 기구조작 시에 치아에 접근이 쉬워 치료효율이 향상된다.

1. 환자의 자세(Patient position)

일반적으로 치주기구 조작 시 환자의 자세는 상악을 치료할 때는 등받이(backrest)를 지면에 평행하게 하거나, 머리받침(headrest)을 아래로 기울여서 환자의 턱이 약간 올라가게 한다(그림 9-1). 하악의 경우에는 등받이를 약간 올리며 필요시 머리받침을 위로 조절하여 환자의 턱이 약간 아래로 내려가게 한다(그림 9-2). 이때 환자의 높이는 개구상태에서 술자 팔꿈치와 비슷하거나 약간 낮게 위치시키고, 술자가 환자의 구강에 쉽게 접근하기 위해서 환자의 정수리와 머리받침의 끝이 서로 일치하도록 한다.

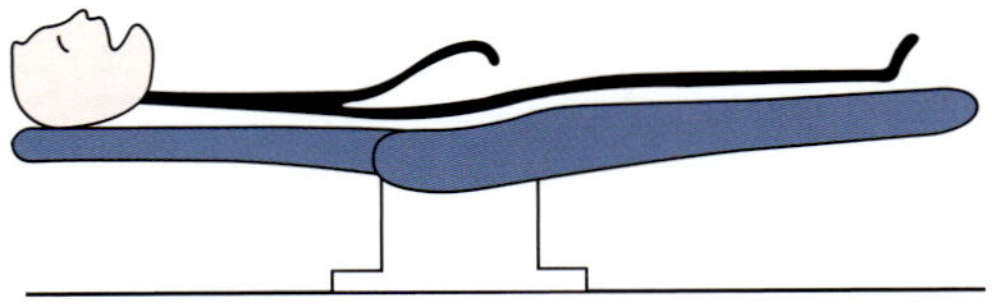

그림 9-1 **상악 치료 시**

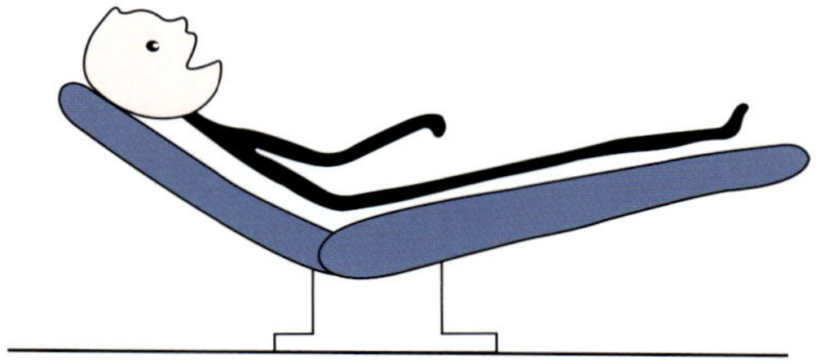

그림 9-2 **하악 치료 시**

1) 환자 자세(Patient position)의 분류

(1) 수직자세(Upright position)

진료의 시작과 종료 시에 적용하며 가장 기본이 되는 자세이다. 등받이가 바닥과 80~90도를 이루며 주로 불소도포 및 구강 외 검진, 환자 교육 등에 이용된다.

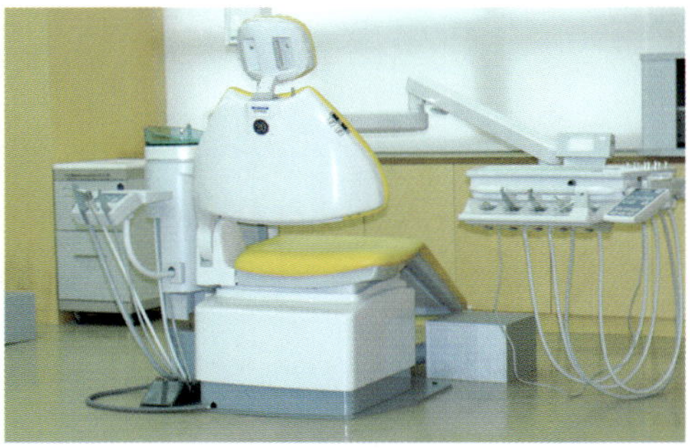

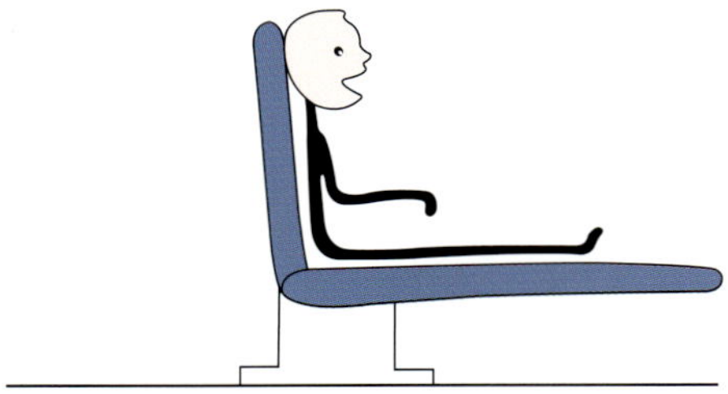

그림 9-3 **수직자세(upright position)**

(2) 경사자세(Semi-upright position)

등받이가 바닥과 40~50도를 이룬다. 심혈관계나 호흡기질환이 있는 환자, 임산부 등의 시술 시 요구되는 자세이며 일반적으로 술자가 서서 시술해야 한다.

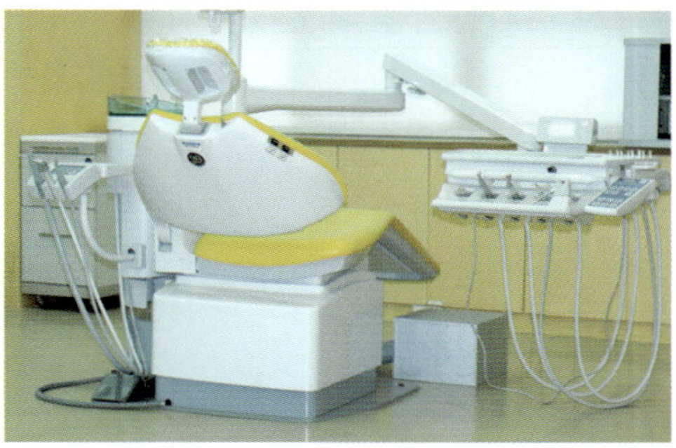

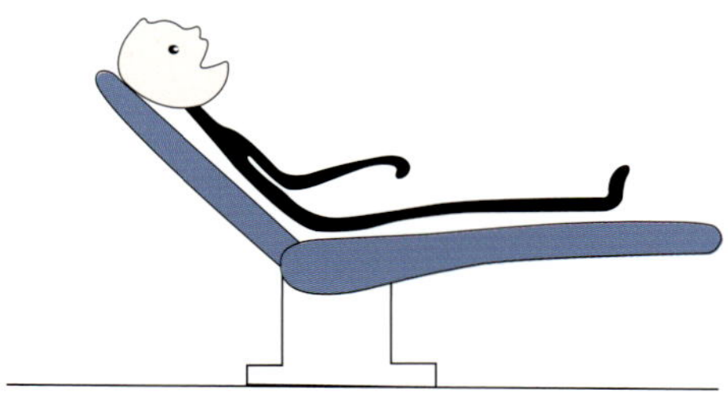

그림 9-4 **경사자세(semi-upright position)**

(3) 수평자세(Supine position, 앙와위)

머리 받침(head rest)과 등받이(backrest)는 일직선 상에서 바닥과 평행하며, 환자의 발꿈치가 머리 높이가 되도록 하거나, 발꿈치가 콧등과 비슷하거나 약간 더 높게 위치한다. 앙와위라고도 하며 환자가 개구한 상태에서 상악 교합면이 바닥과 거의 수직상태를 이루며 상악부위 시술 시 효과적이다.

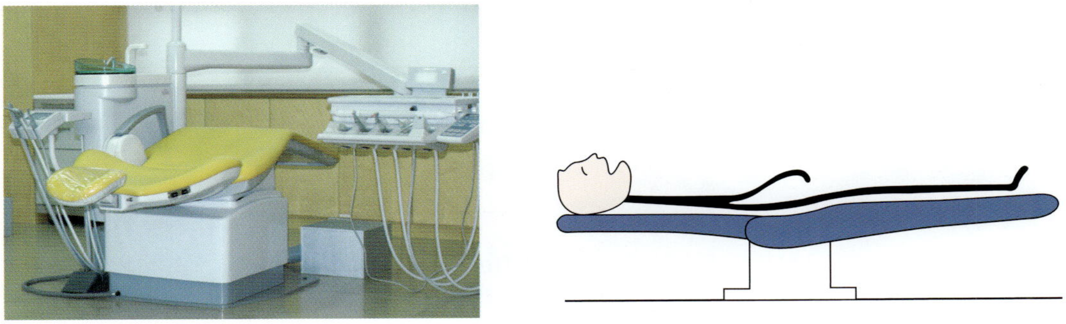

그림 9-5 **수평자세(supine position)**

(4) 변형수평자세(Modified supine position)

수평자세를 약간 변형시킨 것으로 등받이가 바닥에서 15~20도 정도 올린 자세이다. 환자가 개구상태에서 하악의 교합면이 바닥과 거의 평행되도록 조절하여, 하악부위 시술에 효율적인 자세이다.

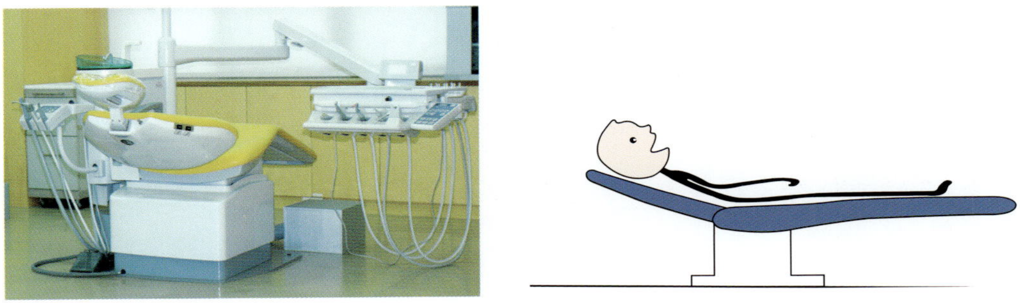

그림 9-6 **변형수평자세(modified supine position)**

(5) 트렌델렌버그 자세(Trendelenberg position)

진료의자의 등받이가 30 ~ 40도 정도 아래로 경사를 이루어서 심장이 머리보다 높게 위치하는 자세이다. 실신과 같은 응급상황 시 혈액순환을 원활하게 하고 상악 제3대구치 발치 시에도 사용된다.

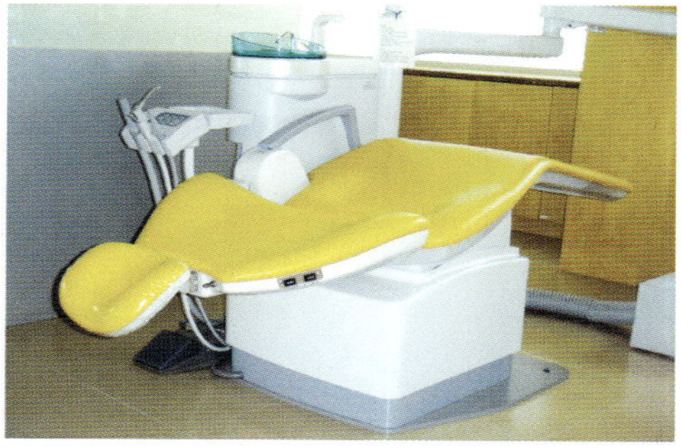

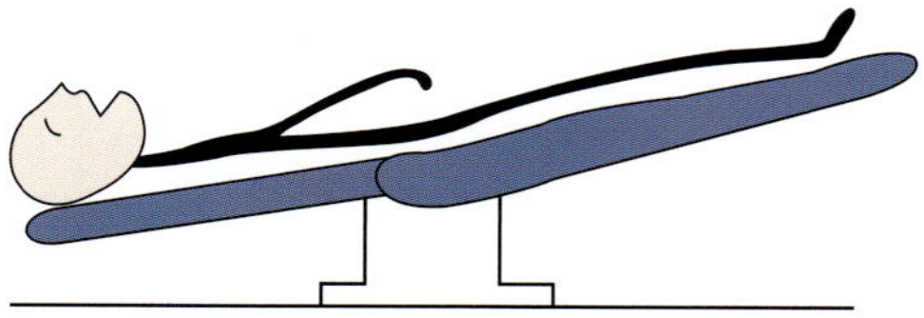

그림 9-7 트렌델렌버그 자세(Trendelenberg position)

2. 술자의 자세 및 위치(Operator position)

1) 술자의 올바른 자세(Operator position)

술자의 피로와 손상을 피하기 위해 고려해야 할 중요한 요소는 술자의 자세에 맞춰 환자를 적절히 위치시키는 것이다. 술자가 효율적인 작업을 할 수 있도록 자세를 조절하여 신체에 가해지는 스트레스를 최소화하는 것이 중요하다. 술자는 의자에 깊숙이 앉아 힙(hip)이 바닥과 90도가 되도록 하고, 체중이 한쪽으로 치우치지 않도록 한다. 발바닥은 바닥에 닿도록 하고, 대퇴부는 바닥과 평행하게 한다. 등과 목은 가능한 곧게 펴도록 하며 머리를 기울일 경우 15도 이내가 적합하며, 시술부위에 접근하기 위해 전방으로 굽힐 때는 등만 굽히지 말고 힙부터 목까지 함께 20도 이내로 굽힌다. 어깨는 편안한 자세로 바닥과 평행하며, 상박은 몸통에서 20도 이내로 유지하고, 상박과 하박간의 각도는 60~100도 범위 내에서 환자의 구강에 도달할 수 있어야 한다(그림 9-8).

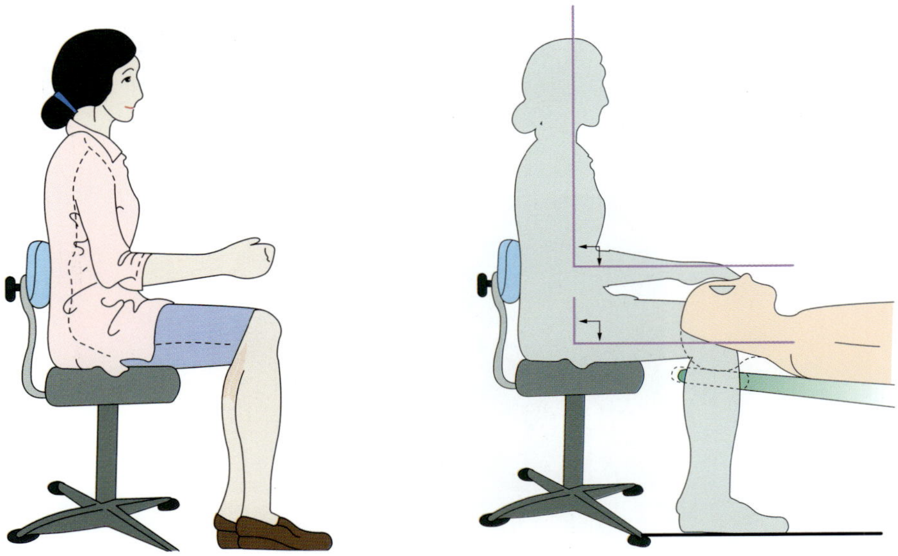

그림 9-8 술자의 올바른 자세

환자의 구강과 술자의 눈과의 거리는 35 ~ 40cm(14 ~ 16inch)정도를 유지하며, 시술 중 술자의 팔꿈치를 몸통에 편안하게 붙인 상태에서 환자의 구강높이가 비슷하거나 약간 낮은 위치에 있도록 진료의자를 조절하도록 한다(그림 9-9).

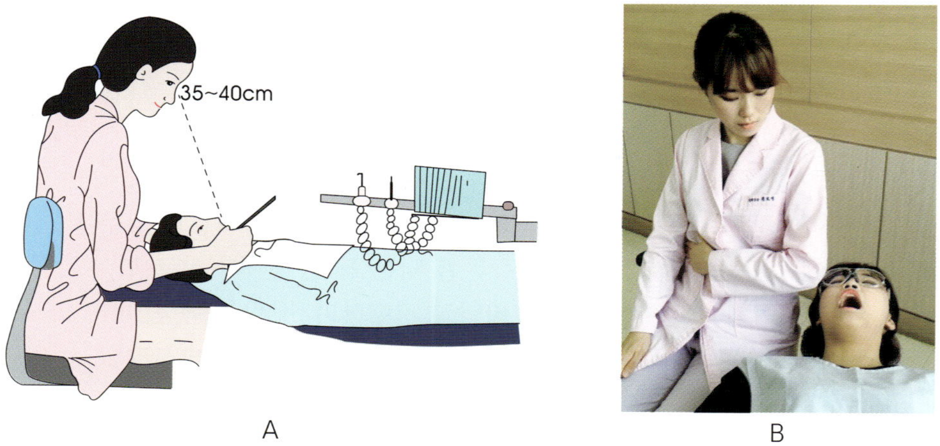

그림 9-9 술자의 눈과 환자 구강과의 거리(A), 환자의 구강높이(B)

손목은 가능하면 손등과 전박이 일직선상을 이루도록 한다. 심한 굴곡(flection)과 연장(extension) 및 비틀림(deviation) 등으로 인해 치과위생사의 직업병으로 알려진 수근관 증후근(carpal tunnel syndrome)을 예방해야 한다.

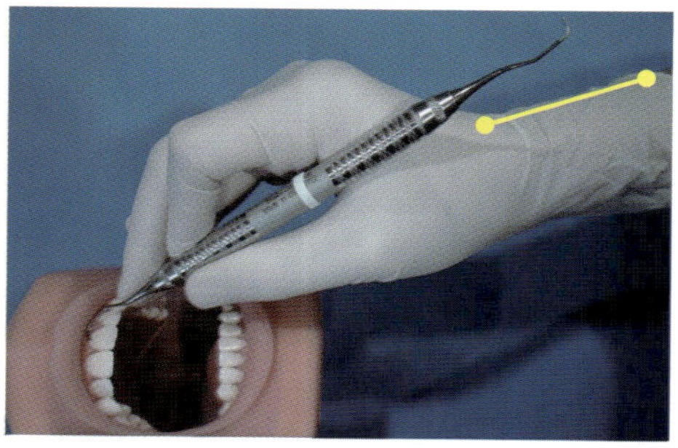

그림 9-10 올바름

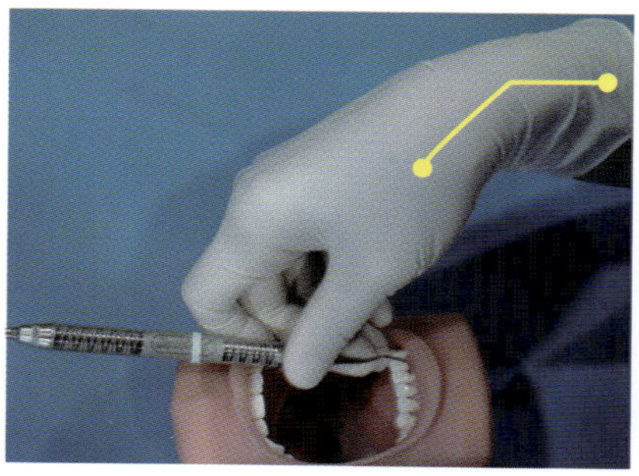

그림 9-11 손목의 굴곡

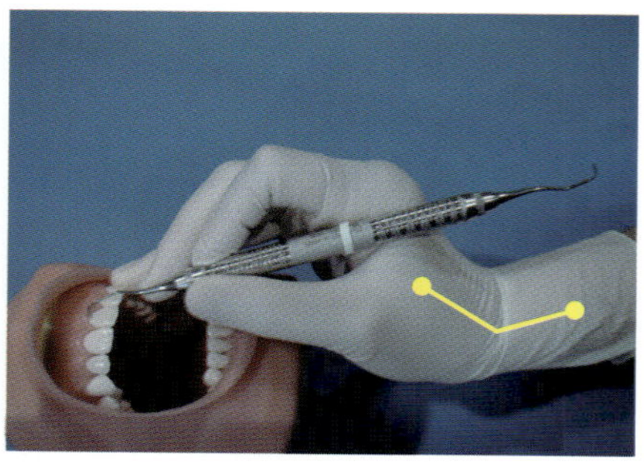

그림 9-12 손목의 연장

수근관 증후군(Carpal tunnel syndrome, CTS)이란?

손목의 수근관 내에 있는 정중신경(Median nerve)이 눌려서 손목과 손에 나타나는 동통성 이상으로 손목을 위와 아래 및 옆 등으로 반복적으로 굽히거나, 근육이 경직된 상태에서 오랫동안 기구를 움켜쥐고 있는 경우 등의 잘못된 자세에서 발생된다. 주로 엄지, 검지, 중지에 감각이 이상하거나 통증 또는 저린 증상으로 나타난다.

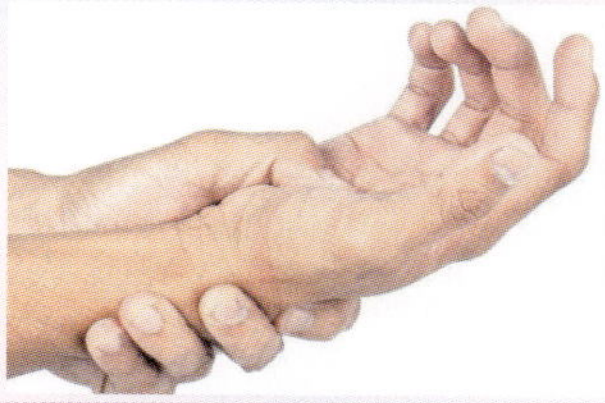

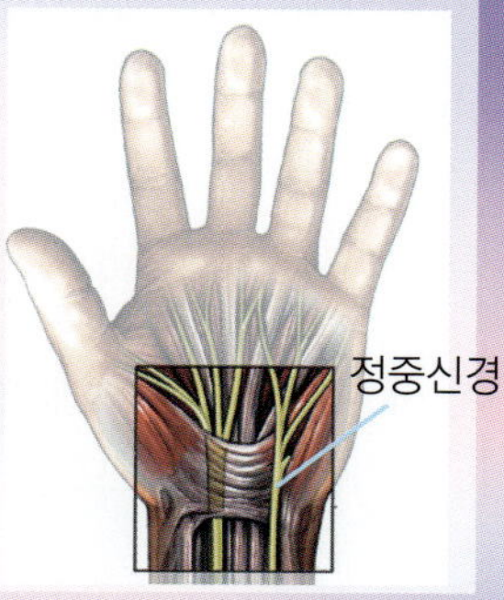

CTS 예방법 손목운동

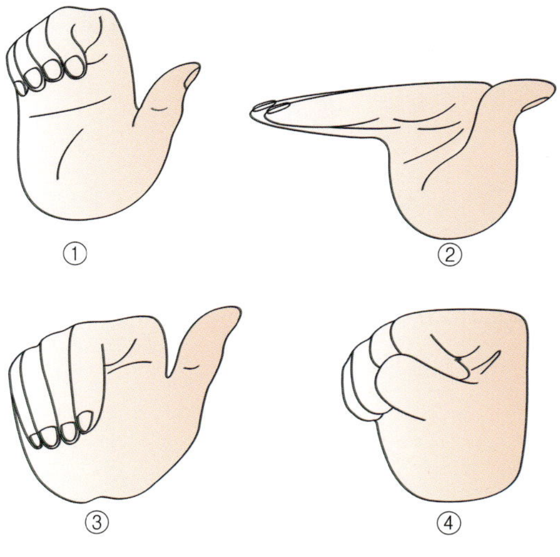

① '손가락 윗마디'를 발톱 모양으로 구부린다.
② 손가락 전체를 'ㄱ'자로 구부린다.
③ 'ㄱ'자로 구부린 손가락을 반 주먹상태로 더 구부린다.
④ 손가락을 주먹상태로 움켜쥔다.

2) 술자의 위치

술자가 바른 자세로 앉아서 시술부위를 볼 수 있도록, 부위에 따른 술자의 올바른 위치는 매우 중요하다. 술자의 활동영역은 크게 다음의 3가지로 분류할 수 있다.

(1) 전방위(Front position)

환자 머리의 앞쪽에 위치하는 자세로 시계방향 7시~8시에서 환자의 얼굴을 마주보고 앉는다. 술자의 양손이 모두 환자 오른쪽에 위치하며 다리는 머리 쪽으로 향하도록 한다.

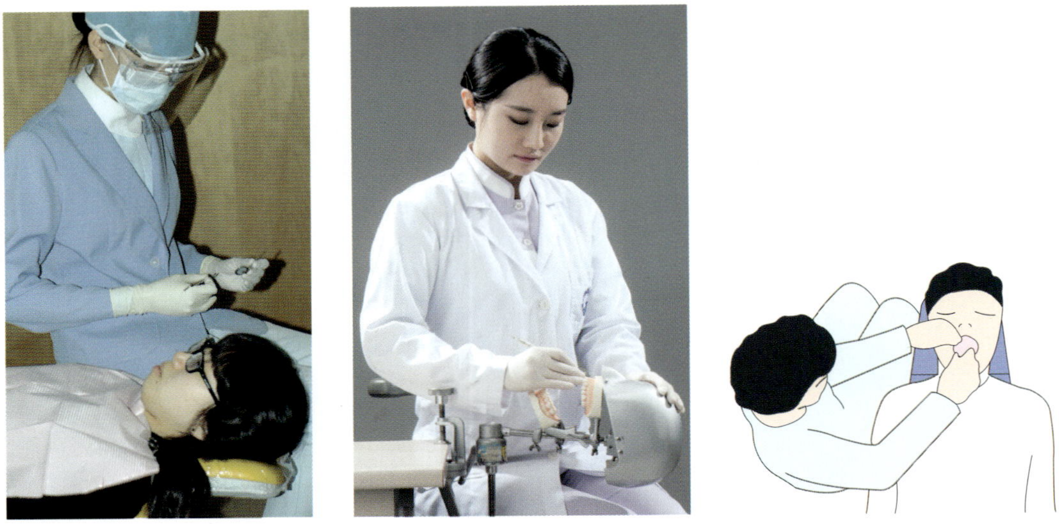

그림 9-13 **전방위(front position): 7시~8시**

전방위에서 시술부위는 다음과 같다.

상악:

a. 상악 우측 구치부 협면
b. 상악 좌측 구치부 설면
c. 상악 전치부 순면의 술자와 가까운 면
d. 상악 전치부 설면의 술자와 가까운 면

하악:

a. 하악 우측 구치부 협면
b. 하악 좌측 구치부 설면
c. 하악 전치부 순면의 술자와 가까운 면
d. 하악 전치부 설면의 술자와 가까운 면

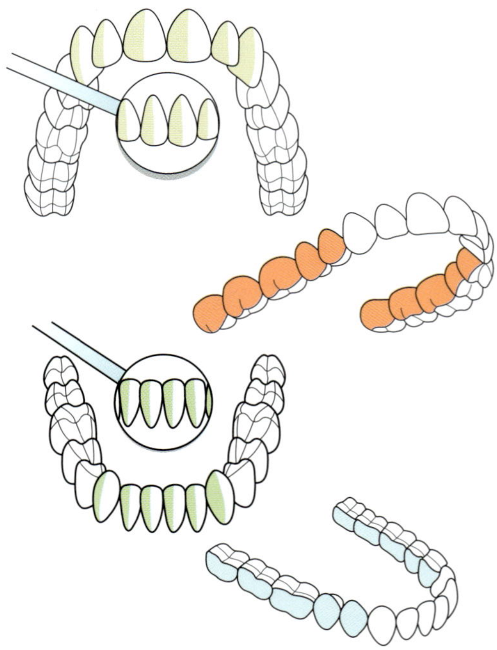

(2) 측방위(Side position)

측방위는 9시~11시 사이에 위치하는 것으로 술자가 환자 머리의 오른쪽에 앉는다. 이때 9시 방향에 앉아 진료 시에는 양손과 양다리가 모두 환자의 오른쪽에 위치하지만 10시~11시 사이에 위치하는 경우 술자의 양손과 다리는 환자머리를 중심으로 양쪽으로 벌리게 된다.

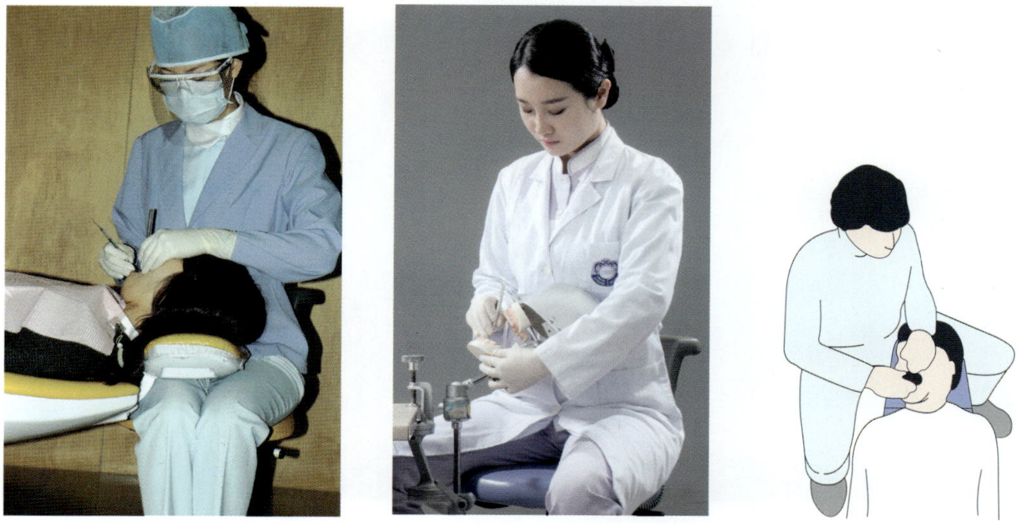

그림 9-14 **측방위(side position): 10시 ~ 11시**

측방위에서의 시술부위는 다음과 같다.

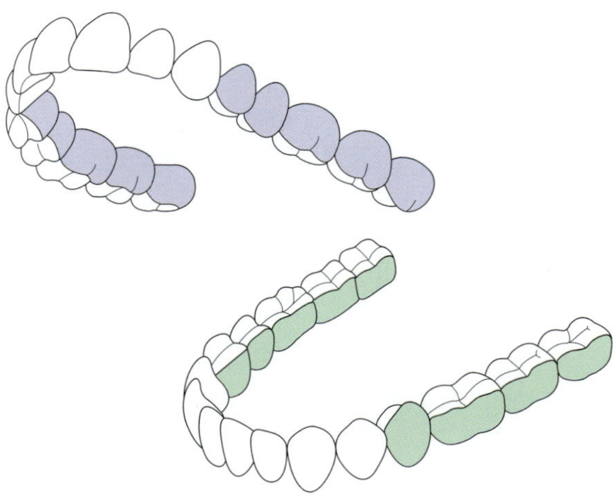

상악:

a. 상악 우측 구치부 설면
b. 상악 좌측 구치부 협면

하악:

a. 하악 우측 구치부 설면
b. 하악 좌측 구치부 협면

(3) 후방위(Back position)

후방위는 12시 방향에 위치하는 것으로 술자는 환자의 머리 뒤쪽에 앉는다. 머리를 중심으로 술자의 다리는 양쪽으로 벌리고 앉으며, 술자의 두 손도 환자의 오른쪽과 왼쪽으로 벌려서 환자를 감싸는 형태로 위치한다.

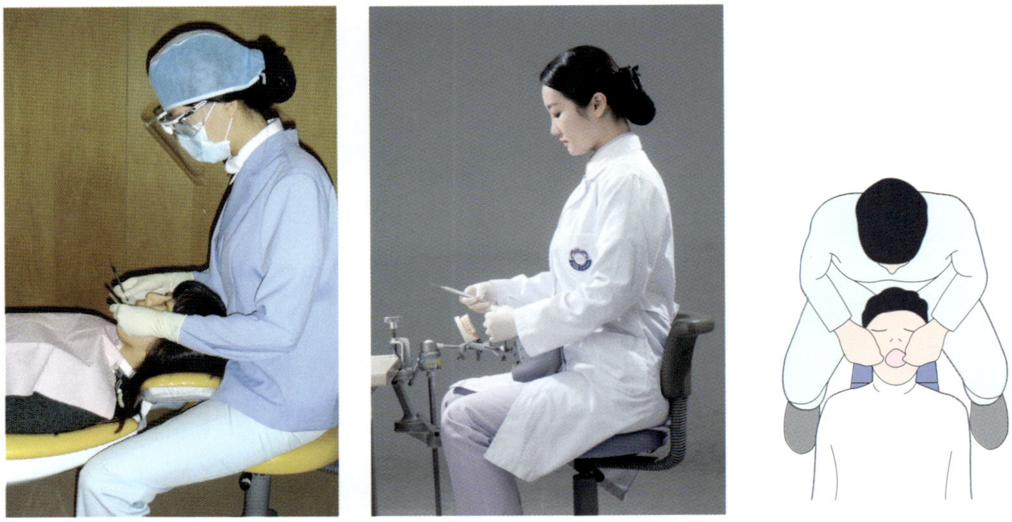

그림 9-15 **후방위(back position): 12시**

후방위에서 시술부위는 다음과 같다.

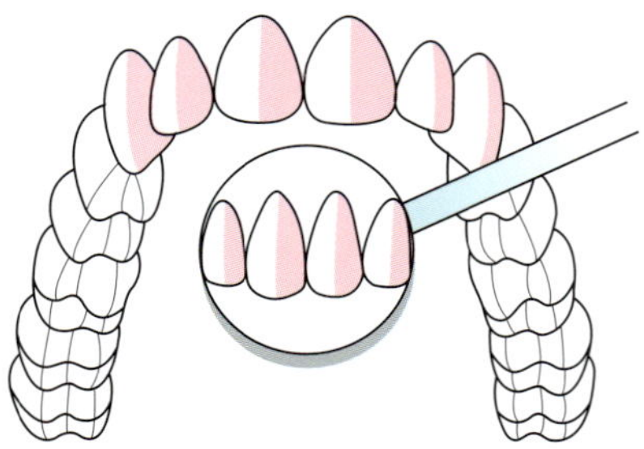

상악:

a. 상악 전치부 순면의 술자와 먼 면

b. 상악 전치부 설면의 술자와 먼 면

하악:

a. 하악 전치부 순면의 술자와 먼 면

b. 하악 전치부 설면의 술자와 먼 면

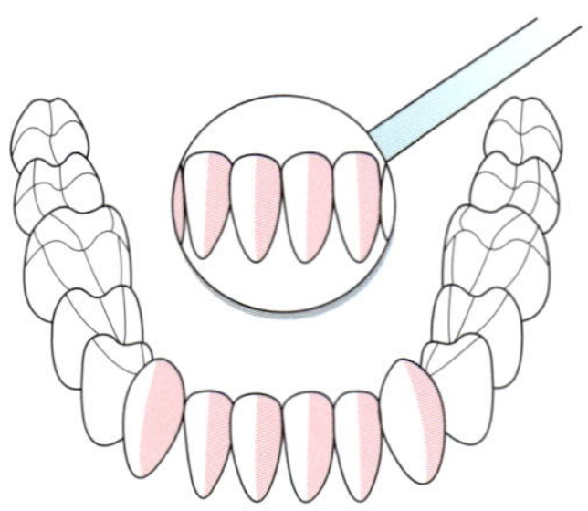

3) 술자 · 협조자의 영역

술자의 피로와 손상을 피하기 위해 고려되어야 할 요소 중 하나는 술자의 자세에 맞게 진료장비를 적절히 위치시키는 것이다. 환자를 중심으로 술자와 협조자의 위치가 올바르면 보다 능률적이고 신속한 진료를 유도해낼 수 있다.

① 술자의 영역(Operator's zone)

7시~12시 정도 사이가 주로 술자가 환자의 구강을 직접적으로 관찰할 수 있는 범위이다(A영역).

② 협조자가 사용하는 장비위치(Static zone)

12시~2시 사이는 주로 협조자가 사용하는 mobile cart를 놓는 위치이며, 치료에 필요한 재료나 기구 등을 두고 사용한다(B영역).

③ 협조자의 영역(Assistant zone)

2시~4시 사이는 보조활동을 하는 범위이며, 이 위치에서 기구전달이 효율적으로 이루어질 수 있다(C영역).

④ 술자가 사용하는 장비위치(Transfer zone)

4시에서 7시(또는 8시) 사이로 기구선반(bracket tray)이 위치한다(D영역).

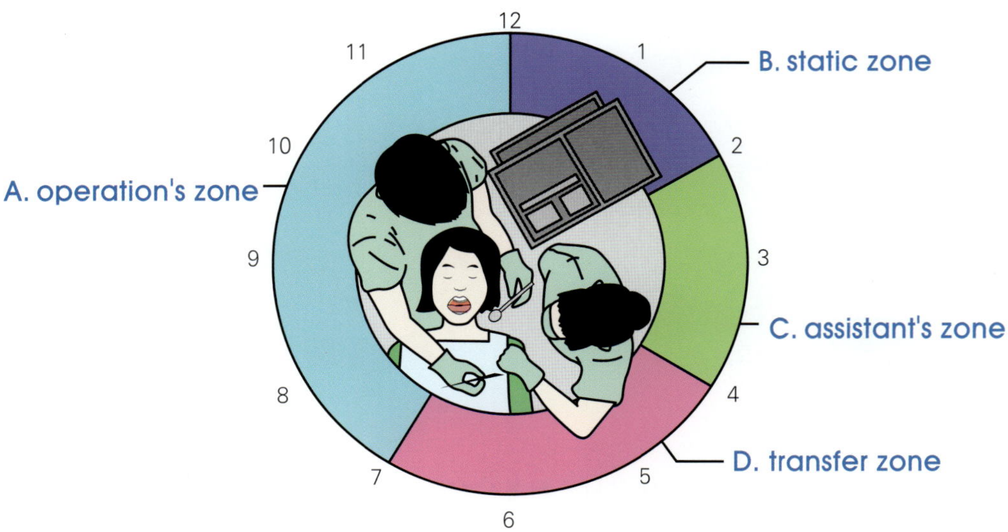

그림 9-16 **술자 · 협조자의 영역**

Ⅱ 치과 조명등과 기구선반의 위치

1. 치과 조명등(Dental light)

치과 조명등은 술자의 팔길이 정도의 높이로 손이 쉽게 닿는 범위 내에서 환자의 얼굴로부터 가능한 멀리 위치시킨다.

일반적으로 환자구강과 조명등과의 거리는 60~90cm가 적절하다. 환자의 구강과 조명등이 너무 가까운 경우 오히려 시술할 부위를 제대로 비출 수 없는 경우가 많고, 술자의 머리에 빛이 가릴 수 있으며, 뜨거운 열로 환자를 불편하게 할 수 있다. 또한 등받이를 세울 때 환자의 얼굴에 부딪힐 수 있다. 조명등의 위치는 상악 진료의 경우 환자의 가슴 위쪽에서 바닥과 약 45도로 하여 환자의 구강을 비추도록 한다. 하악 치료 시에는 환자의 얼굴 바로 위에서, 즉 환자의 구강 직상방에 조명등을 위치시켜 빛이 환자의 구강을 직접 비추도록 한다(그림 9-17). 상악과 하악의 조명등 위치가 바뀐 경우 구강 내에 초점을 정확하게 맞추기가 힘들다.

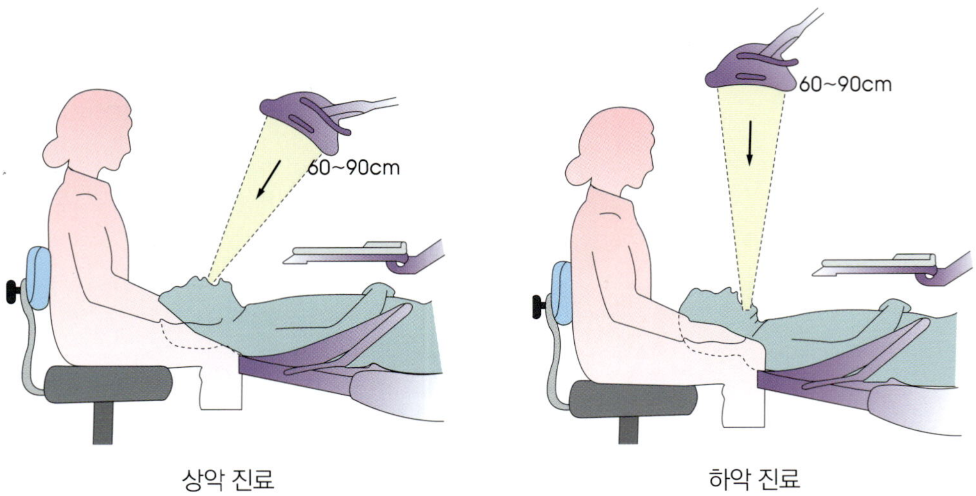

그림 9-17 치과조명등의 위치

2. 기구선반(Bracket tray)

기구선반은 술자가 선반 위의 기구를 잘 볼 수 있도록 가급적 낮게 위치시킨다. 선반의 위치는 술자에게 가깝게 하고, 술자의 팔꿈치 높이나 환자의 몸통높이 또는 약간 높게 하여 기구를 한눈에 볼 수 있도록 해야 한다. 선반을 높게 하고 멀리 위치시킨 경우 모든 기구를 한눈으로 볼 수 없어 기구선택을 신속하게 할 수 없으며 몸을 구부리거나 과도하게 손을 뻗어야 한다. 선반위의 기구 배열은 가로로 하는 것이 효율적이며, 세로로 정렬한 경우 기구를 잡을 때마다 술자의 손목을 돌려야하는 불편함이 있다.

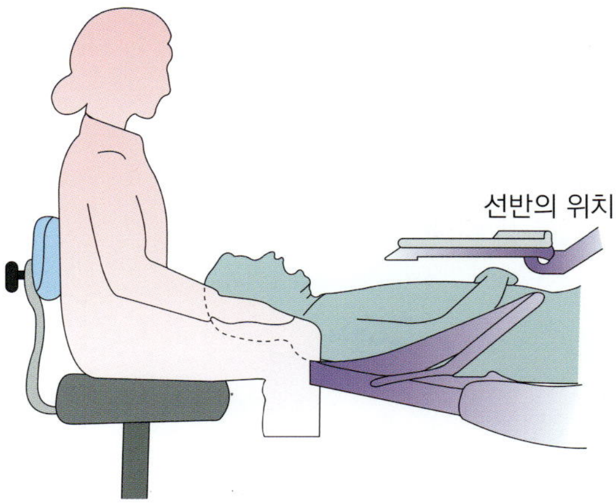

그림 9-18 **선반의 위치**

Chapter

10 수용 기구

Hand Instruments

ORAL PROPHYLAXIS

10장 수용기구 (Hand Instruments)

학습목표

- 기구의 부분적 명칭을 설명할 수 있다.
- 각 기구별 작업단의 특징을 설명할 수 있다.
- 연결부(shank)의 특징을 설명할 수 있다.
- 기구 잡는 법(grasp)을 설명할 수 있다.
- 손고정(fulcrum)을 설명할 수 있다.
- 기구적합(adaptation)을 설명할 수 있다.
- 기구삽입(insertion)을 설명할 수 있다.
- 작업각도(angulation)를 설명할 수 있다.
- 기구동작(activation, stroke)을 설명할 수 있다.
- 측방압(lateral pressure)을 설명할 수 있다.
- 치경의 용도와 사용법을 설명할 수 있다.
- 탐침의 종류와 용도를 설명할 수 있다.
- 치주탐침의 종류와 용도를 설명할 수 있다.
- Sickle scaler의 특징을 설명할 수 있다.
- 일반큐렛(universal curet)의 특징을 설명할 수 있다.
- 특수큐렛(area-specific curet)의 특징을 설명할 수 있다.
- Hoe, file, chisel scaler의 용도와 사용법을 설명할 수 있다.

I 치주기구의 기본 형태

치주기구는 다양한 디자인과 특징이 있다. 술자는 기구조작 시 특정 기구에 대한 특징을 잘 이해하고 있어야 그 용도를 쉽게 판별하고 효율적으로 사용할 수 있다.

기구의 부분적 명칭은 손잡이(handle), 연결부(shank), 작업단(working end)으로 나누며 사용목적에 따라 형태가 다양하다.

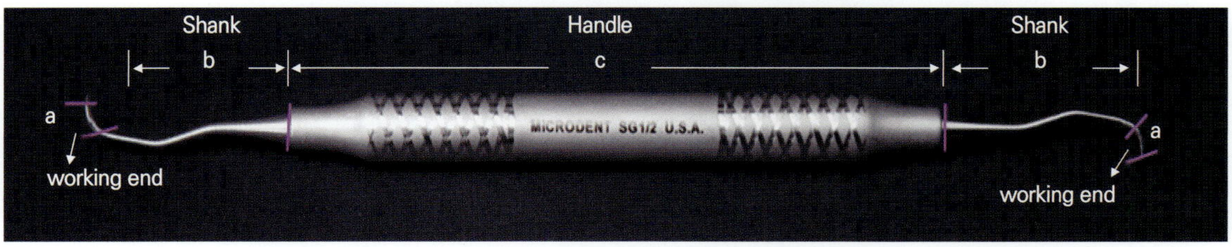

그림 10-1 치주기구의 기본 형태: 작업단(a), 연결부(b), 손잡이(c)

1. 기구 손잡이(handle)의 특징

치주기구를 조작하기 위해서 잡는 부위이다. 기구의 손잡이는 다양한 직경과 질감을 가지고 있다. 기구의 손잡이를 선택할 때는 무게, 직경, 질감 등 세 가지 요소를 고려해야 한다.

무게는 가벼울수록 근육에 무리가 없으며, 직경은 일반적으로 8~9mm를 선호하는데 너무 가늘면 잡기 힘들고 근육에 무리가 따르므로 약간 굵은 편이 좋다. 또한 손잡이의 결이 없으면 미끄러지기 쉽고 근육에 피로가 오므로 매끈한 것보다 울퉁불퉁 결이 많은 손잡이가 좋다.

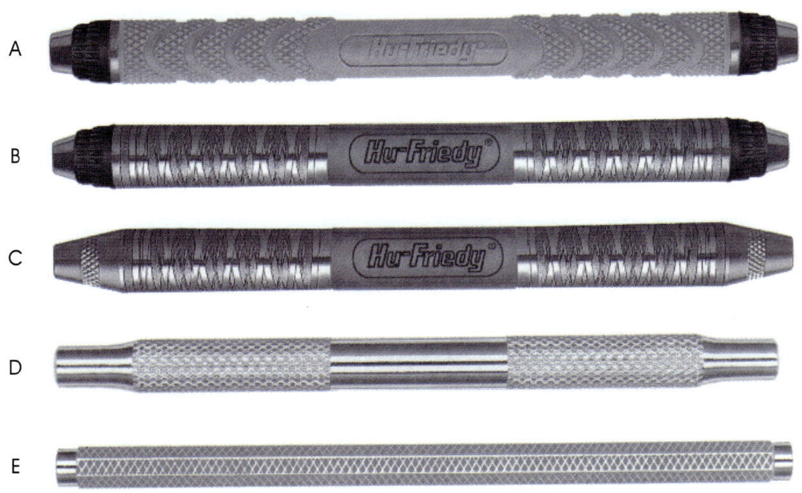

그림 10-2 **기구손잡이 디자인의 특징(직경과 결)**

균형이 잡힌 기구(balanced instrument)

균형이 잡힌 기구는 작업단의 중심이 기구 손잡이 장축의 중심을 지나가는 가상 선에 있어야한다.
균형이 잘 잡힌 기구는 작업단에 측방압을 잘 전달할 수 있다.

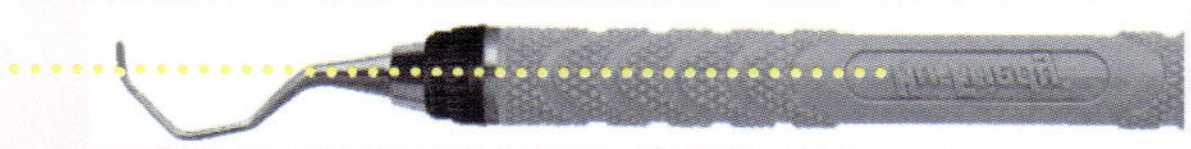

2. 기구 연결부(shank)의 특징

기구의 작업단(working end)과 손잡이(handle)를 연결하는 부위로서 경부라고도 하며, 하방연결부(lower shank), 중앙연결부(middle shank), 상방연결부(upper shank)로 구성되어 있다. 하방연결부를 말단연결부(terminal shank)라고도 하며, 이는 올바른 작업단의 선택 및 올바른 기구조작을 평가하는 중요한 시각적 지침이 된다.

1) 연결부의 특징

연결부는 길이, 각도, 강도 등에 따라 사용 목적이 다르다. 짧은 연결부(shorter shank)는 주로 전치부위나 치주낭의 깊이가 깊지 않은 부위에 효율적으로 사용되고, 확장형 연결부(extended shank)는 주로 치주낭(periodontal pocket)의 깊이가 깊은 전치부 또는 구치부에 사용하며, 치은 퇴축이 있는 부위에도 사용한다.

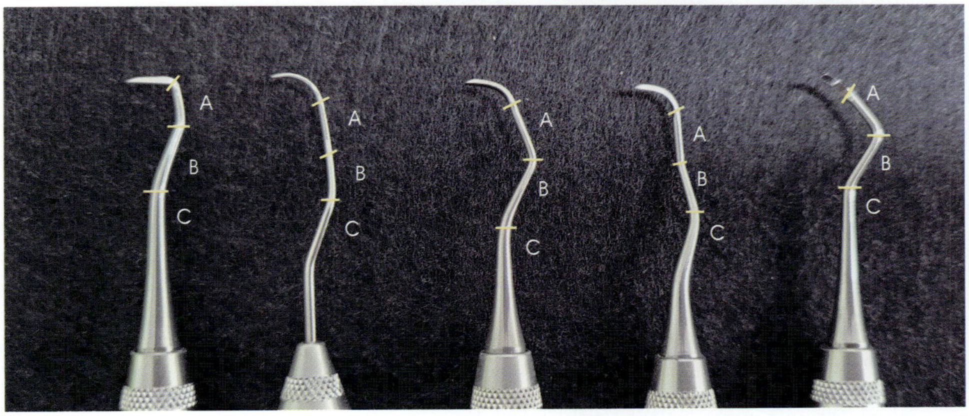

그림 10-3 **각 기구의 연결부(A: 하방연결부 B: 중앙연결부 C: 상방연결부)**

2) 하방 연결부의 길이

하방연결부는 길이에 따라 표준형과 확장형으로 구분할 수 있다. 길이가 긴 확장형 연결부(longer shank)는 일반적으로 표준형 하방연결부보다 3mm 더 길다.

A: 표준형 연결부(standard lower shank) - 주로 전치부위나 치주낭의 깊이가 깊지 않은 부위에 효율적으로 사용

B: 확장형 연결부(extended lower shank) - 주로 치주낭의 깊이가 깊은 전치부 또는 구치부에 사용되며 또한 치은 퇴축이 있는 부위에도 사용

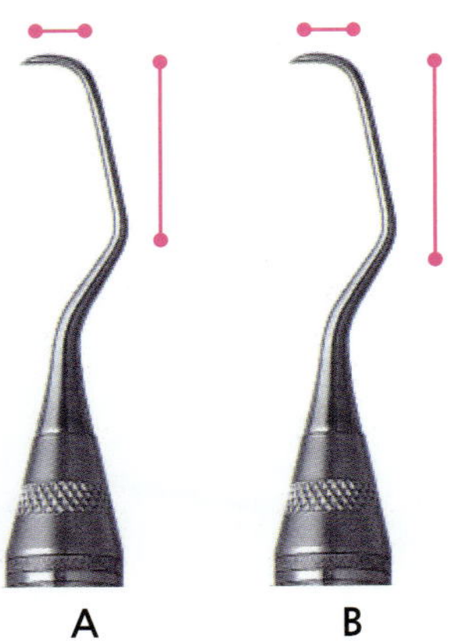

3) 연결부의 각도

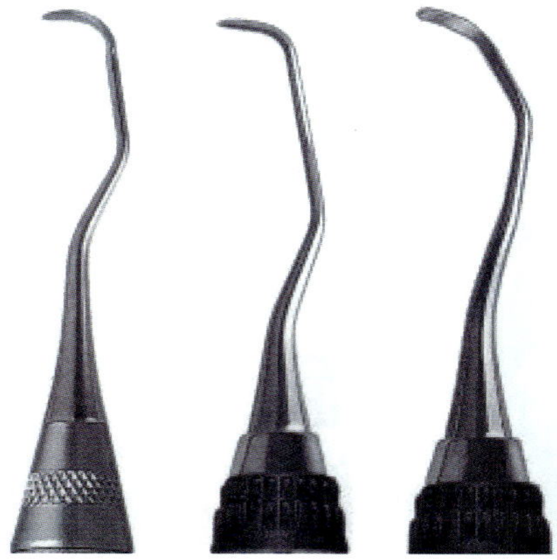

대부분의 치주기구 연결부는 한 방향 또는 두 방향으로 휘어져있으며 곡선의 각도도 다르다. 직선연결부(straight shank)와 곡선연결부(angled shank or curved shank)로 분류한다. 직선연결부는 연결부가 앞뒤로 한 방향으로 굽은 형태이며, 곡선연결부는 앞뒤 및 옆으로 만곡된 형태이다. 직선연결부와 곡선연결부의 구분은 작업단의 끝을 술자를 향하게 잡았을 때 가능하다.

A. 직선연결부(straight shank): 전치부에 주로 사용하며, 앞뒤로 굽은 각도가 작다. 단순연결부라고도 한다.

B, C. 곡선연결부(angled shank or curved shank):
구치부에 주로 사용하며, 전치용보다 연결부의 각이 더 경사지고, 여러 번 굽은(bends) 형태로 복잡연결부(complex shank)라고도 한다.

4) 연결부의 강도

연결부의 강도는 제작된 금속의 종류와 연결부의 굵기에 의해 결정된다. 단단한 연결부는 촉각을 감소시키나 큰 침착물을 제거하는데 용이하다. 반면 유연한 연결부는 술자의 촉각이 증가되어 주로 치주사정 및 치은연하의 치석을 탐지하거나 제거하는데 유용하다.

① 단단한 연결부: Sickle, Hoe, File, Chisel, Rigid Gracey curet
② 중등도의 유연한 연결부: Universal curet
③ 유연한 연결부: Explorer, Gracey curet

5) 하방연결부

하방연결부(lower shank)는 말단연결부(terminal shank)라고도 하며, 전체 연결부 중에서 작업단과 가장 가까운 부위를 말한다.

이 부위는 작업단을 결정하는 지표가 되므로 술자는 각 기구의 하방연결부를 잘 식별할 수 있어야 한다.

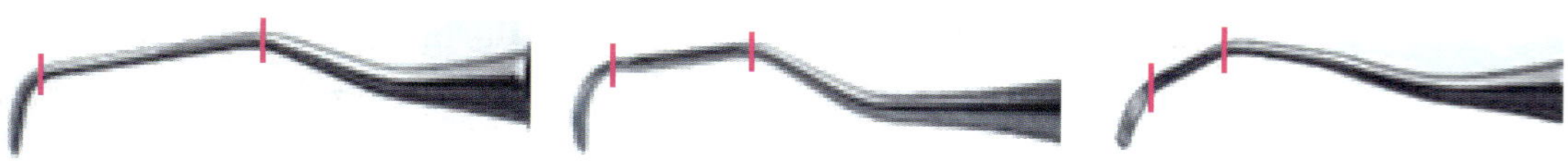

3. 기구 작업단(working end)의 특징

작업단은 기구의 끝부위로 연결부(shank)와 연결되어 있으며 치주상태 평가, 치석탐지, 치석 제거 등을 위해 직접 사용되는 부분이다. 사용목적에 따라 여러 형태가 있으며 그 형태에 따라 용도를 분류할 수 있다.

작업단의 단면도를 보면 시클 스케일러(sickle scaler)는 삼각형, 큐렛(curet)은 반원형, 호(hoe), 파일(file), 치즐(chisel)은 장방형 또는 직사각형이며, 탐침(explorer)은 원통형, 치주낭 측정기(periodontal probe)는 원통형, 직사각형, 타원형 등이 있다.

작업단의 부분적 명칭은 내면(face), 측면(lateral), 배면(back), 절단연(cutting edge), 첨단(tip) 등으로 나눈다. 작업단 끝의 모양은 여러 형태로서, 탐침은 뾰족(point)하며, 치주낭 측정기는 뭉툭(blunt)하고 hoe, file은 칼날(blade)형태이며, 큐렛은 둥근 끝(toe) 형태이다.

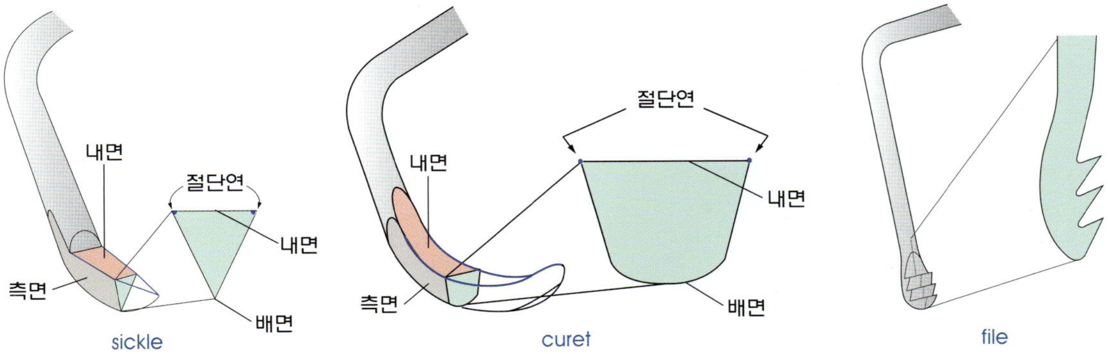

그림 10-4 **치주기구의 횡단면**

1) 기구별 작업단

(1) 치주낭 측정기(periodontal probe)

① 작업단 특징

막대형태(rod-shape) 이면서 단면도는 원형 또는 직사각형이며 끝이 둥글고 눈금은 mm 단위로 표시되어 있다.

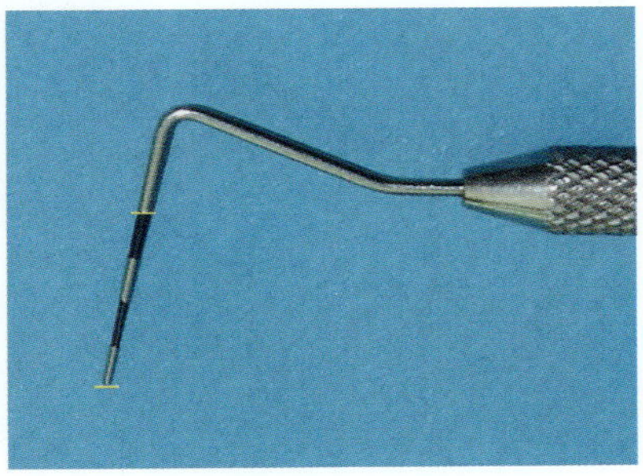

그림 10-5 **periodontal probe**

② 작업단 형태

끝은 무딘 팁(dull tip) 형태이며 측면, 전면, 배면으로 구분한다.

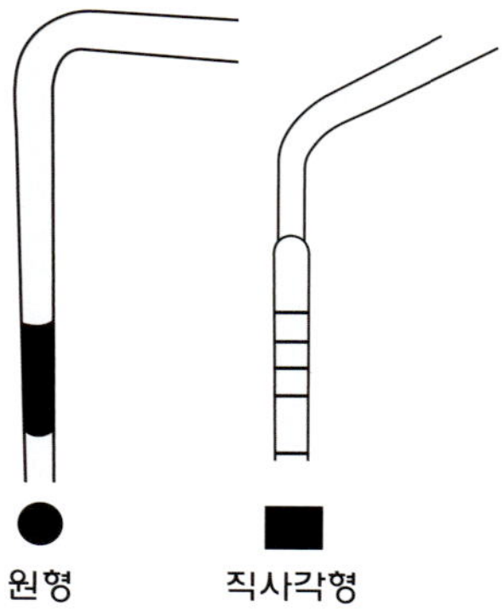

그림 10-6 **횡단면(cross section)**

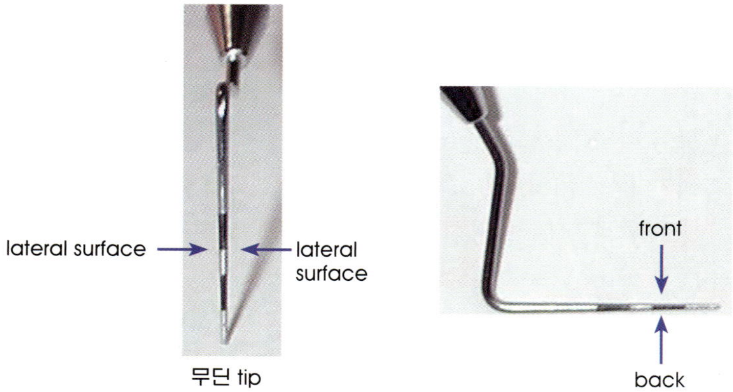

그림 10-7 **치주탐침의 부분적 명칭**

(2) 탐침(#11/12 explorer)

① 작업단 특징

가느다란 철사모양(fine & wirelike)이며 단면도는 원형이고 뾰쪽한 끝(pointed tip)으로 되어있다.

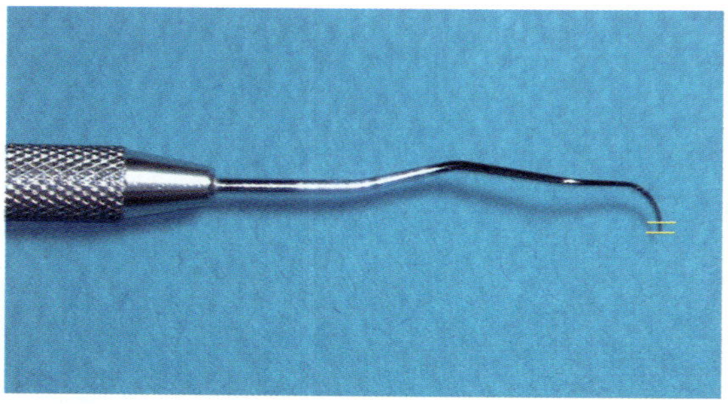

그림 10-8 **explorer tip**

② 작업단 형태

작업단의 형태는 유연한 철사모양이며, 2개의 측면(lateral surface)과 전면(front) 및 배면(back)으로 구성되어 있으며 끝은 뾰족한 형태(point)를 하고 있다. 끝에서 1~2mm되는 부위를 첨단(tip)이라고 한다.

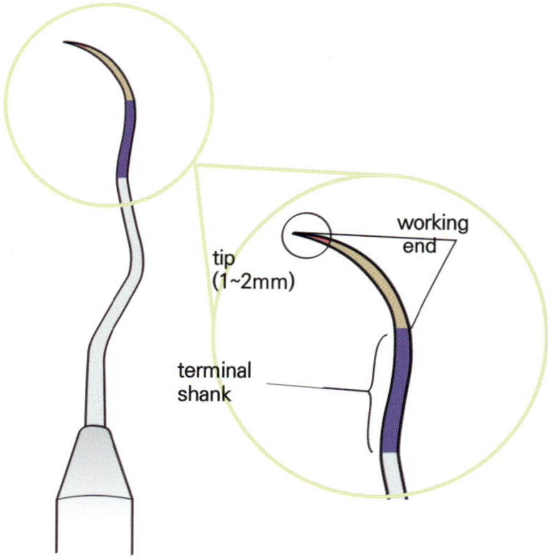

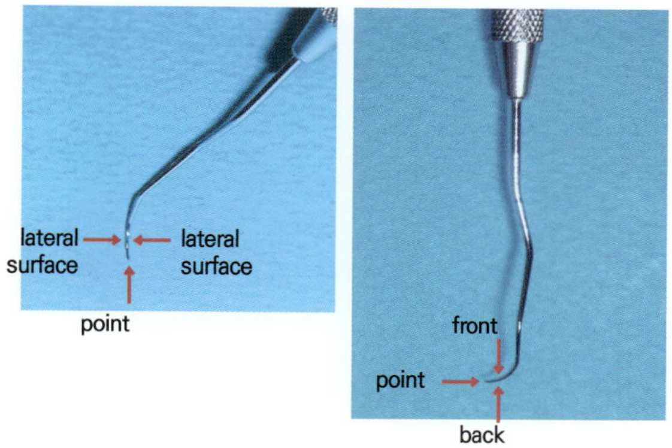

(3) 시클 스케일러(sickle scaler)

① 작업단 특징

단면도는 삼각형이며 2개의 절단연(cutting edge)이 있고, 뾰족한 끝(pointed tip)으로 되어 있다.

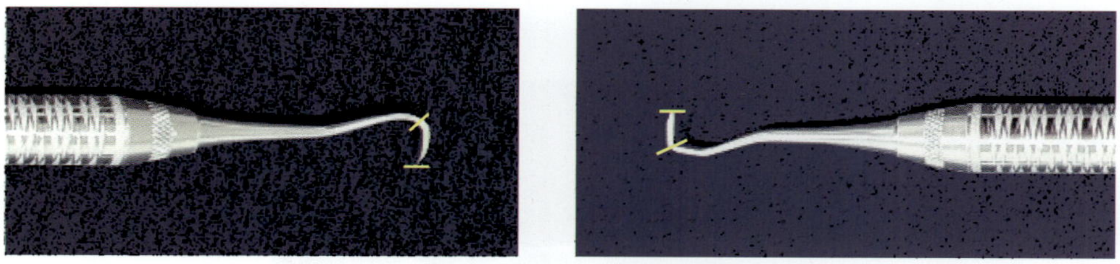

전치부

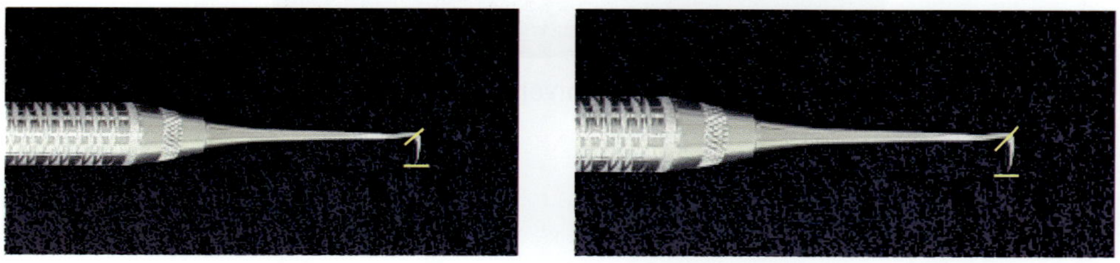

구치부

그림 10-9 sickle scaler

② 작업단의 형태

Sickle scaler 작업단 특징은 삼각형 모양의 3개의 평편한 면으로 구성되어 있으며 단면도는 삼각형이다. 손잡이에서 수직으로 보이는 면이 내면(face)이며, 내면 양쪽에 있는 면을 측면(lateral surface)이라고 한다. 내면과 측면은 70~80도로 만나며 이 부분을 절단연(cutting edge)이라고 한다. 2개의 측면은 뾰족한 첨단(sharp point)과 날카로운 배면을 이룬다. 내면은 하방연결부(terminal shank)와 직각을 이루고 있다.

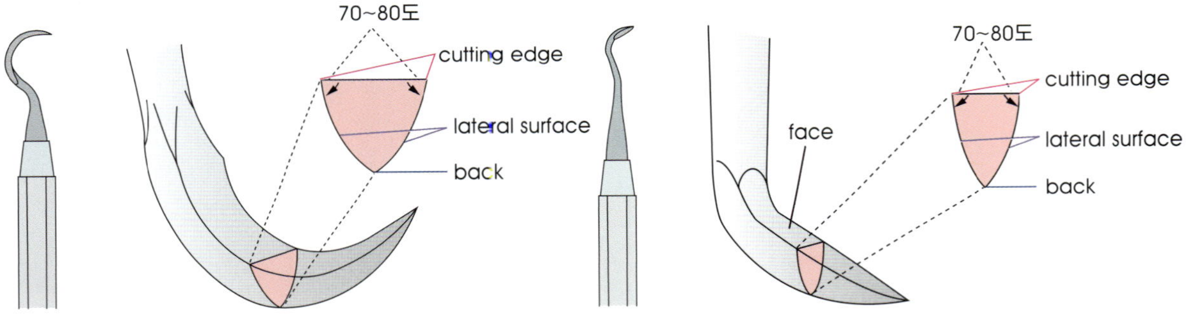

그림 10-10 sickle scaler의 작업단의 특징

(4) 일반큐렛(universal curet)

① 작업단 특징

단면도는 반원형이며 2개의 절단연(cutting edge)과 둥근형태의 끝(toe)으로 되어 있으며, 내면과 하방연결부가 이루는 각은 직각이다.

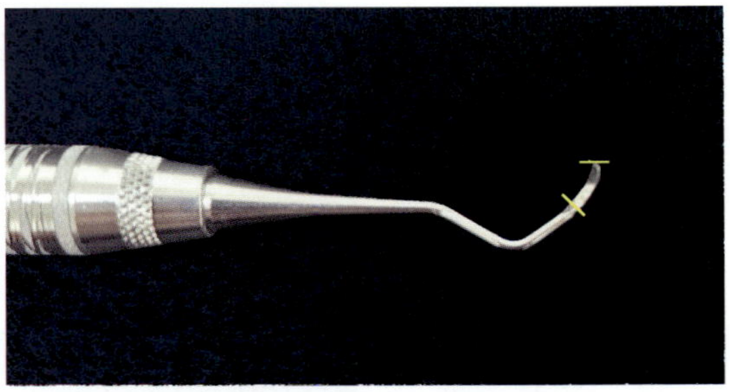

그림 10-11 universal curet

② 작업단의 형태

Universal curet은 기구작업단의 내면(face)과 하방연결부가 직각을 이루기 때문에 두 개의 절단연(cutting edge)이 서로 같은 높이에 있다. 따라서 2개의 절단연을 모두 치석제거에 사용할 수 있다.

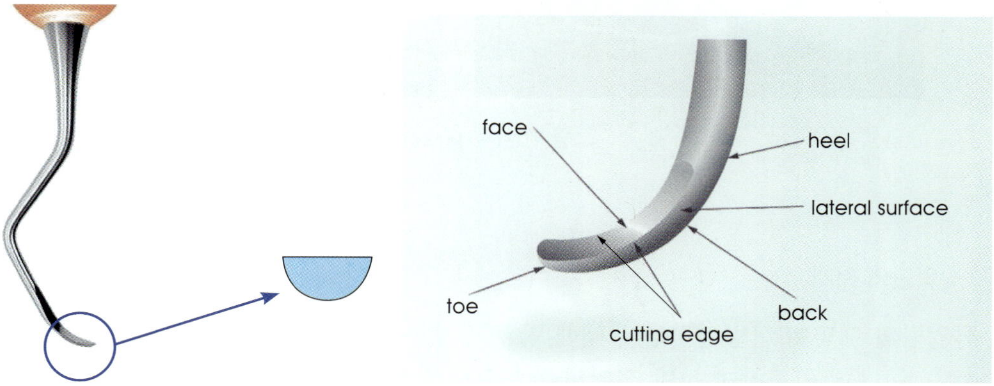

그림 10-12 universal curet의 작업단 형태

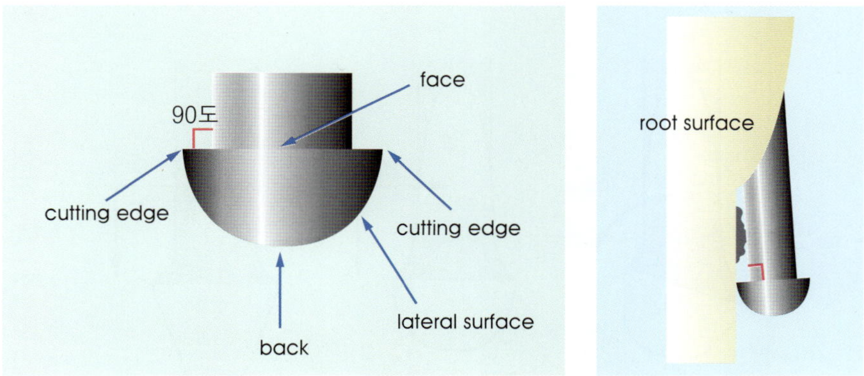

그림 10-13 universal curet 단면도

(5) 그레이시 큐렛(Gracey curet, area specific curet)

① 작업단의 특징

Garcey curet의 단면도는 반원형이며 둥근형태의 끝(toe)으로 되어 있으며 2개의 절단연 중 하방에 위치한 절단연을 사용한다. 내면(face)은 하방연결부(terminal shank)와 60~70도를 이루며 기구별로 특정 치면에 사용할 수 있도록 디자인되어 있어 특수큐렛(area specific curet)이라고 한다.

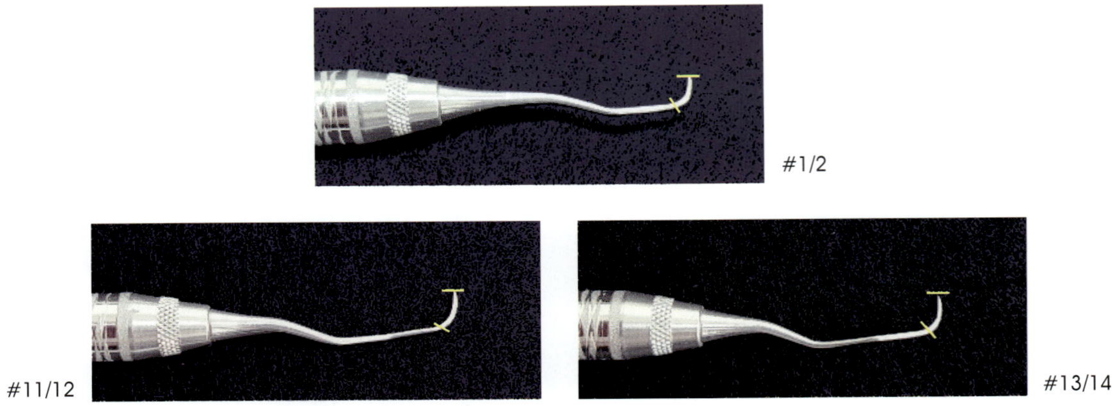

그림 10-14 Gracey curet

② 작업단의 형태

작업단의 내면이 하방연결부에 대해 약 70도 정도 기울어져 있으므로 이러한 형태는 절단연 한쪽이 아래에 위치하며 하방 절단연을 사용해야 한다. 기구 사용 시 시술할 치면에 하방연결부를 평행하게 위치시키면 절단연이 자연스럽게 올바른 각도로 적합된다.

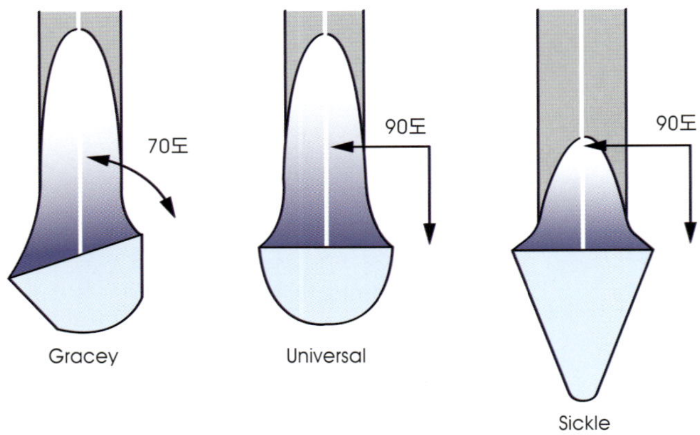

그림 10-15 각 기구의 내면(face)과 하방연결부(terminal shank)와의 관계

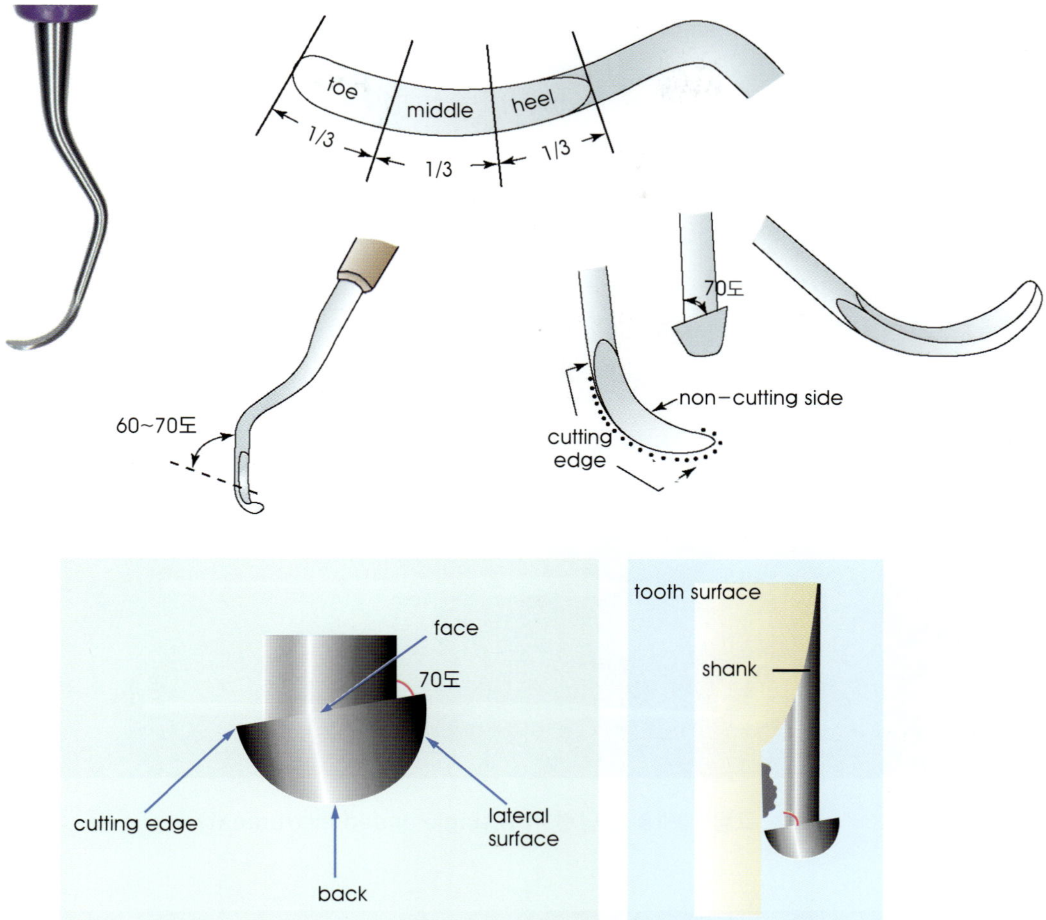

그림 10-16 Gracey curet의 작업단 형태

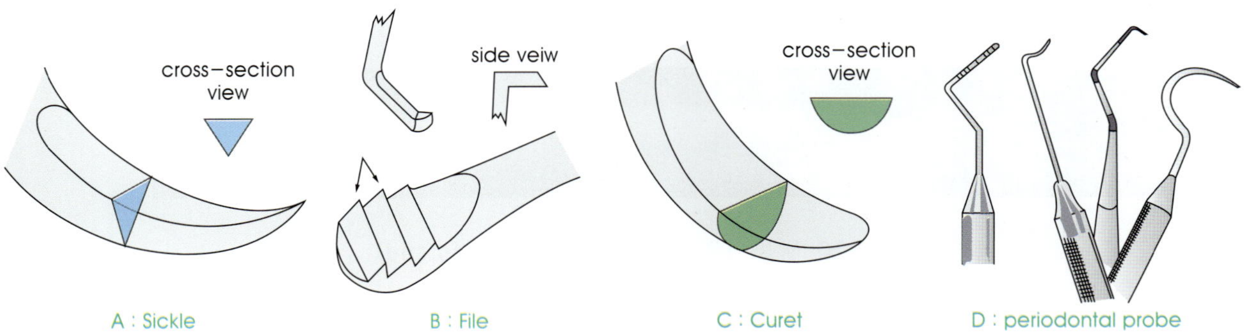

그림 10-17 작업단의 종류

2) 작업단의 분류

① 편단형 기구(single ended instrument): 기구손잡이의 한쪽에만 작업단이 있으며, 양단형에 비해 기구를 자주 바꿔야 하므로 비효율적이다.

② 양단형 기구(double ended instrument): 기구손잡이 양쪽에 작업단이 있으며,

다른 쪽의 작업단을 바로 사용할 수 있어 편리하다.
대부분의 양단형 기구는 서로 대칭적인 거울상을 이루고 있으나 그렇지 않은 기구도 있다.

- 쌍을 이룬 작업단(paired working end): 서로 대칭적인 거울상의 형태를 가진다.
- 쌍을 이루지 않은 작업단(unpaired working end): 작업단의 모양이 서로 다르다.

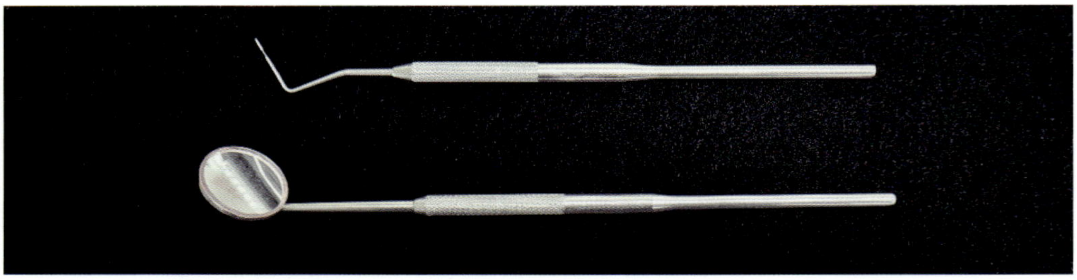

그림 10-18 편단형 기구(single ended instrument)

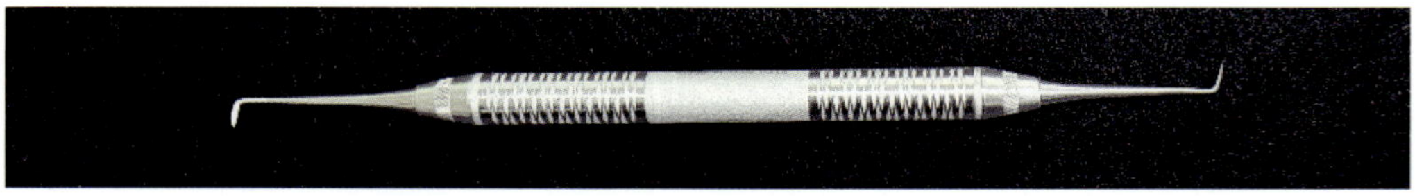

그림 10-19 양단형 기구(double ended instrument)

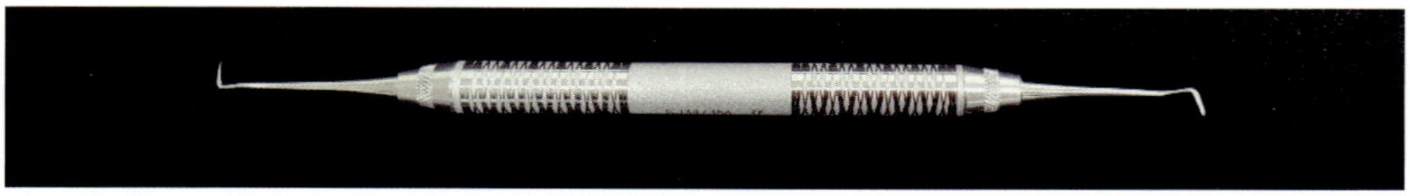

그림 10-20 쌍을 이룬 작업단(paired working end)

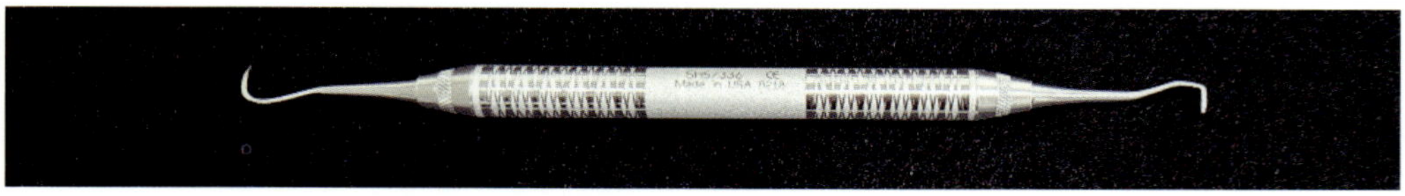

그림 10-21 쌍을 이루지 않은 작업단(unpaired working end)

Ⅱ 치주기구 조작의 기본 개념

1. 기구잡기(Grasp)

올바른 기구잡기는 기구를 효율적으로 조절하고 손가락의 피로를 줄이며 예민한 촉각을 증진시킨다. 기구잡는법은 변형연필잡기법(modified pen grasp), 연필잡기법(standard pen grasp), 손바닥잡기법(palm grasp) 등으로 분류한다.

1) 변형연필잡기법(Modified pen grasp)

변형연필잡기법은 기구조작 시 손가락 사이에서 손잡이(handle)를 효과적으로 돌릴 수 있어 작업단을 정확하게 조절할 수 있고, 좋은 촉각을 유지하며 시술 할 수 있다. 탐침(explorer), 치주탐침(periodontal probe), 치경(mouth mirror), 치석제거(scaling)와 치근활택술(root planing)에 사용하는 수기구를 잡을 때 사용되며 가장 안전하고 효율적으로 사용할 수 있는 방법이다.

각 손가락의 위치는 다음과 같다.

① 엄지

- 엄지의 내면이 기구의 손잡이에 위치한다.
- 엄지의 손가락 마디를 의식적으로 굽히지 않도록 한다.
- 검지와 함께 기구를 잡고, 능각 접근 시 기구를 돌리거나 측방압 적용 시 사용한다.

② 검지

- 검지의 내면이 엄지의 맞은편 손잡이에 위치한다.
- 검지의 둘째 마디는 굽히고, 엄지보다 약간 높게 위치한다.
- 엄지와 함께 기구를 잡고, 조절하며, 측방압 적용 시 사용한다.

③ 중지

- 중지의 내면에 가까운 측면이 손잡이를 포함하여, 일부는 연결부(shank)에 위치한다.
- 중지의 측면은 약지의 측면에 부착하며, 완만한 곡선을 이룬다.
- 작업단에서 연결부로 전달되는 감각을 촉각으로 느낄 수 있다.

④ 약지

- 부위에 따라서 끝면, 내면, 또는 측면을 이용하여 손고정 한다.
- 약지의 측면은 중지의 측면과 붙인다.
- 효율적인 기구조절과 측방압 조절에 이용된다.

⑤ 끝지

- 약지 옆에 자연스럽게 위치시킨다.

(1) 변형연필잡기법과 관련된 손가락

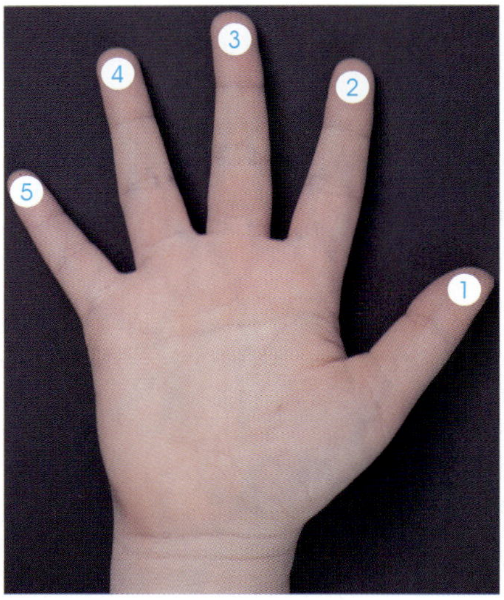

1. 엄지(thumb):
   내면이 handle 위에 위치하고 기구를 돌리고 측방압 적용 시 사용
2. 검지(index finger):
   내면이 handle 위에 위치하고 측방압 적용 시 사용
3. 중지(middle finger):
   내면과 가까운 측면이 shank 위에 위치하며 working end 에서 shank까지 전달되는 감각을 촉각으로 느낌
4. 약지(ring finger):
   치면위에서 기구와 측방압 조절을 위한 손고정에 사용
5. 끝지(little):
   약지 옆에 자연스럽게 붙임

(2) 변형연필잡기법과 관련된 손가락의 부위명칭과 적용

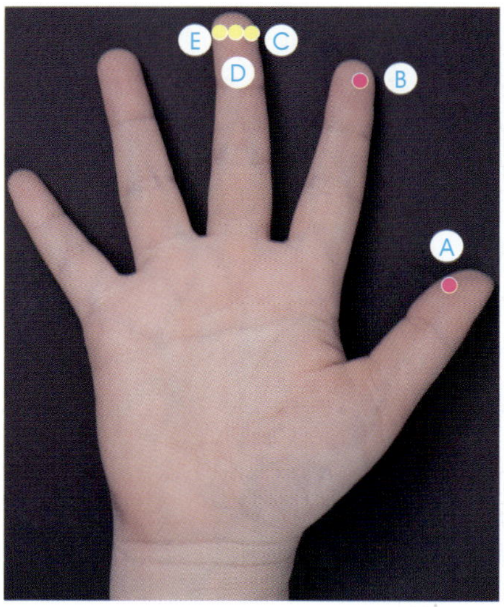

A. 엄지의 내면:
   기구의 handle에 위치

B. 검지의 내면:
   엄지의 반대측 handle에 위치

C, E(중지의 측면), D(내면):
   일부는 handle, 일부는 shank에 위치(C),
   약지의 측면에 붙임(E)

(3) 변형연필잡기법의 손가락의 위치

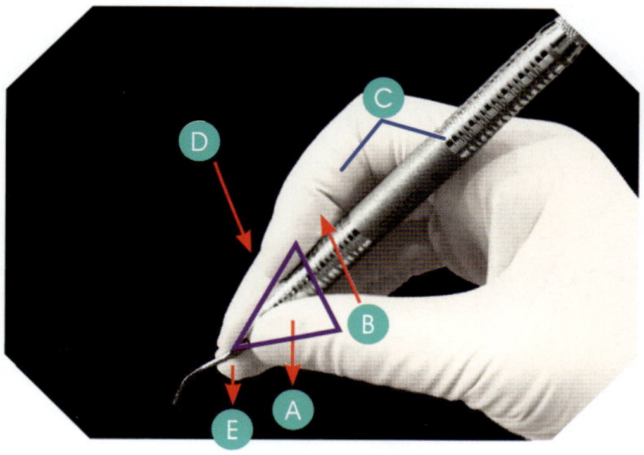

A: 엄지내면은 handle에 위치
B: 검지내면은 엄지의 반대측 handle에 위치
C: 검지 둘째마디는 ㄱ자 형태로 굽혀 엄지보다 높게 위치
D: 중지내면과 가까운 측면이 일부는 handle, 일부는 shank에 위치
E: 중지측면과 약지측면은 부착

(4) 삼각대의 효과와 기구잡기

엄지, 검지 및 중지를 연결하면 삼각형을 이루며, 이러한 삼각대 효과(tripod effect)는 치주기구 조작을 효율적으로 할 수 있으며 예민한 촉각과 측방압의 강도를 적절하게 조절할 수 있다.

2) 표준연필잡기법(Standard pen grasp)

표준연필잡기법은 엄지와 검지로 기구를 잡고 중지는 기구를 받쳐주는 방법으로 측방압을 조절하기 힘들며 세밀하고 정확한 조작을 하기 어렵다. 치주기구 중 측방압이 필요한 기구를 사용할 때는 적합하지 않다.

3) 손바닥잡기법(Palm grasp)

기구를 잡을 때 손바닥에 놓고 모든 손가락을 이용해서 잡는 방법이다. 이 방법은 잘 숙련된 술자가 아주 단단한 침착물을 제거할 때 사용하거나 rubber dam forcep을 잡을 때, three way syringe 등을 잡을 때 사용되는 방법이다. 하지만 감각이 둔하며 기구를 정확하게 조절하기 어려우므로 치주기구 사용에는 권장하지 않는다.

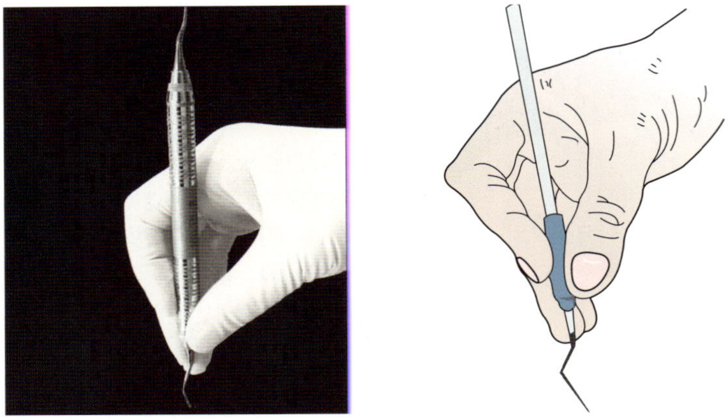

a. modified pen grasp

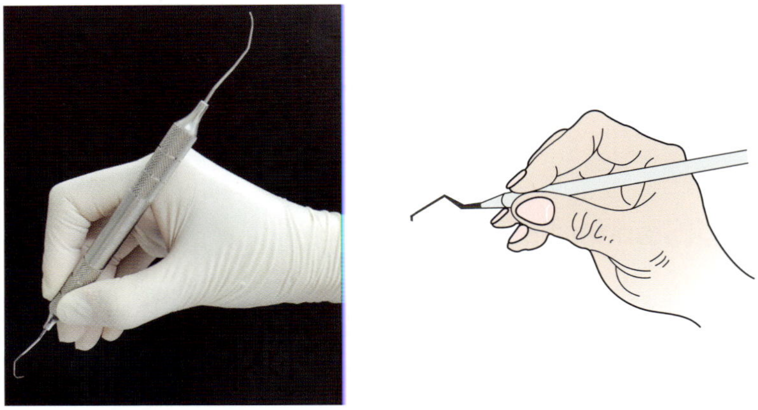

b. standard pen grasp

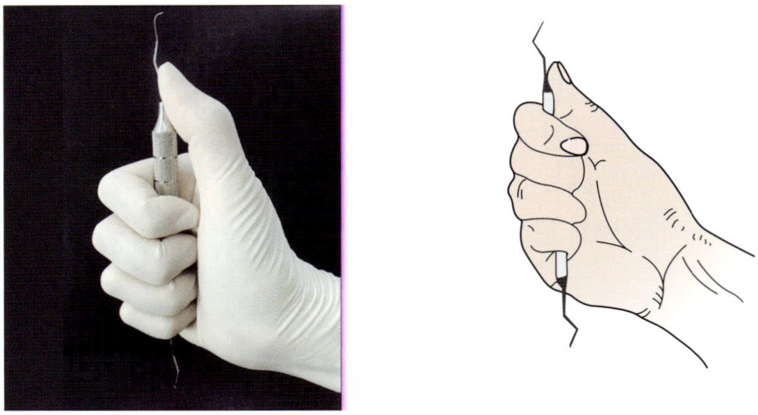

c. palm grasp

2. 손고정(Fulcrum)

손고정(fulcrum)은 치주기구 사용 시 술자의 손을 안정시켜 기구를 정확하게 조절할 수 있도록 받침점 역할을 하며 손가락고정(finger rest)이라고도 한다. 손고정은 치주기구 조작 시 술자의 손과 기구의 동작이 치면 위에서 하나의 단위로 움직여 단단한 침착물을 제거할 때 지렛대의 중심과 같은 역할을 한다. 술자 손의 피로도를 줄이고, 환자의 구강조직에 상처를 예방하며, 치료 시에 환자에게 안정감을 줄 수 있다. 특히 치주기구 조작 과정에서 측방압과 거리를 섬세하게 조절할 수 있다. 손고정은 약지(ring finger)의 내면이나 측면 또는 끝을 사용한다.

올바른 손고정은 기구의 하방연결부가 치아에 평행되게 하고 적절한 작업각도를 이룰 수 있도록 해야 한다. 또한 손목-전완 동작(forearm-wrist stroke)이 가능하도록 하며, 중지와 약지가 붙은 상태로 지레받침 효과를 얻을 수 있는 가까운 위치여야 한다. 특히 예리한 기구를 이용하여 측방압을 적용할 때 안정된 손고정은 필수적이다. 중지와 약지가 분리되면 안정된 지렛점이 파괴되고, 치석제거 시에도 손가락 동작(finger stroke)을 하게 된다. 손가락 동작은 힘이 약하고, 정확성이 떨어지며 조절하기 어렵다. 그러나 상악구치부와 같이 예외적인 경우에는 구강 내 손고정을 변형시키거나 구강 외 손고정을 해야 하는 경우도 있다.

1) 종류

(1) 구강 내 손고정(Intraoral fulcrum)

구강 내 손고정은 구강의 대부분에 효율적으로 사용된다. 치료하는 치아에 가능한 가깝게, 동일 악(same arch), 동일상한(same quadrant)의 치료 받는 치아나 인접 전방치아에 하는 것이 좋다. 일반적으로 약지의 내면(끝면 또는 측면)을 교합면, 협면, 절단연, 순면 또는 설면에 손고정 한다.

① 전통적인 구강 내 손고정(Conventional intraoral fulcrum)

시술치아에서 가까운 치아 면에 손고정하는 것이며, 시술부위에 따라서 적합한 손고정을 한다.

A. 상악구치부

■ 상악우측구치부 협면(3가지 손고정법)

- 환자의 위치 : supine position
- 환자의 머리 : 술자와 먼쪽으로 향함
- 술자의 위치 : front position
- 손고정 : 상악우측구치부 설면, 상악우측구치부 교합면, 상악우측견치 순면 절단 1/3

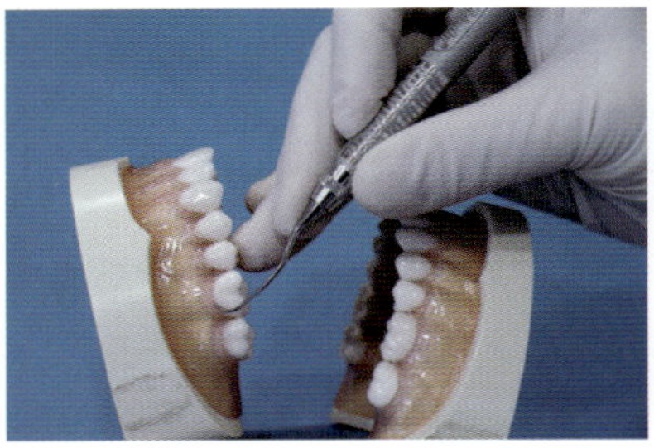

상악우측구치부 설면

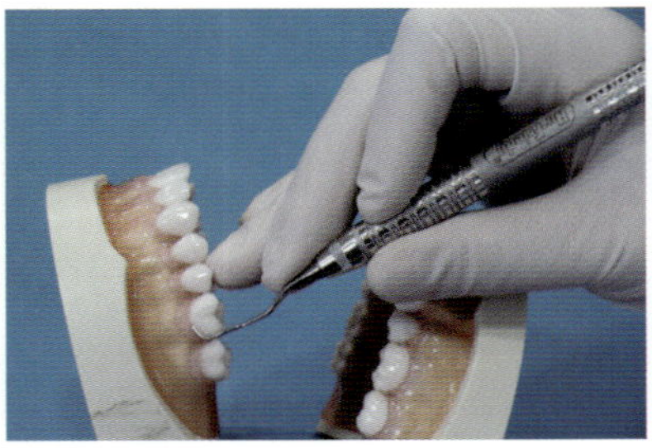

상악우측구치부 교합면

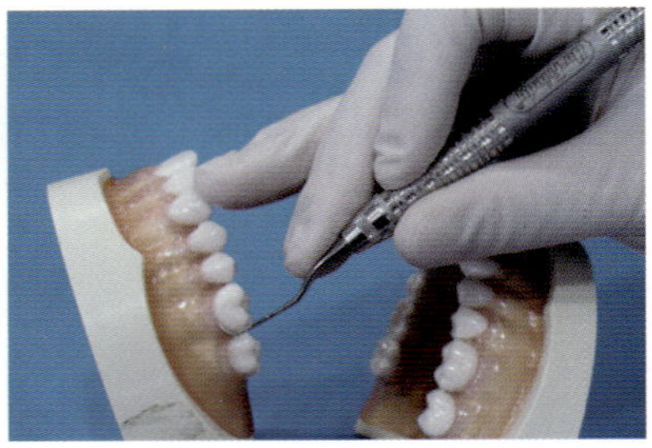

상악우측전치부 순면

■ 상악좌측구치부 설면

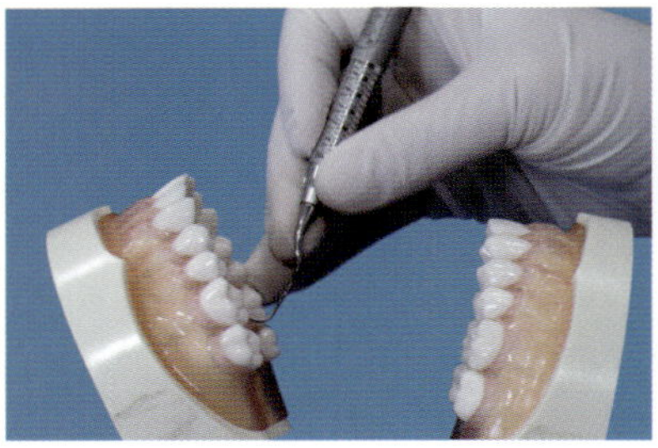

- 환자의 위치 : supine position
- 환자의 머리 : 술자와 먼쪽으로 향함
- 술자의 위치 : front position
- 손고정 : 상악좌측구치부 협면 1/3 또는 협측교두

■ 상악우측구치부 설면

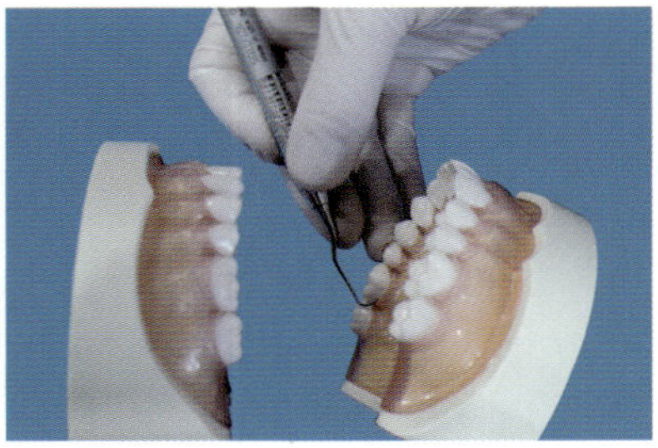

- 환자의 위치 : supine position
- 환자의 머리 : 술자쪽을 향함
- 술자의 위치 : side position(10:30)
- 손고정 : 상악우측구치부 협면 1/3 또는 협측교두

■ 상악좌측구치부 협면

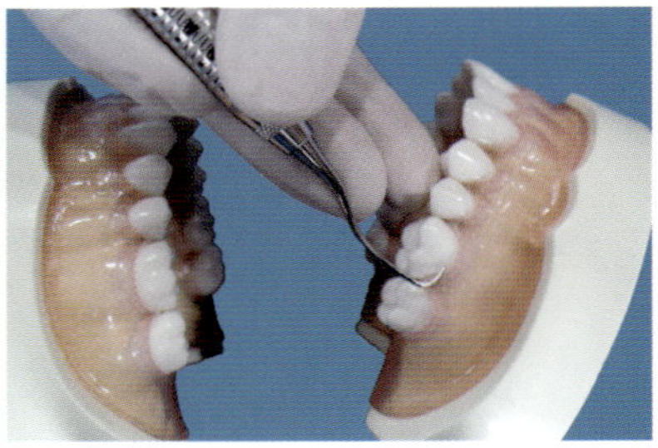

- 환자의 위치 : supine position
- 환자의 머리 : 술자쪽을 향함
- 술자의 위치 : side position(10:30)
- 손고정 : 상악좌측구치부 설측 1/3 또는 설측교두

B. 상악전치부

■ 술자와 가까운면

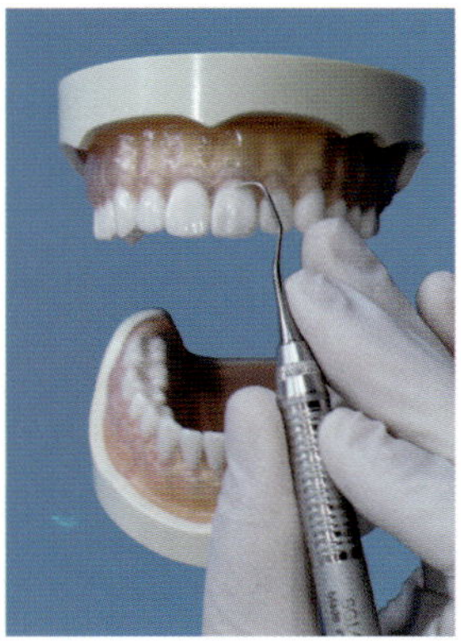

- 환자의 위치 : supine position
- 환자의 머리 : 정면에서 견치에 기구조작을 위해 좌우로 적절히 돌림
- 술자의 위치 : front position
- 손고정 : 상악전치 순면 절단 1/3(palm down)

■ 술자와 먼 면

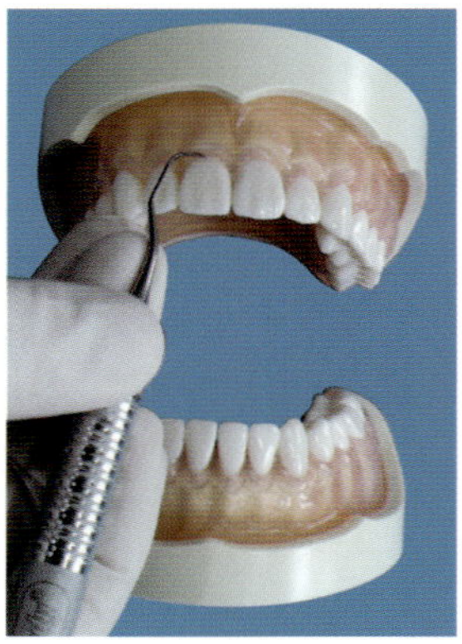

- 환자의 위치 : supine position
- 환자의 머리 : 정면에서 견치에 기구조작을 위해 좌우로 적절히 돌림
- 술자의 위치 : back position
- 손고정 : 상악전치부 절단 (palm up)

C. 하악구치부

■ 하악우측구치부 협면

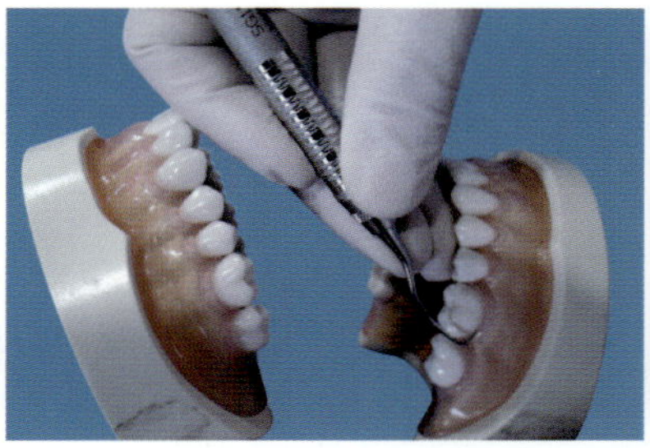

·환자의 위치 : modified supine position
·환자의 머리 : 술자와 먼쪽으로 향함
·술자의 위치 : front position
·손고정 : 하악우측구치부 설측교두

■ 하악좌측구치부 설면

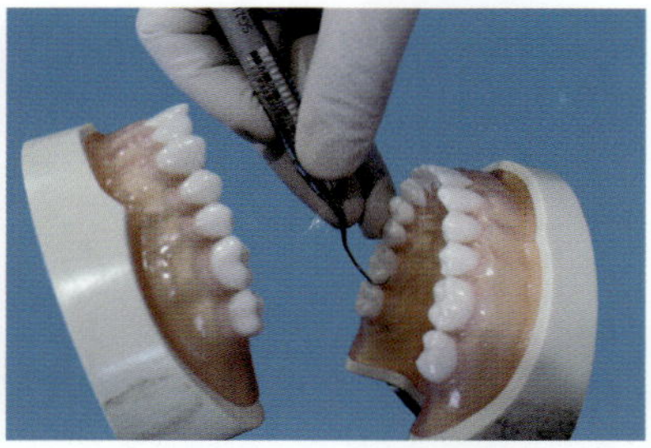

·환자의 위치 : modified supine position
·환자의 머리 : 술자와 먼쪽으로 향함
·술자의 위치 : front position
·손고정 : 하악좌측구치부 협면 1/3 또는 협측교두

■ 하악우측구치부 설면(2가지 손고정법)

·환자의 위치 : modified supine position
·환자의 머리 : 술자쪽을 향함
·술자의 위치 : side position
(방법1 : 9:00, 방법2 : 10:30)
·손고정(방법1) : 하악우측구치부 설면 1/3 또는 설측교두
·손고정(방법2) : 하악우측구치부 협면 1/3 또는 협측교두

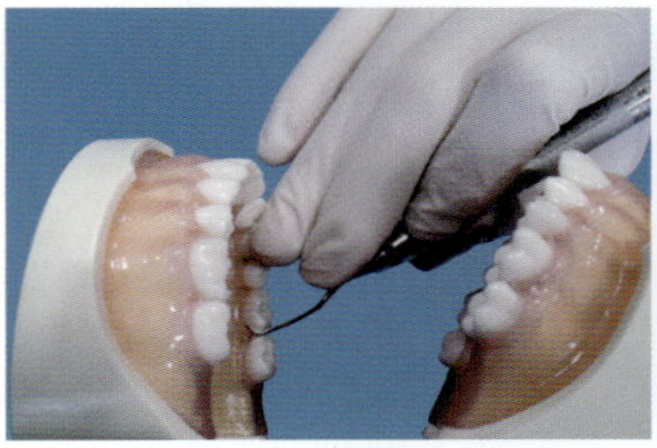

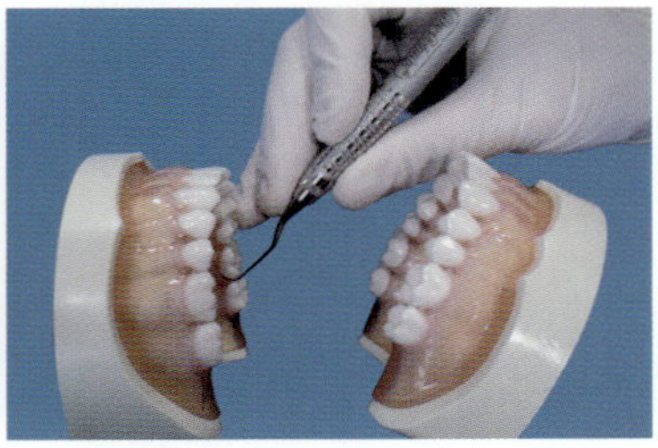

■ 하악좌측구치부 협면

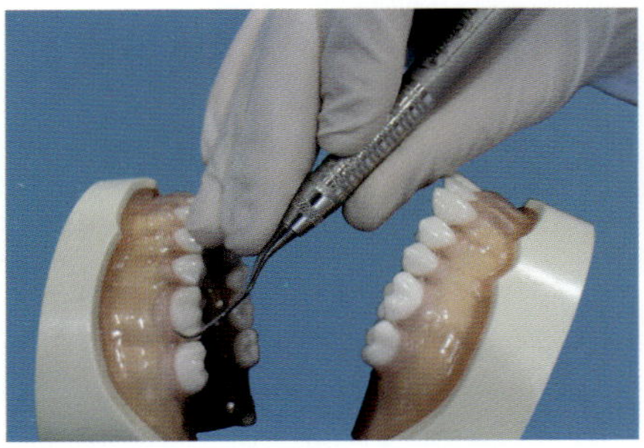

·환자의 위치 : modified supine position
·환자의 머리 : 술자쪽을 향함
·술자의 위치 : side position
·손고정 : 하악좌측구치부 협면 1/3 또는 협측교두

D. 하악전치부

■ 술자와 가까운 면

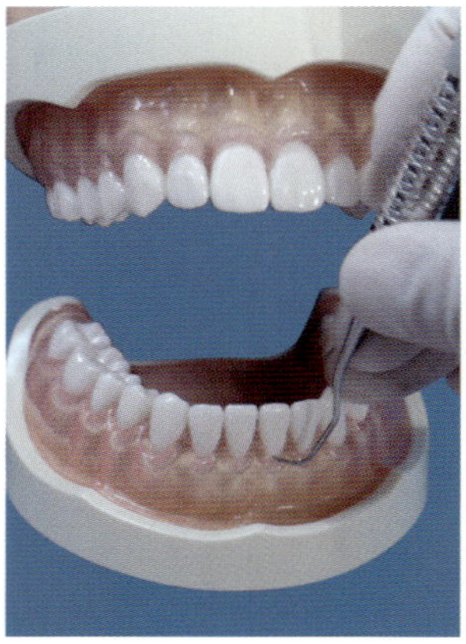

·환자의 위치 : modified supine position
·환자의 머리 : 정면에서 견치에 기구조작을 위해 좌우로 적절히 돌림
·술자의 위치 : front position
·손고정 : 하악전치부 절단

■ 술자와 먼 면

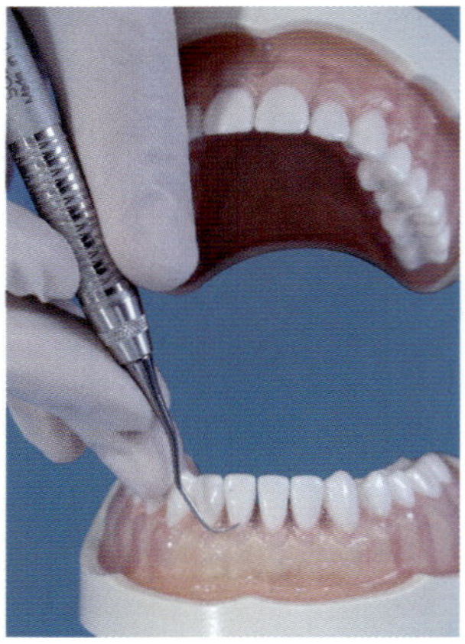

·환자의 위치 : modified supine position
·환자의 머리 : 정면에서 견치에 기구조작을 위해 좌우로 적절히 돌림
·술자의 위치 : back position
·손고정 : 하악전치 순면 절단 1/3

② 변형 구강 내 손고정(Modified intraoral fulcrum, 절단 손고정)

상악 우측 구치부 협면에 기구조작 시 사용되며 중지의 두번째 마디가 약지의 측면이 부착한 상태에서 상악 우측 전치 순면의 절단 1/3 부위 또는 견치 첨두에 손고정한다.

③ 교차악궁 손고정(Cross-arch fulcrum)

기구가 조작되는 치아의 반대측에 손고정 한다. 예를 들면 하악우측 시술 시 하악좌측에 손고정한다.

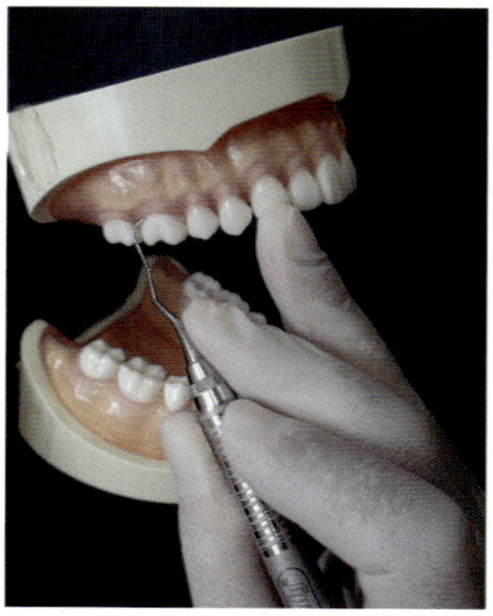

그림 10-22 **상악 우측견치 순면/절단 손고정**

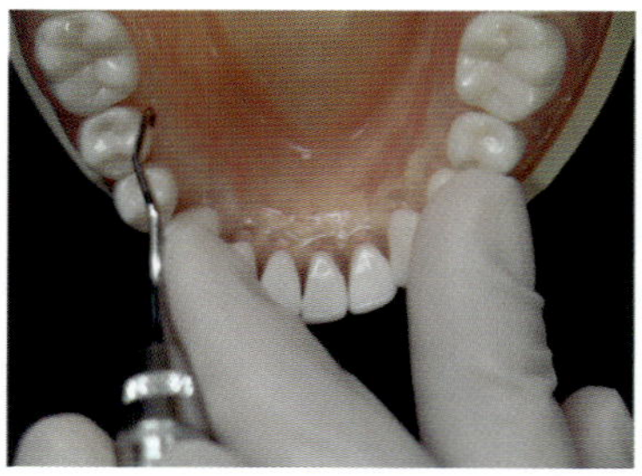

그림 10-23 **교차 악궁 손고정**

④ 반대악궁 손고정(Opposite-arch fulcrum)

기구가 조작되는 치아의 반대악에 위치한다. 예를 들면 하악에 기구조작 시 상악에 손고정한다.

⑤ 손가락 위 손고정(Finger-on-finger rest)

사용하지 않는 손의 검지 또는 엄지위에 손고정하는 것이다.

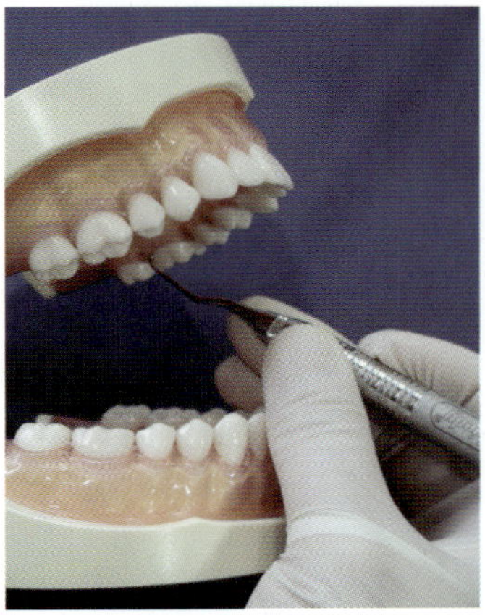

그림 10-24 **반대악궁 손고정**

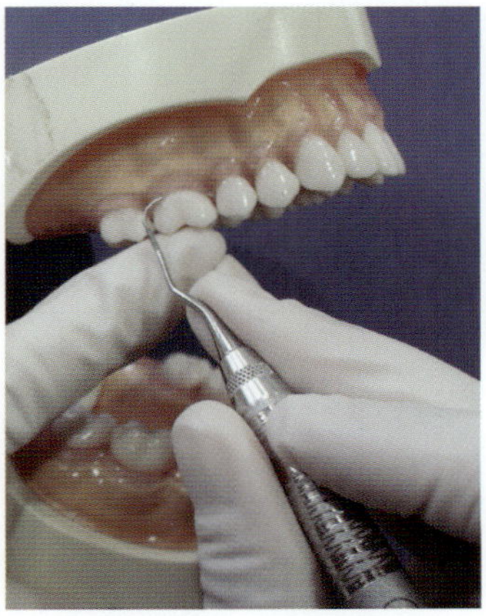

그림 10-25 **손가락 위 손고정**

(2) 구강 외 손고정(Extraoral fulcrum)

구강 외 손고정은 환자의 턱이나 얼굴 측면과 같은 넓은 면에 손고정 하는 것을 말하며, 구강 내 손고정과 같이 손가락을 이용하는 것이 아니라 손바닥이나 손등을 이용한다. 주로 깊은 치주낭을 가진 치아에 기구조작을 할 때 사용되며, 이러한 방법이 구강 내 손고정을 대신하는 것이 아니다. 기구의 접근이 어려운 부위에 선택적으로 사용해야 하며 기본적인 기구조작이 숙련된 후 사용해야 한다. 구강 외 손고정을 하는 경우 손고정과 작업단 사이의 거리가 길어짐으로써 정확한 조절과 적절한 측방압을 주기 어려울 때, 강화된 손고정(reinforced finger rest)을 보조적으로 사용할 수 있다. 강화된 손고정은 기구동작(stroke)의 힘을 증가시키기 위해 기구 경부에 사용하지 않는 손의 검지로 압력을 가한다.

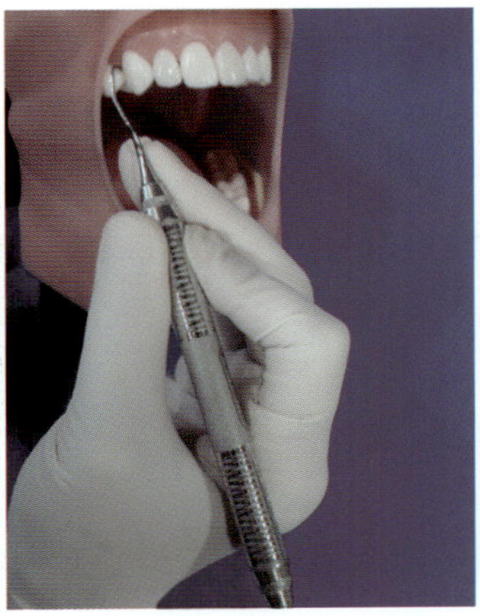

그림 10-26 **구강 외 손고정**

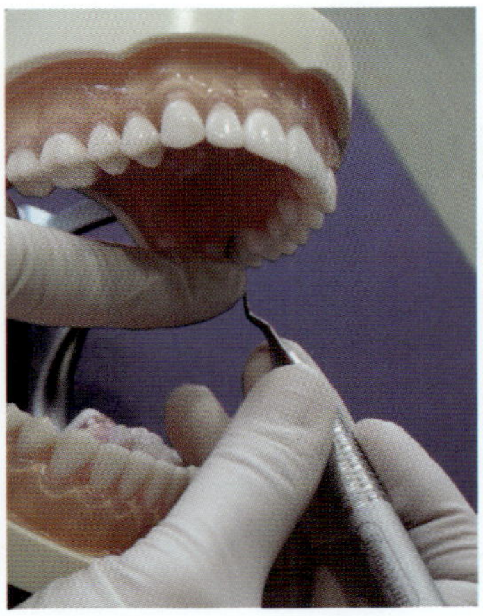

그림 10-27 **강화된 손고정**

2) 손고정 연습

연습 1

① 변형연필잡기법(modified pen grasp)으로 잡고 약지를 지면대의 원 내에 닿도록 하고 손목이나 팔목은 닿지 않도록 하며 점선을 따라 움직인다.
② 동전으로 둥근원을 그리고 중심에 손 고정점(●)을 표시한다.
③ 약지를 손 고정점(●)에 대고 점선을 따라 원호 동작으로 움직인다.

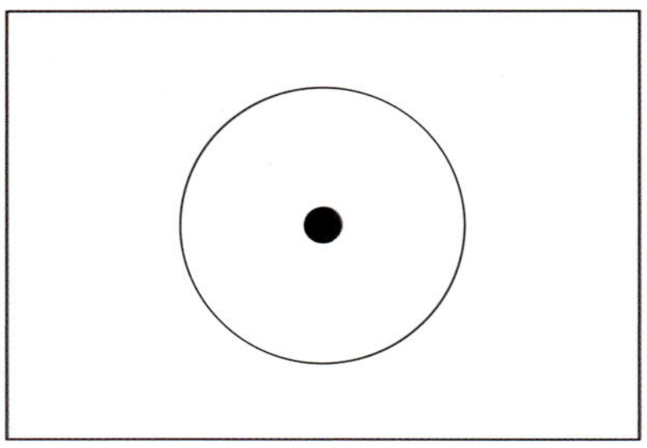

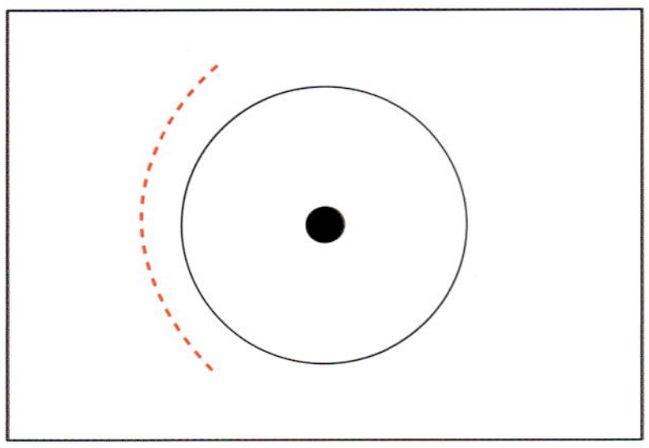

연습 2

① 변형연필잡기법으로 잡고 약지는 (●)에 고정시키고 점선을 따라 수직 또는 사선동작으로 움직인다.

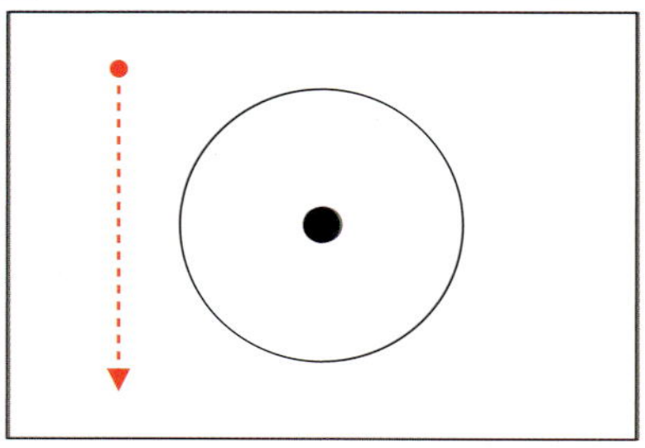

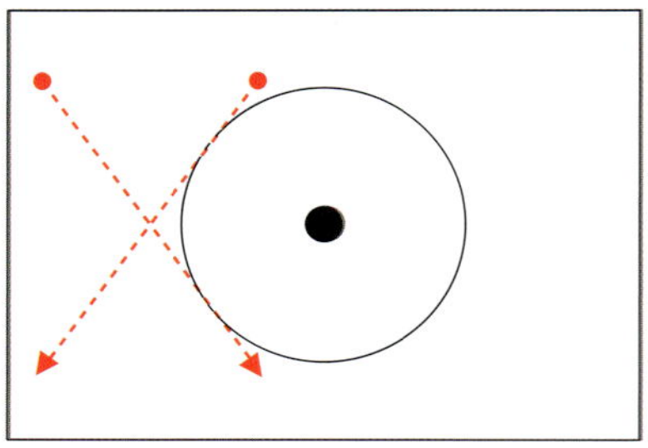

연습 3 기구의 적합과 동작

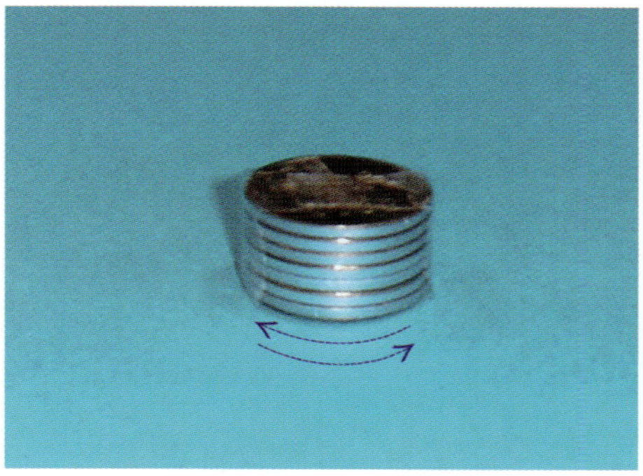

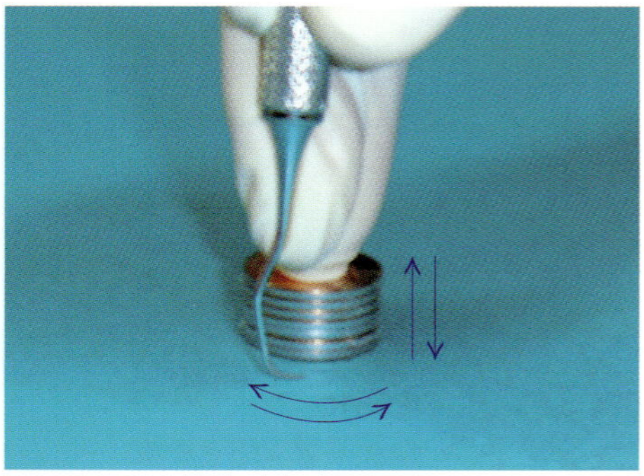

3. 기구적합(Adaptation)

적합이란 기구의 작업단(working end)이 치면에 접촉하는 것을 말하며, 올바른 적합은 모든 치주기구에서 연조직과 치근표면에 외상을 주지 않으면서 기구사용의 최대효과를 얻는 것이다. 이것은 예리한 끝(tip)이나 둥근 끝(toe)을 가진 작업단이 치면을 따라 항상 접합한 상태로 동작해야 가능하다.

탐침이나 치주낭 측정기는 끝 1~2mm 측면, 치석제거 기구는 절단연의 하방 1/3 측면이 치면에 적합해야 한다. 중앙 1/3이나 상방 1/3 부위가 닿으면 삽입이나 기구 동작 시 연조직에 상처를 초래한다.

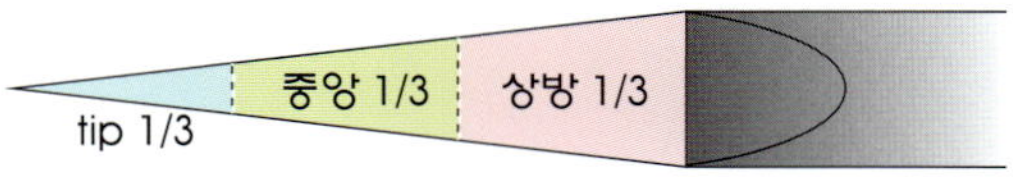

그림 10-28 sickle

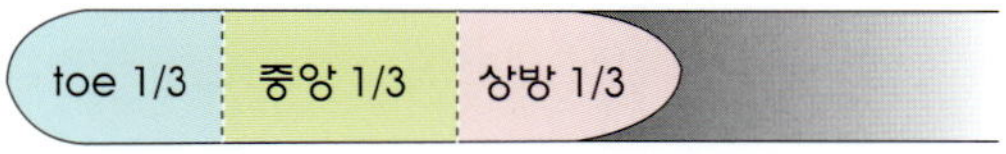

그림 10-29 curet

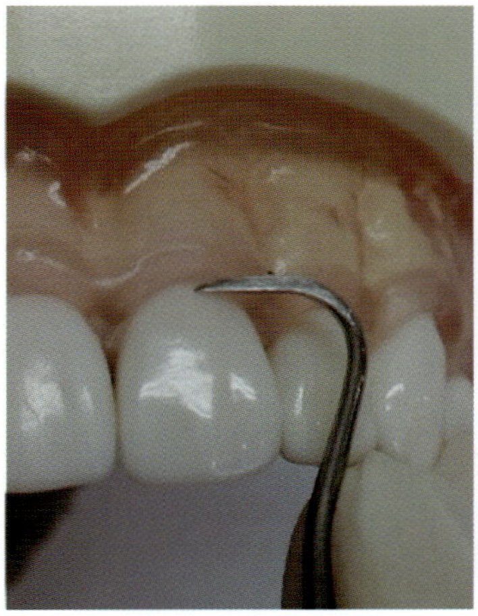

그림 10-30 올바른 기구적합

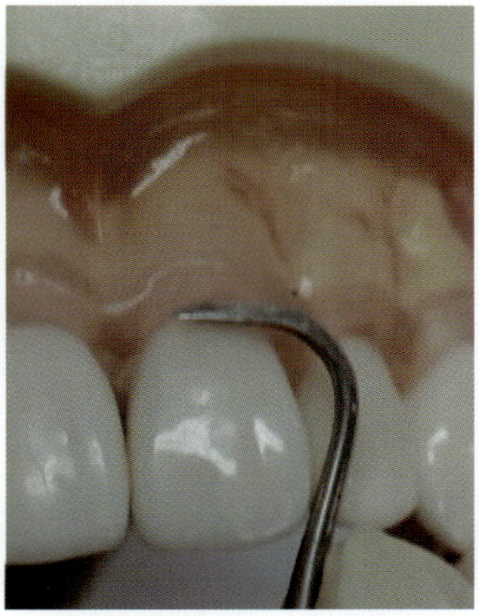

그림 10-31 잘못된 기구적합

적합이 어려운 부위는 능각부위, 좁은 치근, 깊은 치주낭, 최후방 구치 등이며 이를 해결하기 위해서는 손가락 사이에서 손잡이를 잘 돌리는 것이 중요하다. 이것은 시술할 치아 면에서 작업단의 적합상태를 계속 유지하기 위해 엄지와 검지로 기구 손잡이를 조금씩 돌리는 동작을 말한다.

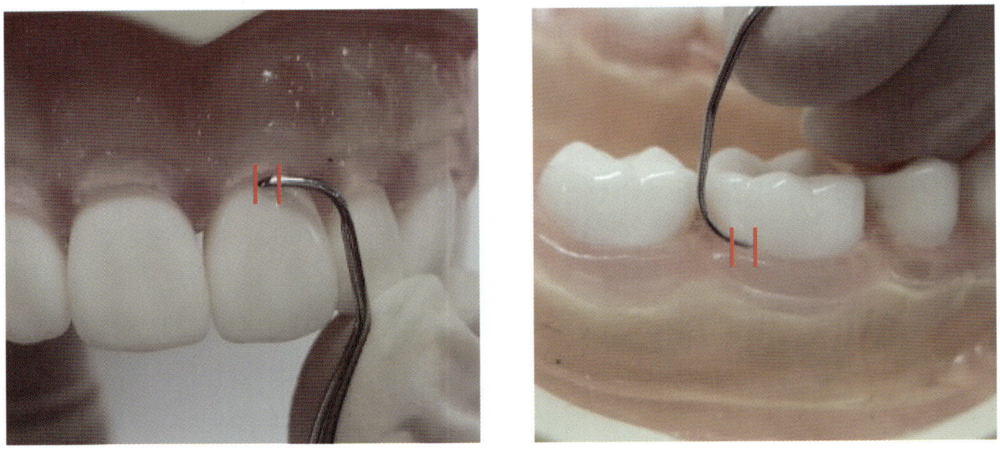

그림 10-32 **하방 1/3의 측면이 치면에 적합**

기구손잡이 회전(Handle roll)이란?

기구조작을 위해 치면에 기구적합이 계속 유지될 수 있도록 한다. 그러기 위해서는 손동작을 하는 동안 치면에 따라 기구손잡이를 회전시켜야 한다. 기구의 손잡이를 회전하는 손가락은 엄지와 검지를 이용하는데 이 두 손가락의 동작에 따라 작업단의 회전방향이 결정된다.

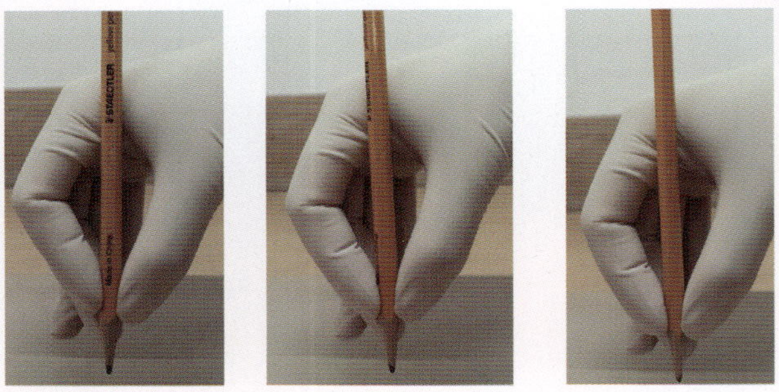

1단계 2단계 3단계

1단계 : 변형 연필 잡기법으로 펜의 글씨가 보이도록 가볍게 잡는다.
2단계 : 엄지와 검지를 이용하여 시계방향으로 천천히 펜을 돌린다.
3단계 : 엄지와 검지를 이용하여 시계반대방향으로 천천히 펜을 돌린다.

1) 적합의 시작부위

적합의 시작부위는 전치부위에서는 치경부 중앙(center of cervical line), 구치부위에서는 원심능각의 치은연 바로 위(약 1mm)에서 해야 한다.

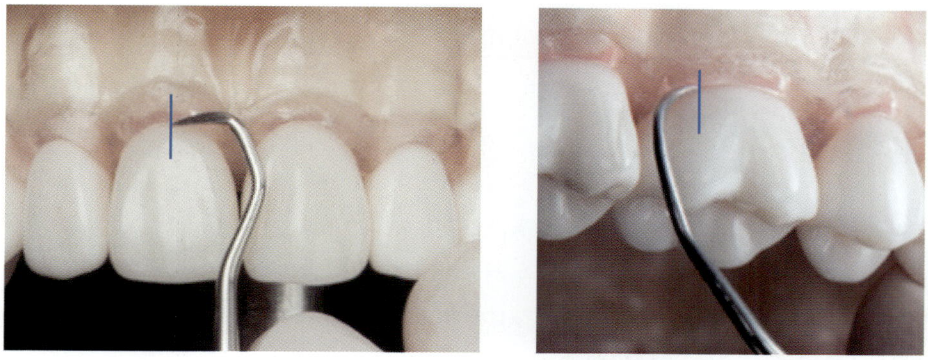

그림 10-33 **적합의 시작부위(전치부, 구치부)**

2) 적합 시 기구별 접합상피를 향하는 부위

탐침과 치석제거 및 치근활택 기구는 기구의 배면(back)이 접합상피를 향하게 하며, 치주낭 측정기는 끝이 접합상피를 향하고 치근면에 평행해야 한다. 탐침이나 치석제거 기구의 끝이 치근면에 직접 닿으면 표면을 긁거나 침작물을 정확하게 평가하기 어려우며, 연조직에 닿았을 때 손상을 줄 수 있다.

tip 1~2mm back

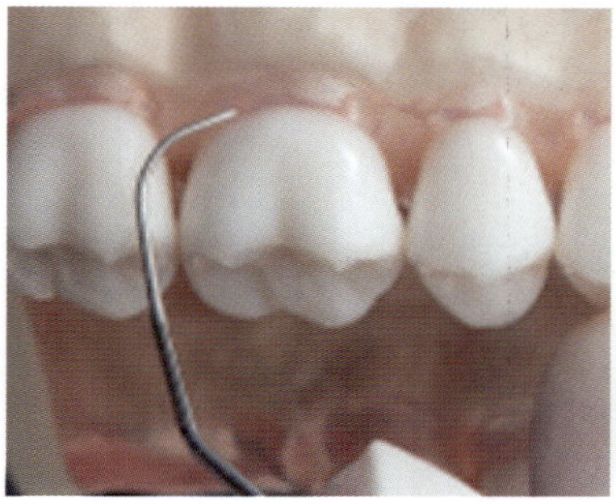

#11/12 explorer

blade 하방 1/3의 back

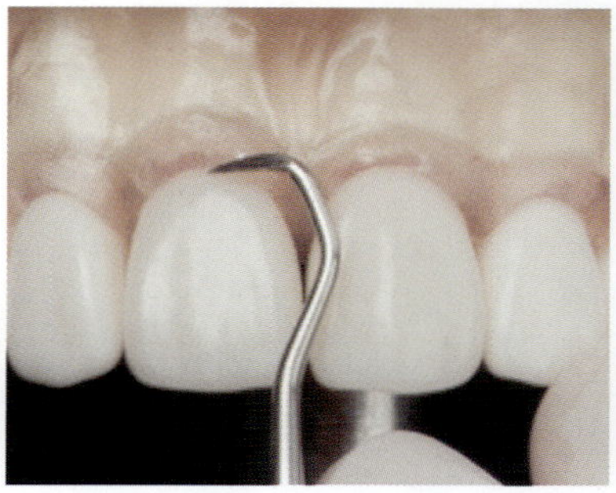

sickle scaler

blade 하방 1/3의 back

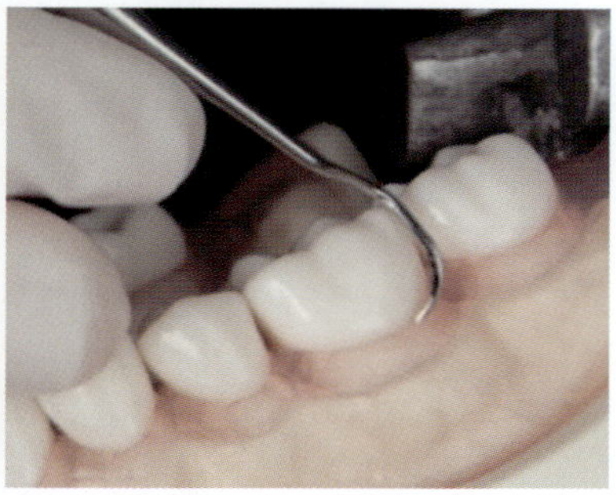

Universal curet

blade 하방 1/3의 back

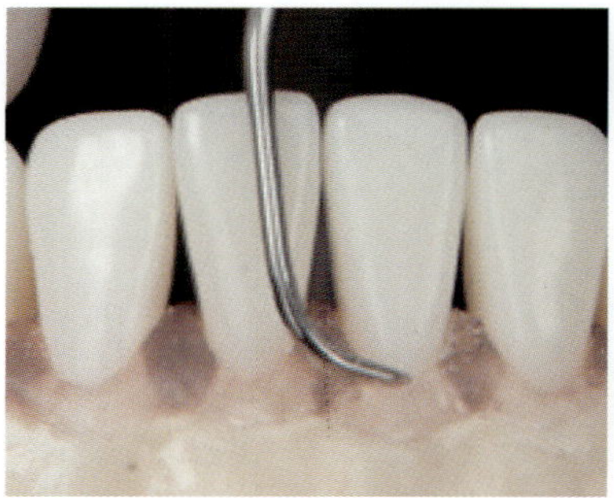

#1/2 Gracey curet

blade 하방 1/3의 back

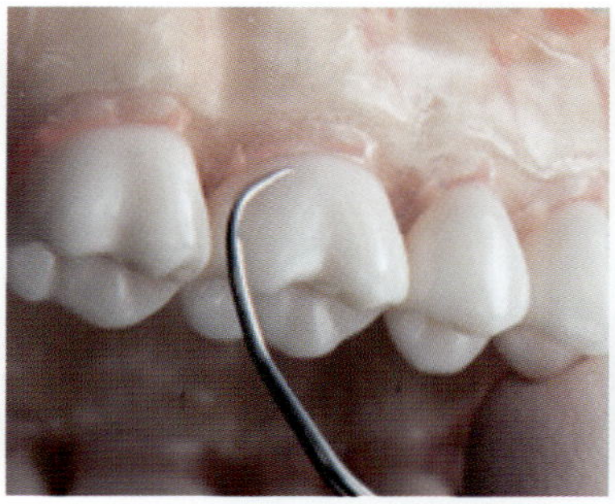

#11/12 Gracey curet

blade 하방 1/3의 back(열구상피를 향함)

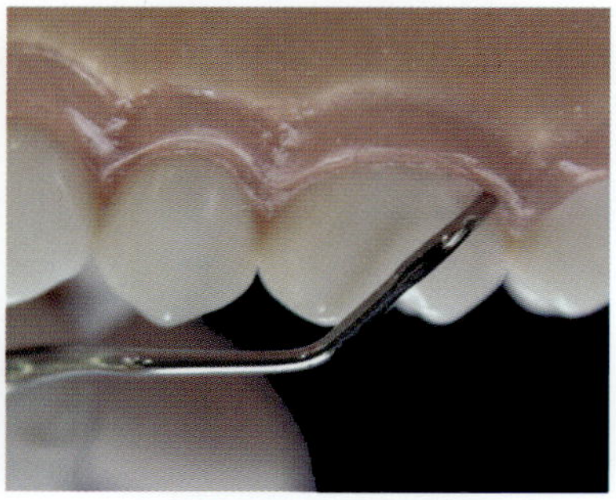

#13/14 Gracey curet

그림 10-34 **적합시 기구별 접합상피를 향하는 부위**

* 단, Gracey curet # 13/14는 적합 시 blade 하방 1/3에 해당하는 내면을 치면에 적합시킨 상태로 적합과 동시에 삽입한다. 이때 작업단의 배면은 열구상피를 향한다.

4. 기구삽입(Insertion)

1) 삽입(Insertion)

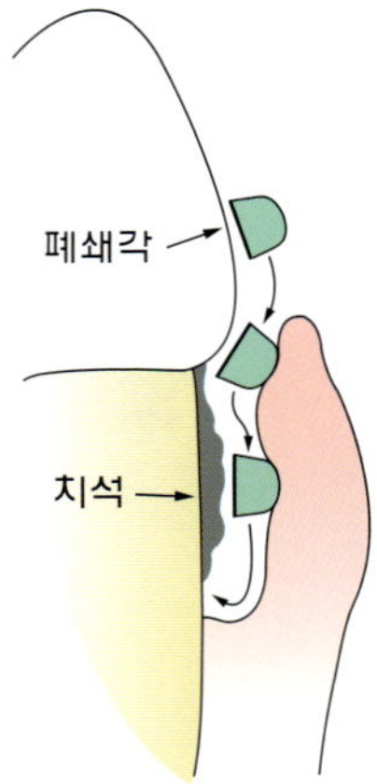

삽입이란 기구의 작업단을 치은열구나 치주낭으로 가볍게 밀어 넣는 동작이다. 치석제거용 기구 중 큐렛은 치은연하의 기구조작에서 가장 많이 사용되며 삽입하기 위해서는 치면에 가능한 가깝게 기구의 내면을 위치시켜야 한다. 작업단은 0~10도 사이의 각도로 삽입하되 0도에 가까울수록 가장 이상적이다. 경도이하의 측방압으로 천천히 치은연 밑으로 치근면을 따라 부드럽게 이동하여 치주낭 기저부에 위치시킨다.

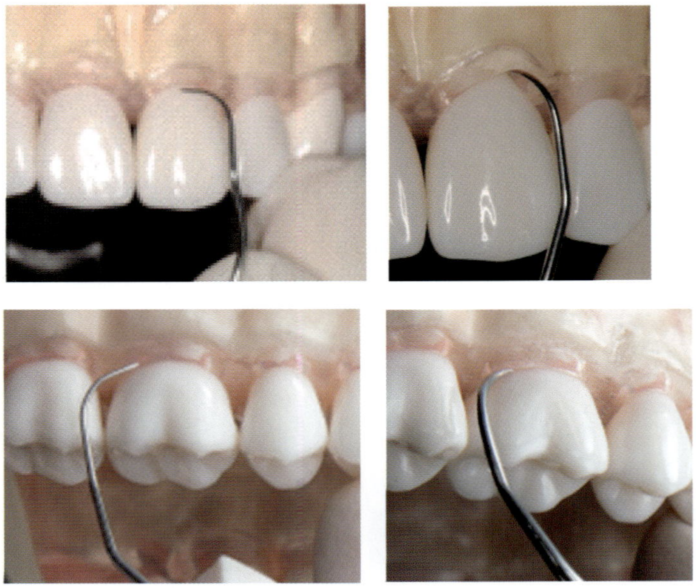

그림 10-35 **#11/12 explorer(전치부, 구치부)**

* tip 1–2mm 측면이 치면에 접합된 상태에서 치은연하로 올바르게 삽입한다.

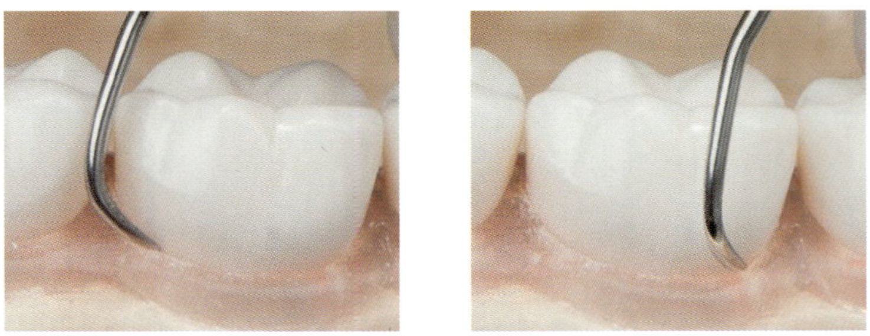

그림 10-36 **#11/12 Gracey curet**

* 기구의 내면이 치면을 향하도록(각도 0도에 가깝게) 손잡이를 치면 쪽으로 약간 기울이고 배면이 열구 또는 치주낭 상피를 향하게 한다.

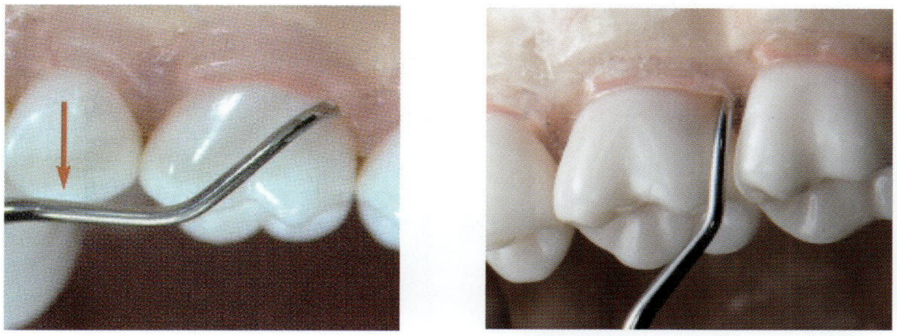

그림 10-37 # 13/14 Gracey curet

* 작업단의 내면이 치면을 향하도록(각도 0도에 가깝게) 하기 위해서 손잡이를 상악은 상악 교합선, 하악은 하악 교합선 쪽으로 오도록 하며, 배면이 열구 또는 치주낭 상피를 향하게 한다.

5. 작업각도(Angulation)

작업각도란 치석제거용 기구의 내면과 이를 적용하는 치면사이의 각도를 말한다.

치은연하에 기구를 삽입하기 위해서 기구의 내면과 치면사이의 각도는 0도에 가까울수록 이상적이다. 치석제거를 위한 올바른 각도는 기구의 내면과 치면사이 45~90도이다. 결국 올바른 작업각도는 치석을 기구의 내면에 걸기위한 것으로 치석의 크기와 연조직의 상태에 따라서 적당하게 적용해야 한다.

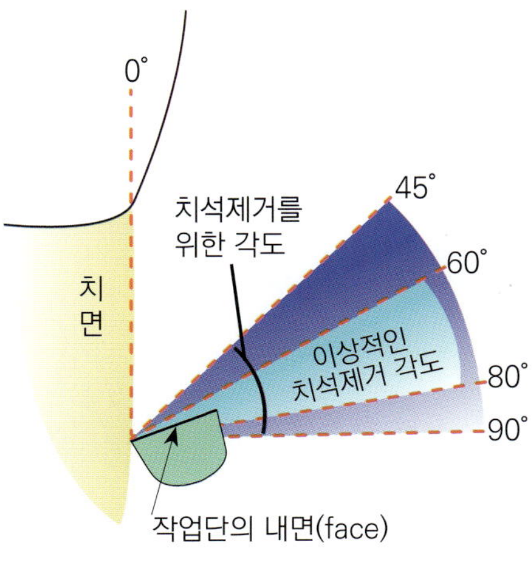

그림 10-38 작업 각도(angulation)

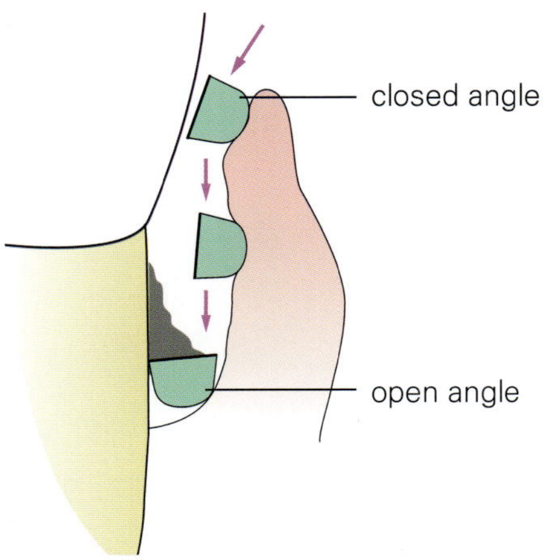

그림 10-39 삽입각도 & 작업각도

① 치석 제거 각도: 기구내면과 치면사이의 각도가 45 ~ 90도이며, 60 ~ 80도가 치석제거를 위한 가장 이상적인 각도이다.
② 45도 미만일 경우(closed angulation): 기구가 미끌어져 침착물 제거가 어렵고 치석이나 치면을 매끈하게 만든다.
③ 90도 이상일 경우(open angulation): 침착물 제거가 힘들고 연조직 손상을 야기시킨다.

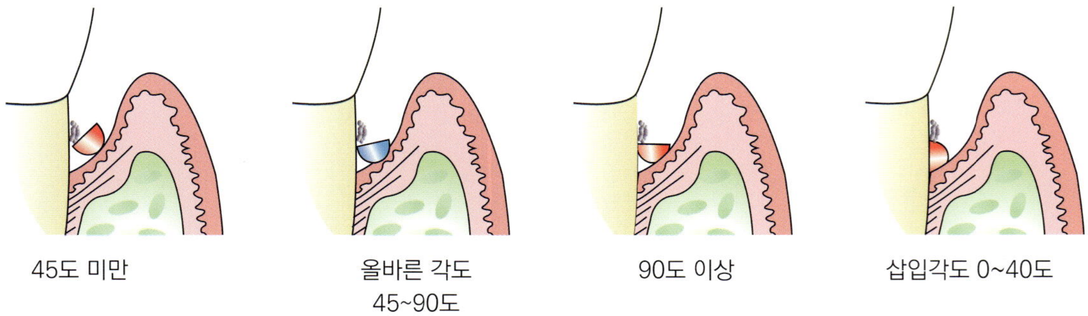

그림 10-40 **치석제거를 위한 각도**

6. 기구동작(Stroke, Activation)과 측방압(Lateral pressure)

기구동작(stroke, activation)이란 치면에서 기구를 조작하기 위해 기구를 움직이는 동작을 말한다. 동작은 사용목적과 특징에 따라 분류할 수 있다.

1) 일반적인 동작 분류

술자를 기준으로 동작을 했을 때 당기는 동작(pull stroke)과 미는 동작(push stroke)이 있다.

(1) 당기는 동작(Pull stroke)

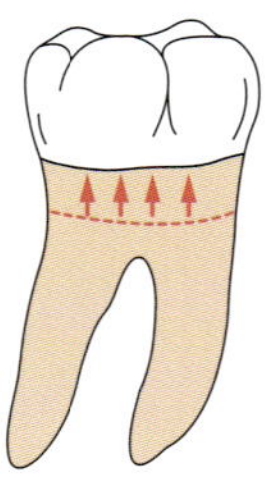

상피부착부나 치은에서 치아의 교합면을 향해 기구를 움직이는 동작을 의미하며 일반적으로 침착물을 제거 할 때 가장 많이 사용하는 동작이다.

(2) 미는 동작(Push stroke)

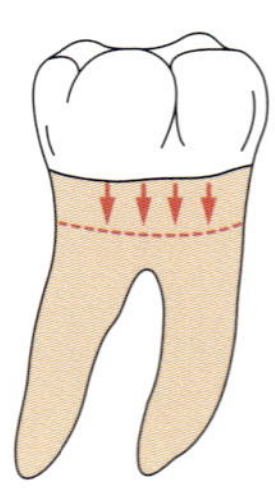

연조직을 향해 미는 동작으로 치석을 밀어 넣거나 연조직에 손상을 줄 수 있으므로 사용하지 않으며, 치은연상에서 chisel을 이용한 치석제거 시 사용하는 동작이다.

2) 사용부위에 따른 동작 분류

치주기구 조작을 위해 일반적으로 사용하는 동작으로 동작부위에 따라 손목-전완 동작(forearm-wrist stroke)과 손가락 동작(finger stroke)이 있다.

(1) 손목-전완 동작(Forearm-wrist stroke)

손목-아래팔 동작이란 기구조작에 필요한 힘을 주기 위해 손과 손목을 같이 회전하는 동작으로 기구를 움직일 때 손과 손목의 힘을 함께 이용하는 것이다. 근육의 피로를 최소화 하면서 최대의 효과를 얻을 수 있으므로 치석제거 시 권장하는 방법이다.

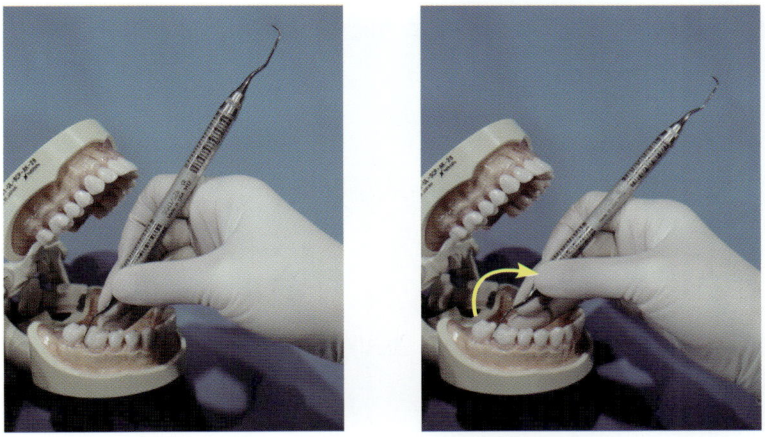

그림 10-41 **손목 동작(시작과 마침) 자세**

(2) 손가락 동작법(Finger stroke)

손가락동작이란 엄지, 검지, 중지를 위아래로 구부려 기구를 움직이는 동작으로 손이 쉽게 피로해지므로 치석제거 시에는 잘 사용하지 않으며, 탐침, 치주탐침, 초음파 기구와 같이 힘이 필요하지 않는 경우에 유용하게 사용할 수 있다.

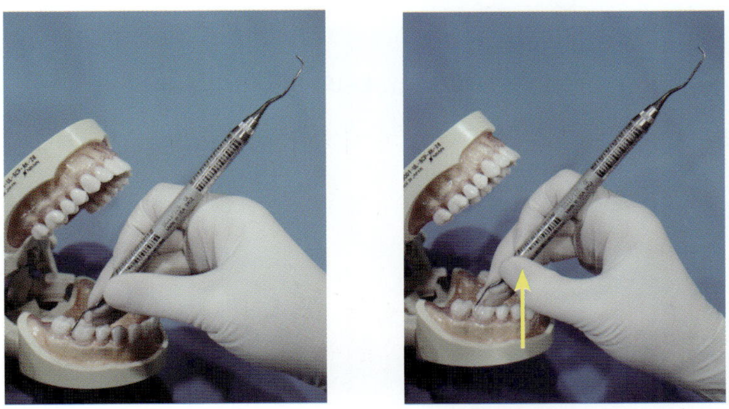

그림 10-42 **손가락 동작(시작과 마침) 자세**

3) 방향에 따른 동작 분류

기구의 손동작이 움직이는 방향에 따라 수직동작(vertical stroke), 수평동작(horizontal stroke), 사선동작(oblique stroke), 원형동작(circular stroke) 등으로 분류된다.

(1) 수직 동작(Vertical stroke)

치아의 장축과 평행하게 동작한다. 주로 전치부 순, 설면과 인접면, 구치부 인접면에 적용한다.

(2) 수평 동작(Horizontal stroke)

치아의 장축과 수직방향으로 동작한다. 주로 치근활택술이나 초음파 치석제거 시에 적용한다.

(3) 사선 동작(Oblique stroke)

치아의 장축과 대각선 방향으로 동작한다. 주로 구치부의 협,설면에 치주기구 사용 시 적용한다.

(4) 원형 동작(Circular stroke)

1~2mm직경으로 약한 압력을 가지고 원을 그리듯이 동작한다. 주로 수동 치면연마 또는 치면 착색물 제거 시에 적용한다.

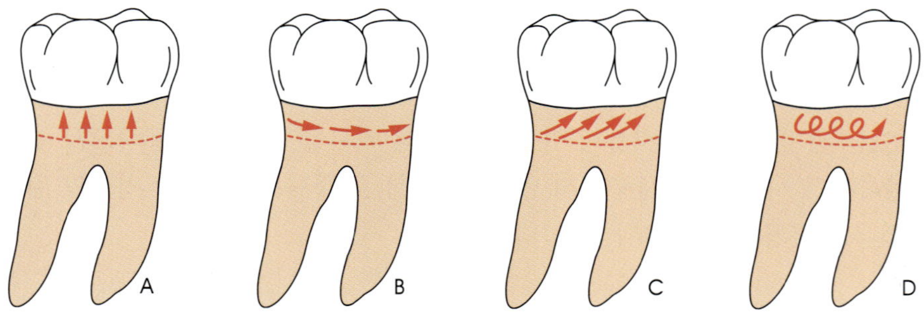

그림 10-43 동작(stroke)의 방향에 따른 분류

A: 수직동작 B: 수평동작 C: 사선동작 D: 원형동작

4) 사용목적에 따른 동작 분류

기구동작은 사용목적에 따라 탐지동작(exploratory stroke), 치석제거동작(scaling stroke), 치근활택동작(root planing stroke)으로 분류된다.

(1) 탐지동작(Exploratory stroke/사정손동작(Assessment stroke))

치석의 유무와 불규칙한 치면의 상태를 평가하기 위한 동작이다. 탐침을 사용하여 치은연하에 있는 침착물이나 불규칙한 부위를 찾아내는데 사용된다. 손가락으로 기구를 가볍게 잡고 압력을 가하지 않은 경도의 측방압으로 아래위로 밀고 당기는(up and down)동작을 한다.

(2) 치주낭 측정동작(Walking stroke)

치주낭 측정 시 사용되는 동작으로 치주낭 측정기의 끝 1-2mm 측면을 치면에 적합하고 15-20g 정도, 경도의 측방압으로 walking stroke 한다. 이때 기구의 끝이 접합상피에 닿도록 해야한다.

(3) 스케일링 동작(Scaling stroke)

치면에서 치석을 제거하기 위한 동작으로 치석제거 동작(scaling stroke)라고도 한다. 주로 sickle scaler, universal curet, Gracey curet을 사용하여 치면에서 치석을 제거하기 위해 사용한다. 치석을 제거하기 위해서 중등도 이상의 압력으로 가해 수직 또는 사선으로 짧고, 겹치면서 당기는 동작을 사용한다. 이 동작은 치면에 손상을 줄 수 있으므로 치석이 없는 치면에는 절대 사용해서는 안된다.

(4) 치근활택동작(Root planing stroke/치근세정 손동작(Root debridement stroke))

중등도 이하의 압력을 가하여 병적 백악질이나 잔존부착물을 제거하고 평활한 치근면을 만들기 위해 사용하는 동작이다. 이 동작은 치석제거동작보다 약간 더 길고 겹치게 수직, 사선, 수평방향 등 여러 방향으로 사용한다.

표 10-1 기구동작의 분류

분류	내용
치석탐지동작 (exploratory stroke, accessment stroke)	· 치면을 평가하며 치석탐지 시에 접합상피에서 치은연까지 길고 가벼운 동작이다. · 작업단(working end)의 끝 1~2mm의 측면으로 상·하 이동을 하며 밀고 당기는(up and down) 동작을 한다. · 팁의 측면으로 탐지(exploring)하여 치면과 치근표면의 상태를 기구의 진동을 이용하여 알 수 있다.
치주낭 측정동작 (walking stroke)	· 치주낭 측정 시 사용되는 동작으로 15~20g의 가벼운 동작이다. · 작업단의 끝 1~2mm의 측면을 치면에 적합시킨다. · 기구의 끝이 접합상피에 닿도록 하고 walking stroke 한다.
치석제거동작 (scaling stroke, calculus removable stroke)	· 치석제거 시에 중등도 이상의 측방압을 사용하는 동작이다. · 치아표면에서 부착물을 제거 시에는 짧고 중첩된 동작(overlapping stroke)을 한다. · 치석이 없는 치면에서는 사용하지 않는다.
치근활택 동작 (root planing stroke, root debridement)	· 깊은 치주낭의 치근면과 치은퇴축으로 치근노출 부위의 치석과 바이오필름을 제거한다. · 중등도 이하의 압력을 가하여 치석제거 동작보다 약간 긴 동작을 사용한다. · 백악질을 보존하며 치석이 없는 치주낭에서는 초음파스케일러의 가는 팁(thinner tip)을 이용하여 치근활택 및 바이오필름을 제거한다.

표 10-2 치주기구 동작 비교

	탐지동작	치석제거 동작	치근활택술 동작
목 적	치아의 해부학적 구조, 치석 및 치면세균막 탐지	치석부착물 제거	잔존치석제거, 깊은 치주낭 치근면의 치면세균막 제거
사용기구	치주낭 측정기, 탐침	씨클, 큐렛	큐렛
삽입각도	15도 이내	0~10도 이내(큐렛)	0~10도 이내
작업각도	15도 이내	45~90도	45~70도
측방압	경도 이하	증등도 이상	증등도 이하
방 향	수직, 사선	수직, 사선	수직, 사선, 수평
횟 수	중첩동작	중첩동작	중첩동작
길 이	긴 동작	짧은 동작	긴 동작

5) 치석제거 시 부위별 기본동작

(1) 전치부 순면과 인접면

치경부 중앙(center of cervical line)에서 근심면 방향으로 여러 번(보통 7-10회)의 수직동작을 근심면 col 부위까지 하고, 다시 치경부 중앙에서 원심면 방향으로 여러 번(보통 7-10회)의 수직동작을 원심면 col 부위까지 하는데 이때 짧고, 중복된 동작(short & overlapping stroke)한다.

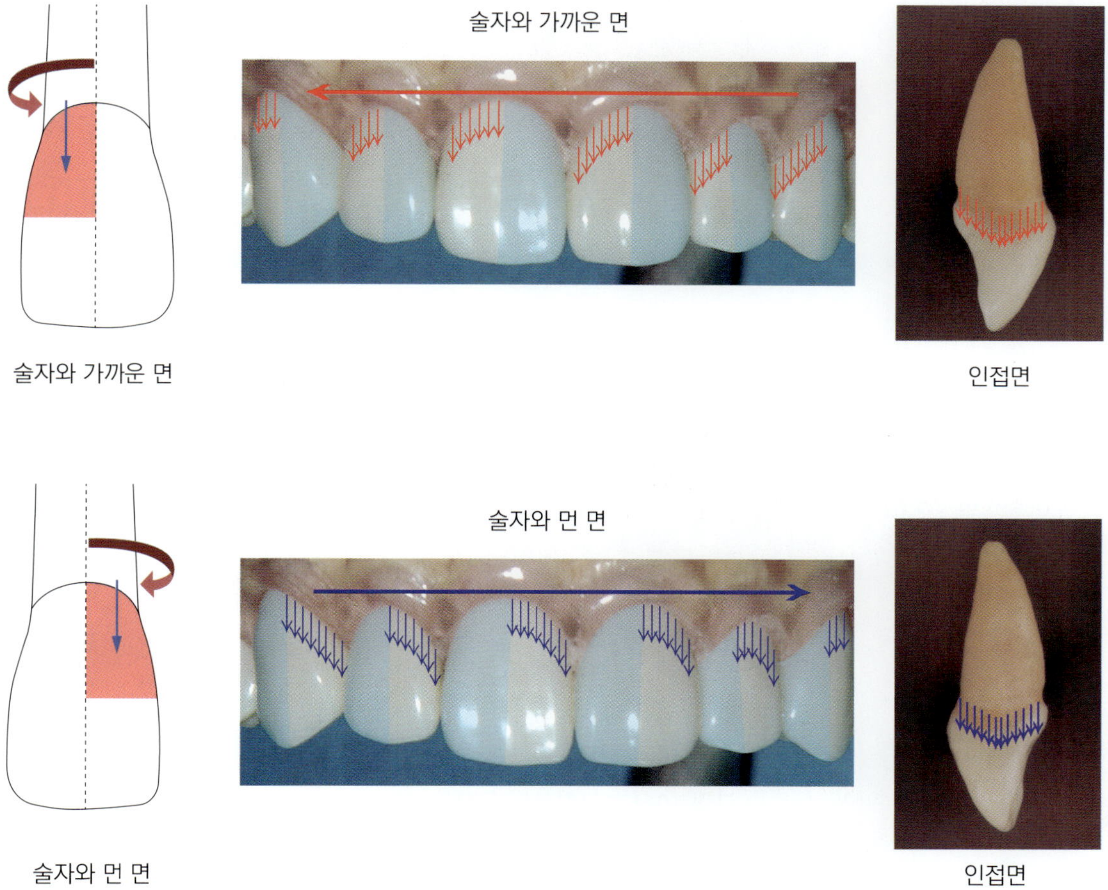

그림 10-44 **전치부의 동작(stroke)**

(2) 구치부 협면과 인접면

원심능각(distal line angle)에서 근심방향으로 여러 번(보통 12-20회)의 수직 또는 사선동작을 하고 근심면 col 부위에서는 수직동작을 한다. 다시 원심능각(distal line angle)에서 원심방향으로 원심면 col 부위까지 여러 번(보통 7-10회)의 수직동작을 한다. 이때 짧고, 중복된 동작(short & overlapping stroke)을 한다.

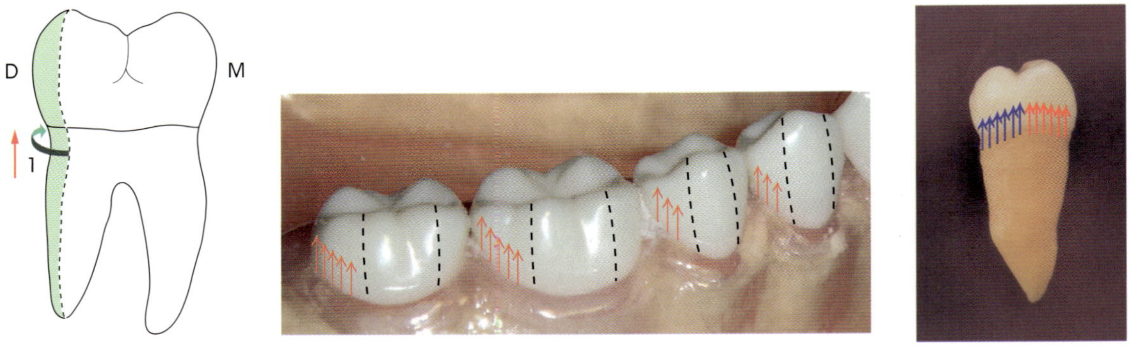

구치부 원심면 원심면의 동작 구치부 인접면

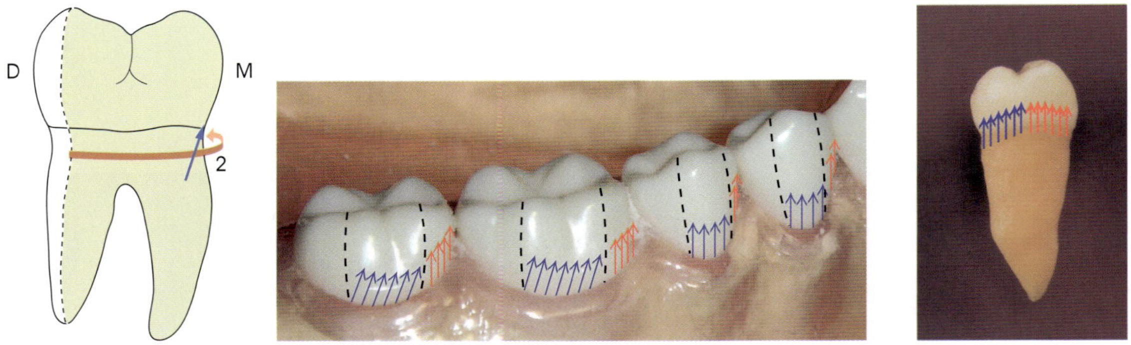

구치부 근심면 근심면의 동작 구치부 인접면

그림 10-45 **구치부의 동작(stroke)**

6) 측방압(Lateral pressure)

측방압이란 치아면을 향하여 작업단의 하방 1/3 부위에 적용시키는 압력을 말한다. 측방압의 적용범위를 시술과정에 따라 경도, 중등도, 강한 측방압으로 단계적 변화를 주면서 적용한다.

(1) 동작에 따른 측방압

① Probing & Exploratory stroke을 위한 측방압

: Probing & exploring할 때 주로 경도의 측방압을 적용시킨다.

치주낭의 형태가 확인되면 불규칙한 백악질, 치석, 수복물 변연 등을 판단하기 위해서 중등도로 측방압을 증가시킬 수 있다.

② Scaling stroke을 위한 측방압

: 치석을 기구의 내면(face)으로 걸 때까지는 경도의 측방압을 적용하며, 치석을 제거하기 위하여 당기는 동작(pull stroke)을 할 때 중등도 이상의 측방압을 적용한다.

측방압이 너무 강한 경우: 치면(특히 cementum)을 긁어 거칠게 만들기 쉽다.

측방압이 부족한 경우: 치석을 전체적으로 제거하지 못하고 치석표면을 깎아 매끄럽게 만들어 치석을 탐지하기 어렵게 만든다.

③ Root planing stroke을 위한 측방압

병적인 백악질을 제거하여 치근면을 활택하게 만들 때 중등도 이하의 측방압을 적용시킨다.

(2) 삽입 시 측방압

모든 기구의 삽입은 측방압이 거의 적용되지 않는 경도 이하로 해야 한다.

측방압을 평가하는 척도는 기구동작 시에 엄지와 검지의 굽힘이나 힘이 들어간 것을 보고 판단할 수 있다.

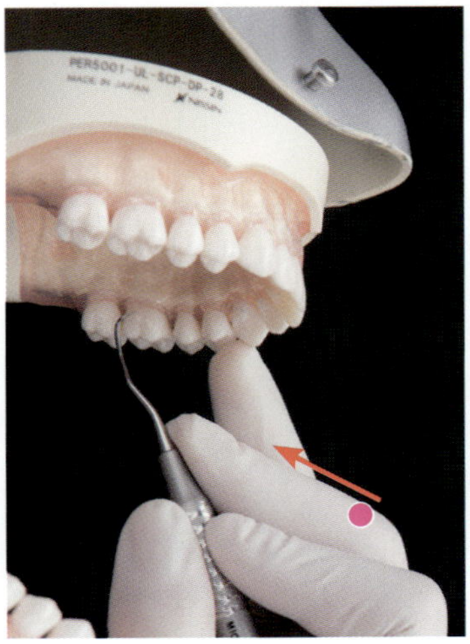

그림 10-46 **경도 이하의 측방압**

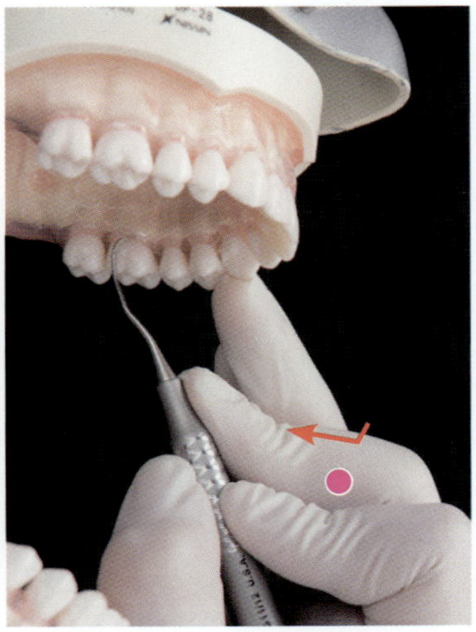

그림 10-47 **중등도의 측방압**

측방압(Lateral pressure)이란?

측방압은 기구를 조작하는 동안 치면을 향하여 가하는 압력을 말하며 엄지와 검지를 이용하여 기구 손잡이에 동일한 압력을 가하는 것이다.

1. 치아면을 향하여 blade의 하방 1/3 부위에 적용시키는 압력을 말한다.
2. 측방압의 적용범위를 시술과정에 따라 light, moderate, firm으로 단계적 변화를 주면서 적용한다.
   - 치주낭 측정이나 치석탐지 시 : 측방압을 사용해서는 안된다.
   - 치석제거 시 : 중등도 이상의 측방압을 사용한다.
   - 치근활택술 : 중등도 이하의 측방압을 사용한다.
3. 측방압이 너무 약하면 치석표면을 깍아 매끄러워 치석 제거가 안되고, 측방압이 너무 강하면 치아면을 긁어 거칠게 된다.

7. 손근육 강화를 위한 연습

손의 근육을 잘 단련하면 기구조작 능력이 향상하며 손목의 움직임이 유연해지고 부상을 입을 가능성이 적어진다. 실리콘 고무인상재(power putty)를 이용하여 손안에서 굴리거나 짓누른다. 이 운동은 10~20분 정도 실시하며 운동 시 손을 허리 높이에 유지한다.

1) 손가락을 굽히는 운동, 굴근(Flexor muscle)

(1) 꽉 쥐기(full grip)

퍼티를 손바닥에 놓고 쥐며 가능한 빠르고 강하게 힘주어 반복한다(10회 정도).

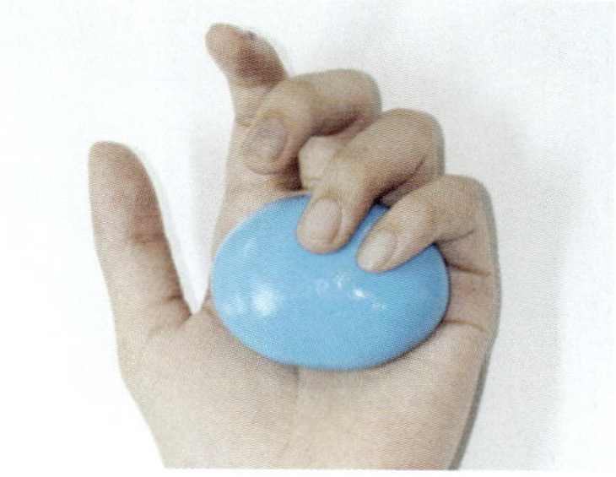

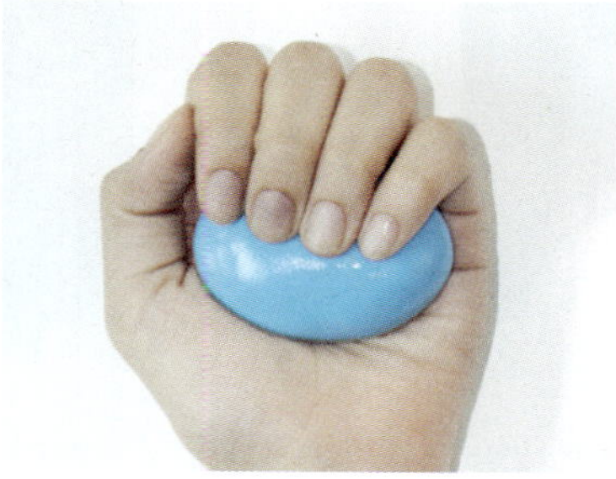

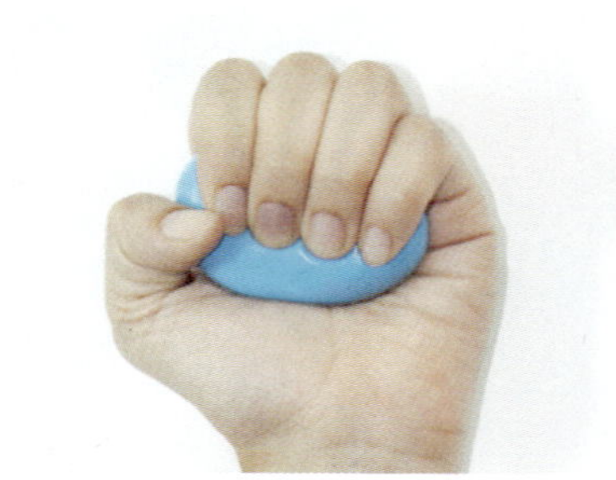

(2) 손가락 찔러 넣기(Finger dig)

손바닥위에 퍼티를 올려놓고 손가락 끝을 눌러 퍼티에 찔러 넣는 동작을 하고 손가락을 뺀 후 퍼티를 다시 뭉쳐 같은 동작을 반복한다(10회 정도).

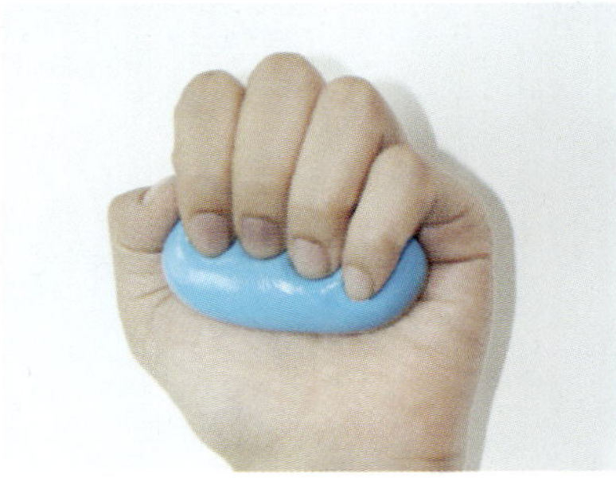

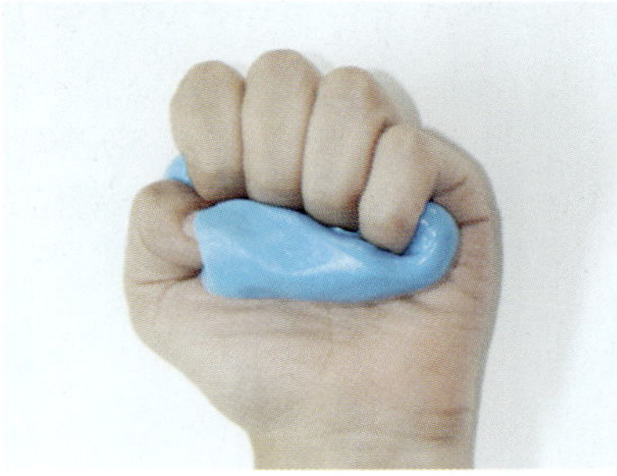

(3) 엄지 누르기(Thumb press)

손바닥 안에 퍼티를 둥글게 뭉쳐 엄지손가락에 최대한 힘을 주어 퍼티를 누른다. 퍼티를 다시 재형성하여 반복한다(5회 정도).

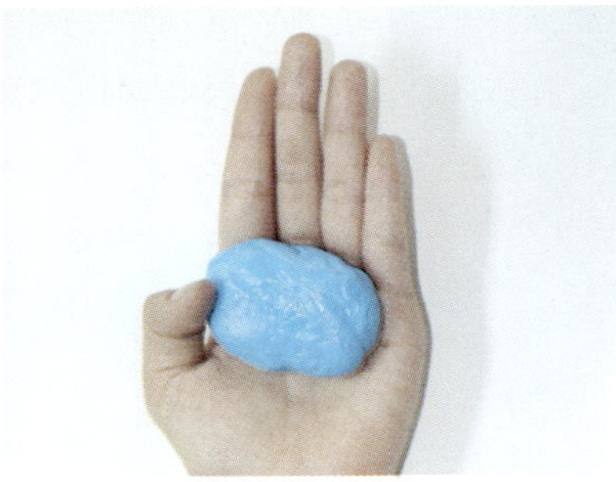

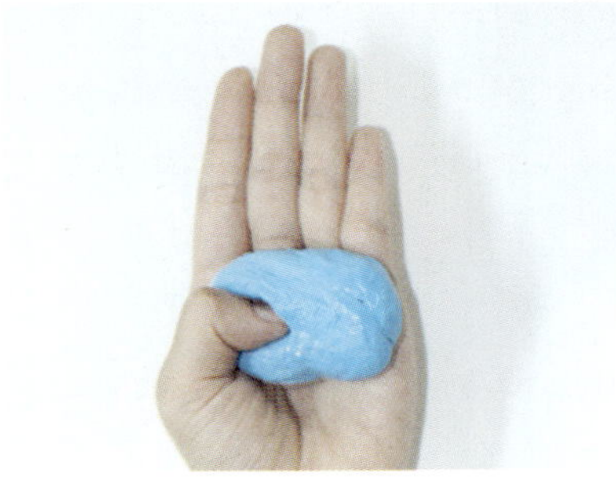

(4) 손가락 운동(Finger)

손가락에 퍼티를 올려놓고 손가락 끝만 짜는 동작을 하며 손바닥은 오므리지 않고 편 상태를 유지한다. 엄지로 퍼티를 돌리면서 같은 동작을 한다(10회 정도).

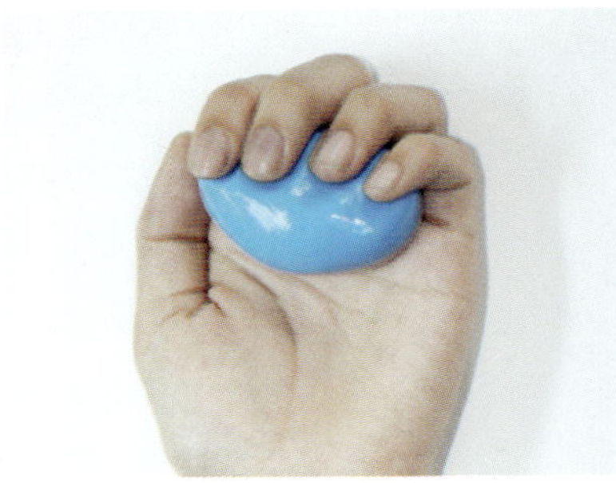

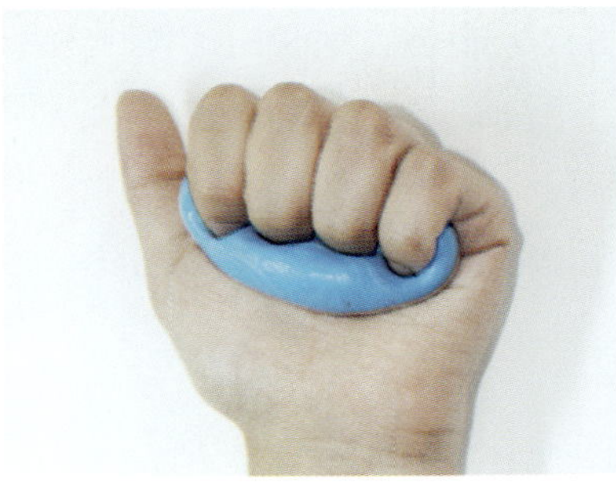

2) 손가락을 펴게 하는 신근(Extensors muscle)

(1) 손가락을 펴는 운동(Finger extension)

손가락 하나를 굽혀 그 끝에 퍼티를 감은 후 퍼티의 양끝을 다른 손으로 잡고 최대한 빠르게 손가락을 편다. 각각의 손가락으로 반복한다(3회 반복).

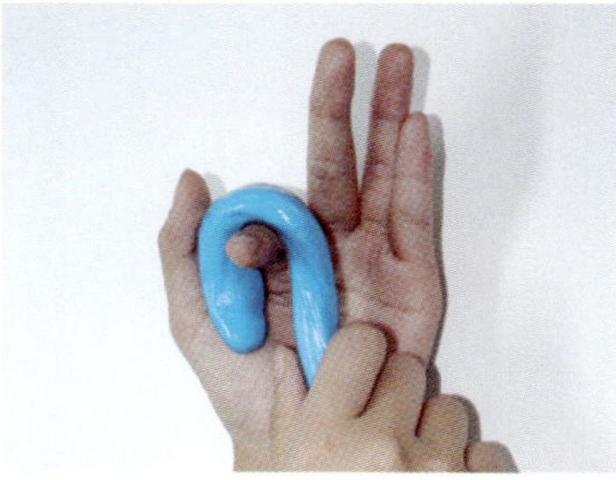
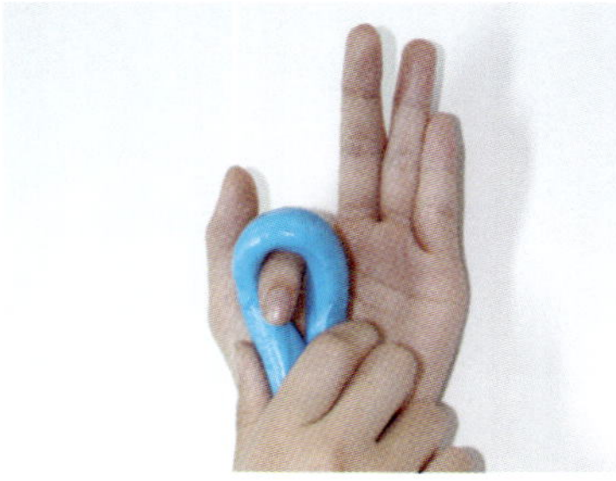
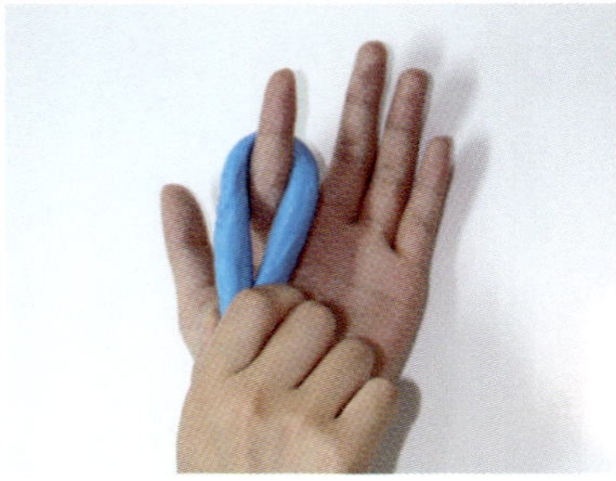

(2) 엄지를 펴는 운동

신근(extensors muscle)손바닥 쪽으로 엄지를 굽힌 후 그 끝에 퍼티를 걸어 감싸 쥔 후 엄지를 빠르게 편다(3회 반복).

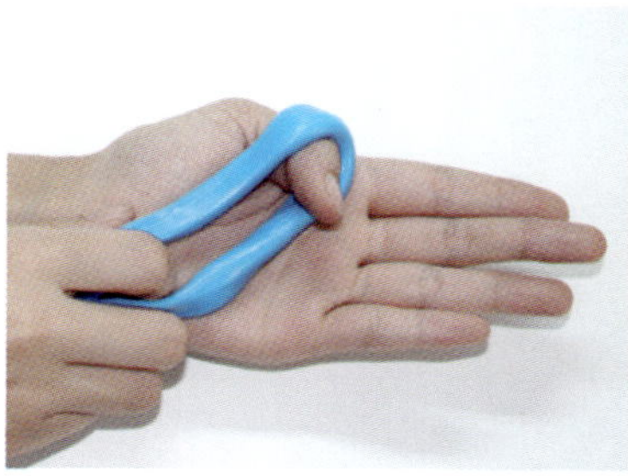
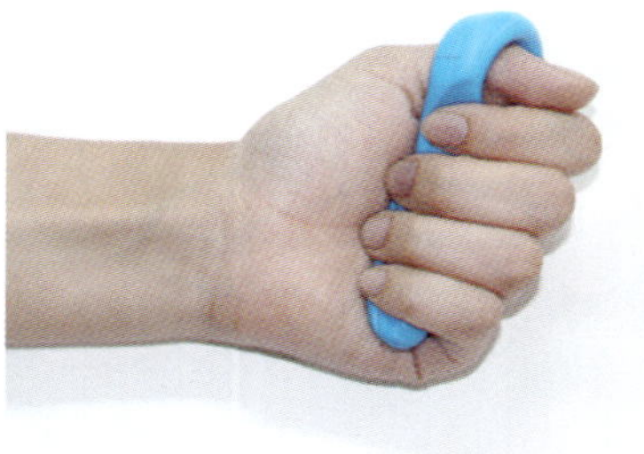
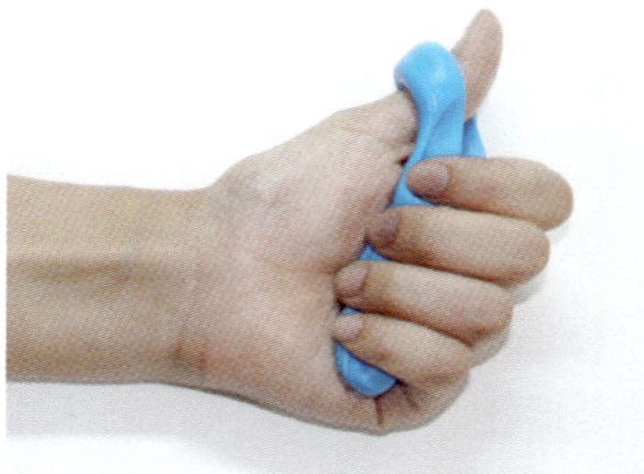

(3) 손가락을 벌리는 운동(심근과 외전근 운동)

퍼티를 넓적하게 만든 후 책상위에서 손가락 끝을 모아 퍼티에 올려놓고 손바닥을 빠르게 편다(3회 반복).

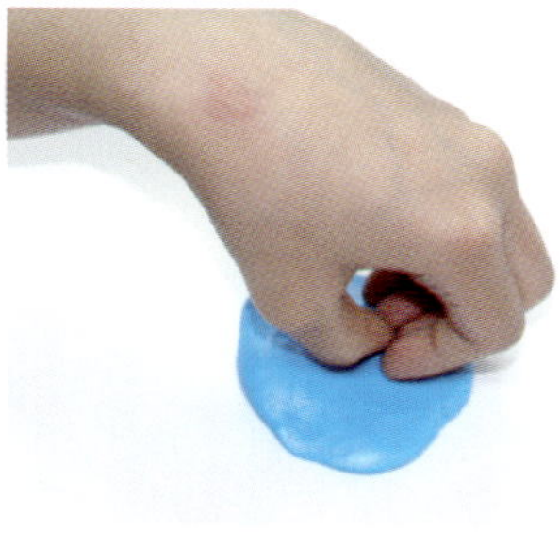
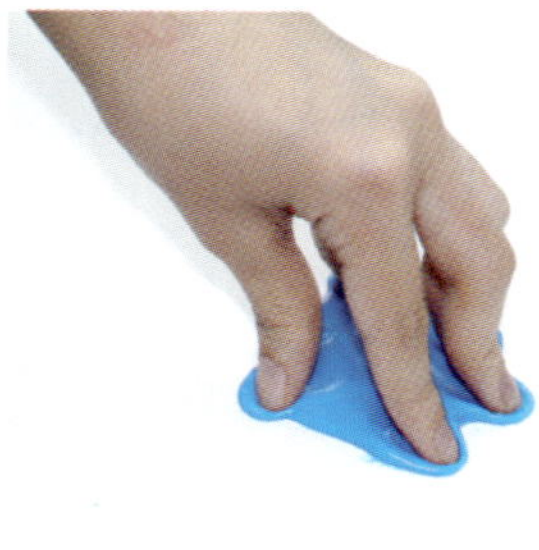

3) 손가락 내전근 운동(Adductor muscles)

(1) 손가락 가위 동작(내전근)

퍼티를 공모양으로 하여 두 손가락 사이에 놓고 가위질 동작으로 두 손가락을 모은다. 손가락마다 짝을 지어 같은 동작을 반복한다(3회 반복).

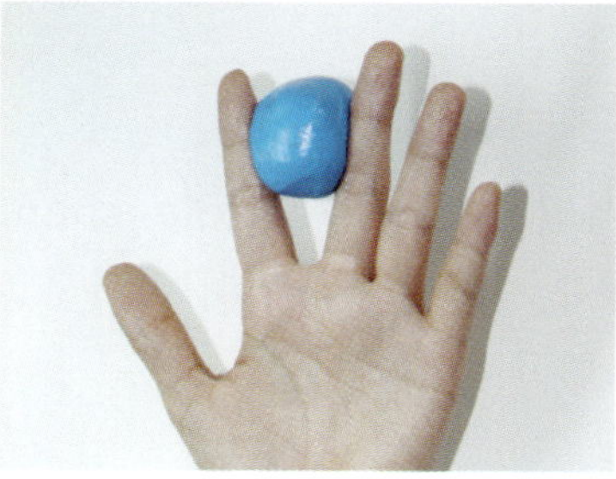
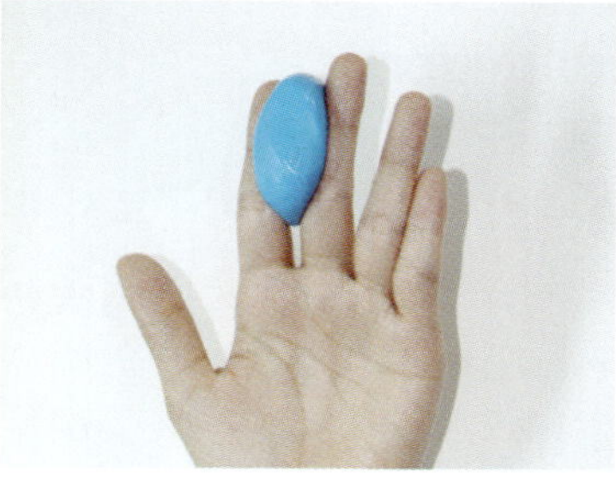

(2) 손가락 벌리기(외전근 운동)

두 손가락을 모아 붙이고 그 주위에 퍼티를 감는다. 가능한 빠르게 손가락을 벌린다. 손가락마다 짝을 지어 같은 동작을 반복한다(3회 반복).

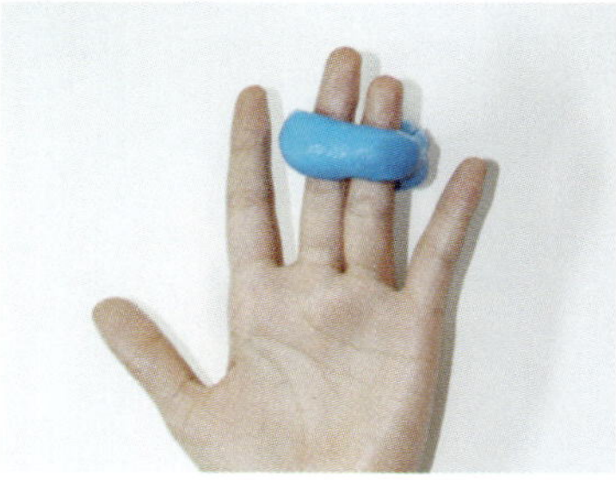
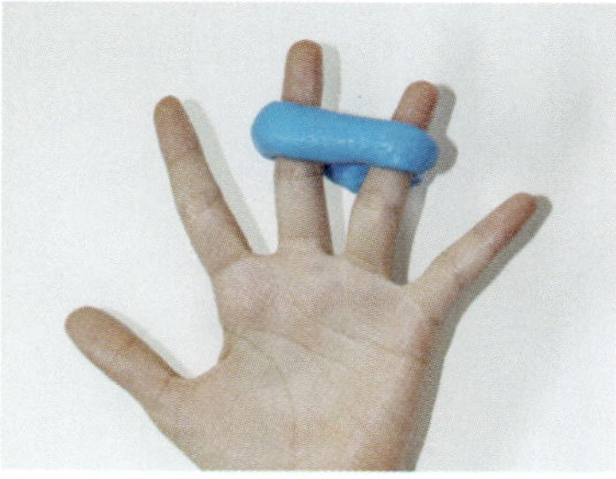

Ⅲ 치주기구의 분류

1. 기본 기구

1) 치경(Mouth mirror)

구강 내 관찰을 위한 가장 기본 기구로서, 각 부위의 명칭은 handle, shank, mirror head (working end)로 나누어진다. 보통 치경은 교체가 가능하도록 되어 있어서 mirror의 크기를 바꾸거나 mirror head가 파손되어 바꿀 때 편리하고 경제적이다.

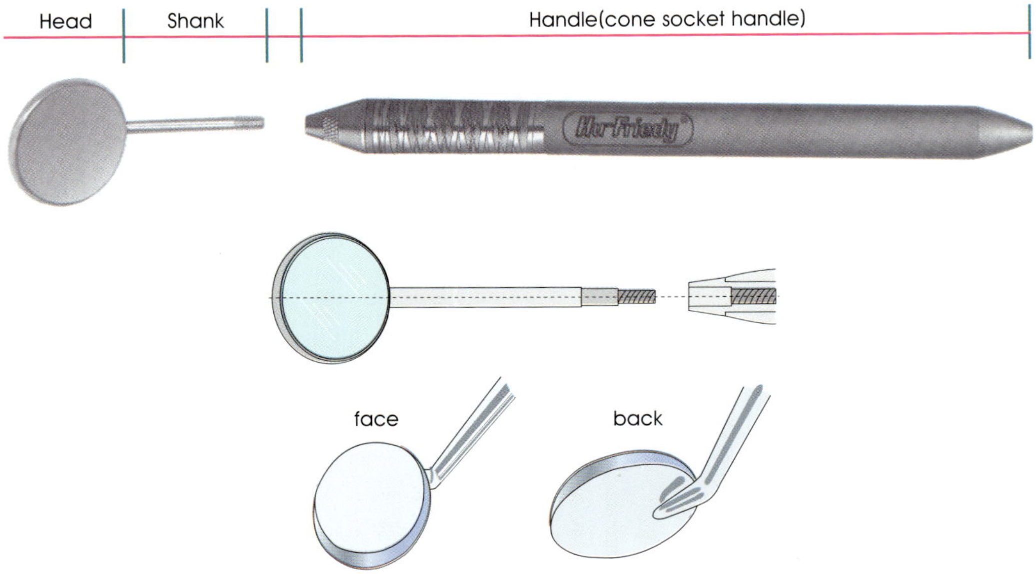

그림 10-48 mouth mirror의 부분적 명칭

(1) 종류

Mirror head의 종류에 따라 구분된다.

① 전면경(Front surface mirror)

상의 질이 좋아 가장 널리 사용되며, 왜곡되지 않은 정확하고 깨끗한 상을 볼 수 있다. 상이 반대로 보이는 거울상을 가지고 있고 반사면이 잘 긁히는 단점이 있다.

② 평면경(Plane or flat mirror)

직접 보는 것과 다른 간접적인 영상을 만들어서 실물에 가까이 가져가면 상이 이중으로 보이는 허상 때문에 혼란스러워 추천하지 않는다.

③ 확대경(Magnifying mirror)과 오목거울(Concave mirror)

실물보다 크게 보이는 확대상으로 상이 왜곡되어 보이거나 이중으로 보여 추천하지 않는다.

(2) 크기

Mirror head의 직경이 약 1.5cm에서 3cm까지 있으며 어린이용은 1.5cm, 성인용은 2cm 정도이며 구강 내 특별한 부위를 자세히 관찰할 때는 3cm 정도를 사용한다.

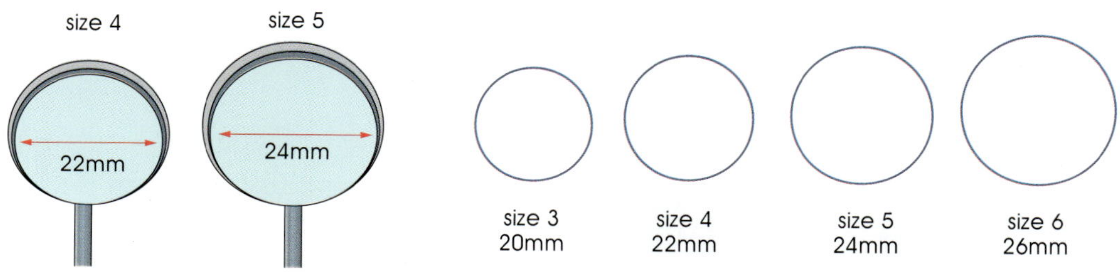

그림 10-49 **치경의 크기**

(3) 용도

치경은 기구를 조작할 때 견인, 간접시진, 간접조명, 투과(투사)조명 등 4가지의 용도로 사용된다.

① 견인(Retraction)

치료하는 부위가 잘 보이도록 뺨, 입술, 혀 등 구강내 조직을 잡아당길 때 사용한다. 손고정은 하지 않아도 된다.

시진 1: mirror face로 하악우측구치부 협면의 협점막을 우측으로 잡아당겨서 직접 관찰한다.
시진 2: mirror back으로 협점막을 밀며 간접시진할 때도 사용된다.

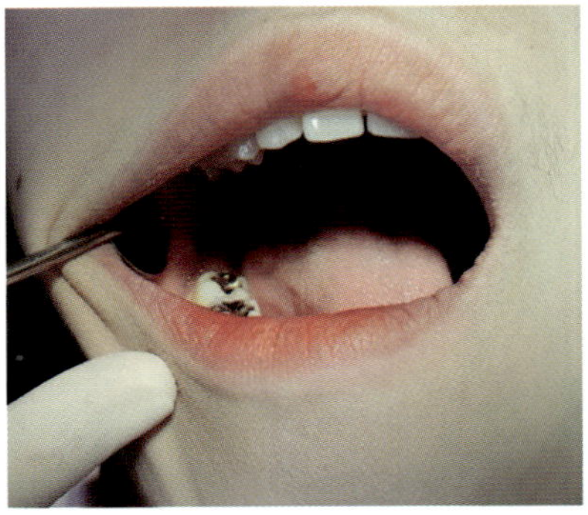

시진 1

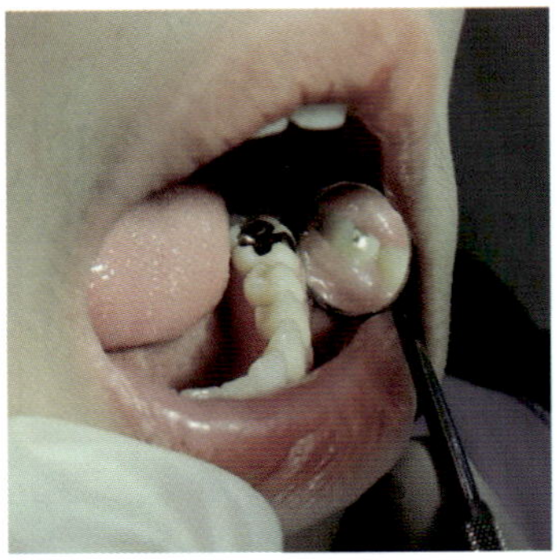

시진 2

그림 10-50 **연조직 견인**

② 간접시진(간접시야, Indirect vision)

직접 볼 수 없는 치면이나 구강 내 구조물을 치경에 비추어 관찰한다. 치료하는 부위를 간접적으로 볼 때 사용하며, 반드시 손고정을 해야 한다. 상·하악 전치부 설면이나 구치부협면의 원심면 등을 간접적으로 볼 수 있다.

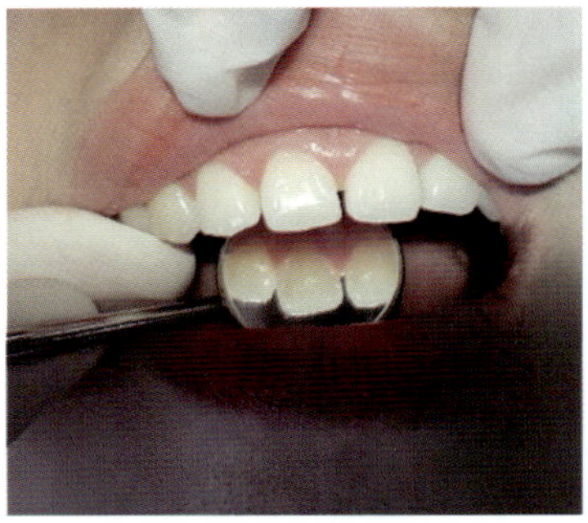

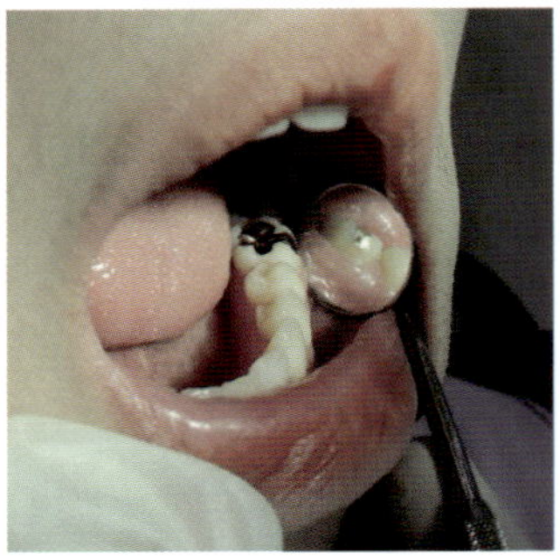

그림 10-51 **간접시진**

③ 간접 조명(Indirect illumination)

Dental light의 빛이 잘 닿지 않을 때 mirror로 조명등의 빛을 반사시켜 어두운 부위의 치면에 빛을 반사시켜주는 방법이다. 반드시 손고정을 해야 한다.

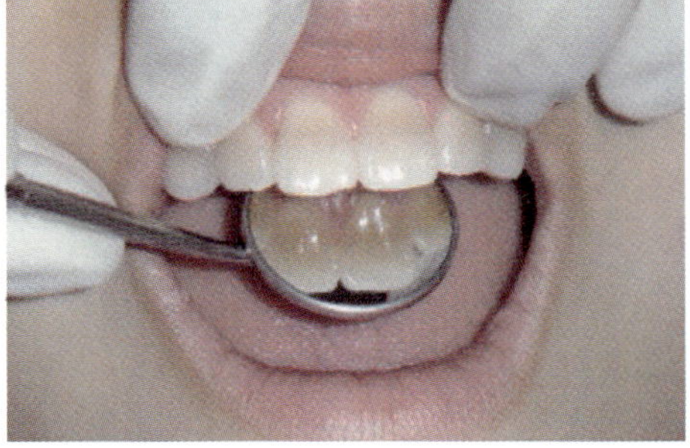

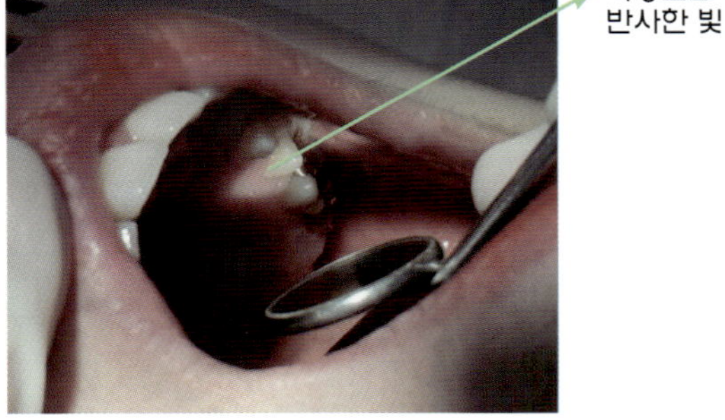

그림 10-52 **간접조명**

④ 투과조명(투조, 투사조명, Transillumination)

Mirror에 반사한 빛이 전치부 치아를 투과시키는 방법이다. Dental light로 직접 상악 전치부 순면을 비추고 설면에 mirror를 놓은 후, 순면을 보면 빛이 반사되어 전치부를 더욱 밝게 하여 치아우식증이나 치석을 잘 볼 수 있다.

투사에 의해 구강 내를 관찰하거나 인접면 치아 우식병소를 발견할 때 사용한다.

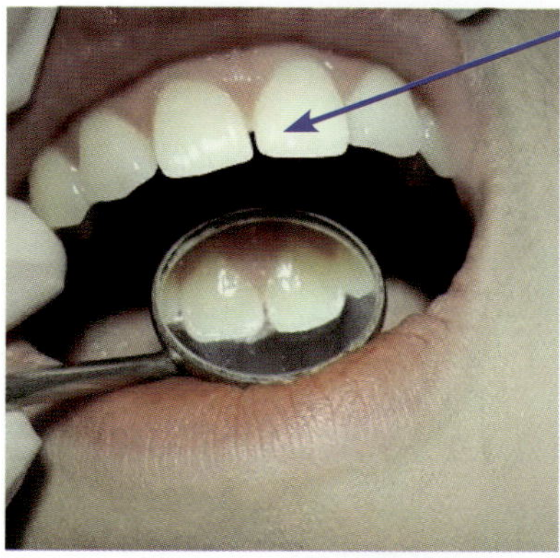

그림 10-53 **투사조명**

(4) 사용방법

① 구강 내 관찰을 위해 손고정을 한다.

Modified pen grasp로 잡고 간접조명 또는 간접시진 시 구강 내 또는 구강 외에 손고정을 한다.

② 사용 시 환자에게 안정감을 준다.

i) 환자의 입술이 말랐거나 상처가 있을 때는 윤활제를 바른다.
ii) 연결부로 협점막을 너무 세게 당기거나, 구각부에 압력을 가하는 일이 없도록 한다.
iii) Mouth mirror로 치은이나 점막을 누르지 않도록 주의한다.
iv) 구강내에 mirror를 넣을 때 치아에 부딪쳐 소리가 나지 않도록 주의한다.

③ 치경의 반사면에 김이 서리는 것을 방지한다.

i) 환자에게 코로 숨을 쉬도록 한다.
ii) 환자 협점막에 문질러 맑게 한 후 사용한다
iii) 김서림방지제, 구강양치액 상품을 사용하여 반사면을 닦는다.

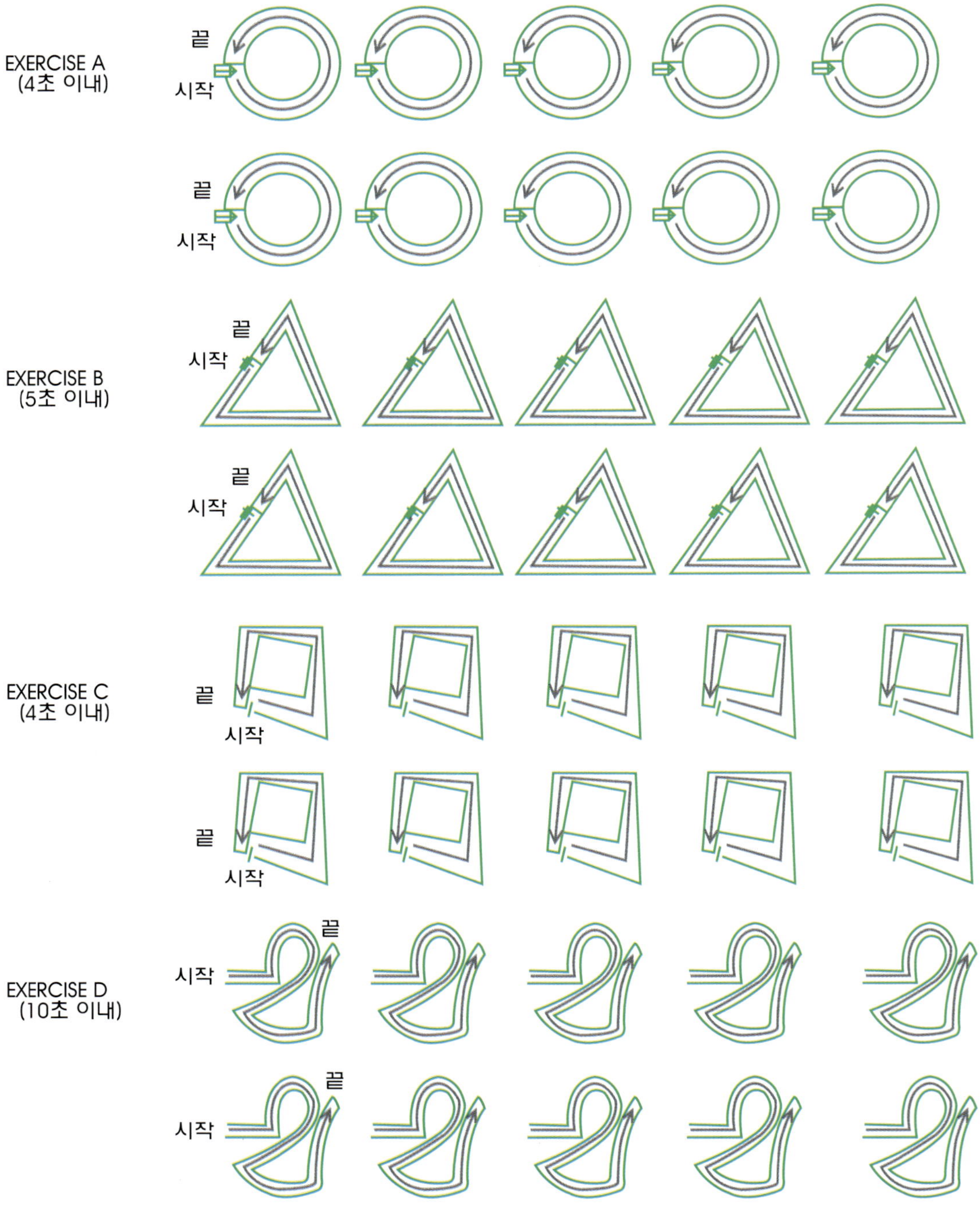

그림 10-54 그림을 이용한 간접시진 연습

치경을 그림 위에 놓고 화살표 방향으로 연필로 시작해서 끝까지 간접시진을 한다.

2) 탐침(Explorer)

예민한 촉각을 느낄 수 있는 탐지기구로서 치면에 거친 부분이 있으면 술자의 손에 진동이 전달된다. 형태적 특징은 작업단(working end)이 가느다란 wire같으며 working end의 끝은 뾰족하며, point로 되어 있고, 끝 1 ~ 2mm를 tip이라고 하며 팁(1 ~ 2mm)의 측면을 사용한다. 횡단면의 형태는 원형이다.

(1) 형태

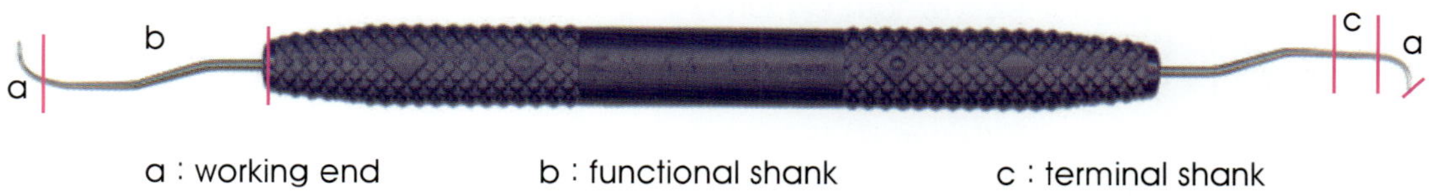

그림 10-55 **탐침**

(2) 종류 및 기능

탐침은 다양한 크기와 모양이 있으므로 술자의 사용목적이나 용도에 따라 선택한다.

사용목적에 따라 연결부는 직선(straight), 만곡(curved) 또는 복합적인 형태로 다양하며, 굵거나 넓은 직경의 연결부를 가진 탐침은 치아우식증 발견 시 또는 수복물(restorations) 주변 검사 시 사용되고, 가늘고 긴 연결부를 가진 탐침은 예민한 촉각을 느낄 수 있어 치근의 구조, 치은연하 치석 발견 시 사용된다.

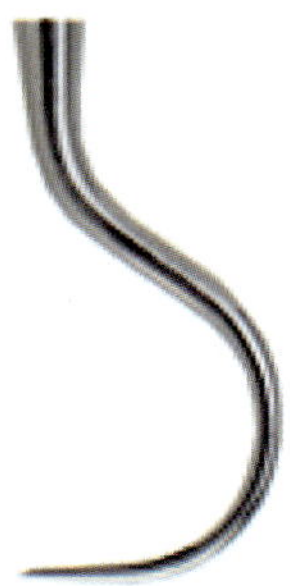

가. 23 explorer (Shepherd's hook explorer)

① 편단형(sngle-ended) 또는 17 explorer와 쌍으로 된(double-ended) 탐침이다.

② 갈고리 모양으로 인접면에서는 사용이 어렵고 치면열구나 소와의 치아우식증, 불규칙한 수복물이나 충전물의 변연을 관찰할 때 사용한다. 치은연상치석을 찾아낼 때도 사용할 수 있으며 일반적으로 dental caries 발견 시 사용한다.

나. 17 explorer (Orban type explorer)

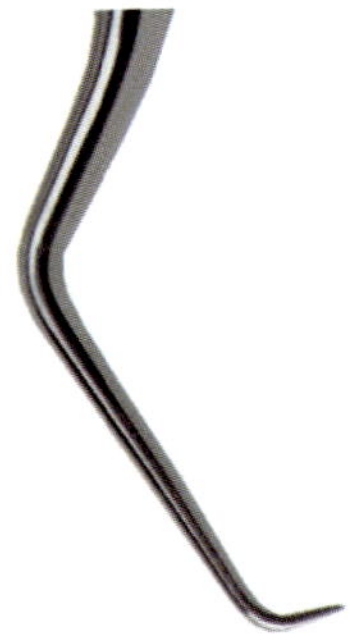

① 편단형(single-ended) 또는 23 explorer와 쌍으로 된(double-ended) 탐침이다.

② 모든 치아면에 쉽게 사용할 수 있으며 전치부의 좁고 깊은 치주낭에서 치은연하 치석을 탐지하거나 구치부의 협면과 설면의 치은연하 치석을 탐지 시 사용하면 효율적이다.

③ 구치부의 인접면이나 능각부위에서는 사용하기 어렵다.

다. 3CH explorer (Pig tail or cowhorn explorer)

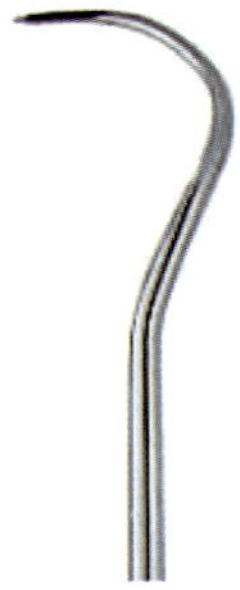

① 쌍으로 이루어진(double-ended) 탐침이다.

② 양쪽의 작업단은 mirror image를 하고, 모든 치면에 쉽게 적합된다.

③ 작업단은 만곡되어 있고 연결부는 치석을 탐지하기 용이하도록 가늘다.

④ 정상열구의 치석 또는 치아우식증 탐지에 적합하며 수복물의 변연을 검사하는데도 사용되나 작업단이 짧고 굴곡이 심하여 깊은 치주낭에는 적합하지 않다. Pig tail 또는 cowhorn explorer라고도 한다. 4mm이하의 치주낭(periodontal pocket) 부위에서 치은연하치석을 탐지하는데 가장 효율적으로 사용된다.

라. 3-A explorer

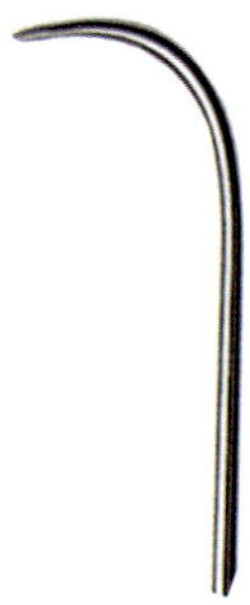

① 편단형(single-ended) 탐침으로 팁은 길고 가는 궁형의 형태를 하고 있다.

② 정상 치은열구나 깊은 치주낭의 치석탐지 시 사용하며 치은연하에서 사용할 경우에는 연조직을 손상시키지 않도록 주의한다.

③ 치아우식증과 치석을 탐지할 때 사용된다.

마. 11/12 explorer, ODU(Gracey-type) explorer

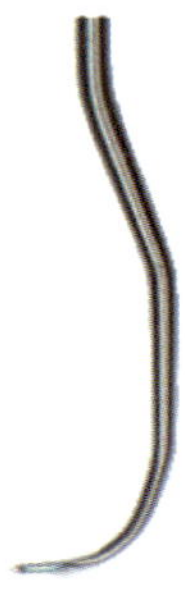

① 쌍으로 된 탐침으로 universal instrument이다.

② Explorer 중에서 유일하게 연결부가 길고 복잡한 각도를 이루고 있어 깊은 치주낭이 있는 치아에 쉽게 적합된다.

③ Universal instrument이므로 구치 및 전치의 모든 치면에 동일하게 잘 적합할 수 있다.

④ 얕은 치은열구에서나 깊은 치주낭(7mm 이내)에서 동일하게 사용할 수 있는 가장 효율적인 탐침이다.

바. 6, 6A, 6L, 6XL explorer(straight explorer)

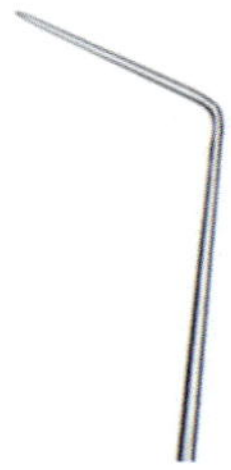

끝이 날카로운 것으로 치은열구나 치은기저부의 연조직을 손상시킬 수 있어 치은연하에는 사용하지 않고 치은연상의 수복물 변연검사, 치은열구 전색의 유지상태를 검사한다.

(3) 용도

① 치석과 바이오필름의 양과 분포상태를 검사할 때 사용한다.
② 불규칙한 치면 탐지 시 사용 : 우식치아, 탈회된 부위, 불량한 보철물, 수복물 또는 2차(재발)우식증을 탐지할 때 사용한다.
③ Scaling과 Root planing 후의 치면상태를 검사할 때 사용한다.
④ 불규칙하고, 병적인 백악질을 검사할 때 사용한다.
⑤ 치근의 형태학적인 이형(anormaly)을 검사할 때 사용한다.

3) Cotton plier

일명 pincette이라고도 하며, 치면에 착색제를 바를 때나 면구(cotton roll) 또는 거즈(gauze) 등을 사용할 때 이용한다. 손잡이와 working end부위가 빗살무늬로 되어 있어서 물체를 잡기에 안전한 것이 좋다. 기구는 pen grasp로 잡는 것이 효율적이다.

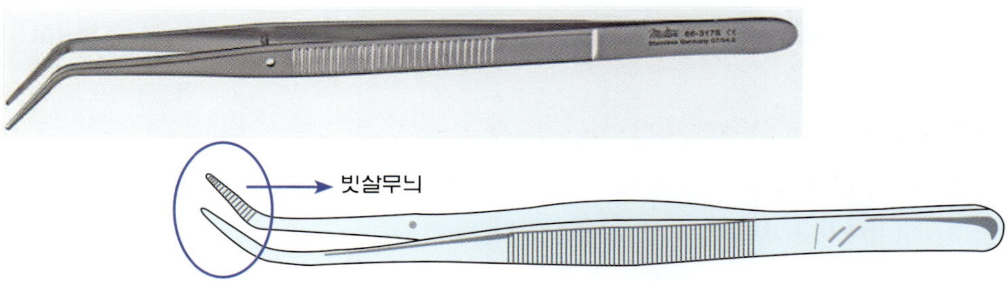

그림 10-56 cotton plier

4) 치주낭 측정기(Periodontal probe)

치주낭 측정에 사용되는 기본적인 치주 검사용 기구(assessment instrument)이다.

(1) 기본적인 형태

치주낭 측정기는 크게 handle, shank, working end로 나뉘며 모양은 직선형과 곡선형 등 다양하다. 횡단면은 원형 또는 사각형이며, mm 단위로 눈금이 표시되어 있다.

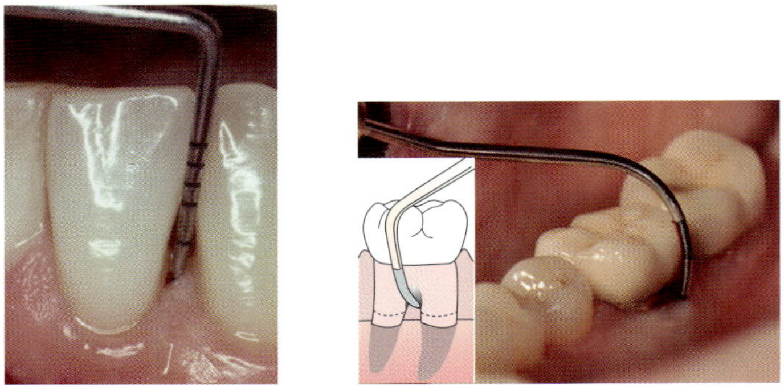

A: Calibrated probe (눈금이 표시됨)　　B: Furcation probe (분지부 용)

그림 10-57 치주낭 측정기 사용

(2) Periodontal probe의 종류

① Goldman-fox probe

눈금은 Williams probe와 같이 1,2,3,5,7,8,9,10mm로 구분되어 있으며 납작(flat)한 형태이다.

② Williams probe

눈금은 1,2,3,5,7,8,9,10mm로 구분되어 있다.
3과 5, 그리고 5와 7사이는 2mm의 간격을 두고 있다.
작업단이 가늘고 원형이다.

③ Marquis probe

눈금은 3,6,9,12mm로 구분되어 있으며 2번째와 4번째 마디는 검은색으로 표시되어 있어 구강 내에서 구분하기 쉽다.

④ Michigan-0 probe

눈금은 3,6,8mm로 표시되어 있으며 둥글고 가는 형태이다.

⑤ WHO probe(CPI probe)

WHO probe는 끝이 0.5mm의 볼(ball) 형태를 하고 있어 치주낭 내에서 통증을 줄일 수 있으며, 3.5mm에서 5.5mm 부위에 검은색으로 표시 되어있고 집단을 대상으로 하는 검사에 많이 사용된다.

⑥ Naber's probe

눈금은 3,6,9,12mm로 표시되어 있으며 곡선형태를 하고 있어 직선형 치주탐침이 접근하기가 어려운 치근이개부(furcation)의 검진 시에 사용된다.

복근치와 다근치의 치근이개부위 검진 시 사용한다.

⑦ North Carolina probe(UNC 15 probe)

눈금은 15mm로 5,10,15mm에 해당되는 부분이 검은색으로 표기되어 있으며, 작업단이 가늘고 원형이다.

⑧ Novatech probe

구치부 원심면 접근이 용이하도록 연결부가 각져 있으며, 눈금은 3,6,8,11mm이다.

⑨ Plastic probe

플라스틱으로 된 치주탐침으로 주로 임플란트 환자에게 사용한다. 눈금은 3,6,9,12mm로 구분이 되어 있고, 작업단은 원형이다.

⑩ Florida probe

컴퓨터를 활용한 치주탐침이며 디지털 방식으로 측정 후 자료를 저장할 수 있다.

치주탐침의 핸드피스에 용수철의 작용으로 probing 시 압력을 15g으로 일정하게 표준화 할 수 있다.

상실치아, 치은퇴축, 치주낭깊이, 출혈, 화농, 치근분지부, 치아동요도, 치면세균막 등의 진료기록 상태를 전자기록부에 저장할 수 있다.

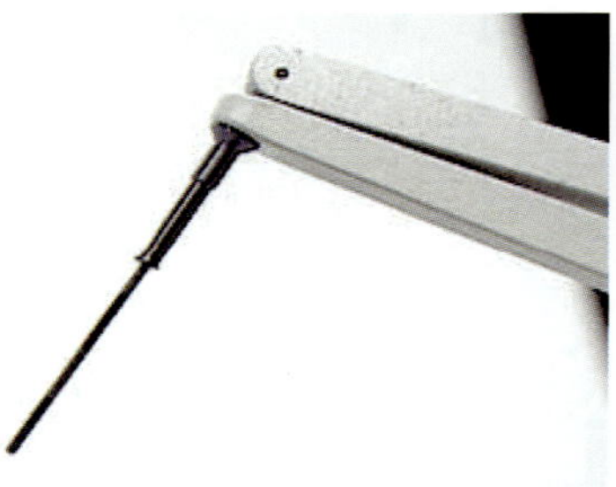

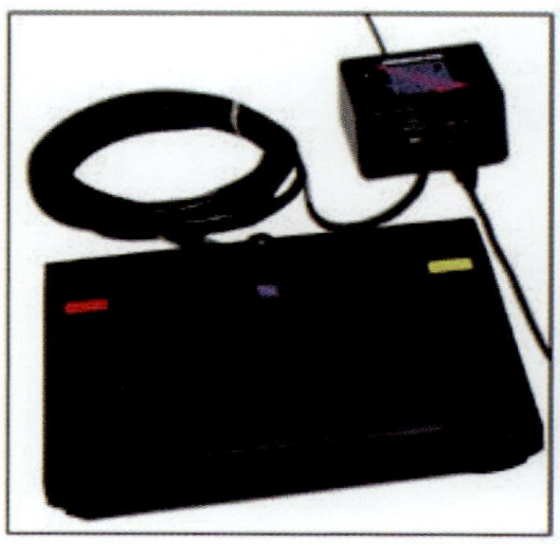

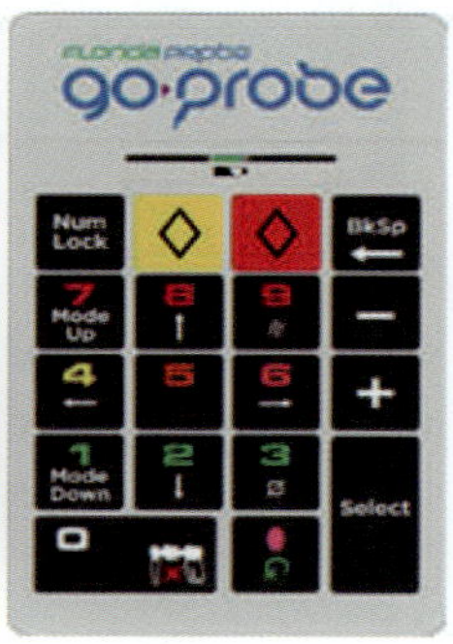

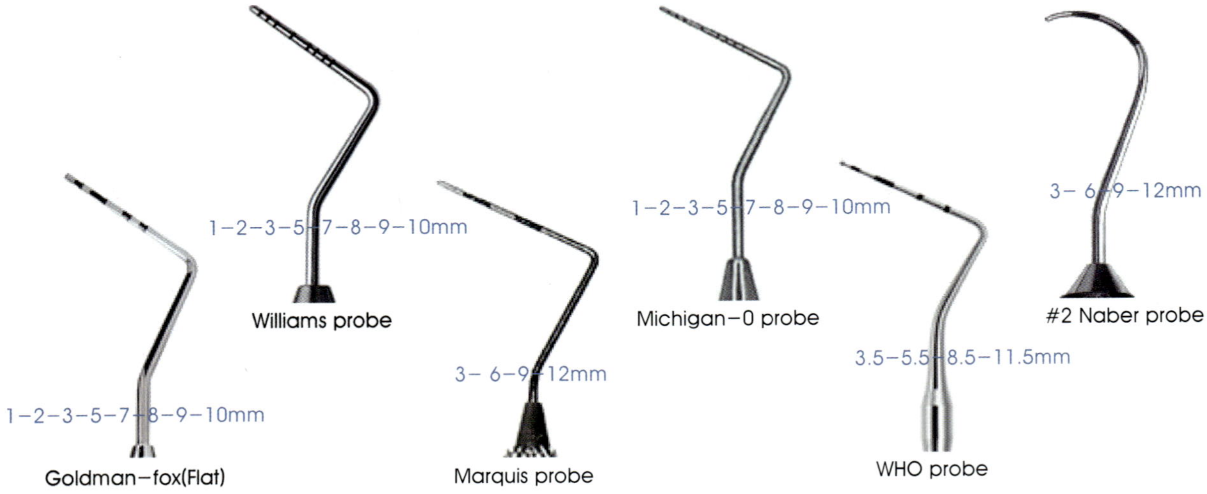

그림 10-58 **치주낭 측정기의 종류**

(3) 용도

① 치주낭(Probing pocket)의 깊이 측정

치은연(marginal gingiva)에서 접합상피(junctional epithelium)까지 측정한다.

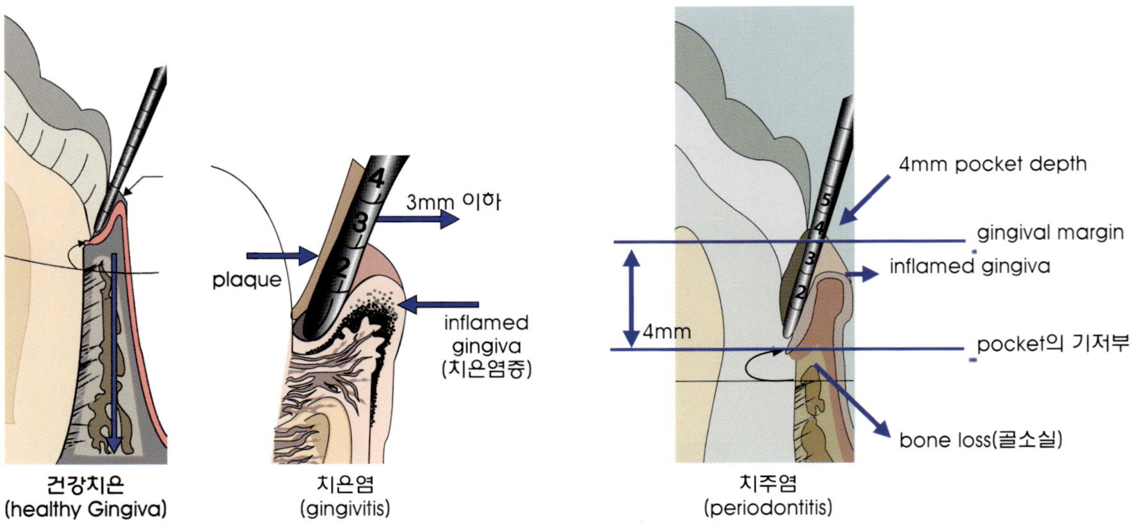

② 치은의 출혈정도 평가(Bleeding on gentle probing, BOP)

치주탐침시 출혈은 치은염증이 있다는 초기 증상으로 치은 색조, 치은 형태, 치은 표면의 변화 등과 함께 염증상태를 나타낸다. 출혈이 없는 경우는 일반적으로 치주조직이 건강하다는 것을 나타낸다.

치은 출혈의 유무 확인은 치주탐침을 한 후 약 30초가 지난 후에 평가하여 기록한다.

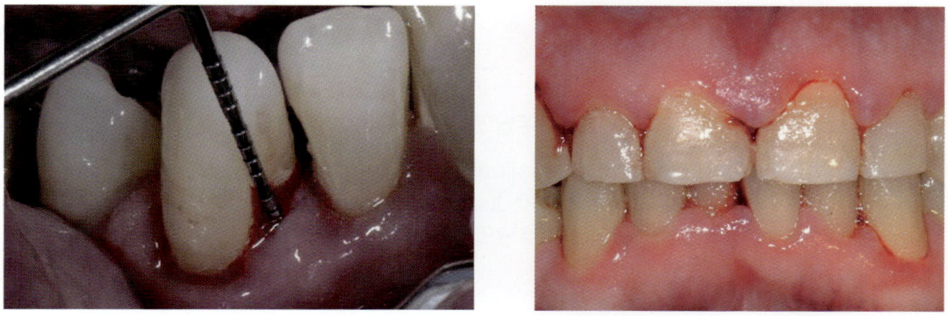

③ 치은 퇴축(Gingival recession) 측정

치은 퇴축은 치은연(gingival margin)에서 CEJ(백악법랑경계부)까지의 거리를 측정하며 치은 퇴축이란 변연치은(marginal gingiva)의 위치가 CEJ에서 치근단(apical) 쪽으로 소실한 것이다.

치은증식은 백악법랑경계부(CEJ)에서 치은연까지의 높이를 측정한다.

④ 임상적 부착소실(Clinical attachment loss, CAL)

임상적 부착소실은 치은연의 위치변화에 상관없이 치주조직의 상태를 정확하게 측정하는 방법이다. CEJ에서부터 접합상피(junctional epithelium)까지 측정한다. 임상적 부착소실은 치주낭의 깊이와 치은퇴축 정도를 모두 포함한다.

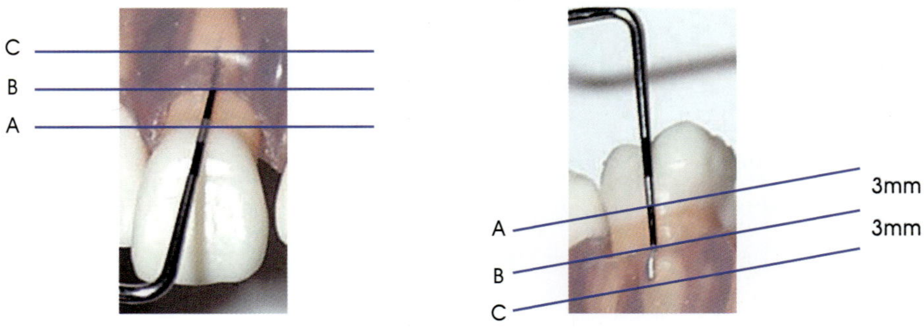

치은퇴축 = 3mm, 치주낭 깊이 = 3mm, 임상적 부착소실 = 6mm

A: ementoenamel junction(CEJ) B: gingival margin

C: base of pocket(junctional epithelium)

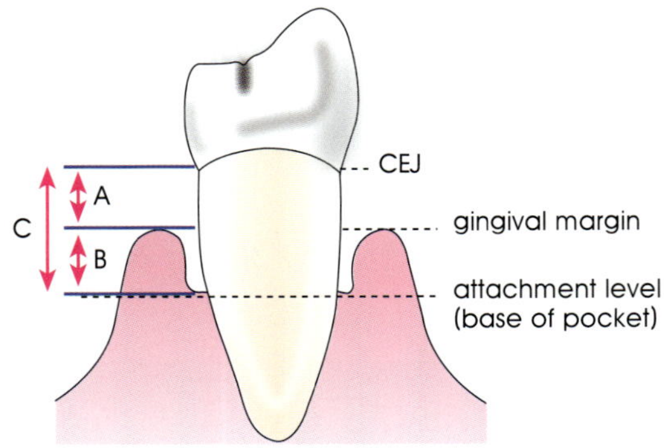

A=치은퇴축 B=치주낭 깊이 C=임상적 부착소실

치은퇴축 = Cementoenamel junction에서 Gingival margin(치은연)까지
치주낭 깊이 = Gingival margin에서 Junctional epithelium(접합상피)까지
임상적 부착소실 = 치은퇴축 + 치주낭의 깊이

치주낭 깊이(Probing depth)와 임상적 부착 소실(Clinical attachment loss)의 구분

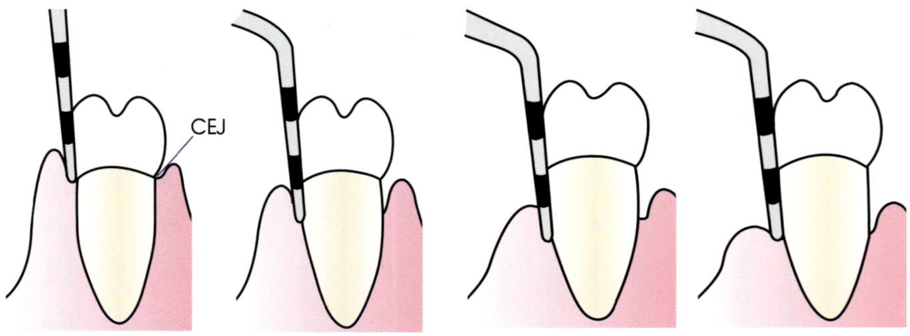

PD	3mm	3mm	3mm	1mm
CAL	0mm	3mm	7mm	7mm

** PD = 치주낭 깊이(Probing depth) CAL = 임상적 부착소실(Clinical attachment loss)

가. 치주낭측정 시 치은연의 높이

- 치은연이 CEJ에 위치
- 치은연이 CEJ경계보다 치근단에 위치 하는 경우(치은퇴축)
- 치은연이 CEJ경계를 많이 덮는 경우에는 임상적 부착소실(CAL)의 정도에 차이가 있음

  * CAL(clinical attachment loss)은 치아를 지지하는 치주조직의 파괴된 양

a) 치은연의 높이 기록

0 : 치은이 백악질경계에 위치한 것

- : 치은이 백악질경계를 덮는 것

+ : 치은퇴축을 의미하는 경우

b) 치은퇴축이 있는 경우

치은퇴축이 있는 경우 CAL(임상적 부착수준) 계산

예) 치주탐침의 깊이 측정치 4mm

치은연 높이 +2mm

임상적 부착소실 6mm

c) 치은연이 CEJ를 덮는 경우

치은연이 백악질 경계보다 치관쪽에 위치하는 경우 CAL 계산

예) 치주탐침 깊이 9mm

치은연 높이 -3mm

임상적 부착소실 6mm

d) 임상적 부착수준의 기록

CAL(clinical attachment level)은 치아를 지지하는 구조물의 위치를 치주탐침을 사용하여 추정한 값

	32	31	30	29	28	27	26	25
치주탐침 깊이		4 3 3		3 2 3	3 3 4	4 5 5	5 5 6	6 6 6
치은연에서 백악법랑 경계까지의 거리		+5 +4 +3		+2 +2 +1	0 0 0	-1 -2 -2	-2 -2 -3	-3 -4 -4
부착소실		9 7 6		5 4 4	3 3 4	3 3 3	3 3 3	3 2 2

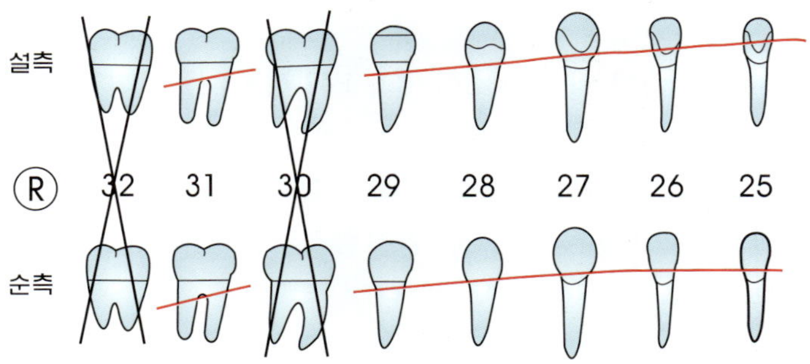

	32	31	30	29	28	27	26	25
치주탐침 깊이		3 3 2		2 1 2	2 2 3	3 4 4	4 4 5	5 5 5
치은연에서 백악법랑 경계까지의 거리		+3 +4 +4		+2 +2 +1	0 0 0	-1 -2 -2	-2 -2 -2	-2 -2 -2
부착소실		6 7 6		4 3 3	2 2 3	2 2 2	2 2 3	3 3 3
동요도								

(4) 치근이개부(분지부)의 노출(Furcation involvement)

치근의 분지부의 골파괴 정도를 #2 Naber's probe로 평가한다.
Naber's probe 사용 시 terminal shank를 치면에 평행하게 위치시킨다.

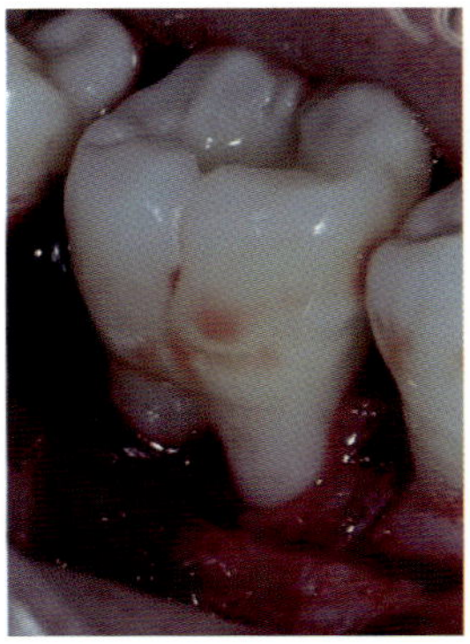

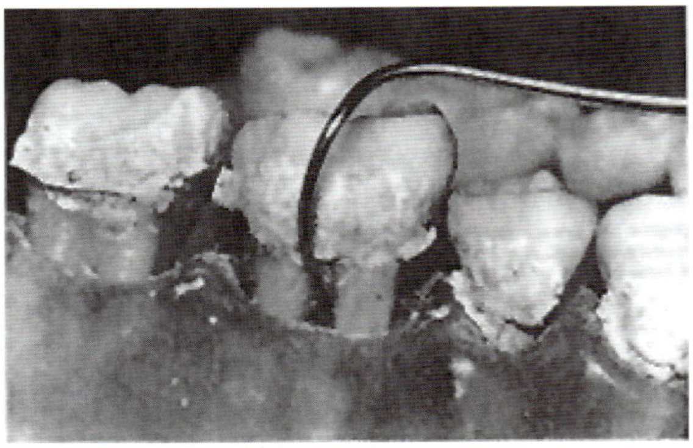

분지부 분류의 등급과 기록

a) 1급 : 근간의 함몰(분지부 입구 바로 위)을 치주낭 측정기 끝으로 느낄 수 있다. Probe가 분지부에 들어가지 않는다.
   부호 : ∧
b) 2급 : Probe가 일부만(치아폭의 1/3 정도) 들어간다.
   부호 : △
c) 3급 : Probe가 분지부를 완전히 통과하지만 치은연 밖으로 노출되지 않은 상태이다.
   상악대구치 Probe가 근심, 원심협측치근을 통과 후 구개측 치근에 닿는다.
   부호 : ▲
d) 4급 : Probe가 완전히 관통되며, 치은 퇴축으로 인해 분지부의 입구가 눈에 보인다.
   부호 : ◆

(5) 기타

구강병소(Oral pathological lesions)의 직경을 측정, 부착치은의 폭의 범위를 측정한다.

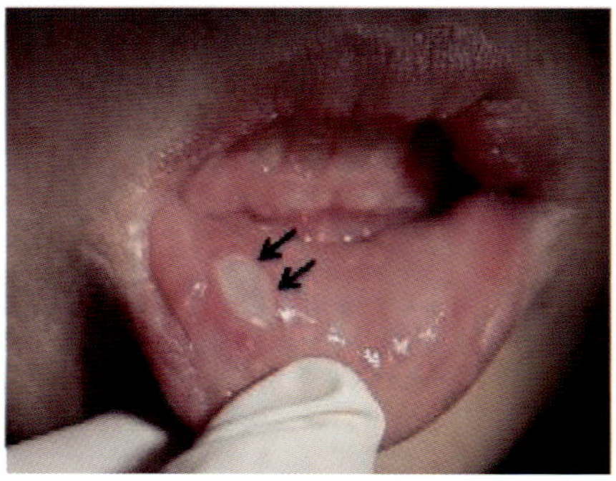

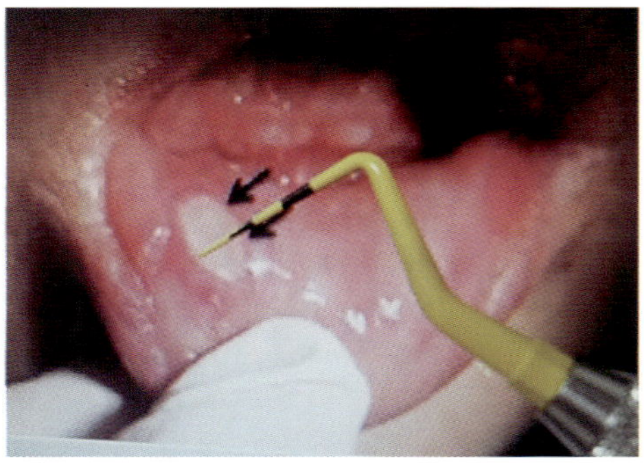

2. Sickle Scaler

Sickle scaler는 치관에 부착된 침착물을 제거하기 위해 사용하는 치주기구로 치은연하 사용 시 치근손상이 야기되므로 반드시 치관, 즉 법랑질 표면에서만 사용되는 치은연상치석 제거기구이다.

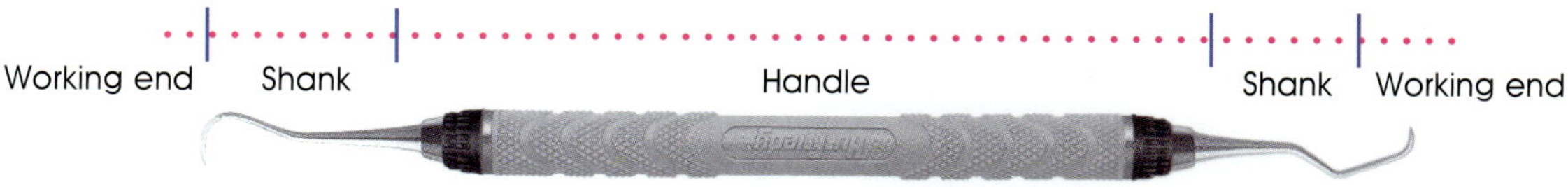

그림 10-59 **sickle scaler(#H5/33)**

1) 형태

내면(face)이 하방연결부(terminal shank)에 수직으로 위치하여 두 개의 절단연이 서로 같은 높이에 있으므로 치석제거를 위한 올바른 각도를 주기 위해서는 하방연결부를 치면쪽으로 약간 기울여야 한다.

전치부에서는 주로 직선형 연결부(straight shank)를 사용하고 구치부에서는 좌우 쌍으로 된 각이진 연결부(curved(angled) shank)를 사용하며 Jacquette scaler라고도 한다.

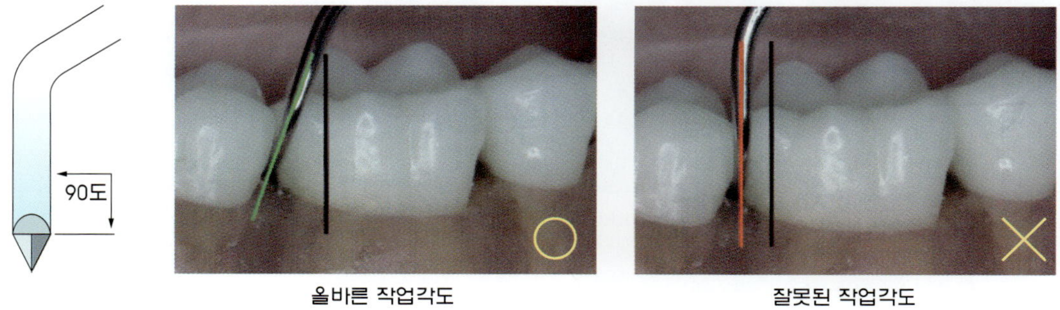

그림 10-60 **기구내면(face)과 하방연결부의 관계**

2) 용도

① 치은연상의 커다란 침착물을 제거하는데 주로 사용된다.
② 치은연상 치석이 치은연하 치석과 연장되어 부착되었을 때에는 치은연하 치석을 제거하기 위해 1~2mm 정도 연하에 사용되기도 한다.
③ 치은연하 치석제거 시 날이 크고 두껍고 길어서 치은조직의 외상을 준다.
④ 전치부 치관의 인접면과 구치부 접촉부 하방 법랑질 표면의 치석을 효율적으로 제거한다.
⑤ 치근면에는 사용을 금한다.

3) 종류

전치부와 구치부로 구분되며, 연결부가 직선형(straight)으로 된 것은 전치부에 사용하고, 연결부가 각진형(angle)으로 되어 좌·우 쌍으로 된 것은 구치부에 사용한다.

전치부 H5, #33: 상・하악 전치부 순면, 설면, 근심면, 원심면
구치부 #34: 상악우측 구치부설면, 좌측협면 / 하악우측 구치부협면, 좌측설면
#35: 상악우측 구치부협면, 좌측설면 / 하악우측 구치부설면, 좌측협면

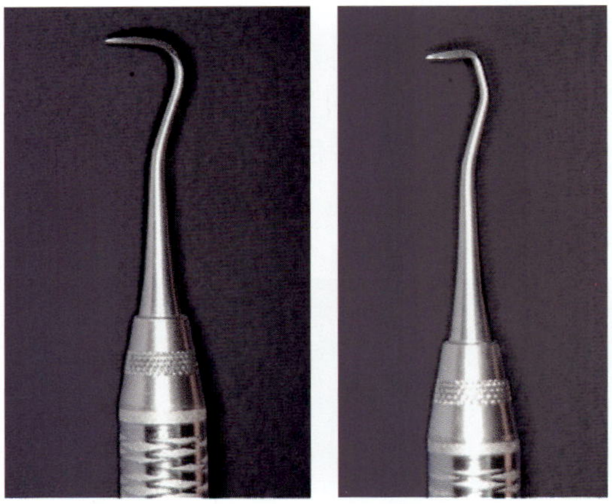

곡선형 날(blade) 직선형 날(blade)

그림 10-61 **전치부 sickle scaler (straight shank)**

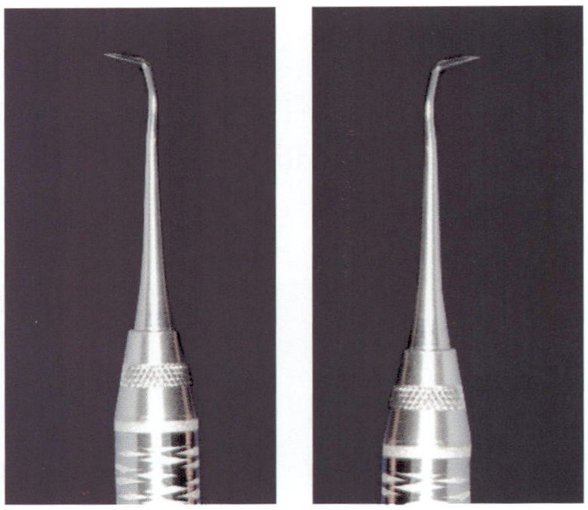

그림 10-62 **구치부 sickle scaler (curved(angled) shank)**

3. Curet

Curet은 치은연하치석 제거와 치근활택술에 주로 이용되는 기구로 기구 끝과 배면이 둥근 모양이다.

Sickle scaler와 다른 점은 절단의 끝이 뾰족하지 않고 배면이 둥글게 되어 있어 치은연상치석을 제거하는 것보다 치은연하치석 제거 및 치주낭 내 치근면의 침착물을 제거하거나 활택하게 하는데 효과적이다.

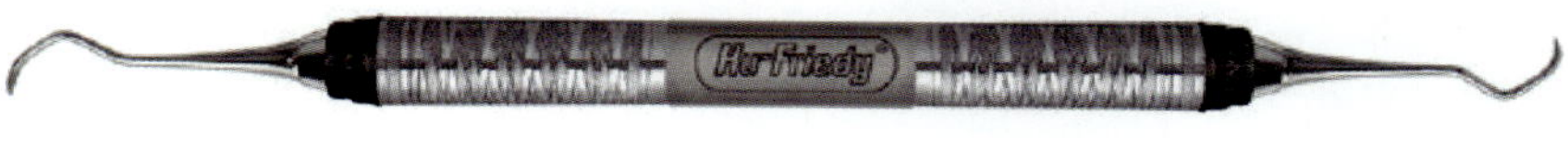

그림 10-63 #13/14 universal curet

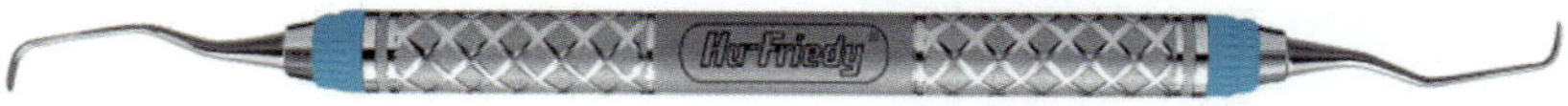

그림 10-64 #11/12 Gracey curet

① 형태

Curet의 작업단의 특징은 2개의 예리한 절단연이 기구 끝에서 둥글게 만나 toe를 이루고, 횡단면은 반원형으로 둥근 배면(back)을 이룬다. Curet은 universal type과 Gracey type의 두 가지의 형태가 있다. 두 가지 type 모두 기본적인 형태는 같으나 내면이 하방연결부(terminal shank)와 이루는 각도에 차이가 있다. Curet의 작업단은 3등분하여 아래쪽 1/3을 하방(toe 1/3), 중간부(middle 1/3), 연결부 쪽 1/3을 상방(heel 1/3)이라고 한다.

② 사용용도

- 치은연하치석 제거나 치근활택을 하는데 매우 효과적인 기구이다.
- 치은변연에 근접한 미세한 치석을 제거한다.
- 치주낭이나 치은낭 내부벽의 염증 조직을 소파한다.

③ 종류

Curet type은 모든 치면에 사용이 가능한 universal curet과 특정부위에만 사용이 가능한 Gracey curet(area specific curet)의 두 종류가 있다. Gracey curet은 깊은 치주낭에 사용할 수 있도록 표준 Gracey curet보다 연결부의 길이가 3mm 정도 더 길게 만든 after-five curet과 깊고 좁은 치주낭에 적합하도록 연결부의 길이가 3mm 정도 더 길고 blade의 폭을 1/2로 줄인 mini-five curet이 있다.

Gracey curet은 적절한 작업각도(45~90도)를 얻기 위해서 하방연결부가 치아장축에 평행해야 한다.

일반큐렛의 종류는 Colombia(2R-2L, 4R-4L, 13-14), Rule, Barnhart, Youngergood, Indiana University, Hu-Friedy, Langer 등이 있다.

1) 일반큐렛(Universal curet)

일반큐렛은 날의 양쪽 절단연을 사용할 수 있으므로 하나의 기구로 모든 치아에 사용할 수 있다. 또한 연결부가 중등도의 유연성을 가지고 있어 경도에서 중등도의 치석제거에 효과적이다.

일반큐렛은 치은연상과 치은연하, 치관과 치근은 물론 전치부와 구치부에서도 사용할 수 있기 때문에 범용(universal)이라고 한다. 그러나 치주낭이 있는 치근면에는 적합하지 않다.

2) 특수큐렛(Area specific curet: Gracey curet series)

(1) 형태

치아의 해부학적 구조에 알맞도록 부위별로 특수하게 고안된 기구로 치은연하치석 제거와 치근활택술을 하는데 적절한 기구이다. 일반큐렛보다 연결부(shank)가 길고 굴곡되어 있어 깊은 치주낭에 쉽게 접근하도록 고안된 것이다.

특정부위용 큐렛은 치관과 치근에 부착한 경미하거나 중등도 정도의 침착물을 제거할 때 사용하는 치주기구로 특정부위용(area-specific)이라는 명칭처럼 이 기구는 특정한 치아와 특정한 치면에서만 사용하도록 디자인되어 있다. 따라서 구강전체를 시술하기 위해서는 여러 개의 특정부위용 큐렛이 필요하다.

기구작업단의 내면(face)이 하방연결부에 약 60~70도 정도 기울어져 있다. 내면이 기울어져 있으므로 각 작업단의 한쪽 절단연이 다른 쪽 절단연보다 낮게 위치한다.

이 기구는 각 작업단 중에서 낮게 위치한 하나의 절단연만을 사용한다. 나머지 디자인은 둥근배면, 둥근 앞부리, 반원형의 횡단면을 가지고 있어 일반큐렛과 비슷하다.

(2) 용도

① 치은연하 치석제거와 치근활택술 시 가장 적절한 기구이다.
② 치근이개부, 발육구, 치근면 함몰부 등에서는 특히 기구 적합에 유의해서 사용한다.

표 10-3 Universal curet과 Gracey curet의 비교

	Universal curet	Gracey curet
사용부위	하나의 큐렛으로 모든 부위 치면에 사용할 수 있다.	기구번호 별 특정 부위와 치면에만 사용할 수 있다.
연결부와 날 내면과의 각도	날의 내면이 하방연결부에 대해 90도로 되어 있다.	날의 내면이 하방연결부에 대해 60~70도로 기울어져 있다(off set).
사용 절단연	전치부에는 한 개의 절단연을 사용하고, 구치부에는 두 개의 절단연 모두 사용할 수 있다.	하방 절단연(외측으로 만곡되어 있고 긴 절단연) 만을 사용한다.
절단의 만곡	날이 위(끝면)로 휘어져 있다. (한 면으로 만곡).	날이 위(끝면)로 휘어져 있으며 옆(측면)쪽으로 휘어져 있다(두 면으로 만곡).

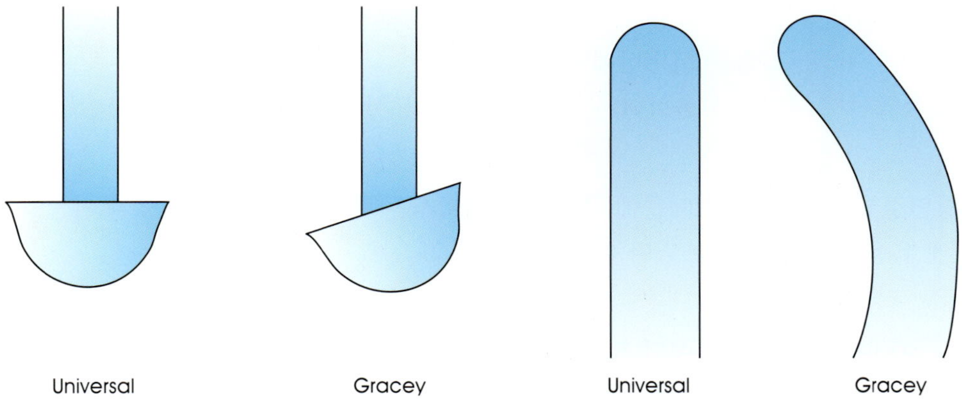

그림 10-65 universal과 area specific curet의 작업단 비교

(3) 종류(Gracey curet series)

① 표준형 series

특수 큐렛은 1930년대 말 미국 미시간의 치과의사인 Clayton Gracey가 깊은 치주낭에 상피손상을 주지 않고 치근면에 접근할 수 있도록 개발하였다. 1940년대 초기에는 14개의 편단형 기구로 개발되었다. 하지만 한 환자의 시술에 모두 사용하는 경우는 거의 없고 보통 3~4개 정도만 사용하면 전체를 시술할 수 있다. 최근에는 표준형, 견고형, 확장형 연결부, 소형과 초소형 작업단을 가진 다양한 제품이 개발되어 사용되고 있다.

표준형 큐렛은 연결부(shank)가 유연하여 경도의 치석제거와 바이오필름을 제거할 때 효율적으로 사용할 수 있다.

② 표준형 Gracey curet 이외의 개량 제품

Gracey curet series는 사용하기 편리하도록 디자인이 개량되어 나오고 있으며 개량형 디자인의 종류는 다음과 같다.

a. Gracey 15/16, 17/18

Gracey 15/16은 Gracey 11/12의 연결부의 각도를 변형시킨 것으로 구치부 협설면의 근심면에 사용되며, Gracey 17/18은 13/14의 연결부를 변형하여 구치부 원심면에 효율적으로 사용할 수 있다.

b. After five curet(확장형 하방연결부)

확장형 하방연결부(extended lower shank)를 가진 큐렛으로 하방연결부가 약 3mm 정도 표준형 Gracey보다 더 길며, 작업단의 넓이가 표준형에 비해 10% 정도 감소되어 5mm 이상 깊은 치주낭에 적합하다.

c. Mini five curet(확장형 연결부와 소형작업단)

확장형 하방연결부와 소형 작업단을 가진 기구로 연결부는 after five curet과 마찬가지로 약 3mm 정도 표준형 Gracey보다 더 길고 작업단의 넓이가 표준형에 비해 10% 정도 감소되었다. 작업단의 길이는 표준형에 비해 50% 짧지만 blade가 가늘어서 치은연하에 삽입하기가 용이하며, 깊고 좁은 치주낭에 적합하다.

특히 하악전치 부위에 유용하며 구치부위의 치근분지부 등에 적합하다.

d. Rigid curet(견고형)

하방연결부가 길고 굵기 때문에 유연성이 떨어지는 대신 단단한 중간 크기 이상의 큰 치석 제거에 유용하게 사용할 수 있다.

e. Langer curet

일반 큐렛과 그레이시 큐렛의 장점을 모아 놓은 것으로 작업단은 일반 큐렛과 같이 양날을 사용하며 연결부의 각도는 Gracey curet의 형태를 띠고 있어 사용하기에 용이하다.

연결부는 굵고 강하여 유연성은 떨어지나 큰 치석제거에 적합하다.

langer 1/2 : 하악 구치용
langer 3/4 : 상악 구치용
langer 5/6 : 상·하악 전치용
langer 15/16 : 상·하악 구치용
langer 17/18 : 상·하악 구치용

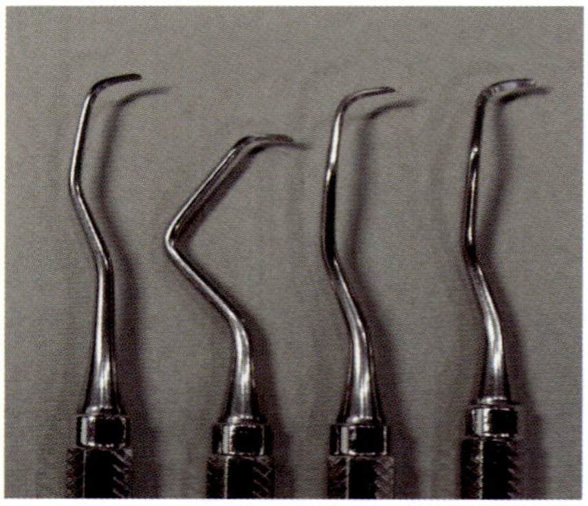

그림 10-66 Langer curet

Gracey series의 적용부위

a. 전치부: Gracey 1/2, 3/4
b. 전치부, 소구치: Gracey 5/6
c. 구치부 협면과 설면: Gracey 7/8, 9/10
d. 구치의 근심면 : Gracey 11/12
e. 구치의 원심면 : Gracey 13/14

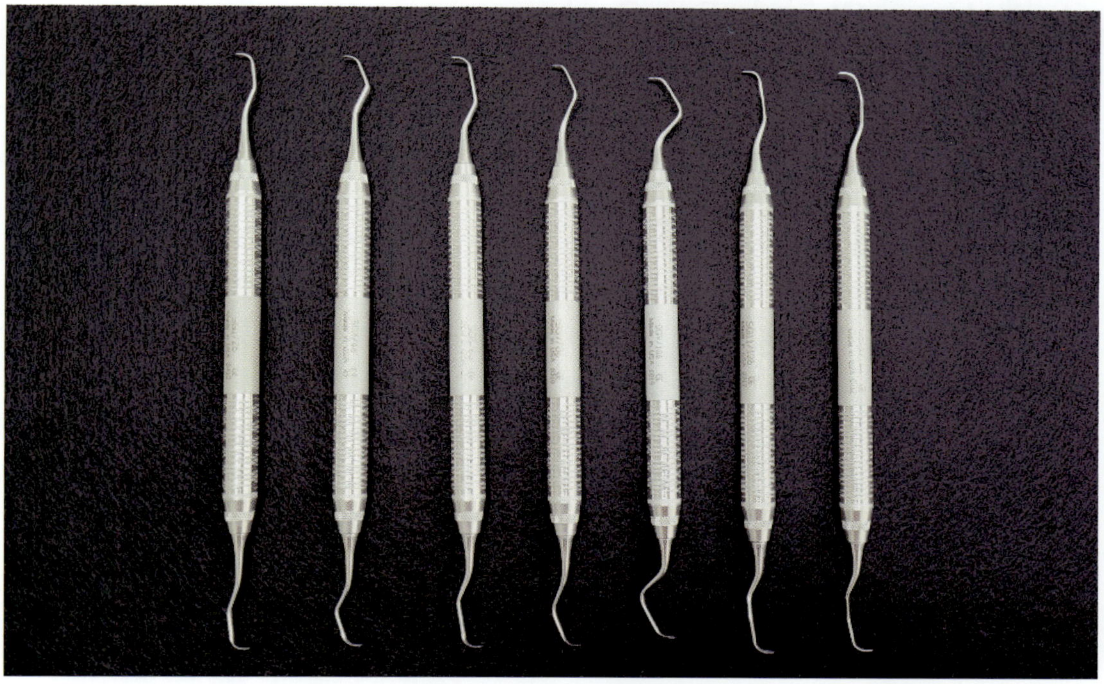

#1/2 #3/4 #5/6 #7/8 #9/10 #11/12 #13/14

그림 10-67 표준형 Gracey series

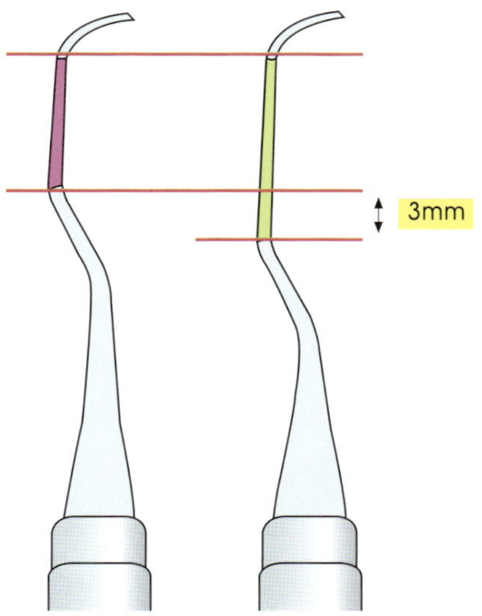

그림 10-68 표준형 Gracey & after five curet

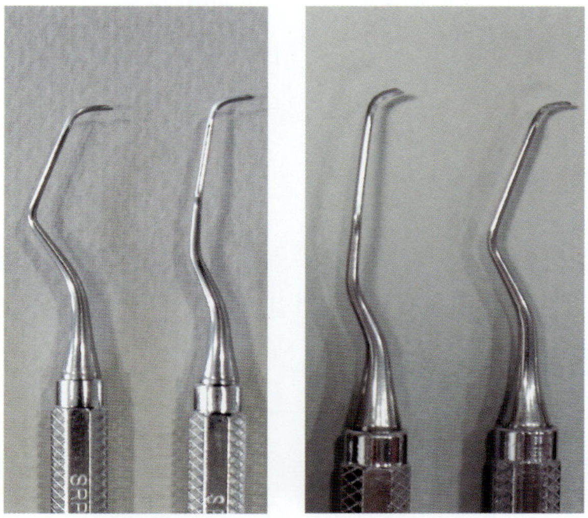

그림 10-69 after five & mini five curet

4. Hoe · Chisel · File Scaler

1) Hoe Scaler

(1) 형태

날의 절단연이 직사각형이고 내면(face)과 경사진 끝(toe) 사이에 한 개의 절단연을 가지고 있다.

내면과 하방연결부 사이의 각도는 99 ~ 100도이며, 내면과 경사면은 45도로 각이 져있고 배면은 둥글다.

다량의 치석을 제거한 후 시클(sickle)과 큐렛(curet)을 사용하여 마무리 한다.

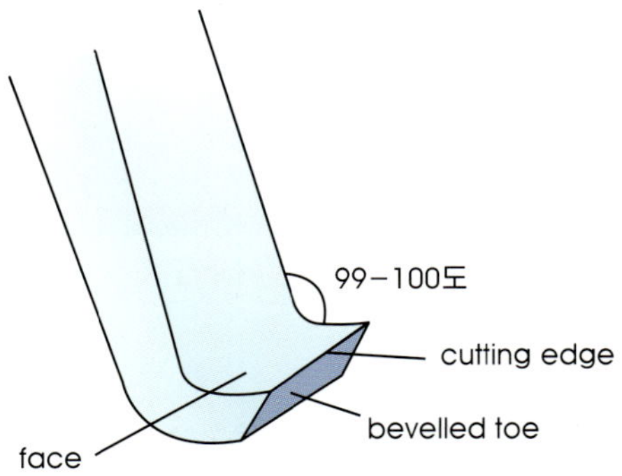

그림 10-70 working end

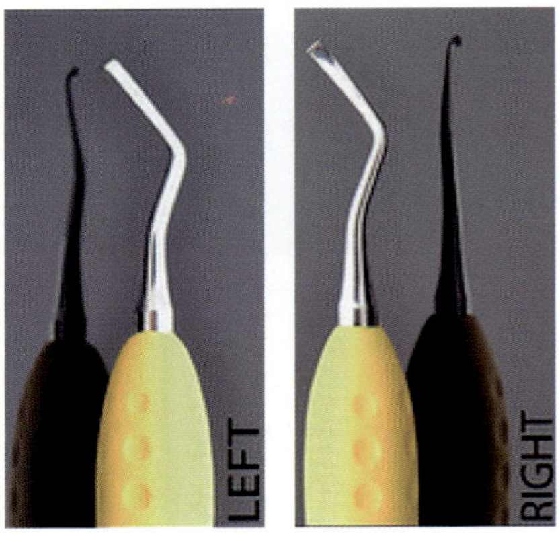

그림 10-71 Hoe scaler(좌,우 한쌍)
(sonic edge in germany)

(2) 종류

전치부용과 구치부용으로 분류된다. 전치부용은 짧은 직선형의 연결부(short straight shank), 구치부용은 길고 만곡된 연결부(long curved shank)를 사용한다.

(3) 용도

치은연상에 단단히 부착된 침착물(heavy calculus)을 제거할 때 사용한다. 조직이 느슨한 경우 치은연하 치석제거에도 사용이 가능하다. 특히 인접치아가 없는 치아의 근원심면에 사용 시 효과적이다.

연결부와 작업단의 면적이 크므로 만곡된 치아면이나 치근면에는 적합이 용이하지 않고 민감한 촉각도 느낄 수 없어 hoe사용 후에는 curet의 사용이 요구된다. Toe가 둥글지 않아 상피부착부(epithelial attachment)에 손상을 주므로 주의한다.

2) Chisel Scaler

(1) 형태

전치 인접면 접촉부위의 치은연상 치석을 제거하는데 사용하는 것이다. Chisel scaler는 곧거나 만곡된 연결부가 있고 주로 전치에 사용한다. 절단연(cutting edge)은 45도로 경사져 있다.

한 개의 절단연이 있는 직선형의 끌과 같은 치석제거 기구이다. 형태는 hoe scaler와 비슷하나 작업단이 연결부와 같은 면에 있는 것이 다르다. 절단연이 1개이며 곧거나 만곡된 연결부가 있고 작업단의 절단연은 45도로 경사져 있다(beveled toe). 날의 횡단면은 직사각형이다.

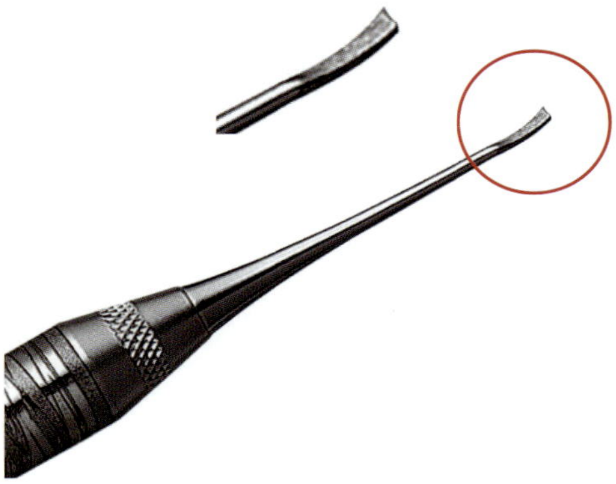

그림 10-72 Chisel scaler

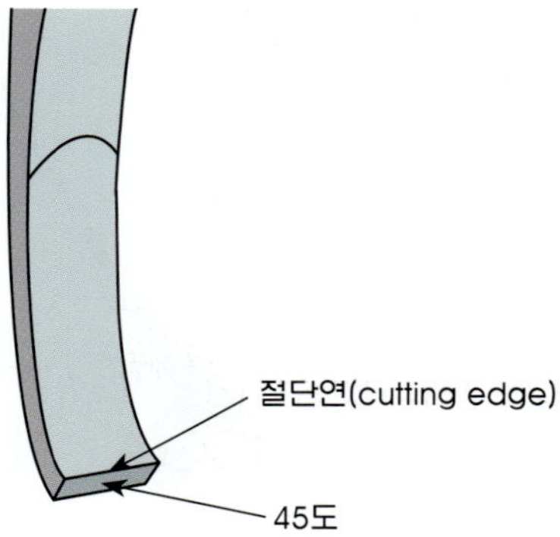

그림 10-73 Chisel scaler의 working end 형태

(2) 용도

노출된 치근 표면이나 전치부 인접면의 큰 침착물을 제거할 때 사용한다. 주로 하악 전치부 인접면의 크고 단단한 치은연상치석을 제거하는데 주로 사용되며 순면에서 설측으로 미는 동작을 사용한다.

사용 후에는 시클(sickle)과 큐렛(curet) 등으로 마무리한다.

3) File Scaler

(1) 형태

File의 작업단은 여러 개의 직선형 절단연으로 이루어져 있고, blade의 크기, 절단연의 수, 길이 등이 다양하며, balde와 shank는 90 ~ 105도로 만나고, hoe의 작업단 모양이 여러 개 붙어 있는 것과 비슷하다. 줄과 같은 모양을 가지고 있어 줄형 scaler라고도 불리는 치석제거기구이다. 각 작업단의 특징은 하나의 치면에만 적용되도록 디자인 되어 있다. 작업단의 횡단면은 원형과 장방형 그리고 직사각형을 가진다.

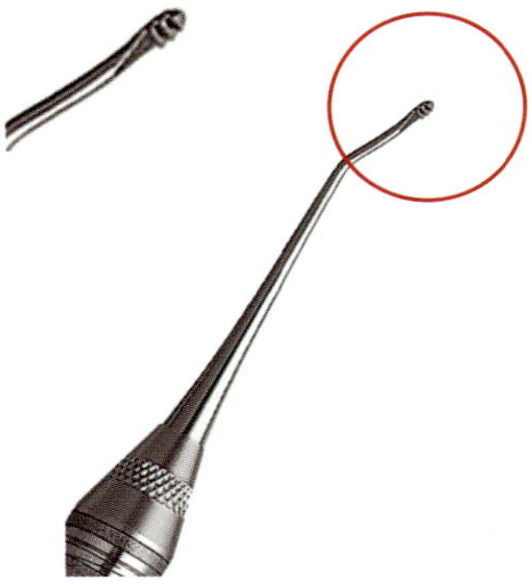

그림 10-74 File scaler

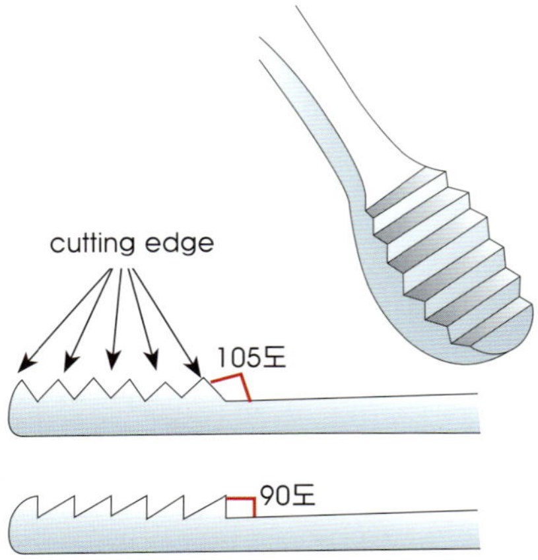

그림 10-75 File scaler의 작업단

(2) 용도

① 단단하게 부착되어 있는 다량의 치석을 부수고 깨뜨릴 때 사용한다.
② 백악질과 상아질의 경계부위를 매끄럽게 해준다.
③ 치근면을 활택하게 해줄 수는 있으나 권장하지는 않는다.
④ Sickle, curet을 보완하기 위한 정도로만 사용된다.
⑤ 과잉변연의 아말감 수복물을 매끄럽게 할 때도 사용된다.

Chapter

11 수기구 사용법

Hand Instrumentation

ORAL PROPHYLAXIS

11장 수기구 사용법 (Hand Instrumentation)

학습목표

- 탐침의 작업단을 구분할 수 있다.
- Sickle scaler의 작업단을 구분할 수 있다.
- 일반큐렛과 특수큐렛의 작업단을 구분할 수 있다.
- 치주탐침의 사용법을 설명할 수 있다.
- 탐침의 사용법을 설명할 수 있다.
- Sickle Scaler의 사용법을 설명할 수 있다.
- 일반큐렛(universal curet)의 사용법을 설명할 수 있다.
- 특수큐렛(area-specific curet)의 사용법을 설명할 수 있다.
- Hoe, file, chisel scaler의 사용법을 설명할 수 있다.

I 기구별 올바른 작업단 구분

1. Explorer의 올바른 작업단(Working end) 선택

전치부에서는 좌우 중절치 순측(또는 설측)부위에서 #11/12 explorer의 point가 순면에서 설면(또는 설면에서 협면)으로 향하도록 위치시켰을 때 terminal shank가 치아의 장축에 평행하거나 또는 평행하지 않은 경우도 올바른 working end이다.

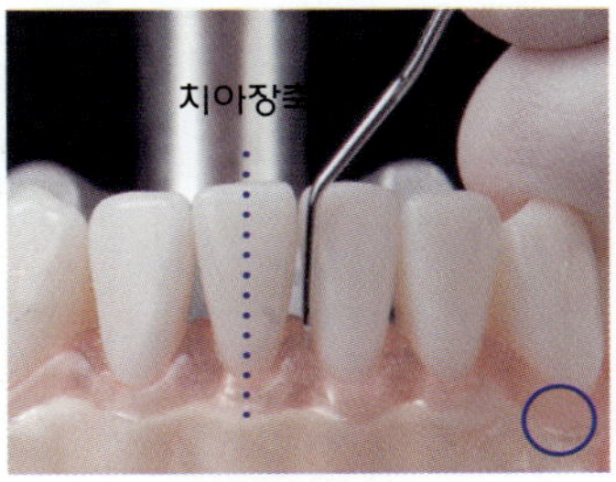

치아장축에 평행(○)

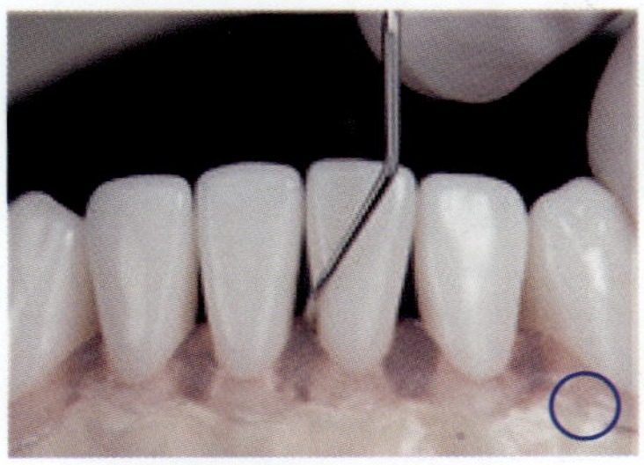

치아장축에 사선(○)

구치부위에서는 협·설측부위에서 #11/12 explorer의 끝을 협면에서 설면(또는 설면에서 협면)으로 향하도록 위치시켰을 때 terminal shank가 치아장축과 평행을 이루는 것이 올바른 작업단이다.

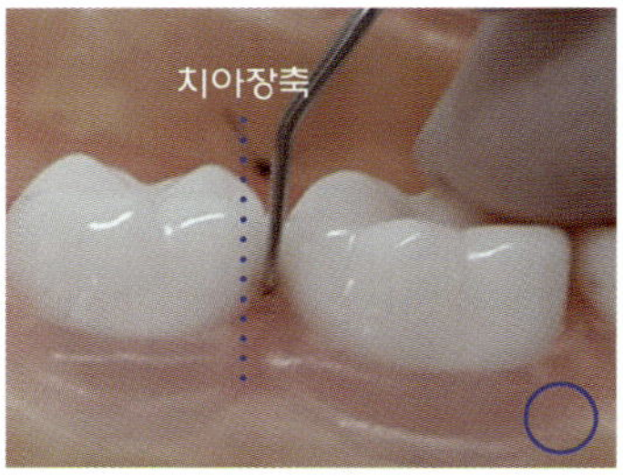

치아장축에 평행(○)

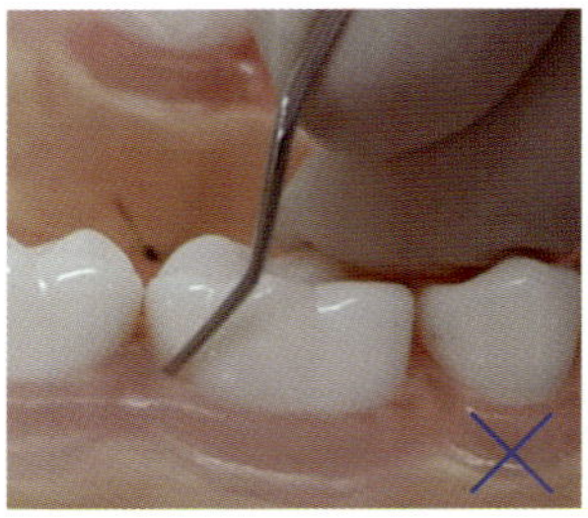

치아장축에 수직(×)

2. Sickle scaler의 올바른 작업단(Working end) 선택

1) 기구선택

(1) 전치부

전치부 sickle은 직선형 작업단(#32)과 만곡형 작업단(#5)의 2가지 형태로 구분할 수 있다. 특히 직선형 작업단은 하악전치부의 치은연상 치석제거에 국한되어 사용한다.

(2) 구치부

구치부위는 전방 인접치아의 교합면이나 협(설)측 교두에 올바른 손고정을 한 후, #34 또는 35번 기구 중 하방연결부가 치아장축에 평행한 기구가 올바른 작업단이다.

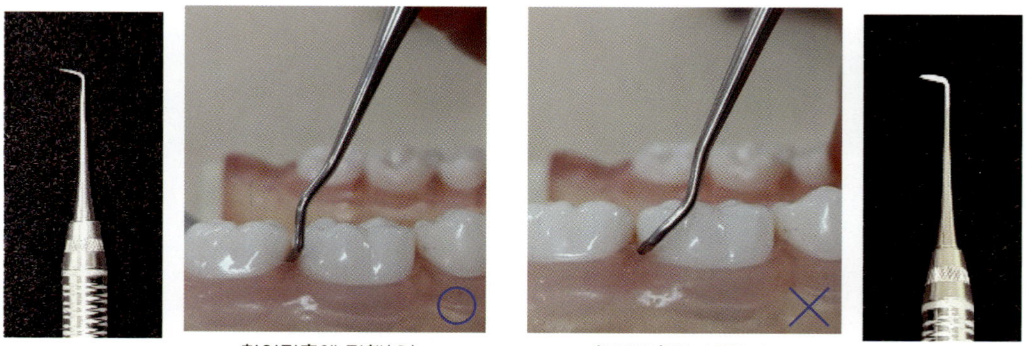

치아장축에 평행(○) 치아장축에 수직(×)

그림 11-1 올바른 작업단 선택

3. Curet의 올바른 작업단(Working end) 선택

1) 일반큐렛(Universal curet)

(1) 구강 내에서의 올바른 cutting edge 결정

① 전치부위 적용

구강 내에서 전치부위 일반큐렛의 올바른 작업단을 결정하는 방법은 기구의 내면으로 결정하거나 하방연결부로 결정하는 2가지 방법이 있다.

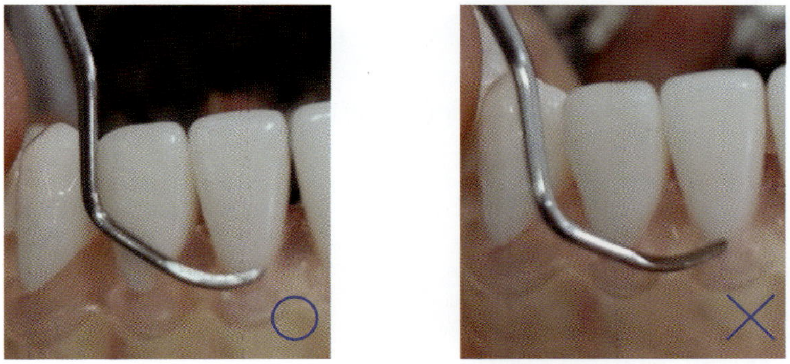

그림 11-2 올바른 cutting edge(blade face) 결정

기구의 내면으로 올바른 작업단을 결정하는 방법은 치면에 기구를 적합했을 때 기구의 측면과 배면의 일부분이 보이는 것이다. 잘못된 기구는 작업단의 내면이 바깥을 향하여 육안으로 확인할 수 있다.

하방연결부를 이용하는 경우 작업단의 끝이 인접면을 향하게 했을 때 기구의 손잡이가 치아장축에 평행하고 하방연결부(terminal shank)가 사선인 기구가 올바른 작업단이다.

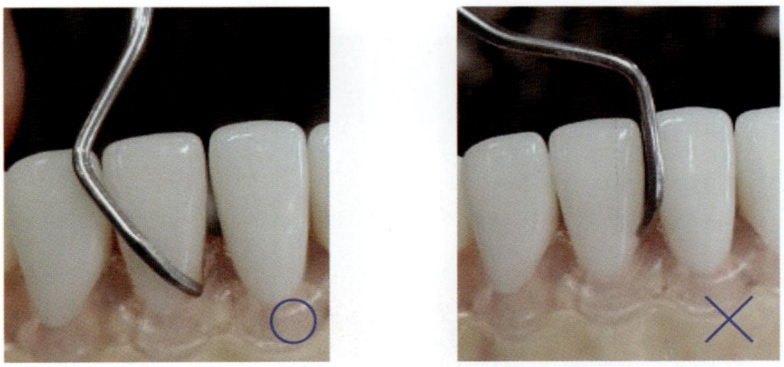

그림 11-3 올바른 cutting edge(terminal shank) 결정

② **구치부위 적용**

구치부위에서 일반큐렛의 올바른 작업단을 결정하는 방법은 하방연결부로 결정한다.

인접한 구치의 협, 설측부위에서 toe가 협면에서 설면(또는 설면에서 협면)으로 향하도록 위치시켰을 때 하방연결부가 치아장축과 평행을 이루는 것이 올바른 작업단이다.

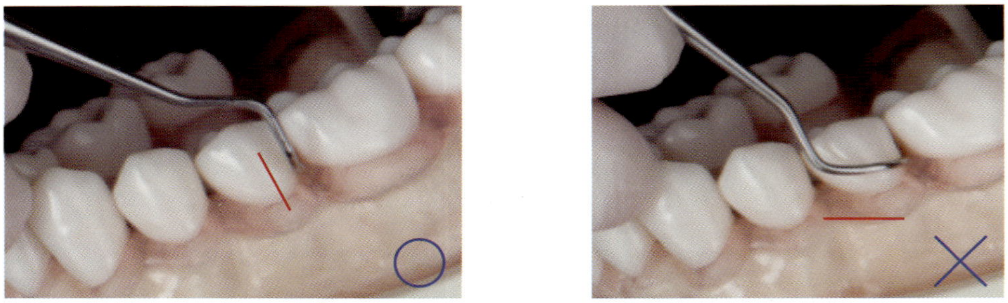

그림 11-4 올바른 cutting edge(terminal shank) 결정

2) 특수 큐렛(Gracey curet)

(1) 구강 내에서의 올바른 cutting edge 결정

구강 내에서 올바른 작업단을 결정하는 방법은 전치부위에서 기구의 내면으로 결정하고 구치부는 하방연결부로 결정한다.

① **전치부위 적용**

전치부에서 올바른 작업단은 치면에 기구를 적합했을 때 작업단의 측면과 배면의 일부가 전치부에서 보이는 것이다. 잘못된 기구는 작업단의 내면이 바깥을 향하며 눈으로 확인할 수 있다.

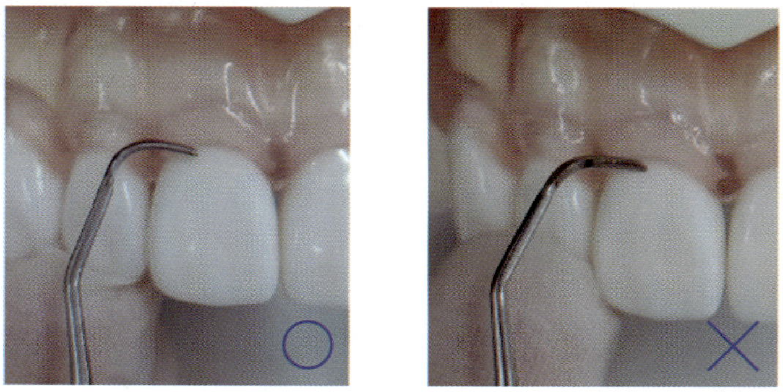

그림 11-5 올바른 cutting edge(blade face) 결정

② 구치부위 적용

구치부위에서 Gracey curet의 올바른 작업단을 결정하는 방법은 하방연결부로 결정한다.

인접한 구치의 협, 설측부위에서 toe가 협면에서 설면(또는 설면에서 협면)으로 향하도록 위치시켰을 때 하방연결부가 치아장축과 평행을 이루는 것이 올바른 작업단이다.

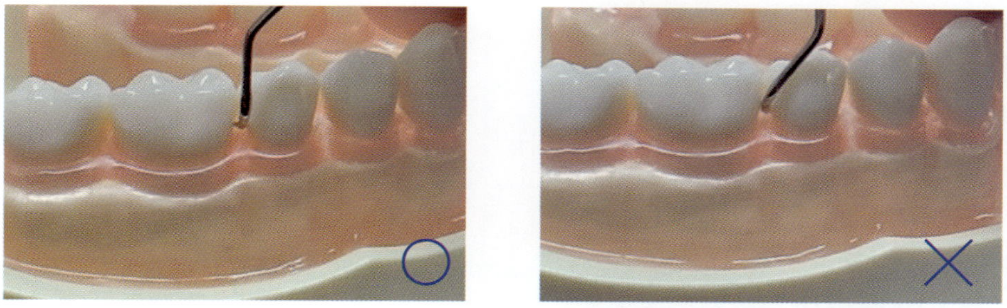

그림 11-6 올바른 cutting edge(terminal shank) 결정

Ⅱ 치주기구 사용법

1. Periodontal probe

1) 기구잡기(Grasp)

치주낭측정기는 변형연필잡기법으로 잡는다.

2) 손고정(Fulcrum)

시술하는 치아로부터 가능한 가까이 위치시켜 기구를 안정되게 손고정 한다.

3) 적합(Adaptation)

치주낭측정기의 끝이 접합상피 쪽으로 향하도록 하고 치아장축과 평행이 되도록 한다.
치주낭측정기 1~2mm의 측면을 유리치은연 바로 위쪽에 적합시킨다.

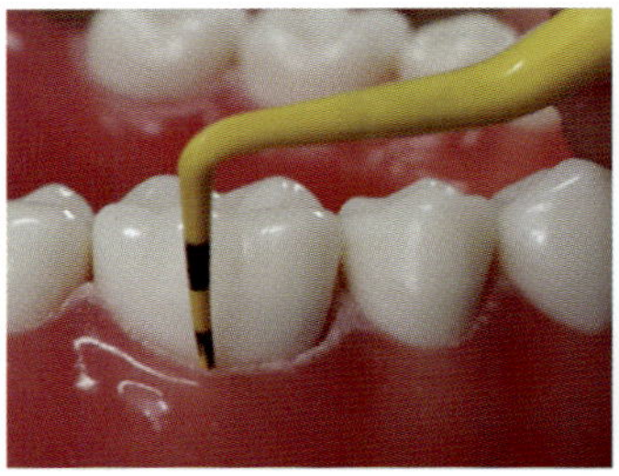

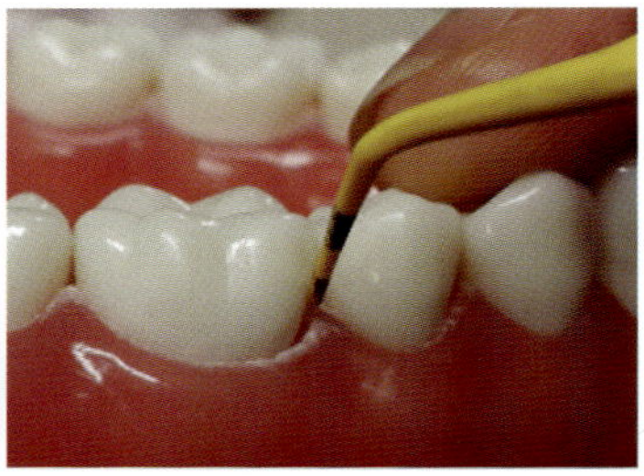

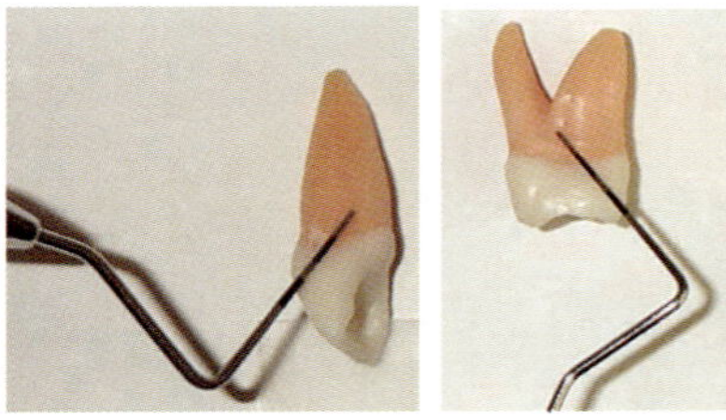

기울임의 각도가 적당해야함

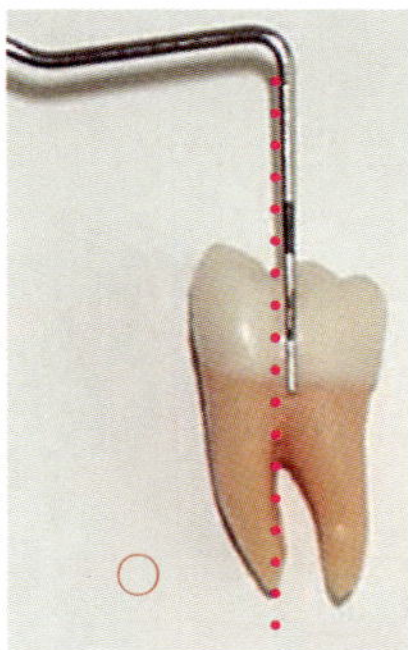

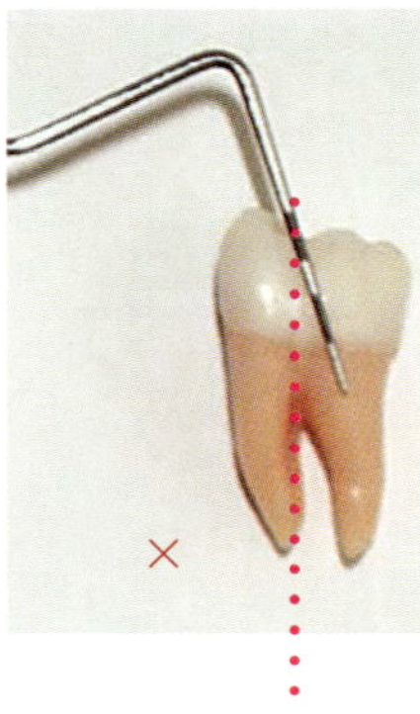

4) 삽입(Insertion)

치주낭측정기 1~2mm 측면을 계속 치면에 부착시킨 상태에서 부드럽고 약간의 탄력성을 가진 접합상피가 느껴질 때까지 서서히 수직 방향으로 삽입한다. 삽입하는 도중에 치석이 있을 경우 치석위로 통과하여 삽입하거나, 치석을 제거하고 삽입한다.

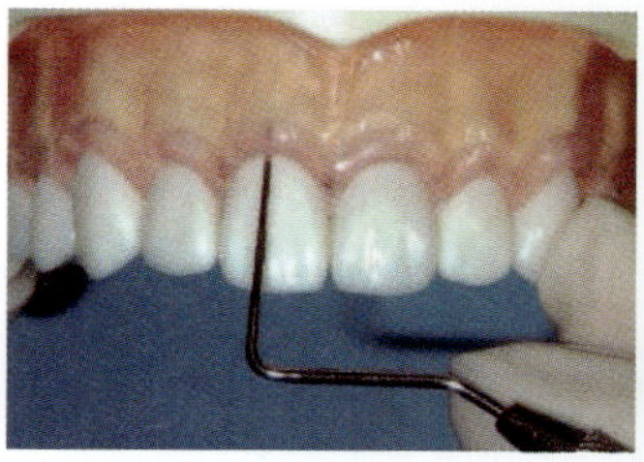

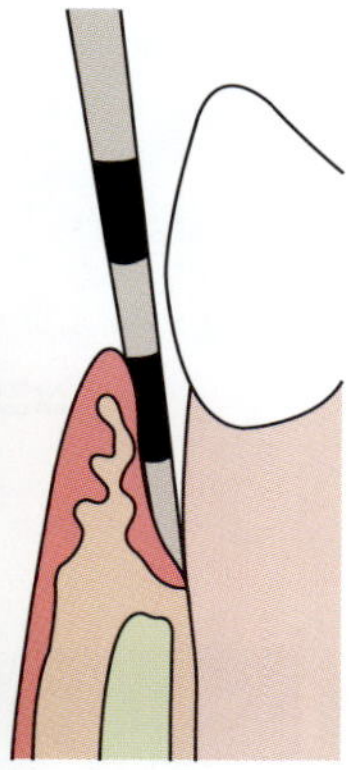

5) 치주탐지 동작(Exploratory stroke)

사뿐 사뿐 걸음을 걷듯이 치주낭측정기의 측면을 치면에 계속 부착시킨 상태에서 치은열구 또는 치주낭 내에서 walking stroke을 한다.

전치부는 치경부 중앙선에서 술자와 가까운면을 측정하고 다시 치주탐침을 치주낭(치은열구)으로부터 빼낸 후 치경부 중앙부위에서 술자와 먼면을 측정한다.

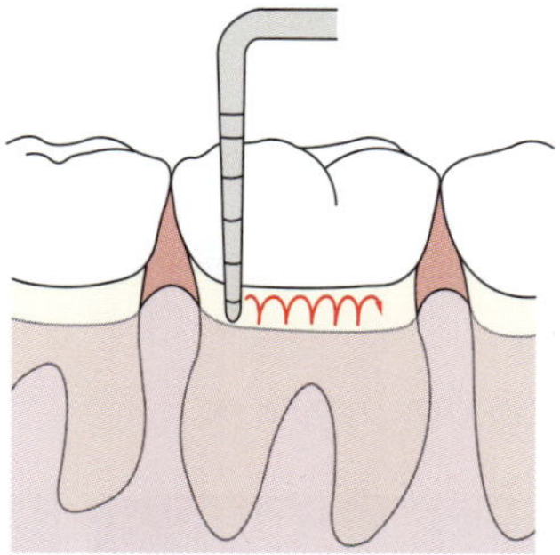

보행손동작(walking stroke)

이 모든 과정은 경도의 압력(15~20g)을 사용한다. 강한 압력은 치주탐침이 접합상피를 관통하므로 동통을 초래하고, 실제보다 깊이 측정하는 원인이 된다.

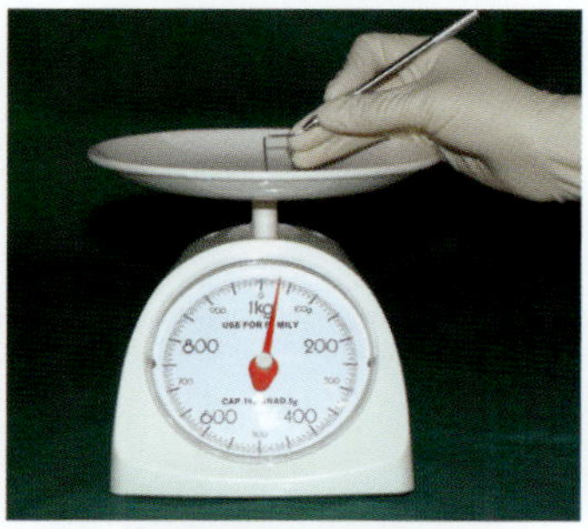

압력정도측정 연습

6) 치주낭 측정

구치부는 원심능각부위에서 중앙부위, 근심능각부위, 근심 col 부위의 치주낭 깊이를 측정하고 probe를 치주낭(치은열구)로부터 완전히 뺀 다음 다시 삽입하여 원심능각부위, 원심 col 부위를 측정한다.

근심방향

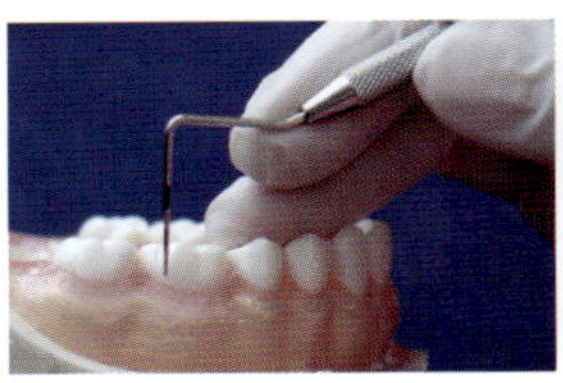
적합

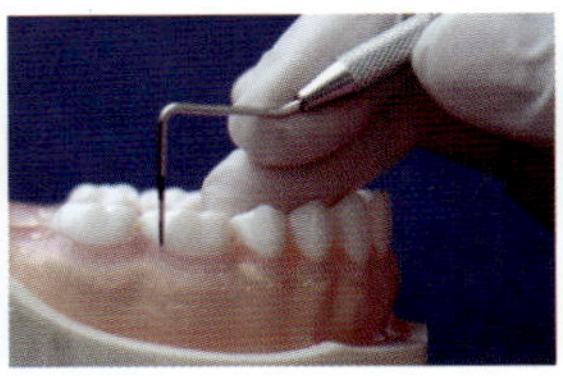
삽입

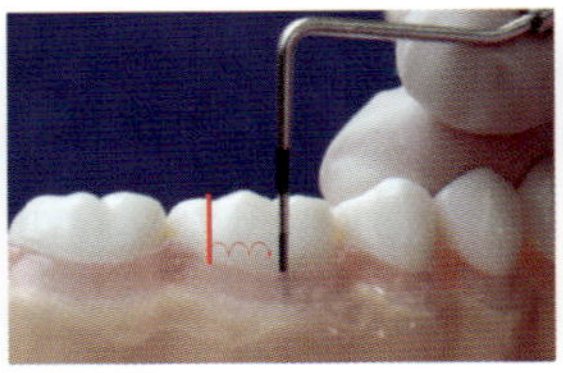
동작

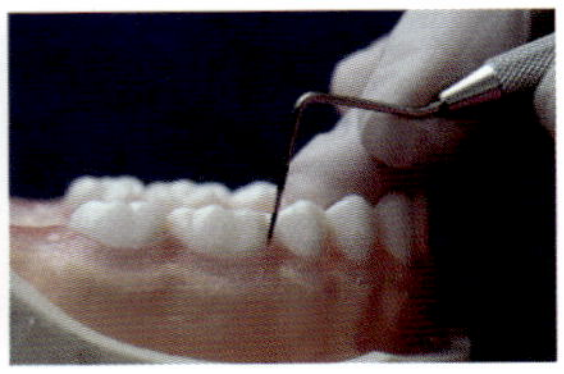
col 부위

원심방향

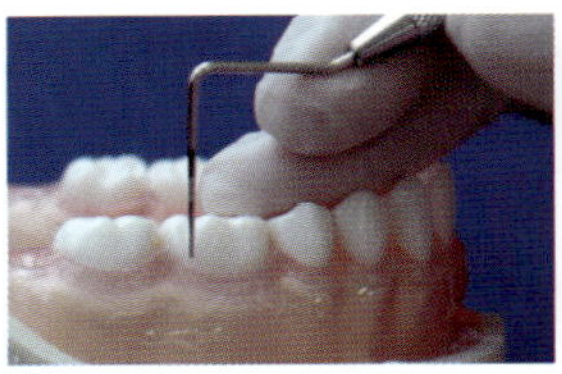
적합

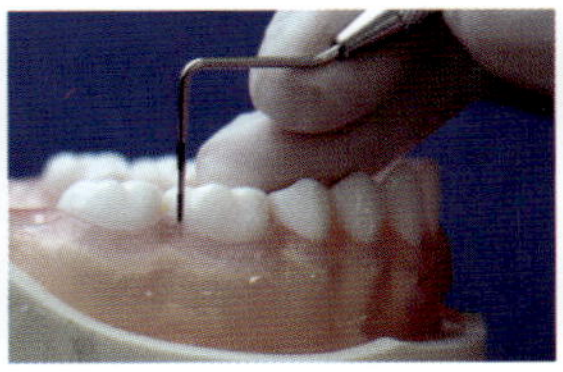
삽입

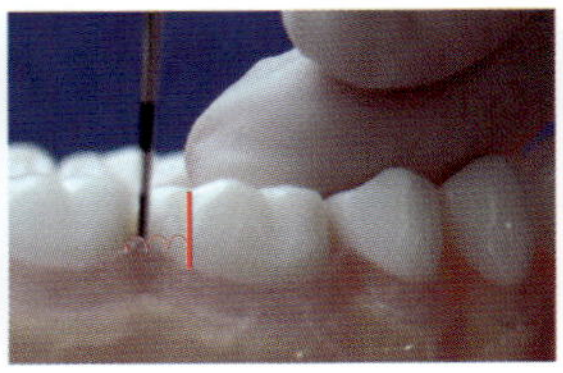
동작

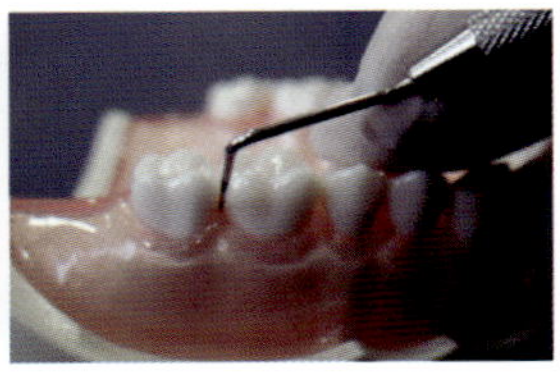
col 부위

전치부는 치경부 중앙선에서 술자와 가까운 면을 측정하고 다시 probe를 치주낭(치은열구)로부터 완전히 뺀 후 치경부 중앙부위에서 술자와 먼 면을 측정한다.

술자와 가까운 면

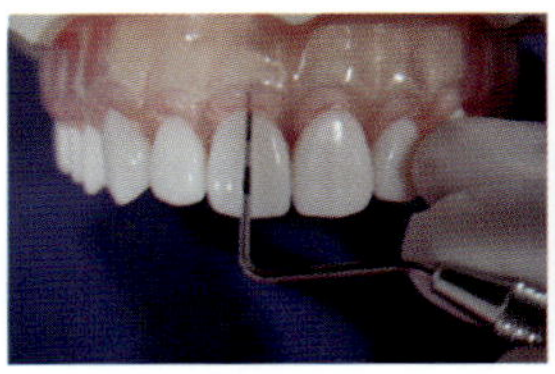
적합

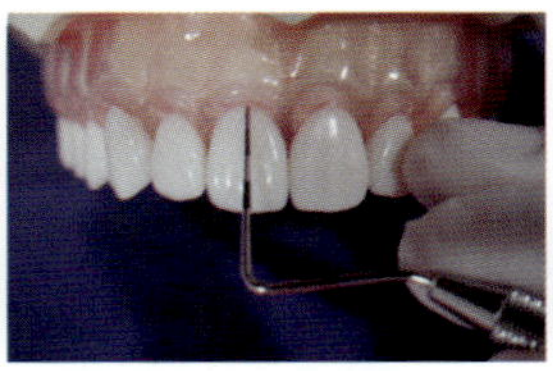
삽입

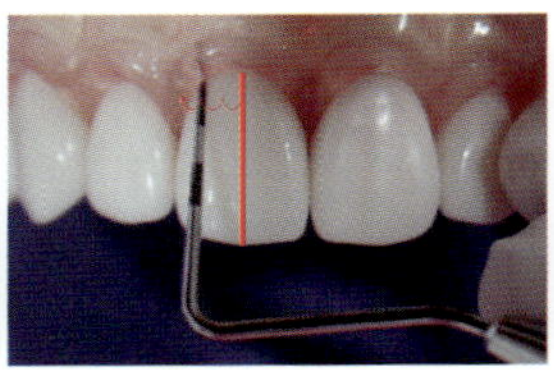
동작

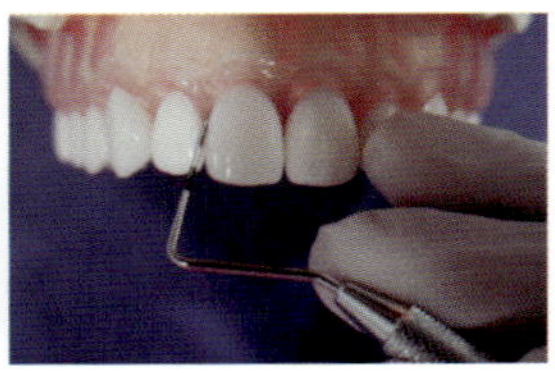
col 부위

술자와 먼 면

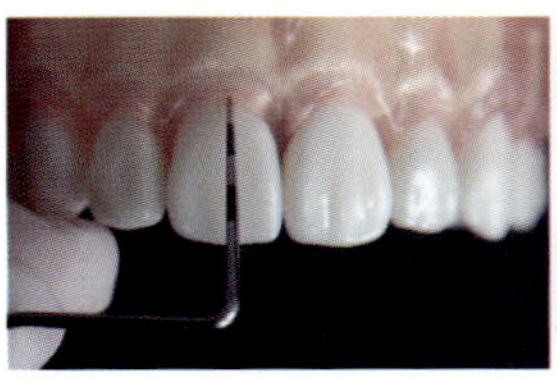
적합

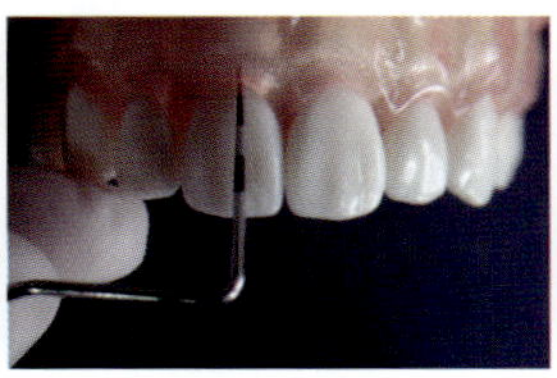
삽입

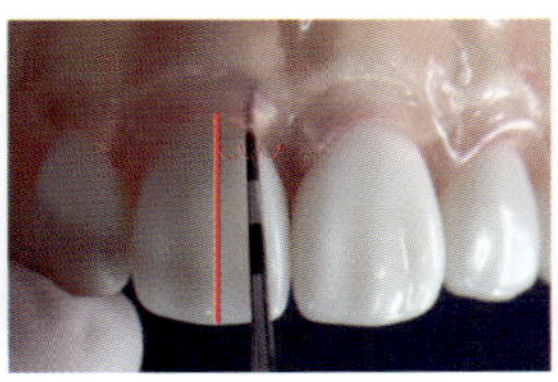
동작

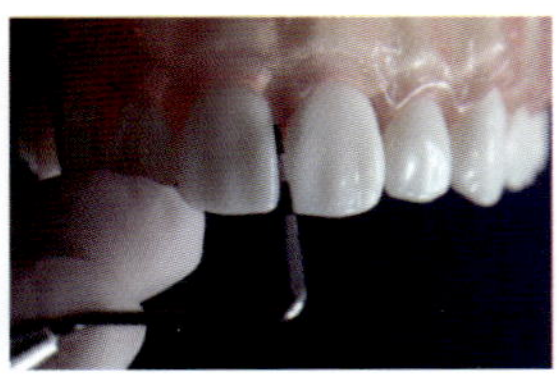
col 부위

이 과정에서 col 부위의 치주낭 깊이를 정확하게 측정하기 위하여 손잡이를 치면에서 약간 멀어지도록 하면 치주탐침이 인접면의 중앙에 위치한 col 부위에 쉽게 도달한다.

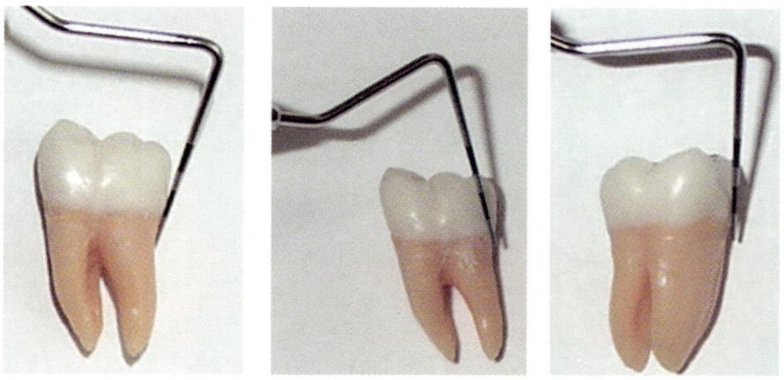

인접면 col 부위와의 적합관계

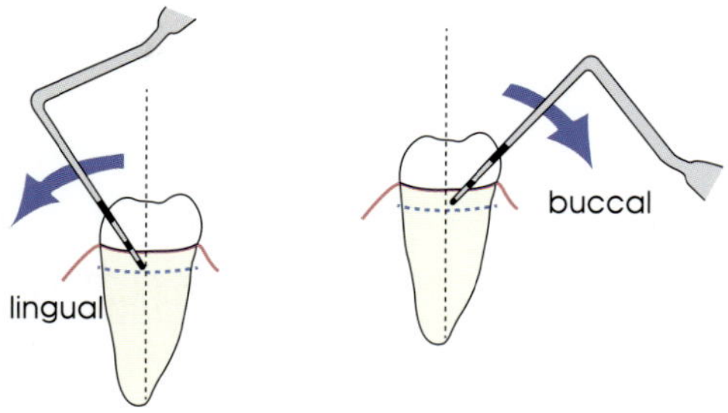

col 부위의 치주탐침 방법

★ 협(순)측 측정 시 tip이 설측으로 기울게 하고, 설측 측정 시 tip을 협(순)측으로 기울게 한다.

7) 치주낭 측정 기록

치주낭을 측정하고 4mm 이상의 치주낭 부위를 chart에 기록하며, 각 부위의 가장 깊은 측정치를 기록한다.

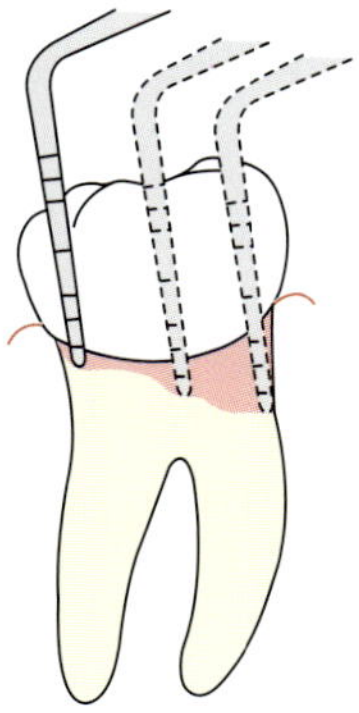

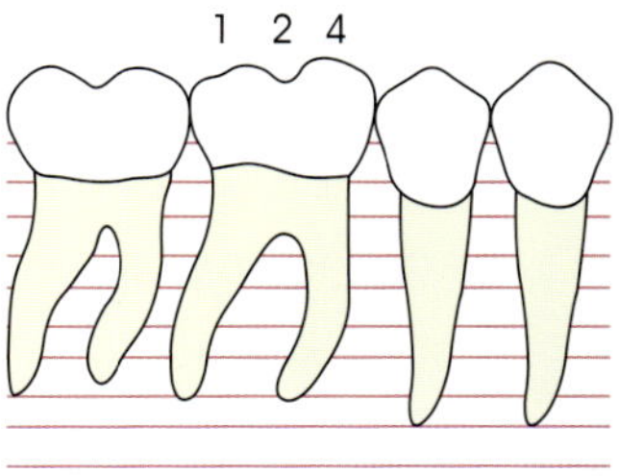

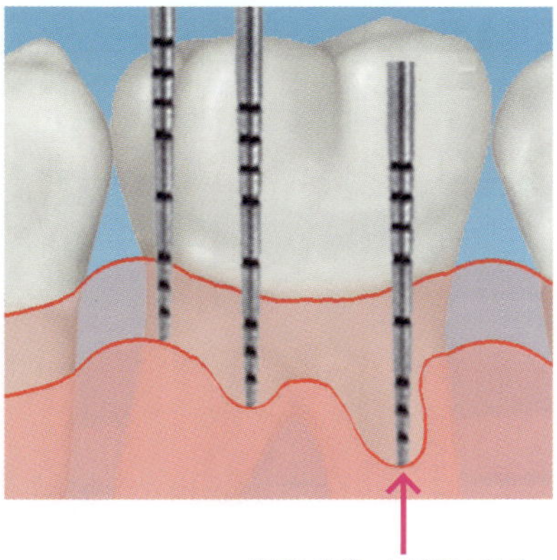

치주낭측정이 끝나면 20~30초 후에 직접 및 간접시진을 통해 치은출혈부위를 기록한다.

(1) 치주낭 깊이의 측정 및 기록

치주낭의 측정기록은 일반적으로 6부위를 측정하여 기록한다. 즉, 협측에서 3부위(원심협측, 중앙, 근심협측)을 측정하고 설측에서 3부위(원심설측, 중앙, 근심설측) 으로 모두 6부위를 기록한다.

치주낭깊이는 한 치아당 6 부위로 구분해서 기록한다.

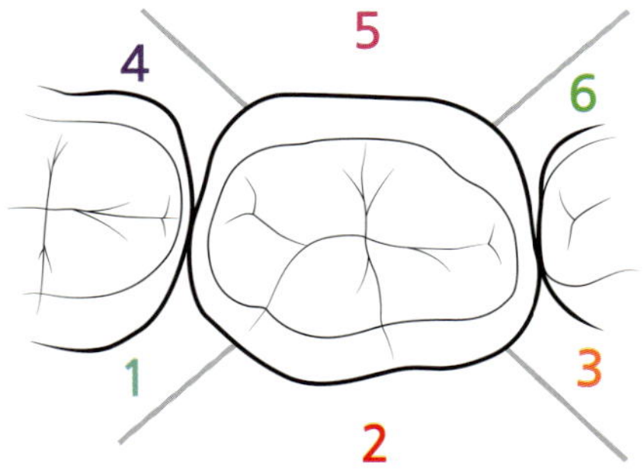

① area 1. 원심협측능각에서 원심면 중앙
② area 2. 원심협측능각에서 근심협측능각
③ area 3. 근심협측능각에서 근심면 중앙
④ area 4. 원심설측능각에서 원심면 중앙
⑤ area 5. 원심설측능각에서 근심설측능각
⑥ area 6. 근심설측능각에서 근심면 중앙

치주낭 기록의 표시는 mm단위로 한다.

(2) 측정기준

① 치주낭 깊이: 치은연(marginal gingiva)에서 접합상피(junctional epithelium)까지 측정한다.

② 치은퇴축(gingival recession): 백악법랑경계(cementoenamel junction; CEJ)에서 치은연까지 측정한다.

③ 임상적 부착소실(clinical attachment loss; CAL): 백악법랑경계 부위에서 접합상피까지 측정한다.

④ 치은출혈 측정법: 치주낭 측정을 한 후 약 20~30초가 지난 후에 치은 출혈이 있는가를 확인하여 결정한다.

$$\text{출혈율(bleeding rate)} = \frac{\text{출혈을 보인 치아 수}}{\text{구강 내 존재하는 총 치아 수}} \times 100$$

2 Explorer

1) 기구잡기(Grasp)

치석 탐지를 위한 탐침사용 시 기구를 가볍게 잡고 변형연필잡기법(modified pen grasp)으로 잡는 것이 중요하다.

2) 손고정(Fulcrum)

시술하는 치아로부터 인접치아에 가능한 가까이 안정되게 손고정한다.

3) 적합(Adaptation)

구치부위는 원심능각(전치부위는 치경부 중앙)의 치은연 바로 위(약 1~2mm)에 tip의 1~2mm 측면을 적합한다. 이때 작업단의 배면은 접합상피를 향하게 한다.

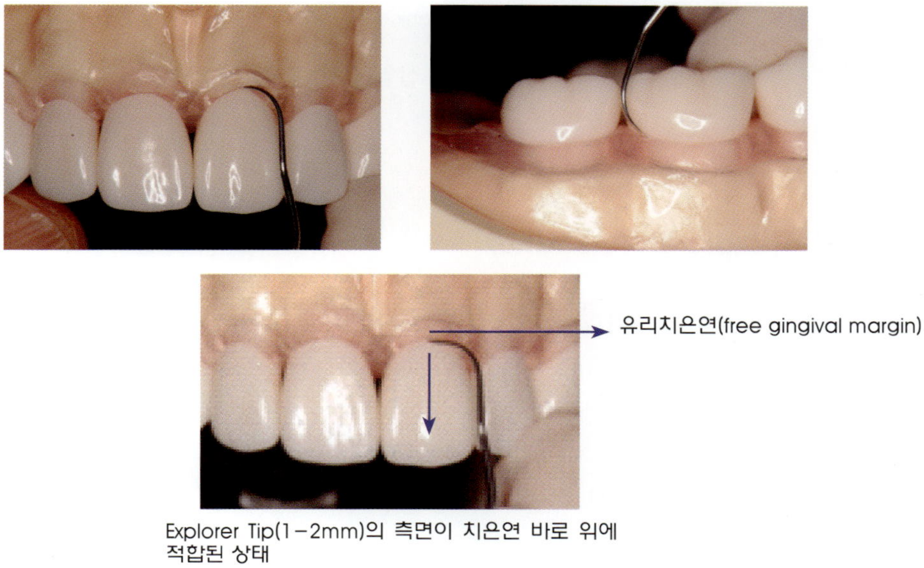

그림 11-7 **탐침의 치면 적합**

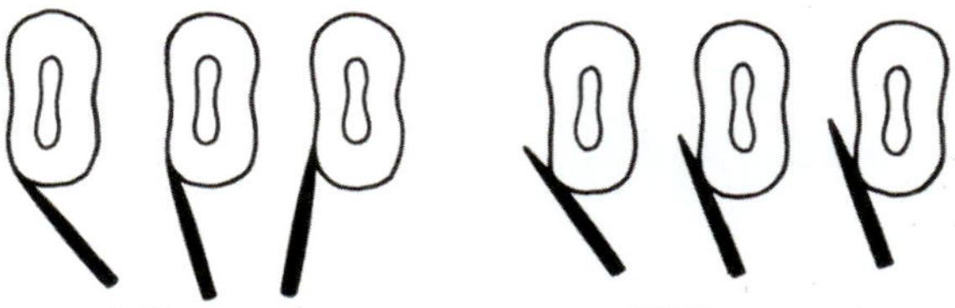

그림 11-8 **탐침의 적합**

4) 삽입(Insertion)

작업단 1~2mm 측면을 치면에 부착시킨 상태로 배면이 접합상피에 도달하도록 수직방향으로 가볍게 천천히 삽입한다. 삽입각도는 0 ~ 15도에 가깝게 하고, 인접면에서는 하방연결부가 치아장축과 평행이 되도록 한다.

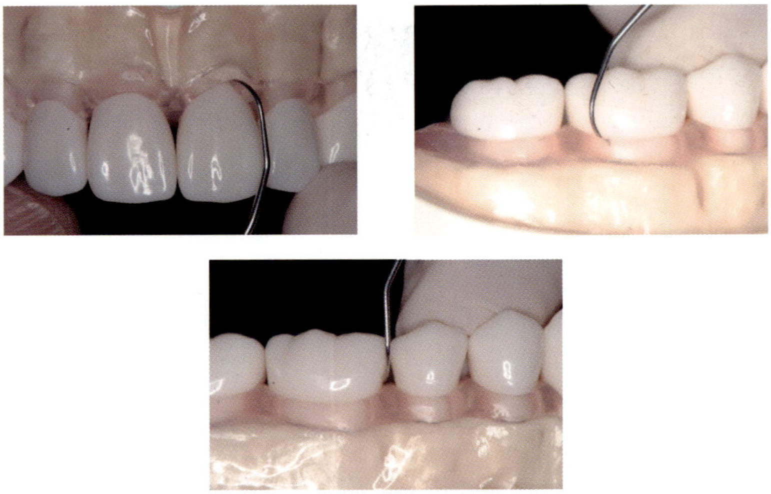

인접면에서는 Terminal Shank가 치아장축과 평행이 되어야 한다.

그림 11-9 **삽입(전치/구치)**

5) 탐지동작(Exploratory stroke)

탐지동작은 치은열구나 치주낭 내에서 접합상피까지 1~2mm 측면을 치면에 부착시킨 상태로 상하동작(up and down stroke)을 한다.

전치부는 치경부 중앙부위에서 술자와 가까운 면을 인접면 col까지 수직동작으로 탐지하고 다시 치경부 중앙부위에서 술자와 먼면을 인접면 col까지 수직동작으로 탐지한다.

구치부는 원심능각부위에서 중앙부위, 근심능각까지는 사선 또는 수직동작으로 하고, 근심능각부위에서 근심 col까지 수직동작으로 탐지한다. 원심능각부위에서 원심면 col 부위까지 수직동작한다. 이 과정에서 손잡이에 전달되는 촉각을 통해 치근의 표면상태와 치석의 유무 및 양을 알 수 있다.

탐지 시 치주조직 손상을 주지 않도록 tip 측면이 치면에서 떨어지지 않도록 하며 wrist stroke으로 가벼운 압력을 사용하며 동작하나 탐지 시 손동작에는 힘이 필요하지 않으므로 손가락동작(finger stroke)도 가능하다.

치은연하 치석 탐지를 위한 Explorer의 단계별 사용과정

전치부

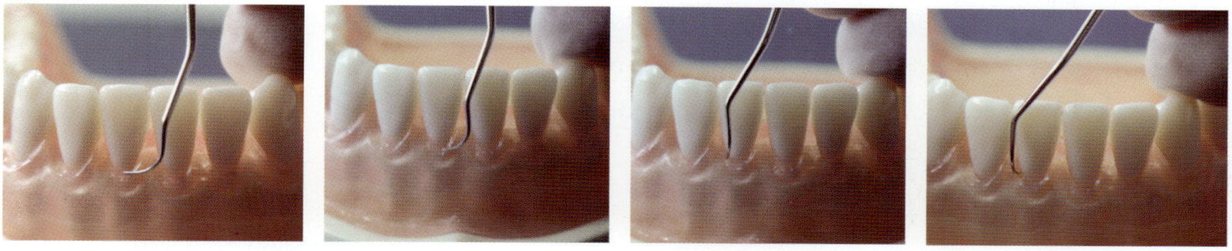

적합 → 삽입 → 동작 → 인접면 마침

그림 11-10 **치석탐지동작(술자와 가까운 면/하악전치부)**

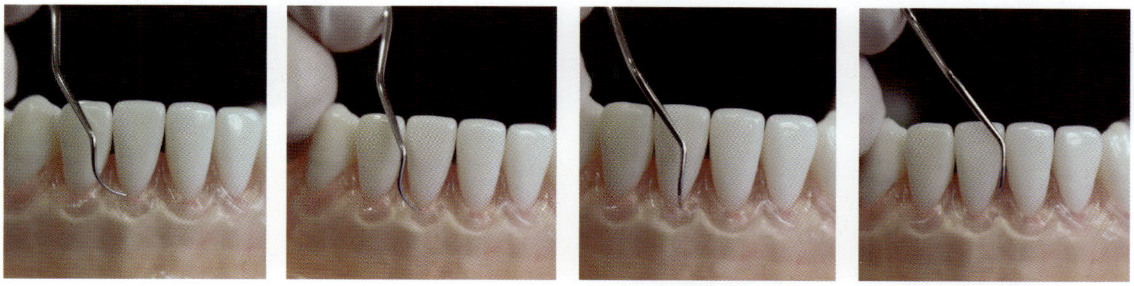

적합 → 삽입 → 동작 → 인접면 마침

그림 11-11 **치석탐지동작(술자와 먼 면/하악전치부)**

구치부

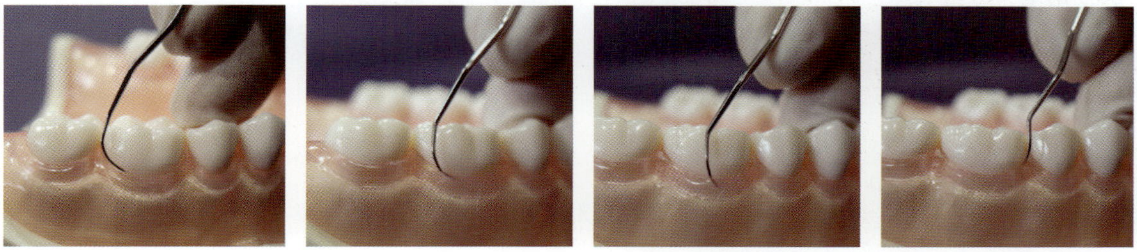

적합 → 삽입 → 동작 → 인접면 마침

그림 11-12 **치석탐지동작(근심면/하악제1대구치)**

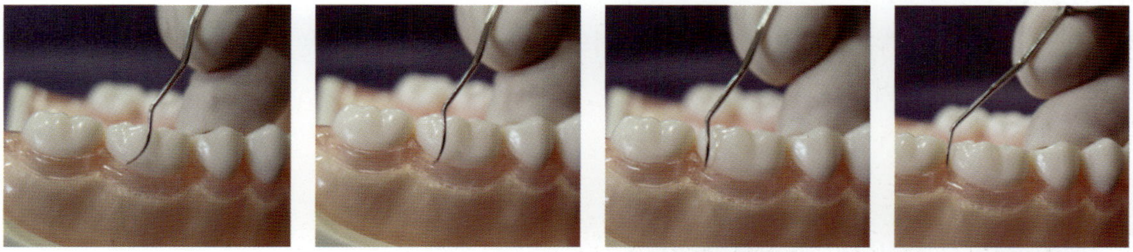

적합 → 삽입 → 동작 → 인접면 마침

그림 11-13 **치석탐지동작(원심면/하악제1대구치)**

3. Sickle Scaler

전치부의 sickle scaler(H5, #33)는 직선형의 연결부로 손잡이와 연결부, 작업단이 동일면으로 연결되어 있고 전치부 순·설, 근·원심 모든 면에 사용한다.

구치부의 sickle scaler(#34, #35)는 각진 연결부로 좌·우 쌍으로 되어 있으므로 올바른 작업단을 구분해야 한다.

1) 전치부 Sickle scaler의 사용방법

(1) 기구잡기

변형연필잡기법(modified pen grasp)으로 전치부용 sickle scaler를 잡는다.

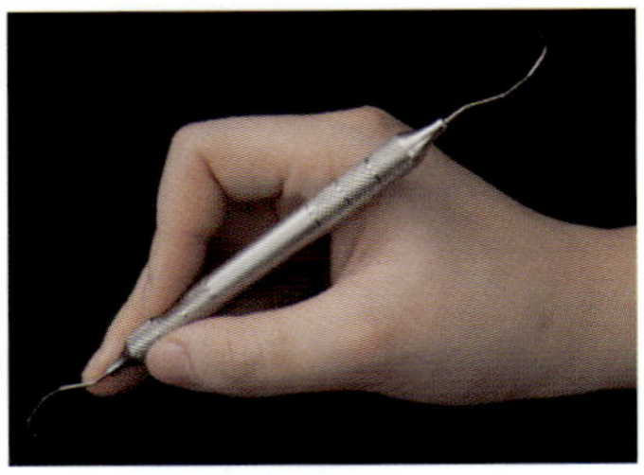

기구잡기

(2) 손고정

손고정은 약지를 사용하여 인접치아 절단 또는 순면 1/3 이내에 안정되게 한다.

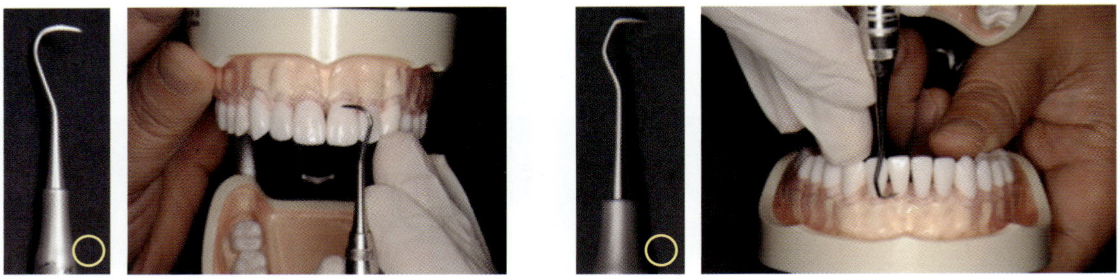

그림 11-13 **손고정 부위**

(3) 적합

치경부중앙 치은변연(gingival margin) 위의 치면에 작업부의 하방 1/3부위 측면을 적합시키고 배면이 접합상피를 향하게 위치시킨다.

(4) 작업각도

적절한 작업각도(45~90도)를 만든다.

(5) 동작

작업각도를 유지하며 짧고 중첩된 동작(short & overlapping)으로 중등도 이상의 측방압을 적용하며, 수직방향으로 당기는 동작(pull stroke)을 실시한다.

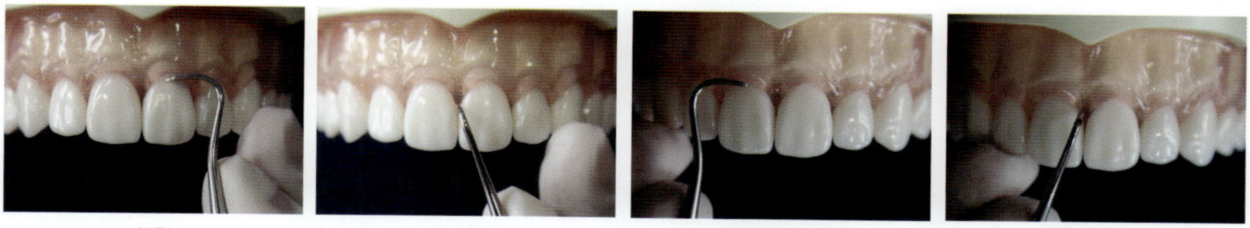

시작 | 가면 마침 | 시작 | 먼면 마침

그림 11-14 전치부 sickle scaler 사용(술자와 가까운 면 / 먼 면)

인접면 시술 시 능각부위에서 엄지와 검지를 이용하여 손잡이를 천천히 돌리면서 동작한다. 다시 치경부 중앙에서 같은 방법으로 술자와 먼 면을 동일하게 실시한다.

2) 구치부 Sickle scaler의 사용방법

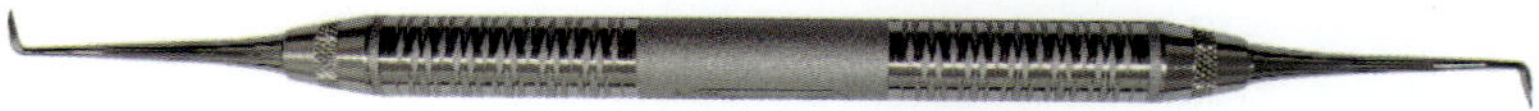

그림 11-15 구치부 sickle scaler

(1) 기구잡기

변형연필잡기법(modified pen grasp)으로 구치부용 sickle scaler을 잡는다.

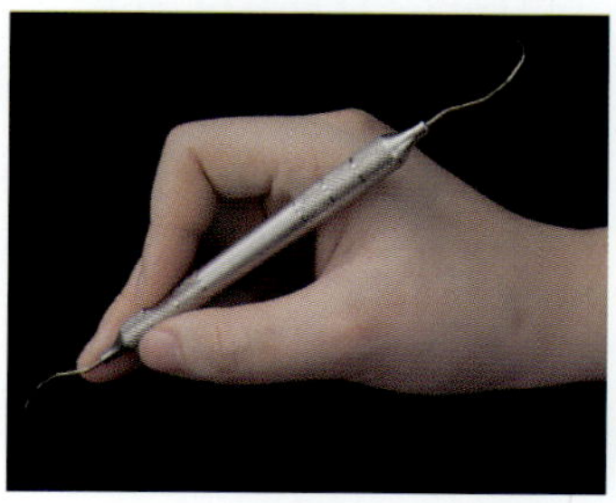

기구잡기

(2) 손고정

구치부위는 #34 또는 35번 기구 중 하방연결부가 치아장축에 평행한 올바른 작업부을 선택하고 인접치아의 교합면이나 협(설)측 교두에 약지를 사용하여 안정되게 손고정을 한다.

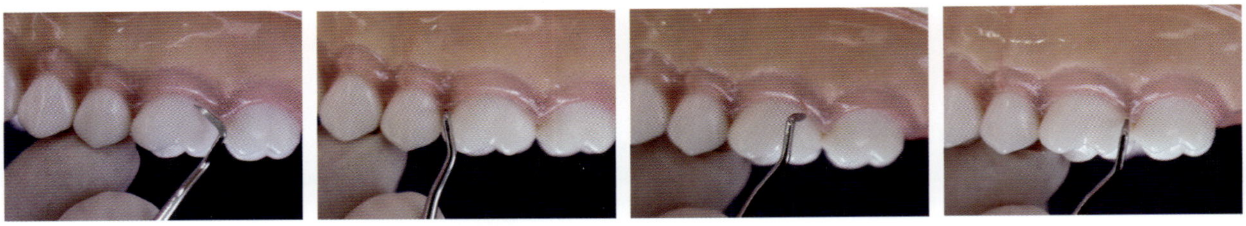

시작 / 근심 마침 / 시작 / 원심 마침

그림 11-16 **구치부 sickle scaler 사용(근심면 / 원심면)**

(3) 적합

원심능각부위에 작업단 하방 1/3부위의 배면이 치은연을 향하게 적합한다.

(4) 작업각도

45~90도의 작업각도를 준다.

(5) 동작

적절한 작업각도(45~90도)를 유지하며 짧고 중첩된 동작(short & overlapping)으로 중등도 이상의 측방압을 적용하며, 수직방향(vertical stroke) 또는 사선방향(oblique stroke)으로 당기는 동작(pull stroke)을 실시한다(70~80도의 각도 조절을 하려면 하방연결부를 치면 쪽으로 적절하게 기울인다). 인접면 시술시 능각부위에서 엄지와 검지를 이용하여 손잡이를 천천히 돌리면서 동작한다.

다시 원심능각에서 같은 방법으로 원심면을 실시하며 모두 수직으로 동작한다.

4. Curet

1) 일반큐렛(Universal curet)

(1) 전치부 동작

① 기구잡기

변형연필잡기법(modified pen grasp)으로 기구를 잡는다.

② 손고정

시술치아 또는 인접치아의 절단연 또는 순면에 finger rest 한다.

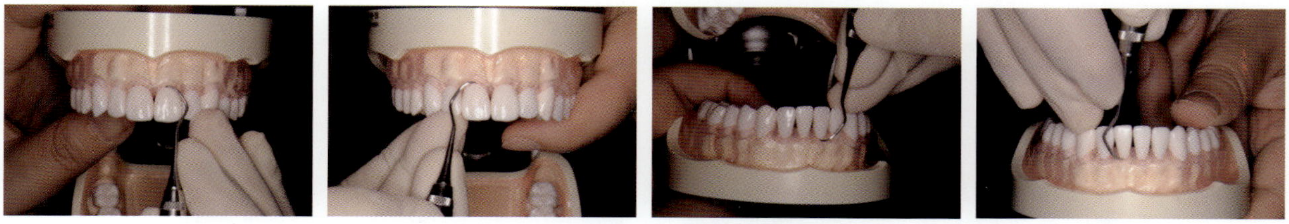

그림 11-17 **부위별 손고정**

③ 적합

올바른 절단연을 찾아 하방 1/3 측면을 치면에 적합시킨다.

④ 기구삽입

기구의 내면이 치면과 0도에 가깝도록 하여 치주낭 내에 기구를 삽입한다.

⑤ 작업각도

적절한 작업 각도(45~90도)를 만든다.

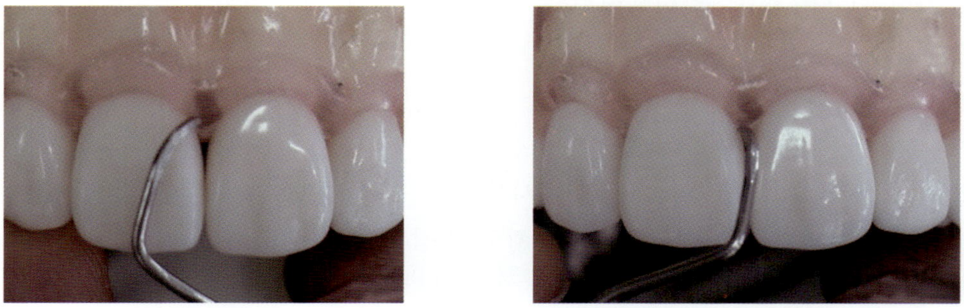

50~60도(옳음) 90도(틀림)

그림 11-18 **인접면 작업각도**

⑥ 동작

치경부 중앙(center of cervical line)에서 먼면을 향해 수직으로 동작한다. 인접면 col 부위에서 동작 시 치은상피의 손상을 예방하기 위해서 각도는 50~60도가 적당하다. 만약 작업각도가 70~80도로 큰 경우에는 인접면 치은상피의 손상을 초래한다.

(2) 구치부 동작

① 기구잡기

변형연필잡기법(modified pen grasp)으로 잡는다.

② 손고정

인접치아의 교합면(협측교두 또는 협측 1/3)에 안정되게 고정한다.

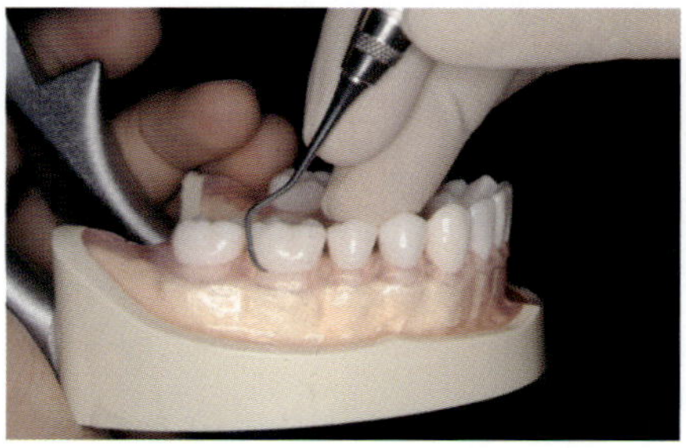

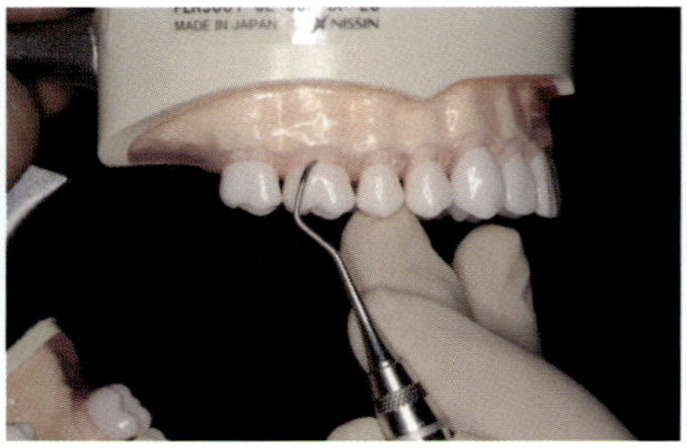

③ 적합

올바른 절단연을 찾아 기구의 손잡이를 가능한 한 치아장축에 평행하도록 하고, 원심협(설)측 능각에 작업단의 하방 1/3 측면을 적합시킨다.

④ 삽입

기구의 내면이 치면과 0도에 가깝도록 하여 치주낭 내에 기구를 삽입한다.

⑤ 작업각도

적절한 작업각도(45~90도)를 만들며, 구치부 인접면에서는 하방연결부가 치아장축과 평행해야 한다.

⑥ 동작

원심협(설)측능각(distal line angle)에서 시작하여 근(원)심면을 향해 수직(vertical) 또는 사선동작(oblique stroke)을 한다. 동작은 짧고 중첩되게(overlapping), 당기는 동작(pull stroke)을 사용하고 중등도 이상의 측방압을 적용한다.

2) 특수큐렛(Area specific curet: Gracey curet series)

(1) 전치부 동작

① 기구잡기

올바른 절단연을 찾아 변형연필잡기법으로 기구를 잡는다.

② 손고정

인접치아의 절단연 또는 순측 1/3에 손고정 한다.

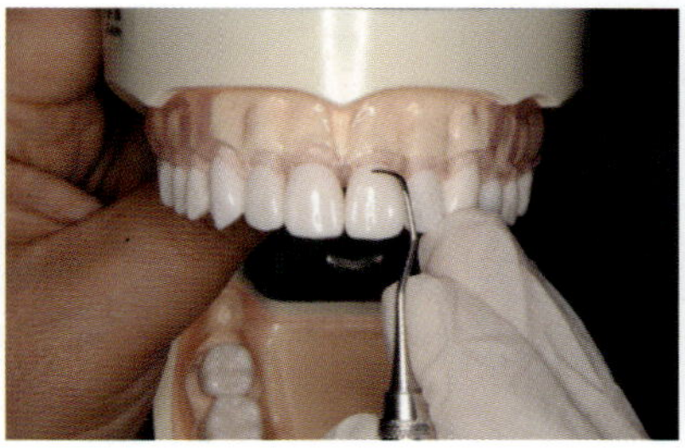

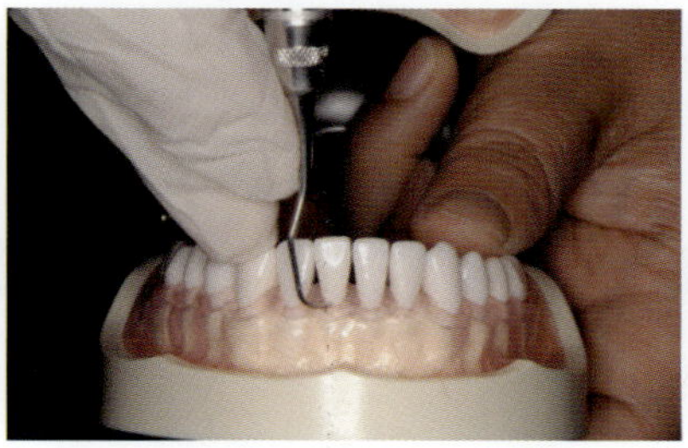

③ 적합

치경부 중앙(center of cervical line)에서 가(먼)면을 향해 하방 1/3의 측면을 적합시킨다.

④ 삽입

배면은 접합상피 쪽으로 향하게 적합시키고, 날의 내면이 치면에 0도로 적합되도록 하방연결부를 치면쪽으로 기울여 치주낭 기저부까지 경도로 삽입한다.

⑤ 작업각도

순설면의 작업각도는 70~80도로, 인접면의 작업각도는 50~60도로 한다.

전치부 인접면의 작업각도를 70~80도로 적용하면 하방연결부가 평행이 되며, 전치 인접면의 연조직에 상처를 줄 수 있으므로 50~60도를 적용한다.

⑥ 동작

치경부 중앙에서 가면을 향해 적당한 작업 각도로 하여 치관쪽을 향해 수직동작을 하고 먼면도 동작하며, 동작은 짧고 중첩되게(overlapping), 인접면 col 부위까지 당기는 동작을 한다.

술자와 가까운 면

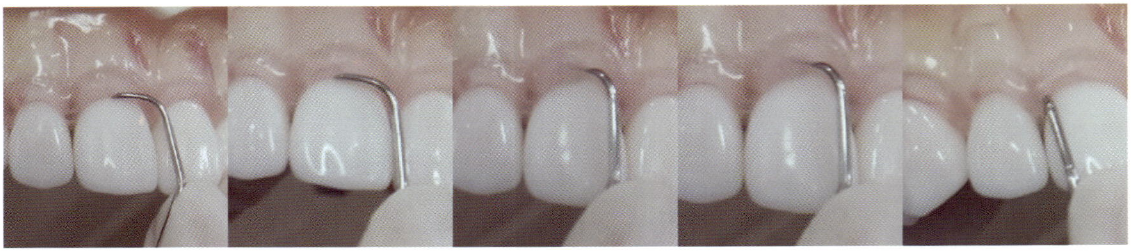

적합 삽입각도 삽입 작업각도 동작(인접면)

술자와 먼 면

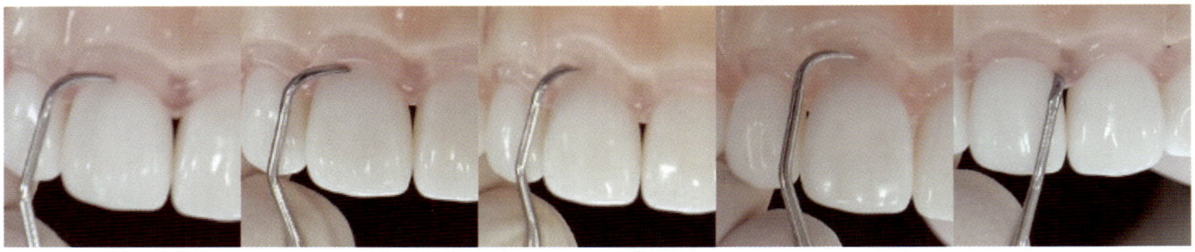

적합 삽입각도 삽입 작업각도 동작(인접면)

(2) 구치부 동작

① 기구잡기

변형연필잡기로 잡는다.

② 손고정

손고정은 전방 인접치아의 교합면 또는 협설측 교두에 안정되게 한다.

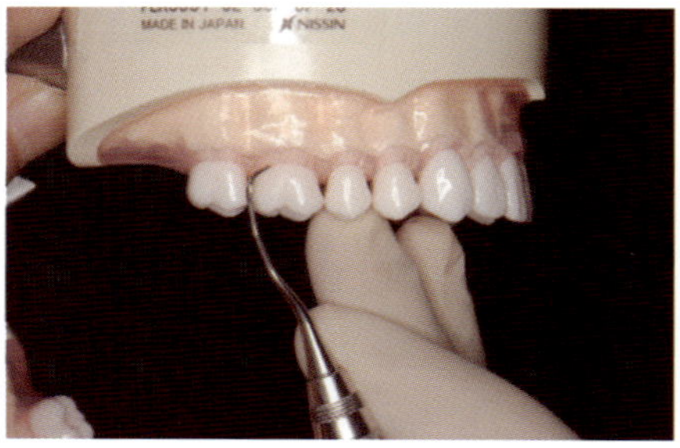

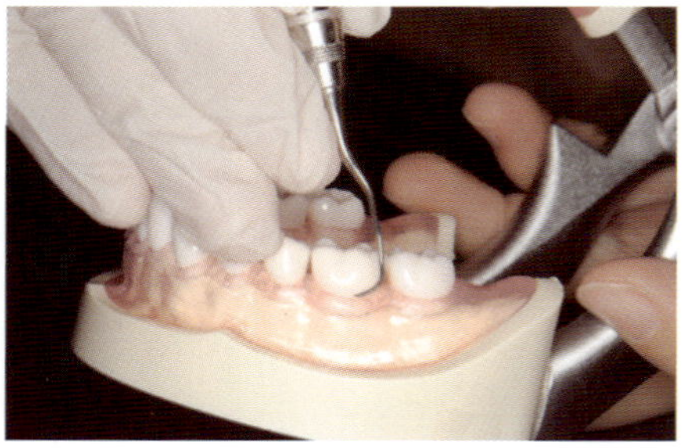

③ 적합

구치부 근심면은 원심협(설)면 능각 부위에서 시작한다. #11/12 Gracey curet의 올바른 절단연을 찾아 기구의 손잡이를 가능한 한 치아장축에 평행하도록 한다. 원심능각(disto-line angle)에서 근심면을 향해 하방 1/3의 측면을 적합한다. 배면이 접합상피로 향하게 적합시킨다.

④ 삽입

날의 내면이 치면에 0도로 적합되도록 하방연결부를 치면쪽으로 기울여 치주낭 기저부까지 약한 측방압을 사용하여 삽입한다. 원심면의 경우 #13/14 Gracey curet 절단 1/3내면을 적합화 동시에 삽입한다.

⑤ 작업각도

삽입 후 70~80도 작업각도를 만든다.

⑥ 동작

근심방향은 치관쪽을 향해 수직 또는 사선동작(vertical & obilique stroke)을 하고, 원심은 수직동작을 한다. 이때 동작은 짧고(short) 중첩되게(overlapping) 인접면 col 부위까지 당기는 동작(pull stroke)을 한다.

근심면(#11/12 Gracey)

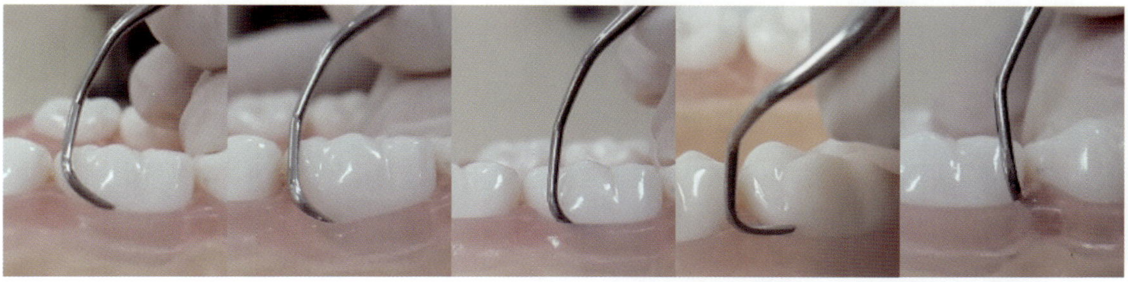

적합 삽입각도 삽입 작업각도 동작

원심면(#13/14 Gracey)

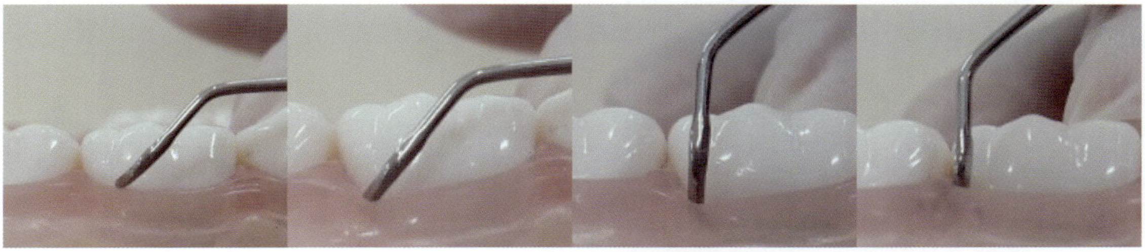

적합 삽입 작업각도 동작

5. Hoe · Chisel · File Scaler

1) Hoe Scaler

(1) 전치부 hoe scaler를 변형연필잡기법으로 잡는다.

(2) 연결부가 치아장축에 평행하도록 하고 가능한 가까운 치면에 손고정을 한다.

(3) 절단연의 모든 부위가 치면에 접촉하도록 한다. 이때 기구의 절단연이 올바르게 적합되지 않으면 기구의 가장자리 각진 부분에 치면과 치은이 손상을 입게 되므로 주의한다.

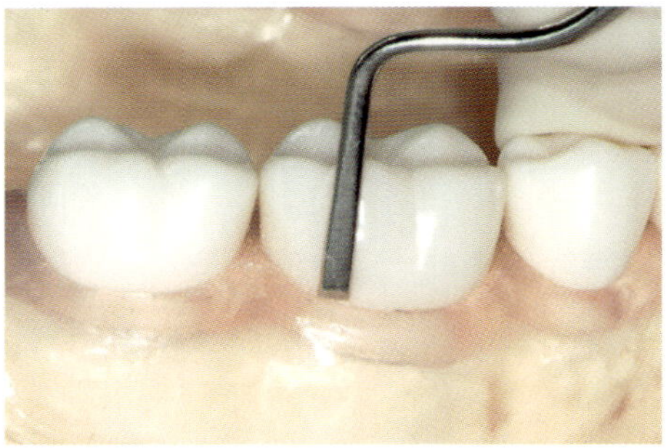

그림 11-25 Hoe scaler의 적합

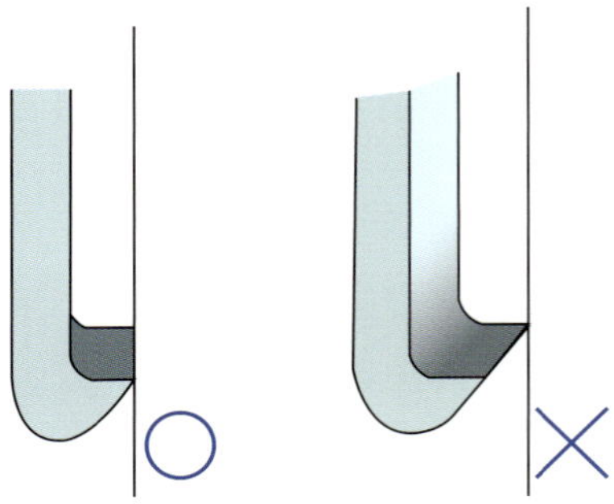

그림 11-26 Hoe scaler의 적합

(4) 치면의 침착물 하방에 절단연의 전체면을 접촉시켜 90도의 각을 이루게 하고 짧고, 수직으로, 당기는 동작을 한다. 이때 기구의 절단연과 연결부가 치면에 접촉하여 2개의 접촉점을 가지며, 지렛대 역할을 하게 되므로 단단한 치석제거에 용이하다.

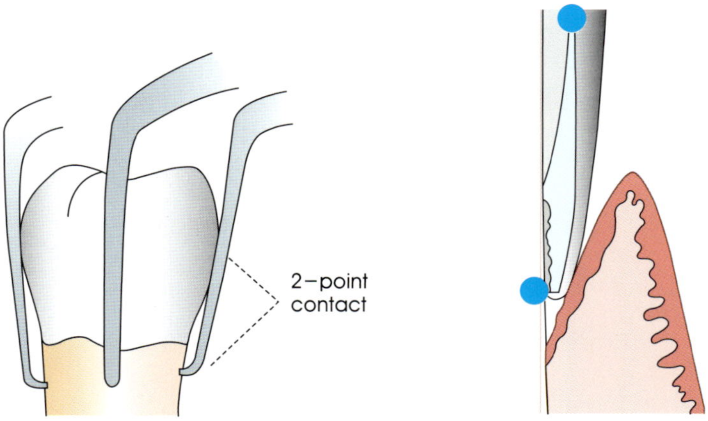

그림 11-27 Hoe scaler 사용법(2개의 접촉점)

2) Chisel Scaler

(1) Chisel scaler를 변형연필잡기법으로 잡고 가까운 치아의 절단연이나 순면에 손고정을 한다. 가끔 손바닥 잡기법(palm grasp)을 사용하기도 하는데 이때는 엄지(thumb)로 손고정을 한다.
(2) 전치부의 순면의 인접면에서 절단(cutting edge)이 침착물을 향해서 치아면에 전체가 닿도록 한다. 이때 연결부는 치아장축에 수직이 되도록 잡는다.
(3) 순면에서 설면을 향하여 적당한 압력을 가해 침착물을 미는 동작(push stroke)으로 제거한다.
(4) Chisel을 사용할 때에는 혀에 손상을 주지 않기 위해서 치경으로 혀를 보호한다.

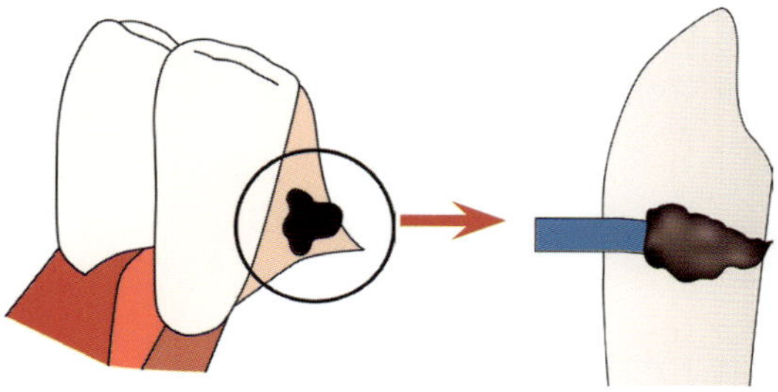

그림 11-28 Chisel scaler 사용법 (순면에서 설면으로 push stroke)

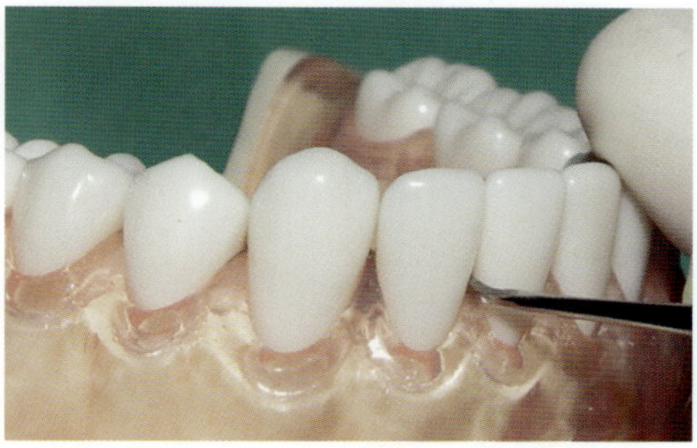

그림 11-29 Chisel scaler의 전치부 인접면 사용

3) File Scaler

(1) File scaler를 변형연필잡기법으로 잡고 시술치아나 인접치아에 손고정 한 후 모든 절단(cutting edge)이 침착물에 닿도록 한다.
(2) 하방연결부를 치아장축에 평행하게 위치시키고 치석에 측방압을 가해 수직 방향으로 당기는 동작(vertical & pull stroke)을 사용하여 치석을 제거하지만 기구에 따라서 밀고 당기는 동작(push & pull stroke)으로 치면을 활택하는데도 사용한다.
(3) 동작에서 주로 사용되는 부위는 앞쪽 3~4줄의 절단연이다.

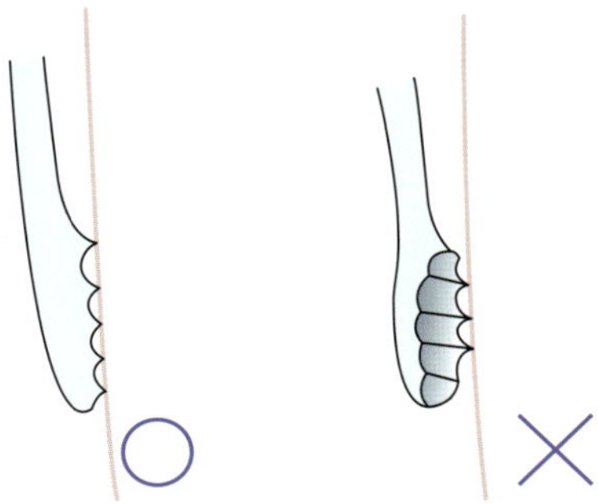

그림 11-30 절단연의 치면적합

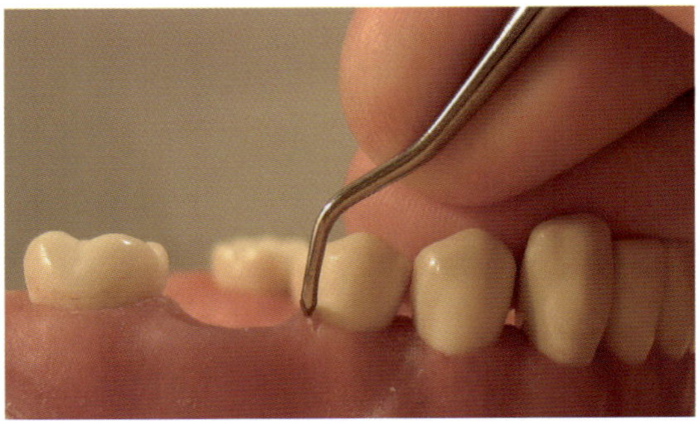

그림 11-31 File의 구치부 사용

Check point

- 기구별 올바른 기구선택, 기구잡기, 적합, 삽입, 작업각도, 동작 등

Ⅲ 부위별 치석제거술

부위 1 상악 좌측 구치부 협면

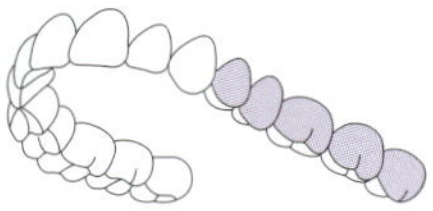

1. 술자위치 9~11시(side position)

2. 환자자세 Supine position
상악치아의 교합면이 바닥과 수직 상태에서 환자의 머리를 약간 우측으로 향하게 한다.

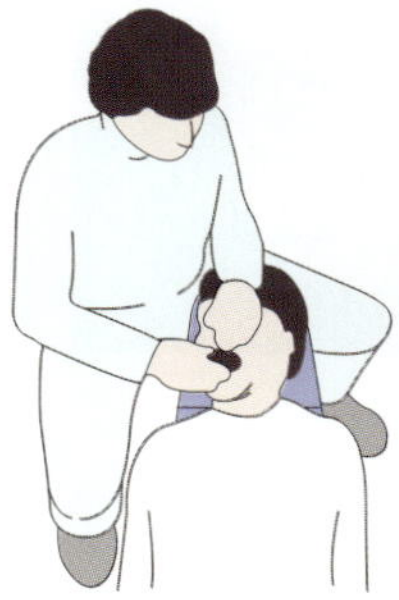

3. 기구잡기

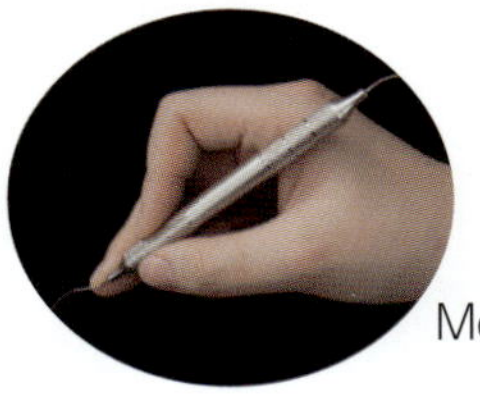

변형연필잡기법
Modified pen grasp

4. 손고정

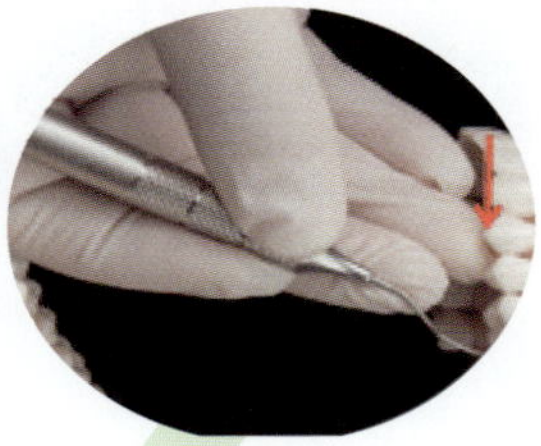

방법 ①
상악 좌측 대구치 및 소구치의 설면

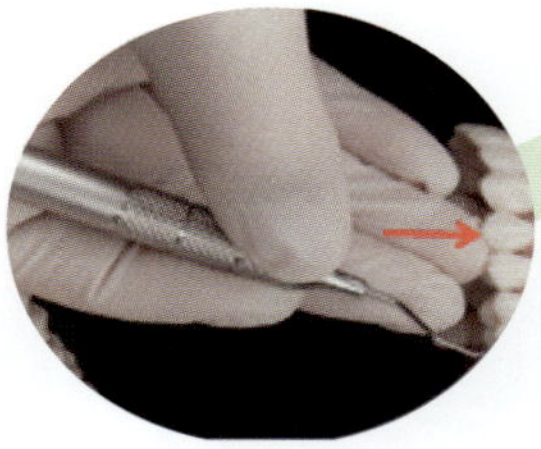

방법 ②
상악 좌측 대구치 및 소구치의 교합면에 손고정

5. 동작

원심협측능각을 기준으로 근 · 원심면에서는 수직 또는 사선방향으로 동작하고, 인접면의 col 부위에서는 수직방향으로 짧고 중첩되게 반복동작 한다.

Stroke 방향

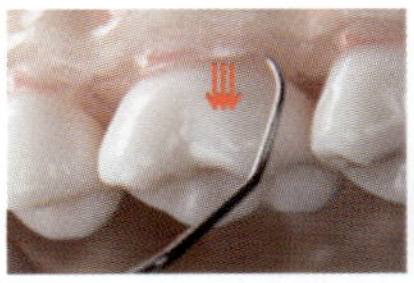

협면 vertical stroke

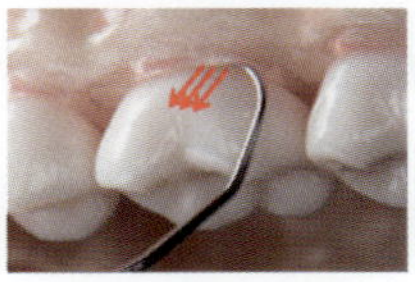

협면 oblique stroke

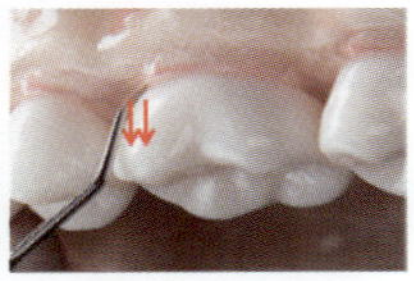

인접면 vertical stroke

원심부위 시작 시

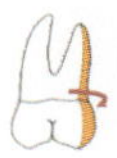

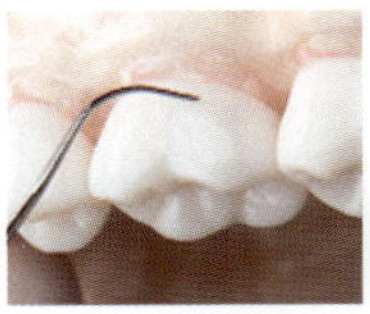

원심능각 적합

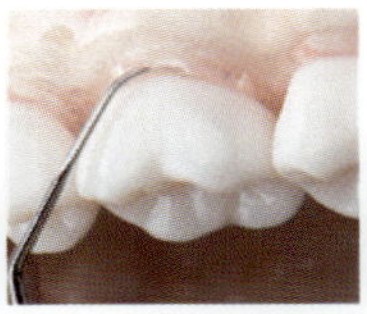

원심능각 삽입

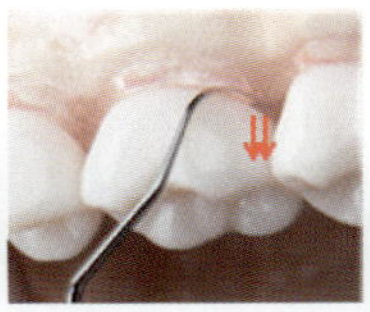

원심능각

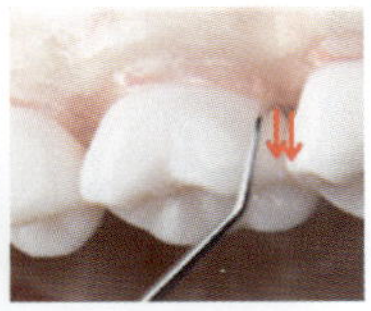

원심면 col

근심부위 시작 시

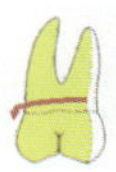

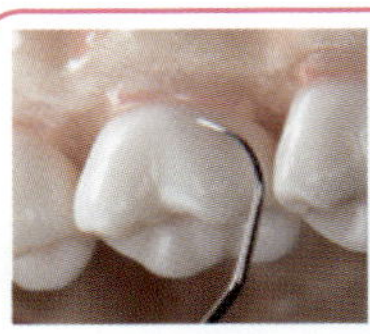

원심능각 적합

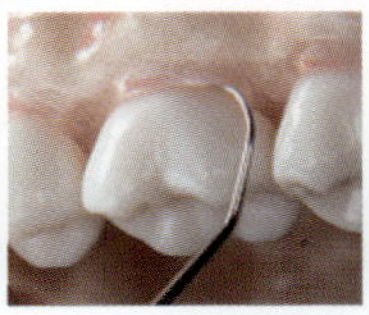

원심능각 삽입

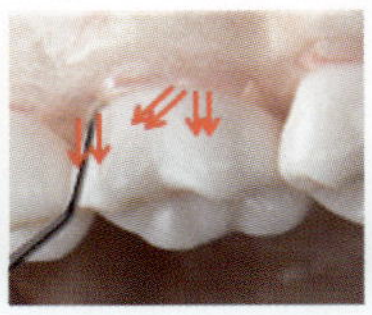

근심능각

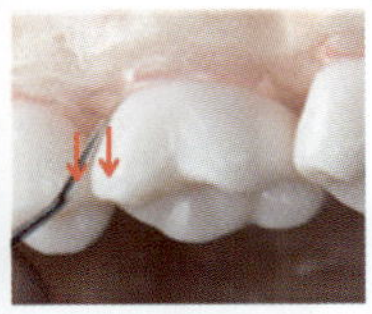

근심면 col

※ 시야확보 치경 내면으로 협점막을 당기거나 사용하지 않는 왼쪽 손가락을 이용하여 협점막을 당겨서 시야를 확보한다.

※ 주의사항 협점막을 충분히 견인하여 시야를 확보할 수 있도록 환자의 입을 너무 크게 벌리지 않도록 한다.

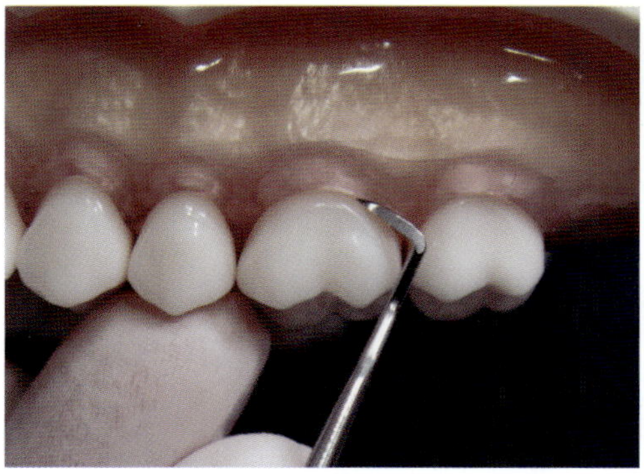

근심면 시작점

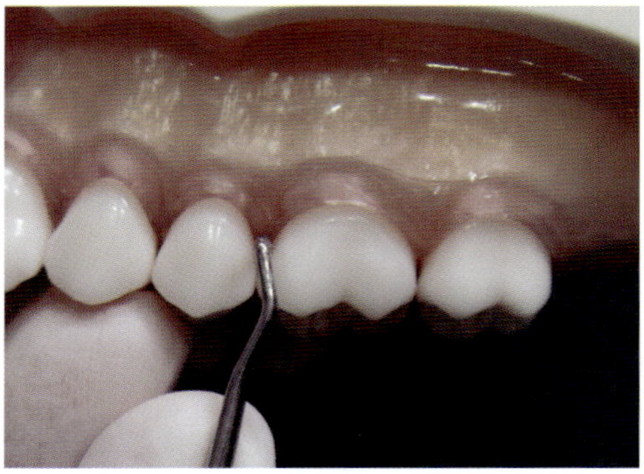

끝점

상악 좌측구치부 협면(Sickle scaler)

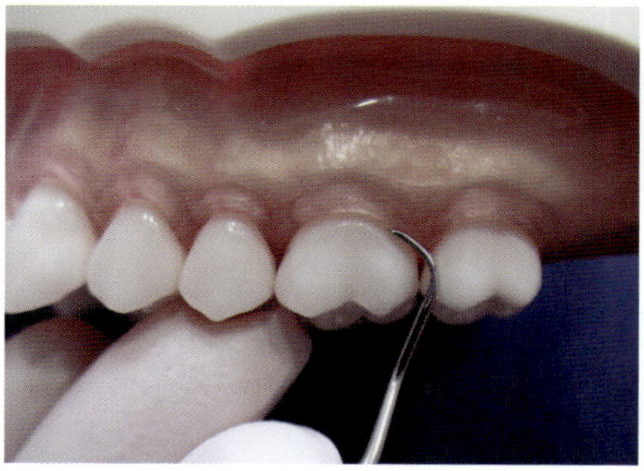

근심면 시작점

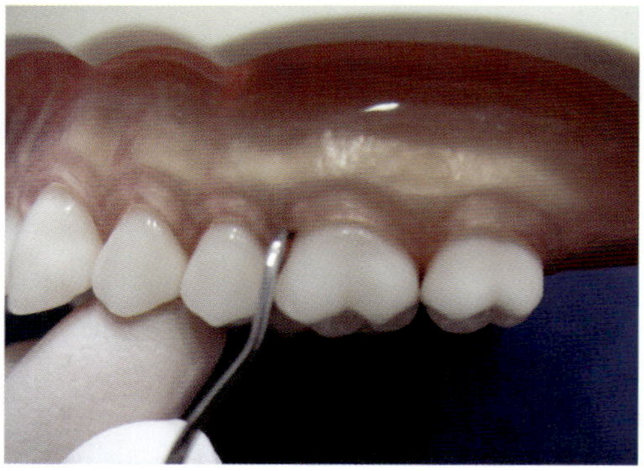

끝점

상악 좌측구치부 협면(Gracey curet)

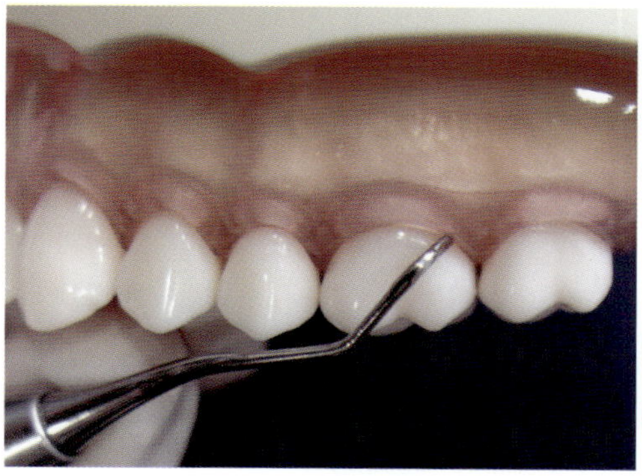

원심면 시작점

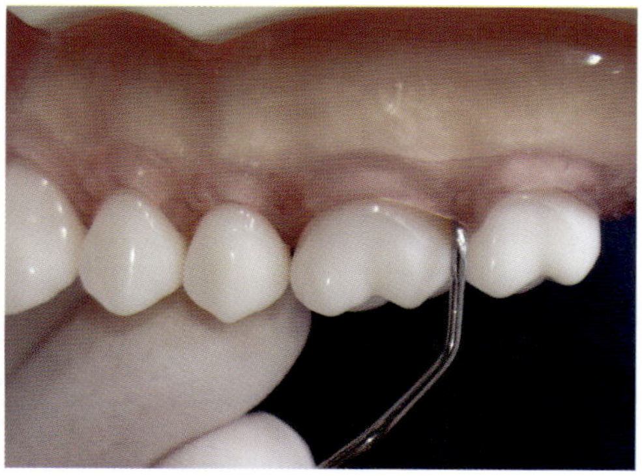

끝점

상악 좌측구치부 협면(Gracey curet)

부위 2 상악 전치부 순면

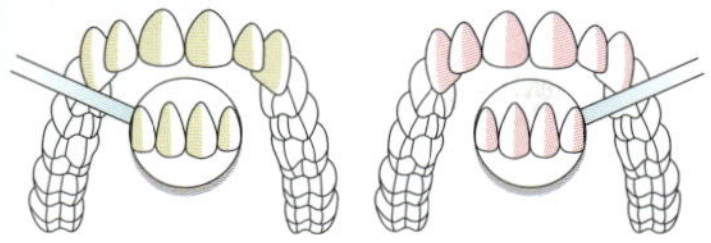

1. 술자위치

- 술자와 가까운 면은 7~8시(front position) 방향에 위치
- 술자와 먼 면은 12시(back position) 방향에 위치

2. 환자자세

Supine position 상악치아의 교합면이 바닥과 수직상태에서 환자의 머리는 정면을 향하거나 약간 우측으로 기울인다.

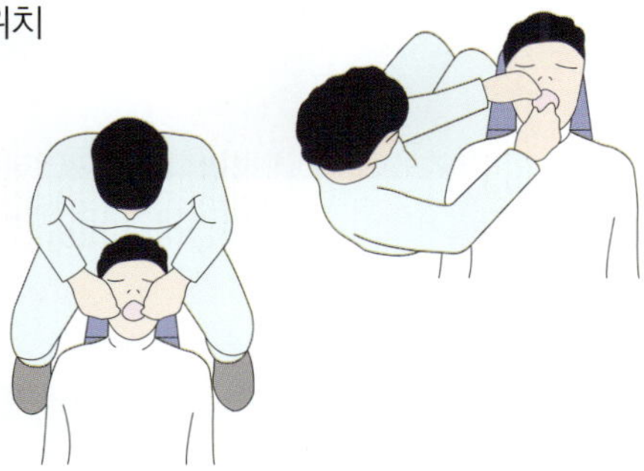

3. 기구잡기

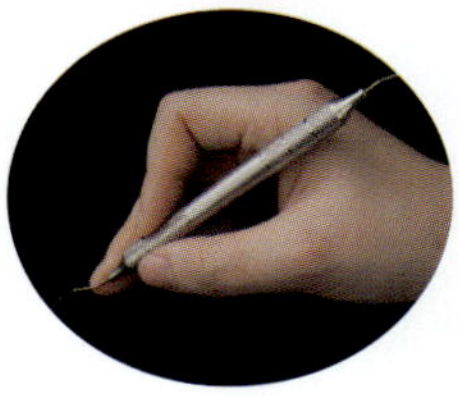

변형연필잡기법
Modified pen grasp

4. 손고정

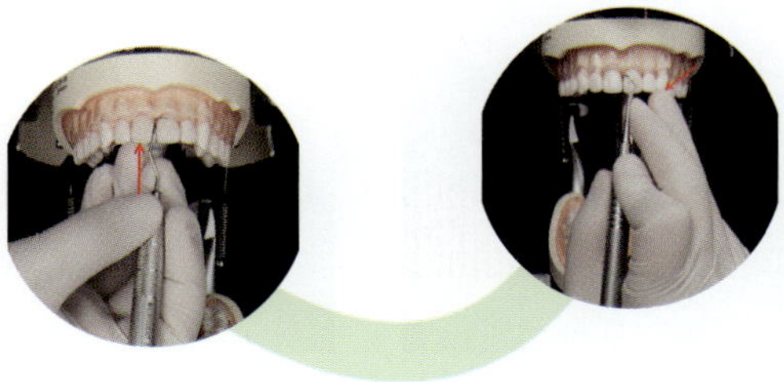

방법 ①
술자와 가까운 면은 약지의 끝면을 시술 받는 치아나 그 인접치아에 절단연을 포함한 순면에 손고정(palm-down)

방법 ②
술자와 먼 면은 약지의 끝면을 시술 받는 치아나 그 인접치아에 절단연에 손고정(palm-up)

5. 동작

치경부의 중앙을 기준으로 근 · 원심면 및 인접면 col까지 수직방향으로 짧고 중첩되게 반복동작 한다.

가까운 면

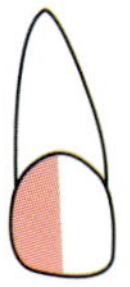

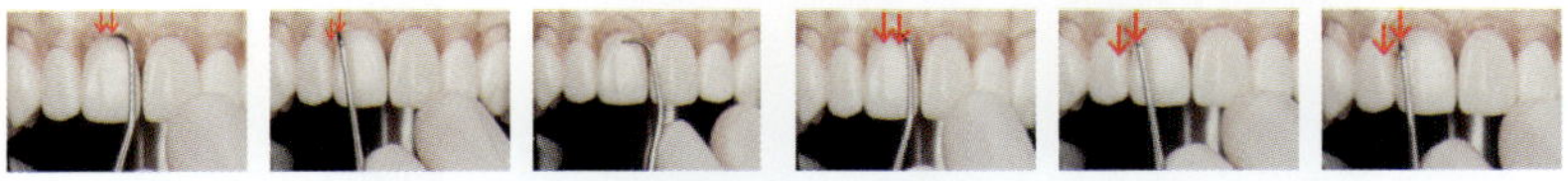

순면 vertical stroke	인접면 vertical stroke	중앙선 적합	삽입	동작	원심면 col

먼 면

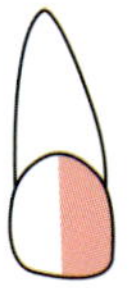

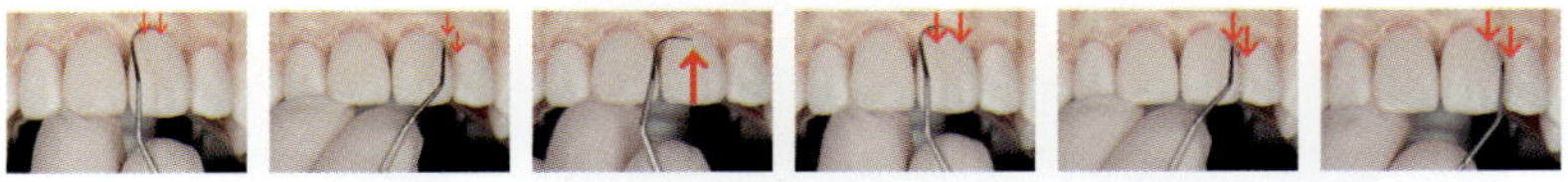

순면 vertical stroke	인접면 vertical stroke	중앙선 적합	삽입	동작	원심면 col

※ 시야확보 직접 시진 하거나 왼손의 검지로 입술을 견인하여 시야를 확보한다.

※ 주의사항 입술을 치경보다는 검지를 이용하여 시야를 확보한다.

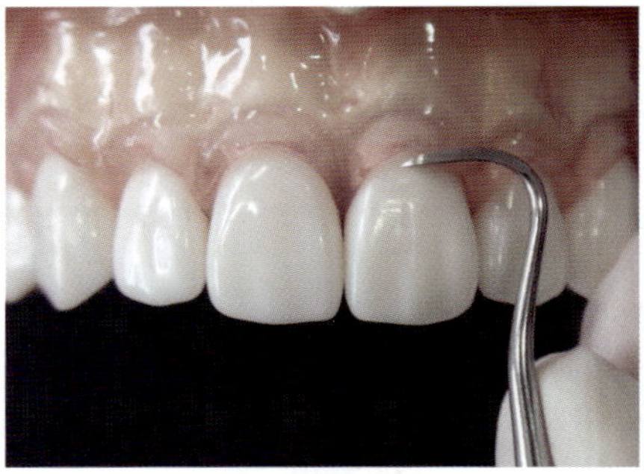

술자와 가까운 면 시작점

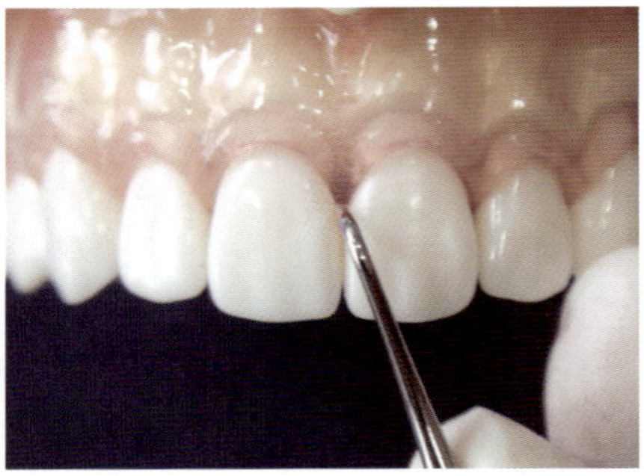

끝점

상악 전치부 순면(Sickle scaler)

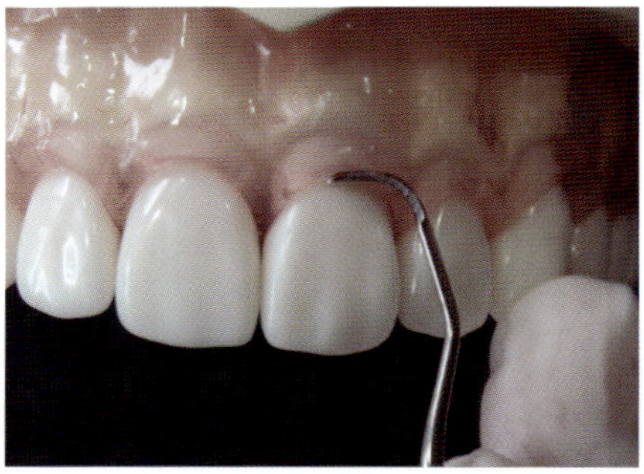

술자와 가까운 면 시작점

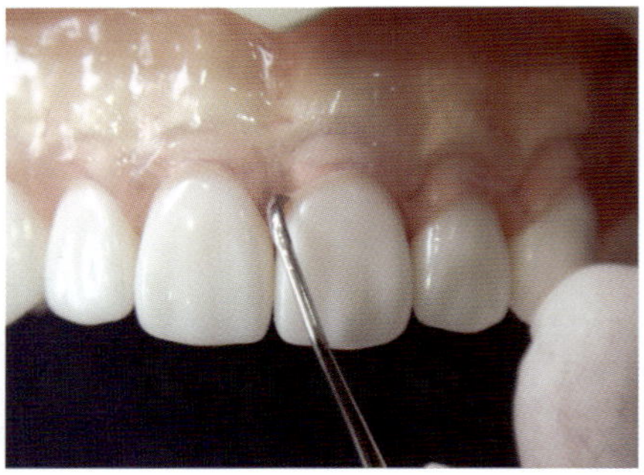

끝점

상악 전치부 순면(Gracey curet)

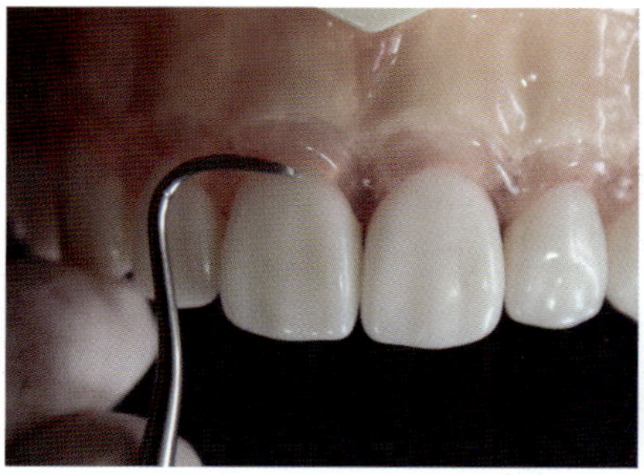

술자와 먼 면 시작점

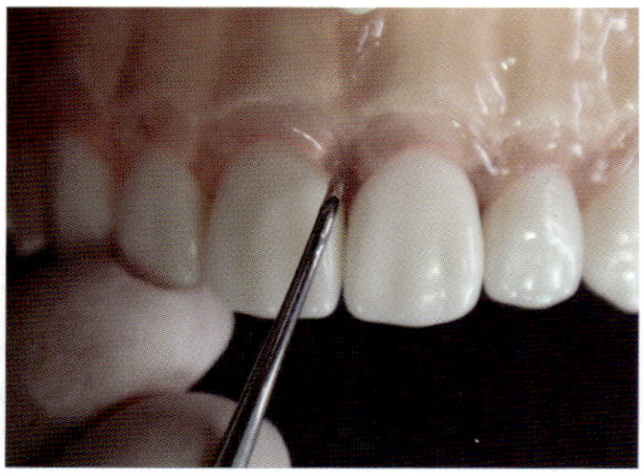

끝점

상악 전치부 순면(Sickle scaler)

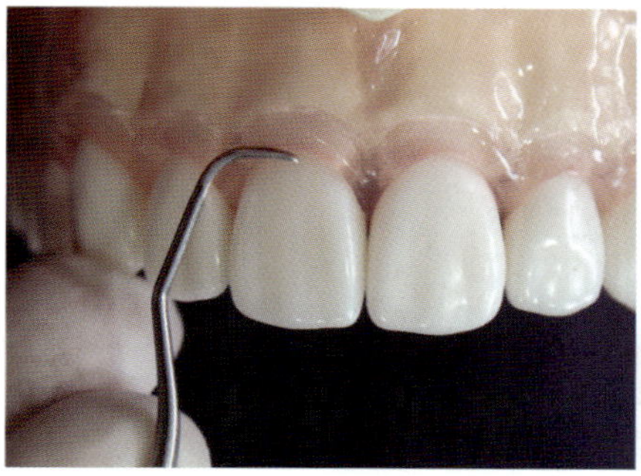

술자와 먼 면 시작점

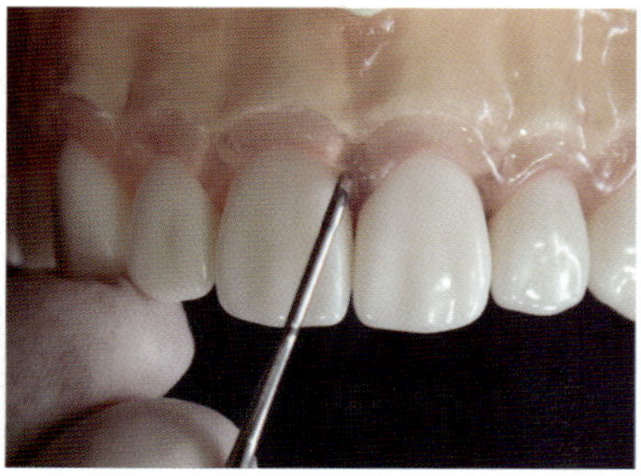

끝점

상악 전치부 순면(Gracey curet)

부위 3 하악 우측 구치부 협면

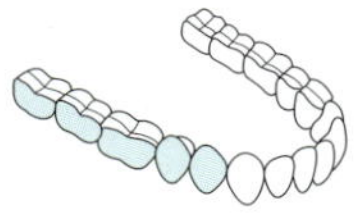

1. 술자위치 7~8시(front position)

2. 환자자세 Modified-supine position
하악치아의 교합면이 바닥과 평행한 상태에서 환자의 머리는 정면을 향하거나 약간 좌측으로 향하게 한다.

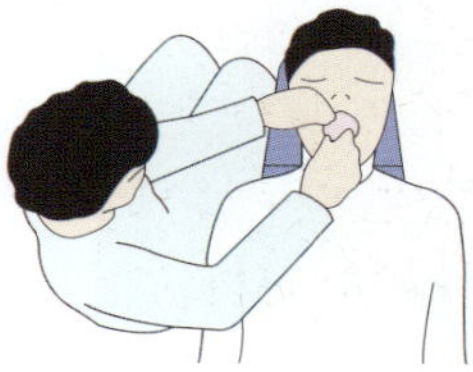

3. 기구잡기

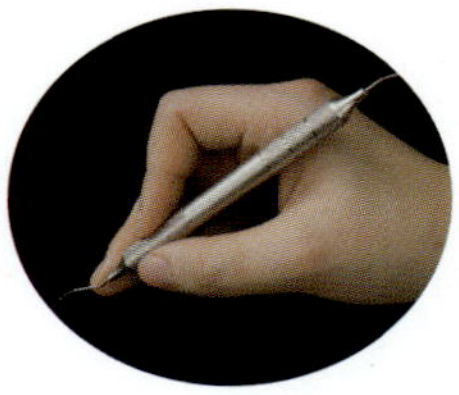

변형연필잡기법
Modified pen grasp

4. 손고정

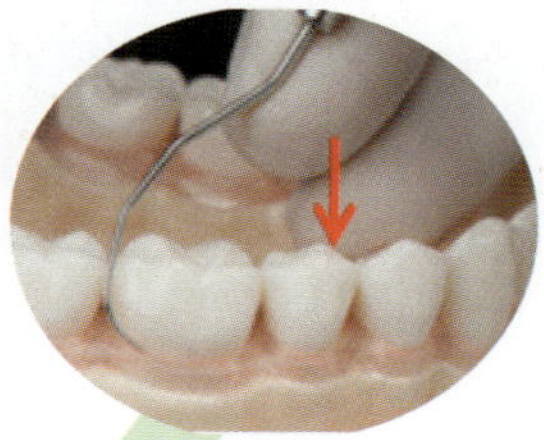

방법 ①
하악 우측 대구치 및 소구치의 교합면에 손고정

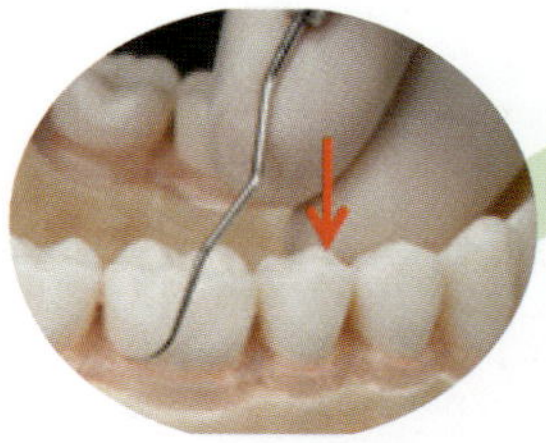

방법 ②
하악 우측 대구치 및 소구치의 설면에 손고정

5. 동작

원심협측능각을 기준으로 근 · 원심면에서는 수직 또는 사선방향으로 동작하고, 인접면의 col 부위에서는 수직방향으로 짧고 중첩되게 반복동작 한다.

Stroke 방향

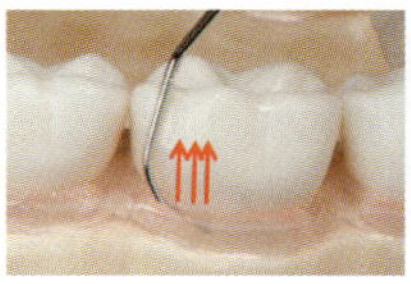

협면 vertical stroke

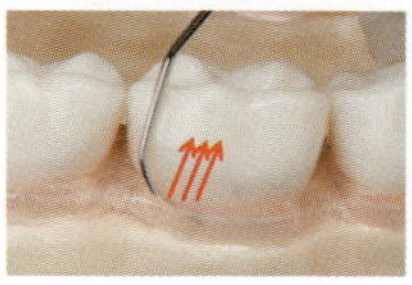

협면 oblique stroke

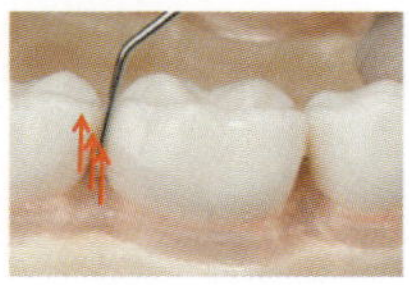

인접면 vertical stroke

원심부위 시작 시

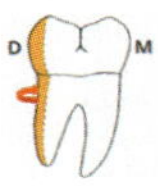

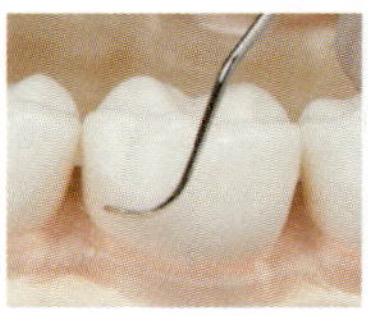

원심능각 적합

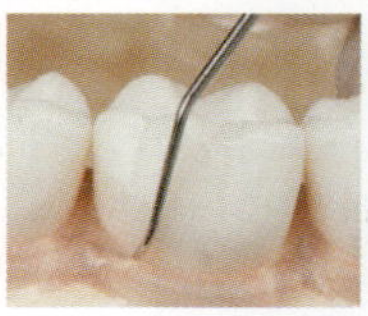

원심능각 삽입

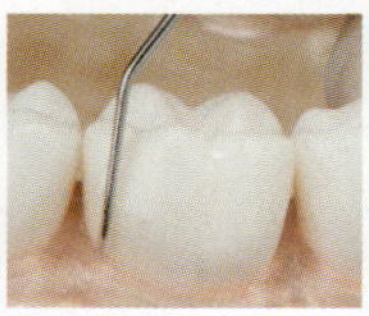

원심능각

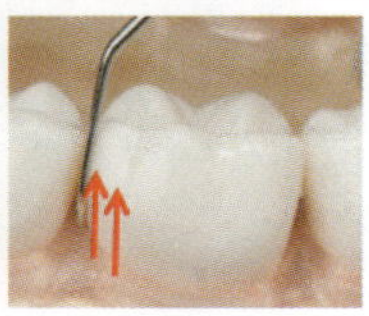

원심면 col

근심부위 시작 시

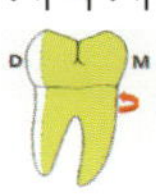

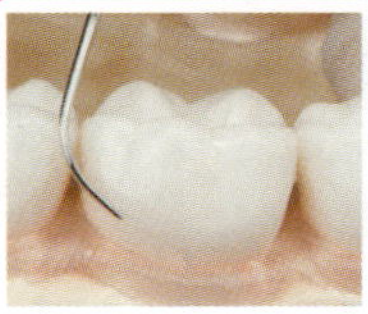

원심능각 적합

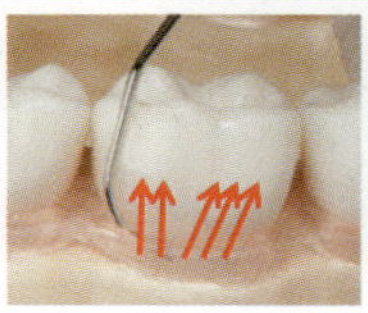

원심능각 삽입

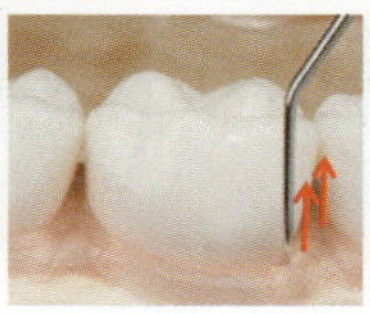

근심능각

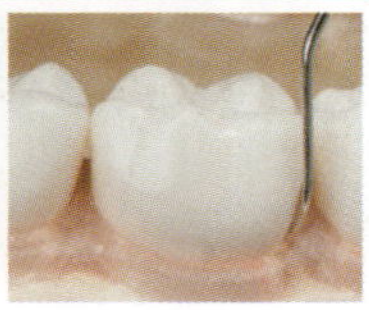

근심면 col

※ 시야확보 직접시진을 하며, 원심면에서는 치경으로 간접시진을 하거나 협점막을 당겨 시야를 확보한다.

※ 주의사항 협점막 견인을 충분히 하기위해 환자의 입을 너무 크게 벌리지 않도록 한다.

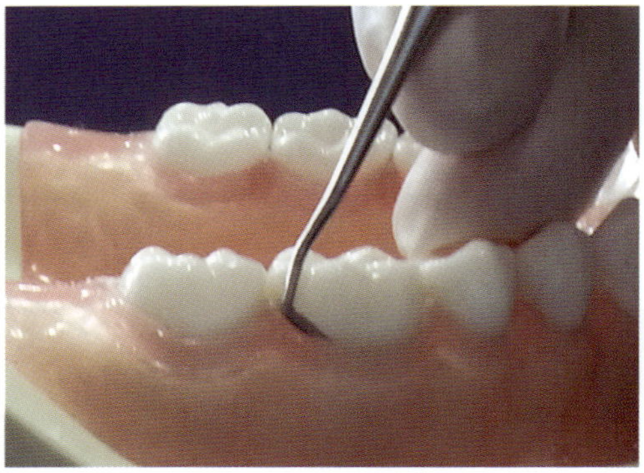

근심면 시작점

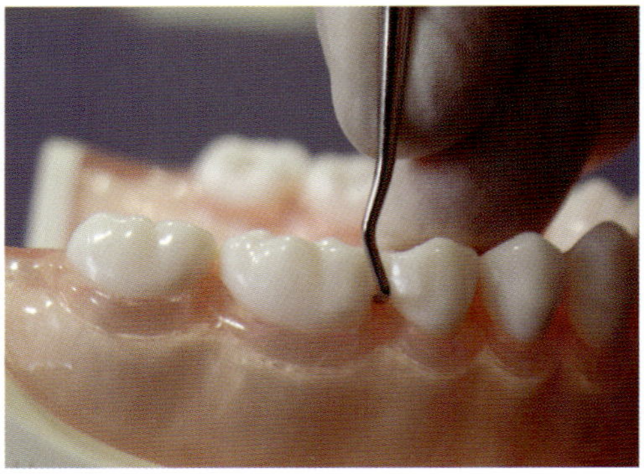

끝점

하악 우측구치부 협면(Sickle scaler)

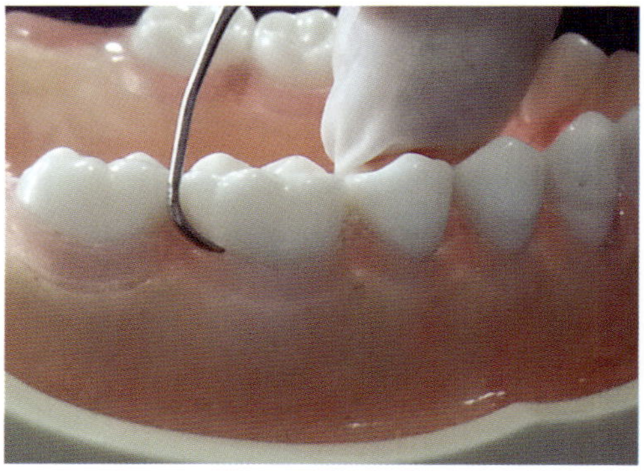

근심면 시작점

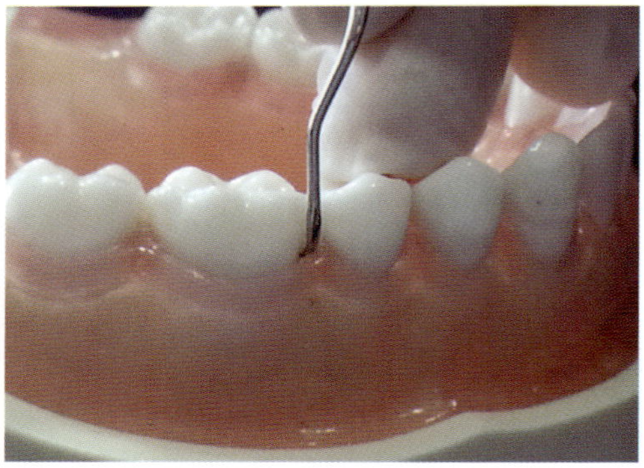

끝점

하악 우측구치부 협면(Gracey curet)

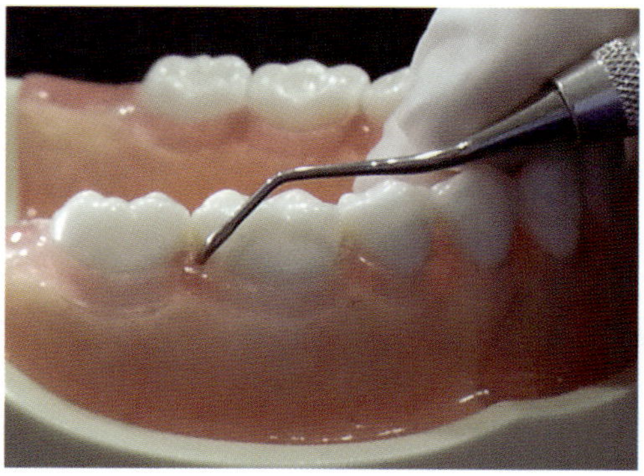

원심면 시작점

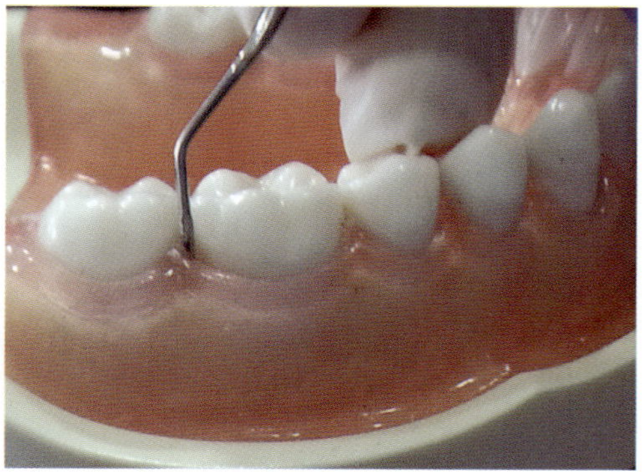

끝점

하악 우측구치부 협면(Gracey curet)

부위 4 하악 전치부 순면

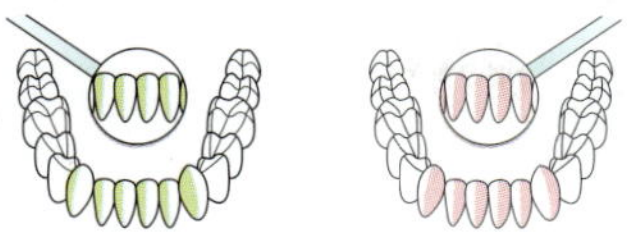

1. 술자위치
- 술자와 가까운 면은 7~8시(front position) 방향에 위치
- 술자와 먼 면은 12시(back position) 방향에 위치

2. 환자자세

Modified-supine position
하악치아의 교합면이 바닥과 평행한 상태에서 환자의 머리는 정면을 향하거나 #33 시술 시 우측, #43 시술 시 좌측으로 향하게 한다.(약 20°)

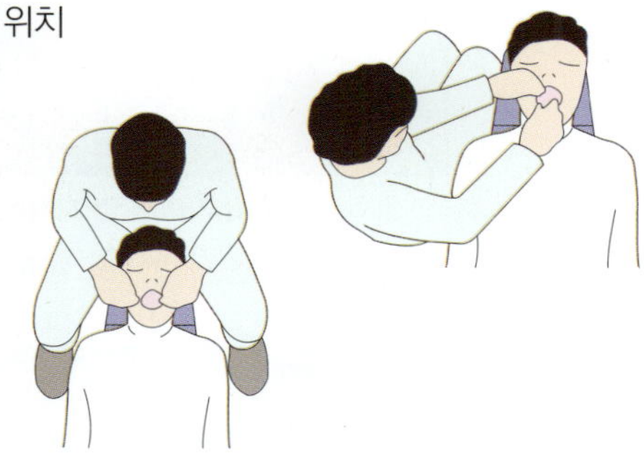

3. 기구잡기

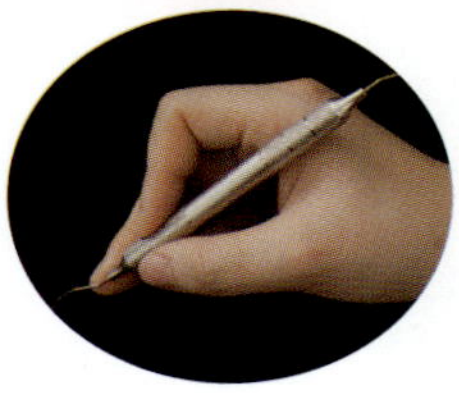

변형연필잡기법
Modified pen grasp

4. 손고정

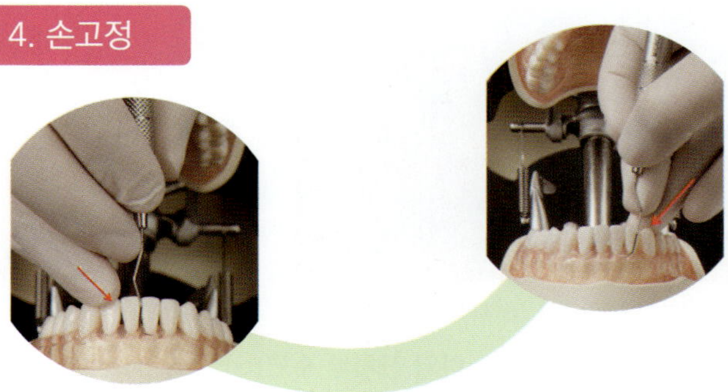

방법 ①
술자와 가까운 면은 절단연에 손고정

방법 ②
술자와 먼 면은 절단연을 포함한 순면에 손고정

5. 동작

치경부의 중앙을 기준으로 근 · 원심면 및 인접면 col까지 수직방향으로 짧고 중첩되게 반복동작 한다.

가까운 면

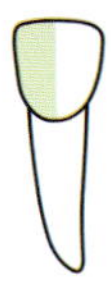

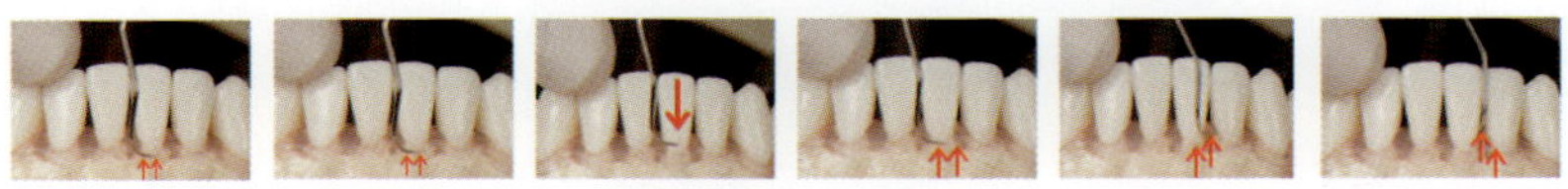

순면 vertical stroke	인접면 vertical stroke	중앙선 적합	삽입	동작	원심면 col

먼 면

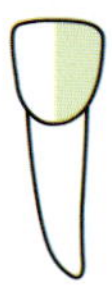

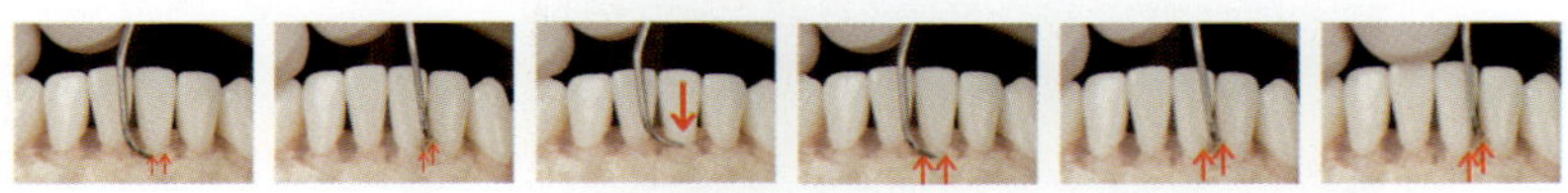

순면 vertical stroke	인접면 vertical stroke	중앙선 적합	삽입	동작	원심면 col

※ 시야확보 직접시진 하거나 왼손의 검지 및 gauze를 이용하여 입술을 견인하여 시야를 확보한다.

※ 주의사항 입술을 치경보다는 검지를 이용하여 시야를 확보한다.

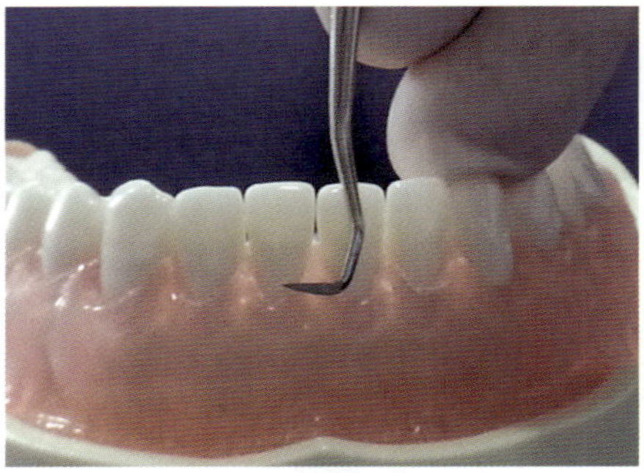

술자와 가까운 면 시작점

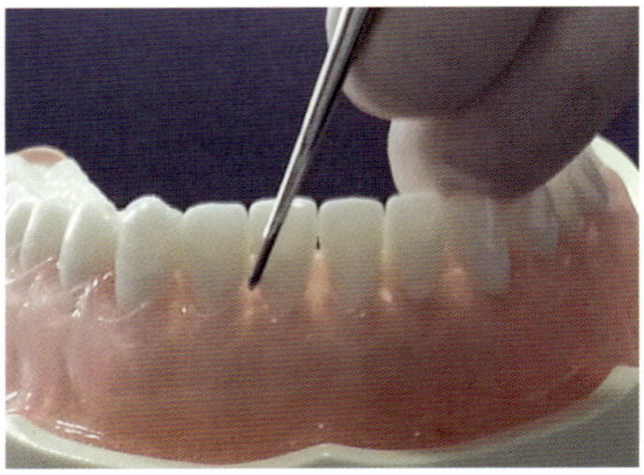

끝점

하악 전치부 순면(Sickle scaler)

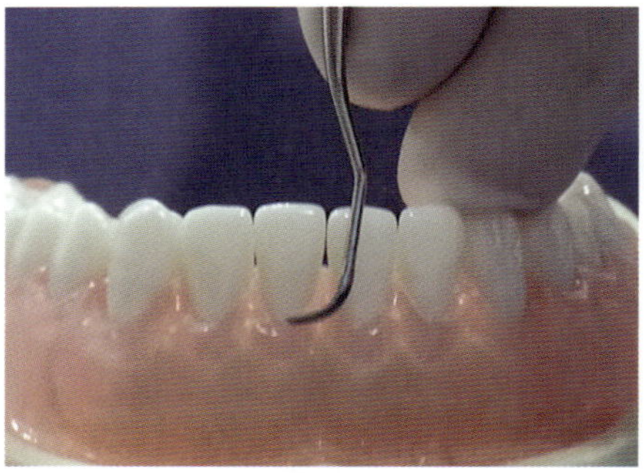

술자와 가까운 면 시작점

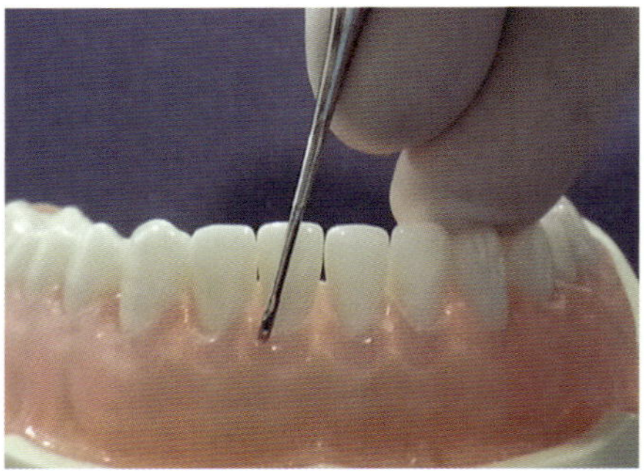

끝점

하악 전치부 순면(Gracey curet)

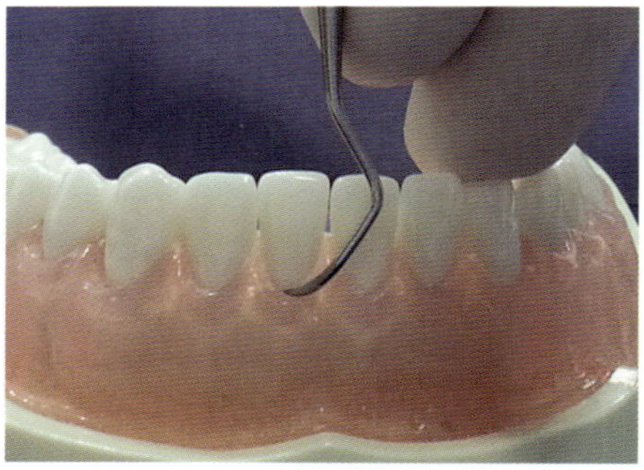

술자와 가까운 면 시작점

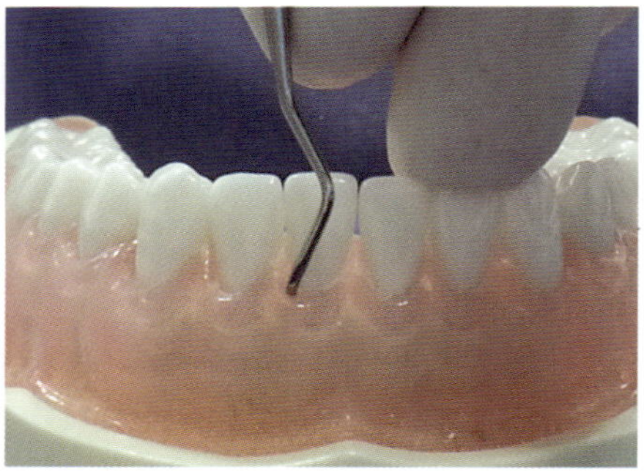

끝점

하악 전치부 순면(Universal curet)

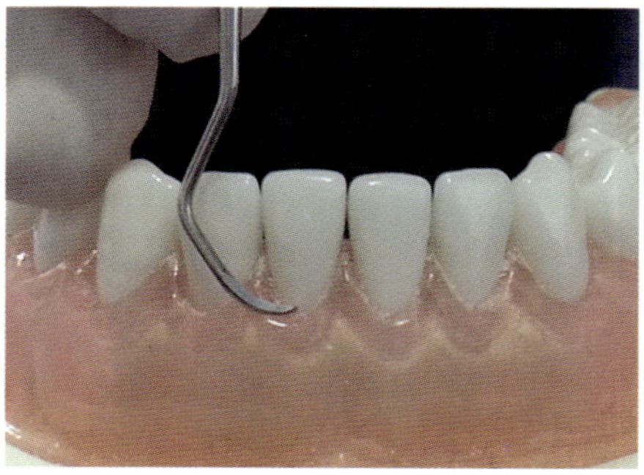

술자와 먼 면 시작점

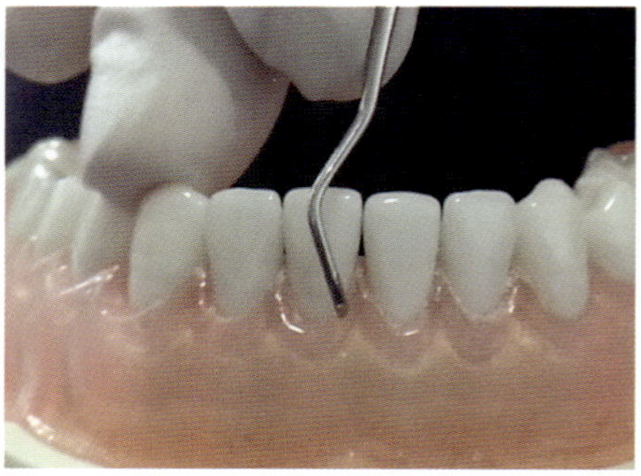

끝점

하악 전치부 순면(Universal curet)

Chapter 12

치석제거술과 치근활택술

Scaling & Root planing

ORAL PROPHYLAXIS

12장 치석제거술과 치근활택술 (Scaling & Root planing)

학습목표

- 치석제거술을 설명할 수 있다.
- 치근활택술을 정의할 수 있다.
- 치근활택술의 목적을 설명할 수 있다.
- 치석제거술과 치근활택술의 차이를 설명할 수 있다.
- 치근활택술의 적응증과 금기증을 설명할 수 있다.
- 치근활택술의 방법을 설명할 수 있다.
- 치근활택술 후 주의사항을 설명할 수 있다.
- 치석제거술과 치근활택술 후 나타나는 증상에 대하여 설명할 수 있다.
- 치근활택술 후의 치근 평가에 대하여 설명할 수 있다.

치주질환은 치면세균막(dental plaque)이 일차적인 원인이며, 치면, 수복물, 치아보철물 등에 견고하게 부착되어 있으므로 치석제거나 치근활택술은 치주질환의 예방과 치료를 결정하는 매우 중요한 술식이다.

I 치석제거술(Scaling)

치석제거술은 치관이나 치근면에 부착된 치면세균막, 치석, 착색물을 제거하기 위하여 기구조작을 수행하는 술식이다. 따라서 치은변연(gingival margin) 위의 치석을 제거하는 술식은 치은연상 치석제거술(supragingival scaling), 치은변연 아래 치근면의 치석을 제거하는 술식을 치은연하 치석제거술(subgingival scaling)이라고 한다.

1. 치석제거를 위한 계획 수립

침석제거를 하기 전에는 치료계획을 세워야 하며, 치료계획은 환자의 구강상태에 따라 계획하게 된다. 치석제거를 1회의 시술로 끝내거나 또는 24시간 이내에 2회로 나누어 시술하고 치주세정의 효과에 가장 좋았다. 하지만 환자의 구강상태가 비교적 양호할 경우에는 1회로 가능하나, 환자의 구강상태가 불량할 경우에는 전악(full mouth)을 사분악과 육분악으로 나누어 치석제거를 해야 하므로 수차례 걸친 내원을 필요로 할 수 있다.

1) 치석제거 약속계획의 수립

(1) 전악법

치석제거를 1회 또는 24시간 이내에 2회의 약속으로 끝내는 방법으로 여러 번 나누어 시행할 경우 환자가 몇 주간에 걸쳐 방문하는 불편함이 있고, 시술하지 않은 부위의 병원성 세균이 이미 시술한 부위를 또 다시 감염시킬 수 있다는 가정으로 긴 시간이 걸리더라도 1회 약속으로 끝내는 것이다.

(2) 사분악 또는 육분악법

여러 번의 약속을 통해 부위별로 나누어 치석제거를 시행한다는 개념이다. 환자의 구강상태가 불량하거나, 치석이 많아서 술자가 치석을 1회에 완전히 제거할 수 없을 경우에 사분악(1/2악) 또는 육분악(1/3악)으로 시행하는 것이다.

2) 치석제거의 순서와 기구의 선택

치석제거를 위한 전반적인 순서는 침착물의 크기나 위치에 따라 사용하는 기구를 선정한다. 올바른 기구선택과 기구동작은 환자와 술자 모두 불필요한 동작횟수를 줄이게 되므로 시간을 절약하고, 술자의 위치와 기구 및 조명등의 이동거리를 줄이므로 치석제거를 능률적으로 할 수 있다.

(1) 치석제거를 위한 기구선택

치석제거에 사용하는 치주기구는 치석 침착물의 크기와 위치에 따라 선택한다.

침착물의 크기	침착물의 위치	기구
큰 침착물(heavy)	치은연상	sickle scaler
중간크기(medium)와 작은 침착물(light)	치은연상 또는 치은연하 치근의 치경부 1/3	universal curet
작은 침착물(light)	치근의 중앙1/3 & 치근단1/3	area specific(Gracey) curet

① 침착물의 크기

소(light), 중(medium), 대(heavy)로 구분한다.

② 침착물의 위치

가. 치은연(gingival margin) 위에 위치하는 치은연상침착물(supragingival deposite)
나. 치은연 아래에 위치하는 치은연하침착물(subgingival deposite)

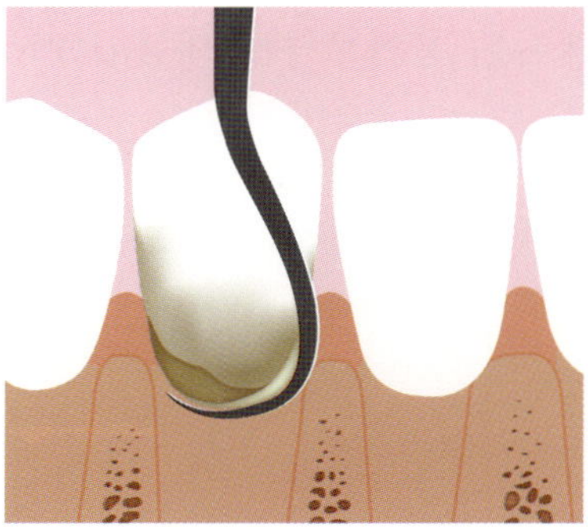

그림 12-1 scaling

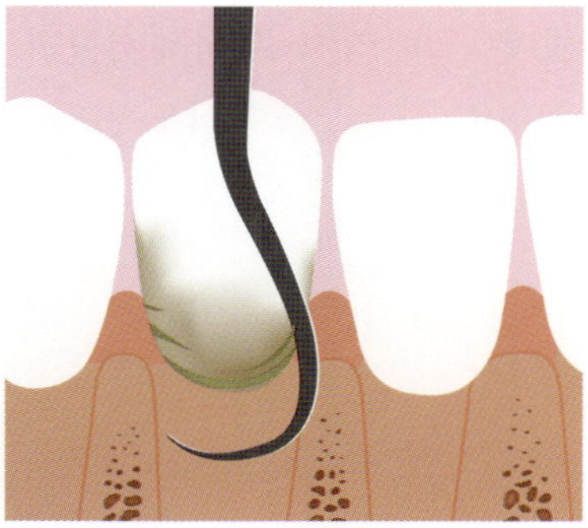

그림 12-2 root planing

Ⅱ 치근활택술(Root planing)

1. 치근활택술의 정의

치근활택술(root planing)은 치석이 침착하여 거칠어진 또는 독소나 미생물로 병적인 백악질을 제거하는 술식이다. 전통적인 정의에 따르면 치근활택술은 백악질을 의도적으로 제거하여 치근면 전체를 매끄럽게 만드는 술식을 의미한다.

2. 치근활택술의 개념

치면세균막과 치주낭의 독성물질, 내독소에 치근면이 노출되어 백악질 내부로까지 침투되면 치주조직에 자극을 주어 치주질환이 유발되고 진행된다. 치석제거 이후에도 잔존치석을 남기게 되면 치주질환의 원인이 되어 백악질이 변성되고 치근면이 거칠어진다. 거칠어진 치근면이나 병적인 백악질은 단순한 치석제거만으로 효과를 보기가 어려우므로 이때 치근활택술이 필요하게 된다. 치근활택술은 치석제거로 어렵거나 불가능한 치근면에 치면세균막의 축적부위를 제거하고 매끄럽게 만들어 치면세균막의 생성을 지연시키고 치은의 치유를 촉진하는 과정이다.

과거에는 치근면에 침착된 치석은 물론이고 세균성 산물까지 모두 제거하고 의도적으로 백악질 전체를 적극적으로 제거해야 한다고 믿었다. 최근에는 치주염이 발생한 모든 부위에서 이러한 치근활택술을 항상 시행할 필요는 없다고 생각되어 백악질을 최소한으로 제거하여 보존하면서 세균성 산물을 치근면에서 제거할 수 있기 때문에 백악질 전체를 제거하는 술식은 하지 않은 것이 추세이다. 따라서 치석제거술과 치근활택술을 대체하는 용어로 치주세정(periodontal debridement)이라고 쓰이기도 한다.

3. 치근활택술의 목적

치근활택술의 목적은 치석제거만으로 제거하기 어려운 백악질에 침착된 치석, 백악질 바깥층에 침투된 내독소나 세균, 괴사되고 거칠어진 백악질 등 치주조직에 대한 자극원을 제거하여 치은조직의 치유를 도울 수 있는 환경을 조성함으로써 환자 스스로 구강관리를 유지할 수 있도록 자가관리의 효율성을 높이는데 있다. 또한 치은열구나 치주낭 내 환경을 치주질환과 관련된 세균이 많은 환경에서 건강한 상태의 미생물 환경으로 변화시키는데 있다. 이는 치근활택술 후 상피가 치유되고 염증이 사라지며 접합상피의 재부착이 일어나며 치주조직이 회복되는 것으로 알 수 있다.

- 치주조직에 대한 자극원 제거를 통한 건강한 치은조직 형성
- 치은열구나 치주낭 내 치주병과 관련된 불량한 구강위생 상태를 건강한 미생물환경으로의 변화
- 치근활택을 통한 세균의 재부착 방지 및 치주조직의 회복을 촉진

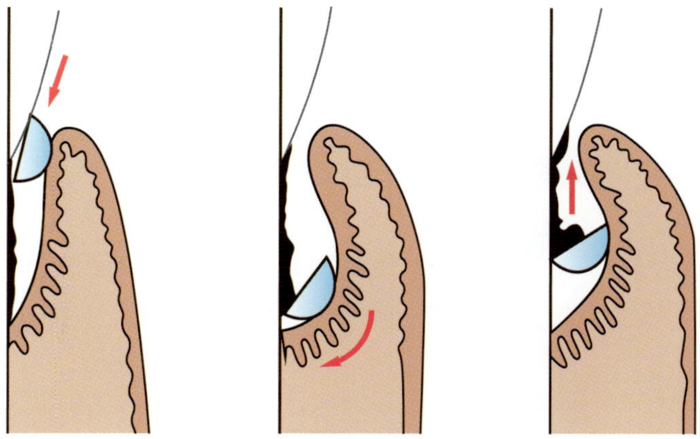

그림 12-3 **치근활택술(root planing)**

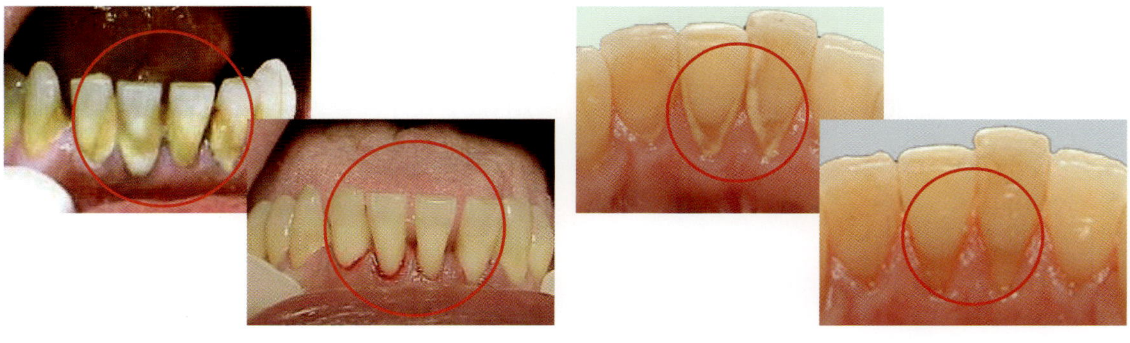

그림 12-4 **치근활택술(root planing) 전과 후**

4. 새로운 치근활택술의 개념

1) 치주세정(Peridontal debridement)

치주세정은 치관과 치근면에서 세균성 산물과 치석을 제거하는 것을 의미하며, 이렇게 변화된 치근활택술의 개념은 최근에 초음파 scaler을 이용하여 치근면에 침착된 세균성 산물을 제거할 수 있다는 연구결과가 확립되면서 치주시술과 백악질 보존에 대한 새로운 접근법이 대두되었다. 그간의 연구를 바탕으로 초음파 장치의 기구팁이 수동기구만큼 효과적으로 치은연하의 치석침착물, 치면세균막, 세균성 산물 등을 제거할 수 있다는 것으로 개념이 바뀐 것이 가장 큰 이유로 받아들여진다.

최근의 초음파치석제거기를 이용한 치근활택술((root planing)은 Himeno에 의해 고안된 방법으로 일명 URM(Ultrasonic Root Planing)으로 불린다. URM은 진동폭을 줄인 미세한 power의 ultrasonic unit과 특별히 고안된 insert tip으로 손상없이 목적을 달성할 수 있다.

5. 치근활택 술기

1) 치석제거술과 치근활택술의 술기 비교

치석제거술과 치근활택술의 기본 술기는 동일하다. 단 치석제거술과 비교했을 때 측방압, 동작방향, 동작길이, 동작횟수, 동작 각도에서 차이가 있다.

표 12-1 치석제거술과 치근활택술 술기의 차이

구분	치석제거술	치근활택술
1. 측방압	중등도 이상 혹은 강한 힘	중등도 이하의 힘
2. 동작 방향	수직이나 사선으로 한 방향	수직, 사선, 수평 등 겹치는 동작(cross hatching)
3. 동작 길이	짧게 중첩(short & overlapping)	길게 중첩(long & overlapping)
4. 동작 횟수	20회 이내	20-40회 이상 연속적으로 반복실시
5. 동작 각도	70-80도	45-60도(60-70도를 사용하기도 함)

2) 치근활택술 동작

(1) 기구잡기와 손고정

Modified pen grasp로 curet을 잡고 인접 치아에 손고정한다.

(2) 적합과 삽입

Gracey curet 작업부의 하방 1/3을 적합시킨 후 내면이 0도에 가깝도록 치면을 향한 후 치주낭 기저부로 삽입한다.

(3) 작업각도

60~70도의 작업각을 준다.

(4) 동작

수직, 사선, 수평동작으로 중등도 이하 측방압으로 동작길이는 길게 중첩시켜 치근면이 단단하고 매끄럽게 느껴질 때까지 연속동작으로 여러 방향으로 반복하여 실시한다. 이때 치아의 능각(line angle)이나 함몰부위 등 치아의 접촉이 어려울 경우 기구의 손잡이를 돌려 하방 1/3이 치면에서 떨어지지 않도록 적합하여 동작한다.

(5) 치근면 평가

기구동작이 끝나면 압축공기나 탐침을 이용하여 치은연하의 치근면을 평가하고 치주낭을 깨끗이 세정한다.

(6) 시술 후 재평가

시술한 후에 1주일이 지나면 내원하여 치근면의 활택여부와 치주조직의 치유상태를 평가해야 한다. 치주탐침은 결합조직이 재생된 3~4주 후에 실시한다.

3) 치근활택술 동작 방법

① 중등도 이하의 측방압 사용: 약한 압력으로 동작하지 않으면 치근면이 손상될 수 있다.
② 작업각도: 적절한 작업각도는 60~70도 이내이다.
③ 동작횟수: 치근면이 활택해질 때까지 반복적으로 동작하며 보통 20~40회 내외이다.
④ 동작방향: 먼저 수직방향으로 시작하여 동일부위에 중첩되도록 사선, 수평동작을 반복실시하여 활택한 표면을 만든다.

⑤ 동작길이: 치석제거는 2~3mm의 짧고 중첩된 동작(short-overlapping stroke)으로, 치근활택술은 그보다 더 길고 중복된 동작(long-overlapping stroke)으로 실시한다.

⑥ 다근치도 치근 몸체(root trunk)를 활택한 후 각각의 치근을 단근치처럼 생각하고 활택시킨다.

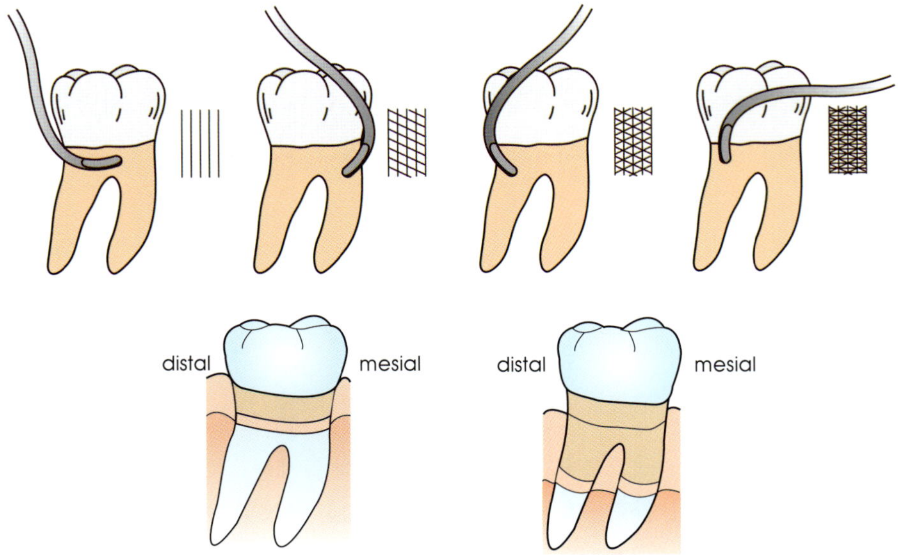

그림 12-3 **치근활택 동작**

6. 적응증과 금기증

(1) 적응증

① 치은염, 얕은 치주낭
② 치주수술 전(前)처치
③ 진행된 치주염
④ 전신병력(당뇨병, 고혈압, 백혈병)으로 인해 치주외과술이 어려운 환자

(2) 금기증

① 치면세균막 관리가 어려운 환자
② 심한 지각과민 치아를 가진 환자
③ 급성치주염이나 치근분지부 치주염을 가진 환자
④ 깊은 치주낭이나 치아동요가 심한 환자

7. 치근활택술 후 주의사항

치근활택술 후에는 환자에게 주의사항을 전달해야 한다.

(1) 치근활택술 후 주의사항

① 당분간 자극적이거나 단단한 음식은 삼가한다.
② 적절한 칫솔질과 치은 마사지를 통한 치은 자극을 통해 회복을 촉진하도록 한다.
③ 항세균제나 생리식염수로 양치하도록 권장한다.
④ 뜨겁거나 찬음식과 당분이 많은 음식은 치아에 과민반응을 증가시킬 수 있다.
⑤ 일시적으로 가벼운 통증을 느끼거나 출혈이 있을 수 있지만 대부분 일시적인 현상으로 1~2주 이후에 증상이 개선된다는 사실도 알려준다.

8. 치근활택술의 종류

(1) 전통적 치근활택술

• 목적 : 치근면의 치석과 병적 백악질 제거
• 방법 : - 과도한 기구조작으로 많은 양의 백악질 제거
　　　- 수기구에 의한 기구조작

(2) 새로운 치근활택술(URM)

• 목적 : 치주낭과 치근면의 치면세균막과 치석 제거
• 방법 : - 가벼운 기구 조작으로 백악질의 보존이 목적
　　　- 초음파 기구와 Gracey curet의 병용

9. 치근활택술의 평가

(1) 치은열구의 출혈여부를 본다.
(2) 노출된 치근면의 색상과 질감을 판단 : 치면에 잔존치석이나 병든 백악질 여부, 치근면이 윤택하고 균일한 색상 인지를 확인한다.
(3) 치근면에서의 촉각에 의한 거친 느낌이 없어야 한다.

Ⅲ 치석제거술과 치근활택술의 의미

치석제거술과 치근활택술 후 기구조작(instrumentation)에 대한 평가는 탐지(exploring)에 의해서 치면이 매끄럽고 단단한지 알 수 있다. 진정한 치료 성공의 평가는 치은조직이 제 모습을 찾는 최소 1주일이 지날 때까지는 알 수 없다. 각 환자에 대한 기본적인 목적은 치은의 건강을 유지하는 것이다. 만약 치은의 건강이 적당한 치료기간 이후에도 개선되지 않으면 혹시 잔여치석이 있는가 하는 것을 의심해 보아야 한다. 기구조작의 목적은 환자의 치료라는 의미에서 반드시 고려되어야 한다.

1. 기대되는 효과

대부분의 치주질환은 치면세균막, 치석 등이 일차적인 원인으로 알려져 있다. 치주질환은 치주조직의 세균성 감염증으로 치주질환에 이환된 치아는 치은, 치주인대, 치조골, 백악질이 파괴된 치아를 말한다. 치주질환에 이환된 치아는 치조골이 소실되며, 치주낭의 형성이나 치은퇴축을 동반한다. 따라서 치석제거는 치주질환의 예방과 치료를 결정짓는 매우 중요한 술식이다. 또한 침착물이 있으면 치주질환의 예방이나 조절이 어렵기 때문에 이러한 침착물을 잘 제거하는 것이 중요하다. 일반적으로 치석제거를 한 후에 얻게 되는 효과는 다음과 같다.

1) 치은의 염증개선과 치주조직의 회복

(1) 치주조직이 치료되고 치은의 열과 염증이 치유된다.

치은의 색깔, 크기, 외형, 견고성, 표면조직 등의 염증이 개선되고 원래상태로 회복되고 느슨해진 조직(spongy tissue)이 수축되어 탄탄해진다.

(2) 치주낭의 제거 및 출혈이 감소된다.

치주조직의 염증이 회복되므로서 치주낭의 깊이가 얕아지고 치은출혈이 없어진다.

(3) 상피조직이 재부착된다.

침착물로 인해 분리되었던 상피조직이 재부착된다.

(4) 치주수술의 전단계 역할을 한다.

치주수술을 하기 전에 전단계 시술로서 침착물을 제거하고 출혈을 감소시키므로 치면세균막 관리가 용이하고 치유를 촉진시킨다.

2. 치석제거술과 치근활택술의 준비단계

치석제거술과 치근활택술을 준비하는데는 2가지 단계가 있다.

1) 완전한 치주검사

(1) 치주검사는 환자의 치료계획을 세우는데 필요한 약속횟수를 정할 수 있다.

한 번 이상의 약속이 필요한 경우에는 미리 치료계획을 알려줄 수도 있다.

(2) 치주질환이 진행된 정도를 결정하는데 필요하다.

시진이나 방사선 사진만으로는 치주낭의 존재여부를 결정하기 곤란하기 때문에 치주낭의 위치, 분포, 모양, 깊이를 정확히 알기위해서는 치주탐침(periodontal probe)를 이용한다.

(3) 국소마취의 필요성을 결정하는데 도움이 된다.

2) 치면세균막관리 교육

(1) 환자와의 첫번째 약속 때 행해져야 한다.

치면세균막관리 교육은 치석제거나 치근활택술 중에도 계속되어야 한다.

(2) 치면세균막관리를 효율적으로 제거하는 능력이 향상된다.

치면세균막을 제거하는 능력이 향상되면 치료에 성공을 거둘 수 있다. 반면 치면세균막을 제거하는 능력이 좋지 못하면 치은변연에 염증의 재발가능성이 높아진다.

3. 시술 후 나타날 수 있는 증상

1) 균혈증(Bacteremia)

균혈증이란 혈류 속에 박테리아가 일시적으로 증가하는 것으로 치과영역에서는 구강외과술, 치주수술, 치석제거 등을 한 후에 발생될 수 있다. 특히 시술시의 치주조직상태와 관계가 깊다. 연구자료에 의하면 치은이 건강한 환자 중에도 치석제거와 치근활택술 후에 21.6%가 균혈증 증상이 있었고, 치은염증이 있는 환자는 29%, 치주질환이 있는 경우에는 무려 51.2%가 증상이 있어 구강 내 염증정도와 비례관계에 있다는 것을 알 수 있다.

균혈증의 발생 현상은 수용치석제거술이나 초음파 치석제거 시 나타날 수 있다.

(1) 원인과 증상

균혈증은 수술이나 치석제거 시술 시의 치은의 손상정도와 관계가 있으며, 특히 환자의 면역기능이 떨어진 경우나 건강상태가 좋지 않은 경우에 발생하기도 한다.

증상으로는 체온의 상승 및 오한, 오심, 구토, 전신권태 및 맥박의 증가, 두통 및 요통이 올 수도 있다. 치석제거 시 무균적으로 시행해야 하며 손상을 줄일 수 있도록 주의해야 한다.

(2) 예방법

대부분의 경우 균혈증 현상은 일시적이고 임상적으로 크게 문제가 되지는 않지만 균혈증 예방을 위한 노력은 필요하다.

① 사전투약(premedication)

감염에 대한 감수성이 높은 환자에게 시술 전에 균혈증을 예방하기 위한 차원으로 항생제를 투약 하는 것이다. 환자의 병력기록을 본 후 시술에 앞서 조치를 취하는 것도 매우 중요하다.

② 항세균용액 양치(anticeptic mouth rinsing)

시술 전에 항세균용액을 이용하여 구강양치를 시행한다. Betadine이 함유된 양치액을 추천하며 이 방법을 사용하면 구강 내의 세균의 수를 감소시켜 균혈증현상도 감소된다.

2) 자각 증상(후유증)

(1) 치아가 시리다.

치관과 치근면에 부착되어 있는 침착물을 제거한 후 일시적으로 치아가 시린 경우이다. 이는 오랜만에 목욕을 다녀온 후 느껴지는 느낌처럼 시간이 지나면 회복되므로 크게 걱정하지 않아도 된다.

(2) 치아사이가 벌어진 느낌이다.

치석을 제거하면 부어있던 치은이 정상적으로 회복되면서 수축되어 치간공극이 벌어진 것 같이 느껴질 뿐 실제 치아사이가 벌어진 것은 아니므로 환자가 오해가 없도록 해야 한다.

(3) 일시적인 치은출혈이 있다.

염증이 심했던 환자일 경우 치료가 끝나고 얼마동안 출혈이 될 수 있다. 하지만 이는 대부분 시간이 지나면 자연적으로 지혈이 되므로 걱정하지 않아도 된다.

(4) 치아가 흔들리고 허전하다.

치주질환이 심했던 경우 치조골의 파괴로 임시적으로 침착물이 치아를 고정하는 역할을 했었기 때문에 제거를 한 직후에는 치석제거가 마치 치아를 흔들리게 한 것처럼 느껴진다. 하지만 치석제거가 흔들리게 한 것이 아님을 알도록 환자에게 설명해야 한다.

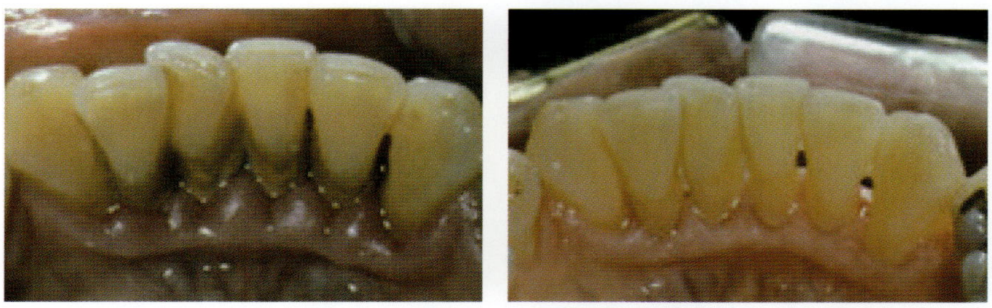

그림 12-6 **치석제거와 치근활택술(전/후)**

☞ Check point

- 치석제거와 치근활택술에 대한 차이를 이해한다.
- 치근활택술의 방법에 대해 정확히 알 수 있다.

Chapter 13

전동기구 조작법

Powered Instrumentation

ORAL PROPHYLAXIS

13장 전동기구 조작법 (Powered Instrumentation)

학습목표

- 전동기구의 종류를 설명할 수 있다.
- 초음파 치석제거기의 작용기전을 설명할 수 있다.
- 초음파 치석제거 시 물의 역할을 설명할 수 있다.
- 작업단(Insert tip)의 사용법을 설명할 수 있다.
- 초음파 치석제거 시 적응증을 설명할 수 있다.
- 초음파 치석제거 시 금기증을 설명할 수 있다.
- 초음파 치석제거 시 장점·단점을 설명할 수 있다.
- 초음파 치석제거기와 수용치석제거기 사용의 차이점을 설명할 수 있다.
- 초음파 치석제거기의 조작법을 설명할 수 있다.
- 초음파 치석제거기의 시술순서를 설명할 수 있다.

I 전동기구 조작법(Powered Instrumentation)

1. 전동기구란

전기에너지가 작업단(insert tip)의 진동인 기계에너지로 변환되어 사용되며, 치석제거와 치주낭 내의 치면세균막을 파괴하는 역할을 한다. 전동장비에는 초음파장비(ultrasonic)와 음파(sonic)장비가 있다.

전동장비는 전기발진기에 연결하는 핸드피스, 교체방식의 기구침(instrument tip)으로 되어 있다. 1950년대 후반 처음도입 시는 작업단의 부피가 커서 치은연상치석을 제거하였다. 그 후 전동기구의 디자인이 가늘게 개발되어 치주시술 시 치주세정에 이용된다.

• 전동기구의 발전사

1950년대 후반 - 처음으로 전동기구 개발

1960 ~ 1970년대 - 다량의 치석제거를 위한 용도로 이용되며 치은연하에는 제한적으로 이용

1980년대 후반 - 전동기구에 사용할 수 있는 가느다란 직경의 기구 tip이 개발되었으며, 표준형 Gracey curet의 작업단보다 훨씬 작게 개발

1990년대 - 전동기구가 치근면에서 세균을 쉽게 제거 할 수 있다는 연구결과로 치주시술과 백악질 보존에 새로운 접근법 시도

현대 - 수동기구와 같이 전동기구 tip으로 치은연하 치석제거, 치면세균막, 세균성 산물 등 제거 가능

2. 전동기구(Powered Instrument)의 종류

1) 음파기구(Sonic-powered instrument)

초당 3,000 ~ 8,000 사이클의 비교적 낮은 진동수에서 작동하며, 치과용 유니트(dental unit)의 압축공기로 동력을 공급한다. 음파장비는 치과용 유니트에 직접 부착되어 있고, 발로 조정하는 전통적인 핸드피스에 의해 작동된다.

(1) 팁의 작동

전기에너지보다는 치과용 유니트의 압축공기에 의해 작동되며, 타원형 모양으로 움직인다. 팁의 모든 면을 사용할 수 있다.

(2) 진폭과 진동수

초음파 스케일러보다는 힘이 약하다. 팁에서 진동이 발생되며 초당 2,500 ~ 7,000회로 움직인다. 진동이 적게 발생되므로 치석을 제거하기 힘들다.

(3) 물의 공급

물은 기구 팁과 치면 사이의 마찰열을 감소시키기 위해 필요하다. 팁에 의하여 열은 발생되지 않는다.

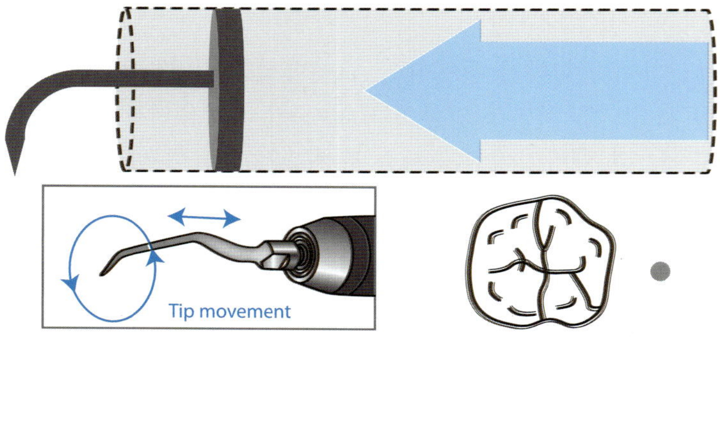

2) 초음파 치석제거기(Ultrasonic scaler)

사람의 귀에는 들리지 않는 초당 25,000 ~ 45,000 사이클(25 ~ 45kHz)의 진동수에서 작동한다. 초음파 장치는 기구 팁의 작동에너지로 사용하는 전류를 어떤 기전으로 변환하느냐에 따라 자기변형식(magnetostrictive ultrasonic scalers)과 압전식(piezoelectric ultrasonic scalers)의 두 종류로 나눌 수 있다.

표 13-1 전동스켈러의 비교

구 분	음파식 (sonic)	초음파 치석제거기	
		자기변형식 (magnetostrictive)	압전식 (piezoelectric)
진동에너지의 전환	압축공기의 힘	니켈, 철 합금으로 만든 금속 stack, 금속 sheet	ceramic discs
기구동작의 형태	타원형 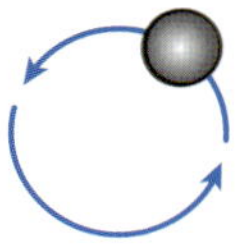	타원형 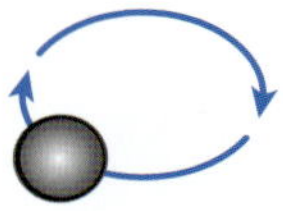	직선 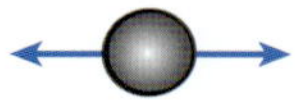
Tip의 power 확산	모든 tip 사용	모든 tip 사용	측면만 사용

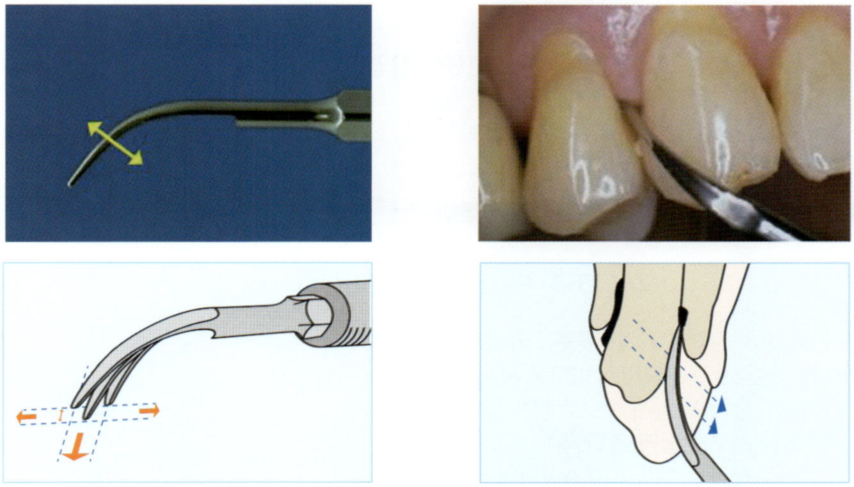

Piezoelectirc linear stroke　　Lateral surface of tip 활용

그림 13-1 작업단의 전후 이동

(1) 자기변형식 초음파 스케일러(Magnetostrictive ultrasonic scalers)

니켈-철 합금으로 만든 금속막대를 이용한다. 핸드피스에 전류가 공급되면 팁에서 진동이 발생하고 핸드피스의 금속막대가 팽창되고 축소됨에 따라 자기장이 발생되고 진동을 일으킨다. 자기변형식 삽입기를 사용하며, 삽입기는 금속막대(metal stack), O링, 손잡이, 물 배출구(nozzle)로 구성되어 있다.

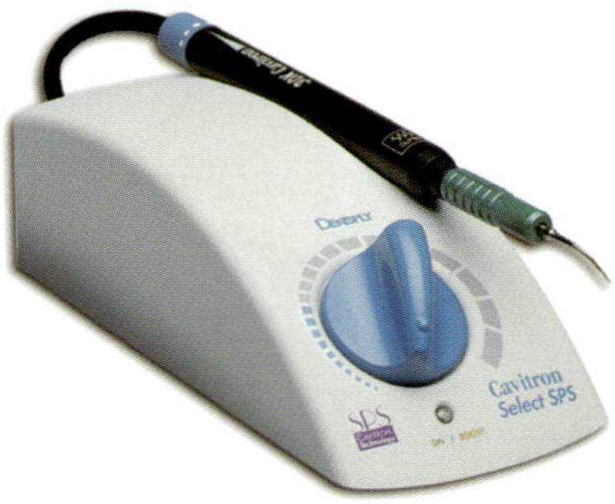

① 팁의 모양과 움직임

팁의 횡단면은 원형이며 타원형으로 움직인다.

② 진동수

전통적인 장비는 초당 25,000 ~ 45,000회를 진동한다. 예전 장비들은 25,000회 정도 진동하도록 디자인 되었으나(25kHz모델), 새로운 장비는 30,000회 이상 진동하도록 디자인 되었다(30kHz모델).

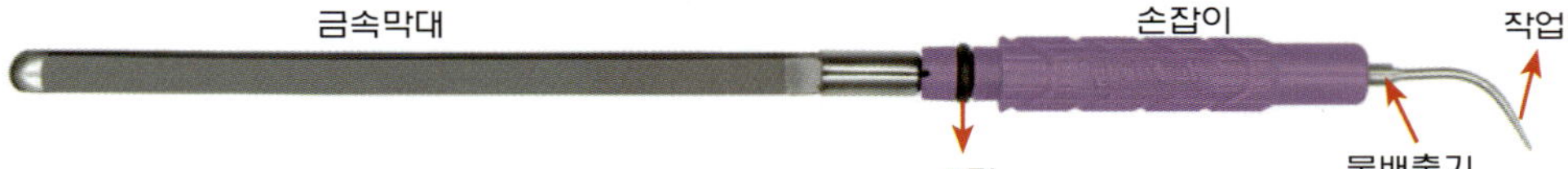

그림 13-2 **자기변형식 삽입기(25kHz모델)**

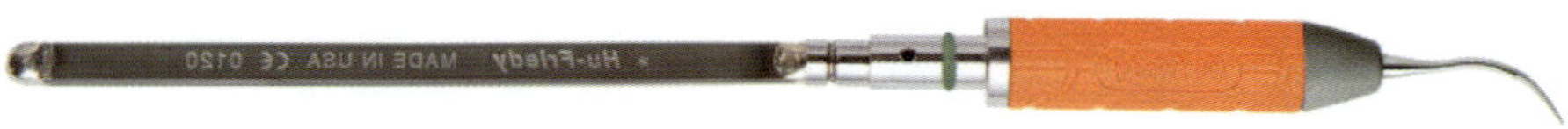

그림 13-3 **자기변형식 삽입기(30kHz모델)**

- 금속막대: 전력을 기계적 진동으로 변환하는 역할
- O링: 냉각수가 핸드피스 밖으로 새지 않도록 밀봉역할
- 손잡이: 술자 시술 시 손으로 잡는 부위
- 물 배출구: 기구팁에 물 공급
- 작업단: 직접 치석 및 치면세균막에 닿아 제거

(2) 압전식 초음파 스케일러(Piezoelectric ultrasonic scalers)

압전식 초음파 스케일러는 핸드피스에 세라믹 디스크(disc)로 되어있는 것이 특징으로 핸드피스에 있는 석영이나 금속 합금 크리스탈 변환기는 2차적인 변화에 의해서 작동한다. 자기변형식 보다 고주파이므로 tip의 길이가 짧고 다양한 모양의 크기를 갖고 있다.

Tip은 핸드피스에서 분리할 수 있으며, 자기장을 일으키지 않기 때문에 인공심장박동기의 기능을 방해하지 않으므로 인공심장박동기를 장착한 환자에게도 사용이 가능하다.

① 팁의 모양과 움직임

팁의 횡단면은 각진 모서리의 사다리꼴 모양으로 앞·뒤 선형(linear pattern)으로 움직인다.

② 진동수

제조사에 따라 다양하지만 일반적으로 초당 25,000 ~ 50,000회를 움직인다.

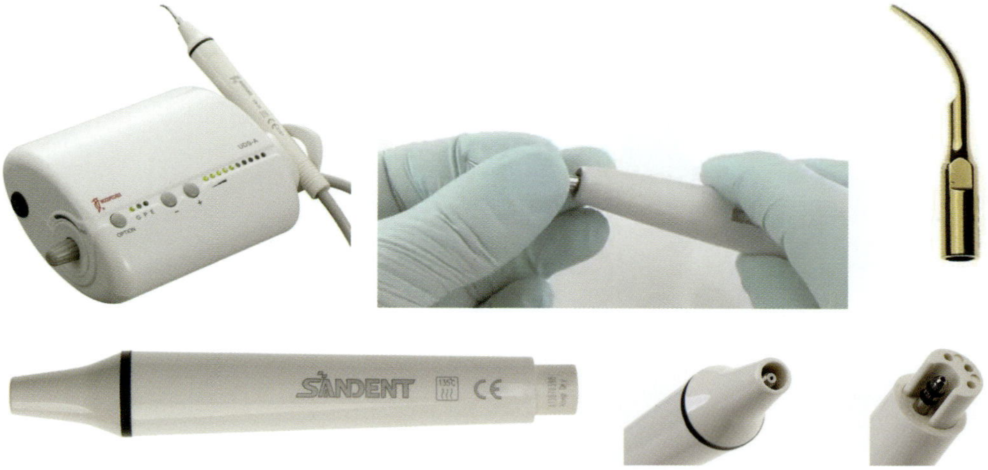

그림 13-4 압전식 초음파 스케일러/핸드피스/팁

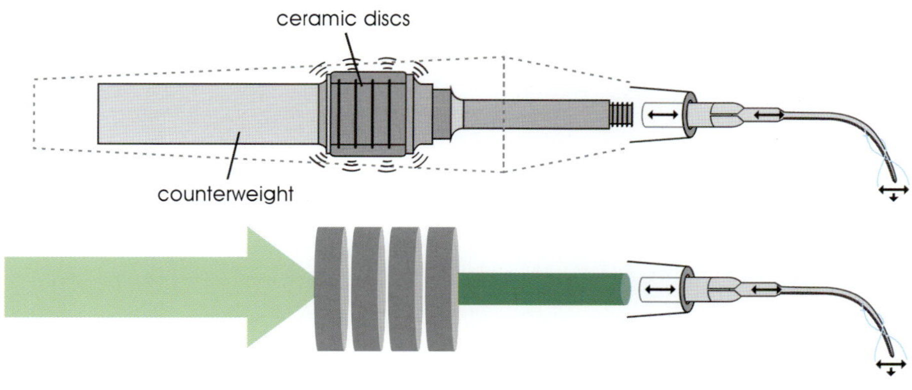

그림 13-5 압전식 스케일러 원리

표 13-2 전동기구와 수동기구의 비교

구분	전동기구	수동기구
작용기전	다양함(기계적제거, 물세척, 음향난류, 공동화)	수동기구로 제거
Tip 크기	0.3~0.55mm로 작다.	0.76~1.0mm
시작점	tip이 치은조직을 밀어내지 않고 쉽게 삽입 됨 치석의 윗부분 부터 시작하여 치근단 방향으로 진행 치은연에서 접합상피로 이동	작업단을 치석의 밑부분에 위치시킴(치주낭벽이 많이 벌어진다) 접합상피에서 치은연으로 이동
치주조직의 손상도	치주조직의 손상도가 적어 치유가 빠르다.	작업단이 크고 날카로워 치주조직의 손상이 크다.
잔류물의 제거	치주낭 내의 잔류물을 씻어낸다. 치은조직에 활력을 준다.	치주낭 내의 잔류물이 남게 된다. 치은조직에 활력을 주지 않는다.
에어로졸의 발생	에어로졸이 많이 발생한다.	액체방울이 적게 발생한다.
기구 연마	연마할 절단연이 없다.	연마할 절단연이 있다.

Ⅱ 전동기구의 개요

음파, 초음파기계를 사용한 치석제거를 초음파 스케일링(ultrasonic scaling)이라 한다. 치석제거를 위한 통상적인 수기구의 사용은 초음파 치석제거기가 소개되기 전까지 치은연상치석과 치은연하치석의 안전한 제거를 위한 유일한 방법이었다. 하지만 1950년대에 초음파 치석제거기가 소개되면서 수용 치석제거(hand scaling)와 함께 초음파 치석제거기는 매우 유용하게 사용되고 있다.

초음파 치석제거기를 처음 도입당시에는 그 부피가 커 큰 치은연상치석을 제거하는 데에만 제한적으로 사용하였다. 이후 초음파 기구 팁이 가늘고 뾰족하게 개량되면서, 이제는 치주시술에 없어서는 안 되는 중요한 역할을 하게 되었다. 최근에는 치은연상 및 치은연하의 모든 치료 시에 추천된다. 또한 가늘고 얇아진 초음파 기구 팁은 임상적인 부착상실로 야기된 깊은 부위까지 접근이 용이하게 디자인 되었다.

최근에는 치주세정(periodontal debridement)에 대한 새로운 접근이 이루어지고 있으며 초음파기구와 수기구의 혼용(blended instrumentation)을 권장하고 있다. 또한 내독소와 같은 세균성 산물을 치근면에서 쉽게 제거할 수 있으므로 기구조작 시 백악질의 보존에 대한 관심이 높아지면서 치석제거 및 치근활택술과 치주유지치료를 위해 수기구와 초음파기구 모두 사용하는 것이 효과적이다.

1. 초음파(Ultrasonic)란

초음파란 사람이 들을 수 있는 소리인 가청 주파수(16Hz~16,000Hz 또는 20Hz~20,000 Hz 등 사람에 따라 틀림)를 넘는 진동수 2만Hz 이상의 파장이 짧은 음파를 말한다. 사람이 들을 수 있는 소리는 대개 20~20,000Hz 범위 내의 소리라고 하지만 보통 10,000Hz 이상의 소리는 사람에게 감지되기 어려운데 이 진동수가 매초 20,000Hz 이상의 고주파수 음파를 초음파라고 한다.

초음파는 물질 속을 전파해 나가는 탄성파로서, 본질적으로는 음파와 별 차이가 없지만 응용면에서는 공기뿐만 아니라 물, 금속, 기체, 액체, 고체 등에서 다양하게 응용되어 사용하고 있다.

동력 적응력으로서 액체에 초음파를 가하면 그 속의 액체입자나 고체를 파괴 또는 분산시키는 작용이 있으므로 초음파 세정기는 공장이나 병원 등에서 실용화되어 있다.

액체에 가해진 초음파 에너지에 의해 기포가 생기는 공동화현상(cavitation)이 생기고, 이것이 소멸하면서 기포가 터지는 순간에 선박의 screw 회전을 고속으로 했을 경우에 볼 수 있는 것처럼 금속에 구멍이 뚫어지는 강력한 파괴작용을 가지고 있다.

2. 작동 방식

전동기구를 이용한 치면세마나 치근활택술은 수용 스케일러를 이용한 시술에 뒤지지 않을 만큼 효과적으로 치면부착물을 제거하고, 치은연상 및 치은연하의 치면세균막을 조절하며, 치주조직의 염증을 감소시킬 수 있는 술식이 되었다. 초음파와 음파 스케일러의 주된 작동은 기계적이지만 다음의 여러 방식으로 작동한다.

1) 기계적인 진동

전기에너지(초음파) 또는 공기압력(음파)을 높은 주파수의 음파로 변환시키고, 이 음파들은 특수하게 디자인된 작업단에서 빠른 진동을 만들어 낸다.

매우 빠르게 진동하는 팁이 침착물에 진동을 주면 미세한 파절을 일으켜 치면으로부터 점차적으로 파괴되어 제거된다.

2) 공동화현상(Cavitation)

물은 진동 팁에서 생성되는 열을 감소시키는데 필요하다. 따라서 스케일러의 팁 끝에서 물이 계속 분사된다. 물과 진동 팁이 만나면 진공현상 이른바 공동화현상이 발생한다. 이는 물 흐름 안에 작은 공기방울이 만들어지는 효과이다. 이 공기방울이 터지면서 충격파가 방출되므로 치석을 파괴하고 분해시키는 에너지를 만들어 낸다. 이로 인해 세균의 세포막이 파열되어 세균이 변성되거나 사멸하는 효과도 있다. 이 공동화현상은 단단한 침착물을 제거하는데 미치는 영향은 없지만 치아표면의 박테리아를 파괴하거나 치근표면의 내독소를 제거할 수 있다.

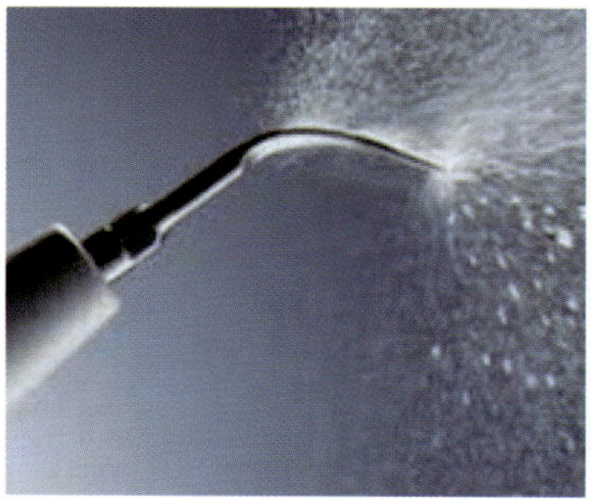

물 분사

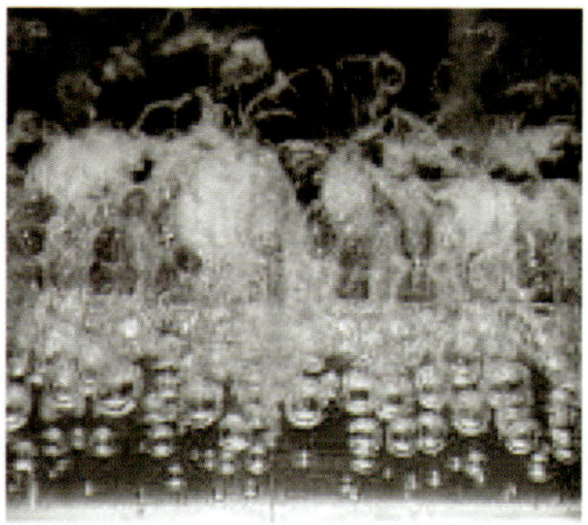

공동화 현상

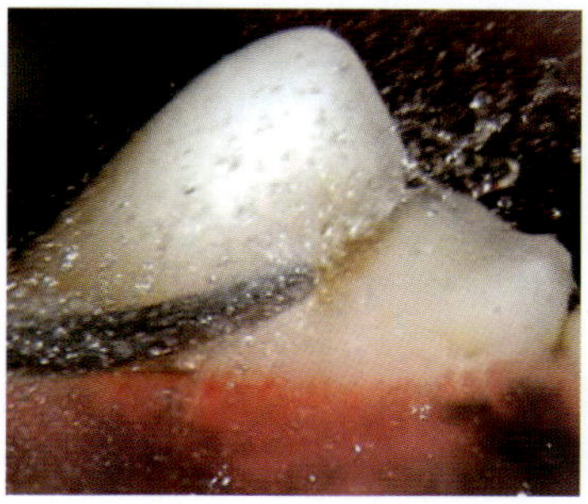

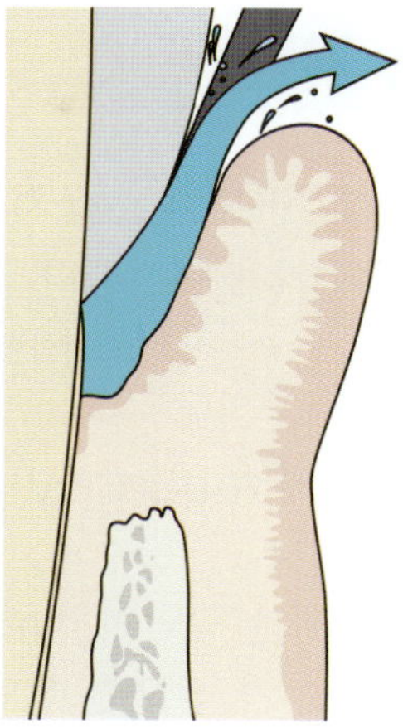

그림 13-6 **음향난류로 인한 유체세척(fluid lavage)**

3) 음향난류(Acoustic turbulence)

팁이 계속 빠르게 진동하면 열이 발생하기 때문에 이를 냉각하기 위해 물이 계속 분사되는데 이 물 분사는 치주낭 기저부로 들어가 소용돌이를 일으켜 치주낭을 물로 세척하는 역할을 하게 된다. 이처럼 치주낭 안에서 물이 흐르는 것을 유체세척(fluid lavage)이라고 한다.

이러한 유체세척은 치주낭 내의 괴사조직, 박테리아, 내독소를 지속적으로 씻어낼 뿐만 아니라 시술부위의 혈액이 제거되어 시야가 좋아지며, 팁 주위에 수력파동을 일으킨다.

이러한 파동은 음향난류(acoustic turbulence)를 일으켜 물이 흐르므로 치주낭이라는 공간에 소용돌이가 만들어지는 효과로 치은연하 치면세균막이 붕괴된다.

음향난류의 효과는 팁이 닿는 주변의 치면세균막을 파괴시킬 수 있다. 이러한 세척효과는 치아를 깨끗하게 하므로 연조직의 치유를 향상시킬 수 있다.

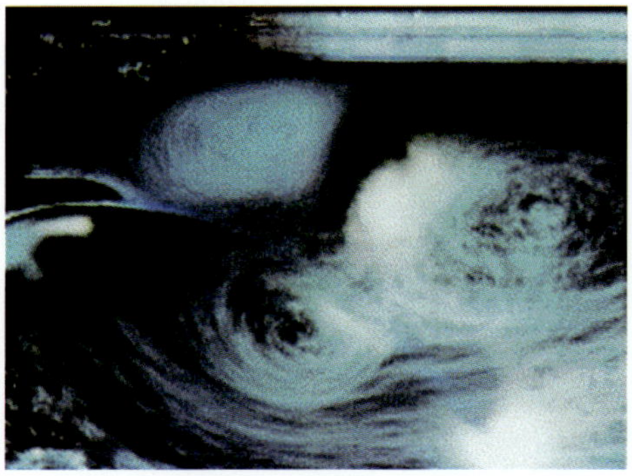

난류(turbulence) 현상

액체 내에서 초음파 발생원을 중심으로
소용돌이를 일으키며 세척력 발생

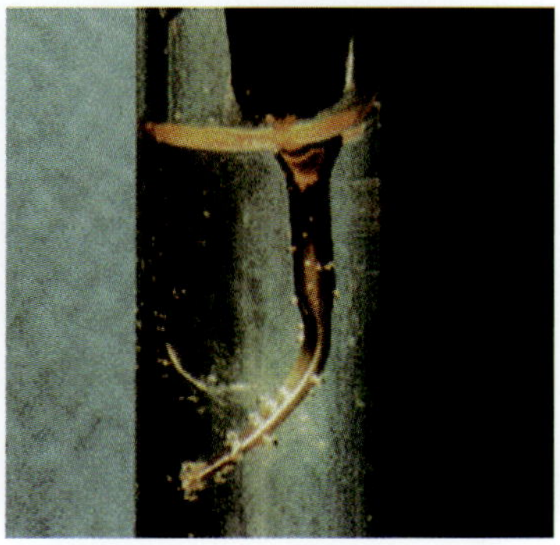

공동화(cavitation) 현상

액체 내에서 초음파 발생원을
중심으로 작은 공기방울 발생

3. 작동 기전

초음파와 음파스케일러 등의 전동치석제거기는 다양한 요소의 특징이 있지만 작업단의 진동수, 진폭, 방향 및 형태에 의해 결정된다.

1) 진동수(주파수, Frequency)

주파수란 전동장치의 작업단이 초당 몇 번을 움직이는지, 즉 진동하는지의 동작횟수를 말하며 Hz로 표기한다. 주파수가 높으면 작업단은 초당 여러 번의 진동을 하게 되고 주파수가 낮으면 좌우로 움직임이 적어지게 된다. 이는 자동차 앞 유리창의 와이퍼를 조정하는 방법과 비교할 수 있는데 와이퍼의 동작을 낮게 설정하면 1분에 몇 번만 움직이지만 높게 설정하면 일 분에 여러 번 좌우로 움직이는 것처럼, 팁의 주파수가 낮으면 진동수가 적고 주파수가 높으면 진동수가 많아진다.

2) 진폭(Amplitude)

진폭이란 팁이 앞뒤로 움직이는 거리를 말한다. 작업단의 작동거리는 작업단이 한 주기마다 어느 정도의 거리를 움직이는지를 말한다. 초음파 장치에는 작업단의 작동 거리를 조절하는 장치가 있는데 이것이 바로 강도(power)조절이다.

강도가 낮으면 힘이 약하게 되어 짧은 거리를 움직이게 되고 강도가 높으면 먼 거리를 움직이게 된다. 일반적인 진폭은 0.001cm이다. 즉 팁이 움직이는 거리는 기구 힘의 세기를 결정한다. 출력장치를 돌려 진폭을 조절하게 되는데 출력을 올리면 진폭이 높아져 팁이 길고 강하게 동작하며, 출력을 내리면 진폭이 낮아져 팁이 짧고 약하게 동작한다.

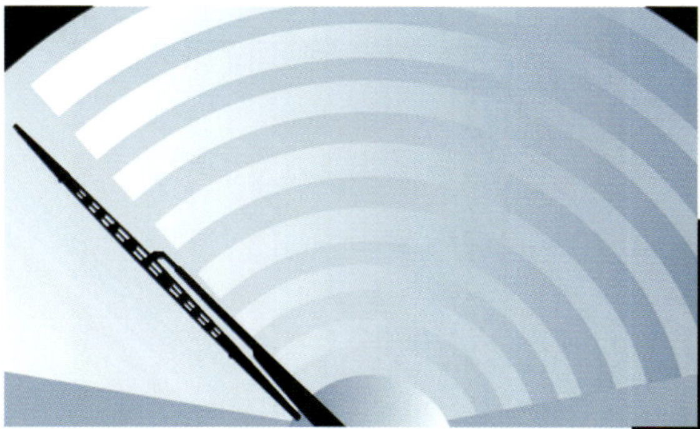

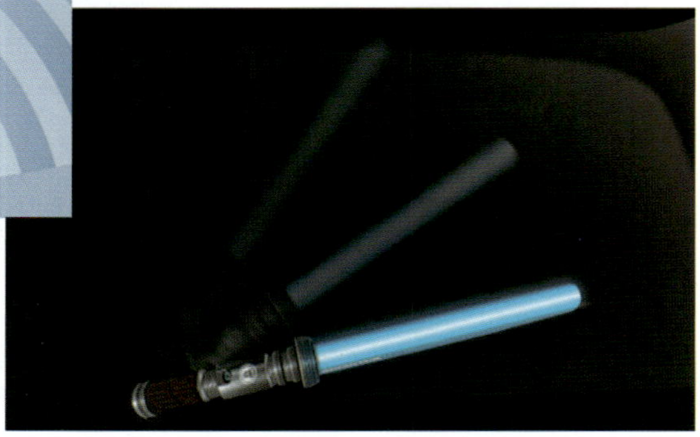

3) 조절장치

초음파 조절장치에는 출력과 수량을 조절할 수 있는 기능을 가지고 있다.

(1) 출력조절(Power control)

초음파 장치의 출력은 작업단의 동작거리를 결정하는데 장치에 부착된 power 조절장치를 돌려서 조절한다. 출력의 세기는 고(high), 중(medium), 저(low)로 조절하는데 고(high)출력은 길고 강한 동작을 하고 반대로 저(low)출력은 짧고 약한 동작을 한다.

고출력은 강한 힘으로 치면을 타격하므로 환자가 불편할 수 있고 치면 손상도 입힐 수 있으므로 저출력이나 중간출력으로 사용하는 것이 좋다.

(2) 수량조절(Water control)과 물의 역할

초음파 장치의 작업단은 진동 시의 과열을 방지하기 위해서 냉각을 해야 하므로 물을 사용하게 되는데 이것을 냉각수라고 한다. 냉각수는 초음파 핸드피스를 통해 흐르면서 작업단의 끝에서 분사된다. 술자는 분사되는 물의 양과 온도를 조절할 수 있는데 수량이 적으면 핸드피스가 과열되어 뜨거운 물이 분사되고 치수에 열 손상을 줄 수 있다. 따라서 핸드피스가 뜨거워진다면 물 공급이 적다는 신호이다. 초보자들은 대부분 물을 너무 적게 사용하는 경향이 있으므로 주의해야 한다.

물의 역할은 세정작용을 통해서 침착물의 제거를 돕고 감염을 줄일 수 있으며, 분사작용으로 인한 마사지 효과도 가질 수 있어 치은의 손상회복을 도와주는 역할을 한다.

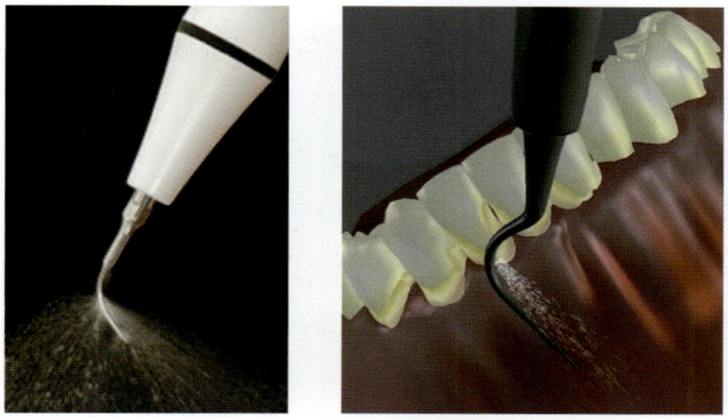

그림 13-7 초음파 치석제거기의 물분사

* 물은 안개(mist)처럼 분사한다.

초음파 치석제거 시 작업단에서 나오는 물의 역할

① 시술부위의 세척으로 시야 확보
② 미세진동효과
③ 치주조직에 마사지 효과 높임
④ 초음파 치석제거기 동작 시 발생하는 열을 식힘
⑤ 시술 후의 회복을 도와주고 감염 줄임

4. 초음파 scaler의 구조와 장치

1) 초음파 장치의 구조

초음파 장치는 고주파 전류를 만드는 발진기와 전기적 에너지를 기계적 에너지로 바꾸는 변환기이다.

그리고 기계적 진동을 시술부위에 전달하는 것은 작업단으로 구성되어 있다.

① 발진기 : 고주파 전류를 만든다. 60Hz의 전류를 25,000Hz의 고주파 전류로 증폭시킨다.

② 변환기 : 고주파 전류를 기계적 진동으로 변환한 다음에 이것을 작업단에 전달한다. 이 변환기는 자기변형식(magnetostrictive)과 압전식(piezoelectric)의 두 가지 형태가 있다.

2) 초음파 장치의 구성

초음파 장치의 본체에는 힘의 세기를 조절하는 power dial이 있으며 보통 약(low), 중(medium), 강(high)로 구분하여 사용한다. 물의 양을 조절하는 조절장치와 핸드피스를 꽂는 handpiece assembly, 발로 핸드피스의 기능을 조절하는 foot controller로 구성되어 있다.

5. 작업단(Insert tip)

작업단은 진동 전도부라고도 하며 음파 및 초음파 스케일러에 사용되는 것으로 디자인이 다양하다.

음파장치나 압전식은 작업단을 핸드피스에 직접 삽입시키는 형태로 나사식으로 되어 있어 단단히 조여야 하며, 자기변형식의 경우에는 삽입기를 사용하는데 손으로 직접 넣고 빼고 한다.

작업단은 제품에 따라서 매우 다양하게 디자인이 되어 나오는 경우도 있으나 그렇지 않은 경우도 있으므로 초음파 장치를 구입할 때는 표준형 작업단과 가는 작업단을 모두 공급하는 회사 제품을 선택하는 것이 좋다.

일반적으로 표준직경은 연결부가 짧으며, 쉽게 접근할 수 있는 치석제거나 치은연상 치석제거 시에 선택한다. 가는 직경은 표준보다 40% 정도 가늘며 접근이 어려운 치면세균막제거나 치은연하 치석제거 시에 사용하며 치근함몰이나 분지부에 사용 시 선택한다.

1) 압전식(piezoelectric) 초음파 치석제거기의 작업단

(1) 작업단의 크기와 형태

① 전통적인 표준 팁

작업단의 선택은 침착물의 형태, 위치 및 양에 따라 결정한다. 전통적인 초음파와 음파 팁은 큐렛 팁보다 굵은데 이를 유니버셜 팁이라고도 한다. 일반적으로 치은연상 또는 얕은 치은연하에 있는 중등도 이상의 침착물을 제거하는데 일반적으로 사용된다.

② 치주용 또는 폭이 좁고 가는 팁

얇고 길어 치은연하에 접근성이 좋고 깊은 치주낭과 치근분지부에 도달할 수 있다. 자기변형식에 사용하는 팁은 낮거나 중등도의 강도로 되어있고, 압전식은 아주 강한 강도로 되어 있다.

③ 플라스틱 또는 탄소 합성 팁

임플란트의 티타늄 지대치와 심미적인 수복물의 손상을 예방하기 위해 플라스틱 덮개로 금속 작업단을 덮은 팁이다. 이 팁은 상아질이나 티타늄 표면의 손상을 주지않고 안전하게 사용할 수 있다. 가볍고 부드러운 동작으로 유연하게 침착물을 제거할 수 있다.

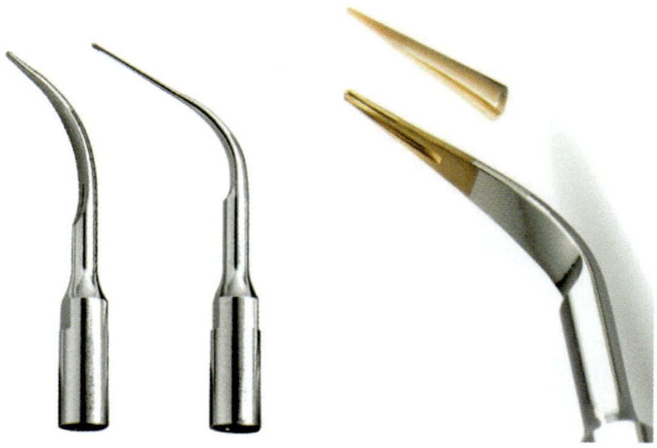

그림 13-8 **작업단의 크기와 형태(표준/얇고 가는/탄소합성/플라스틱)**

(2) 작업단의 일반적인 디자인

① 두꺼운 말단부(비버꼬리 모양, Beavertail)

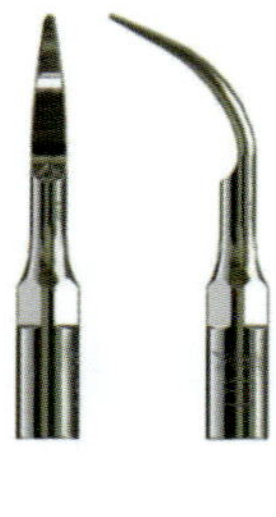

다량의 치석, 착색물, 교정 장치의 접착제를 제거하기 위해 치은연상치면에 사용하도록 디자인되어 있다.

② 얇은 치주기구(Thin periodontal)

치은연하 기구조작을 위해 얇으면서 직선형, 곡선형으로 디자인되어 있다.

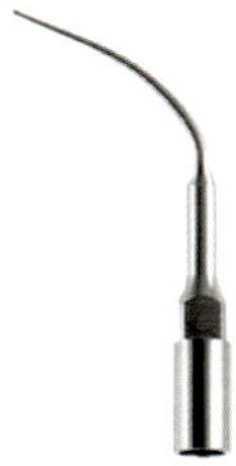

③ 볼 포인트(Ball point, furcation tip)

치근분지부와 치근함몰의 치면세균막을 제거하도록 디자인된 0.8mm 볼 포인트 팁이다.

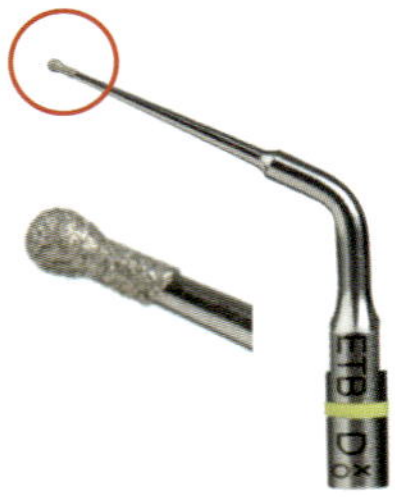

2) 자기변형식(magnetostrictive)의 초음파 치석제거기의 작업단

(1) 작업단의 종류

① Power Line(파워 작업단)

- 중등도 이상의 치석과 침착물의 제거

② Slim Line(가는 작업단)

- 중등도의 치석과 침착물 제거, 치은연하 침착물 제거

a) 가는 직경의 곧은 작업단

- 전치부 치근면
- 백악법랑경계의 치근단쪽(아래) 4mm 이하의 구치부치근면

b) 가는 직경의 굽은 작업단

- 백악법랑질경계의 치근단쪽(아래) 4mm 이상의 구치부치근면
- 구치부 치근함몰과 치근분지부

③ Thin Line(얇은 작업단)

- 경도·중등도 치석과 침착물, 접근이 어려운 부위 침착물 제거

(2) 작업단의 기능

① Power Line

- 물 분사 시스템으로 debris 방출에 효과적
- 시술 부위의 시야 확보가 용이하여 환자의 편안함 증대에 기여

가. FSI-3

① 치은연상 치석 제거에 적합

② 다량의 치석 제거에 효과적임

③ 한번 굽은 연결부

④ 팁 - 점점 넓어지는 디자인

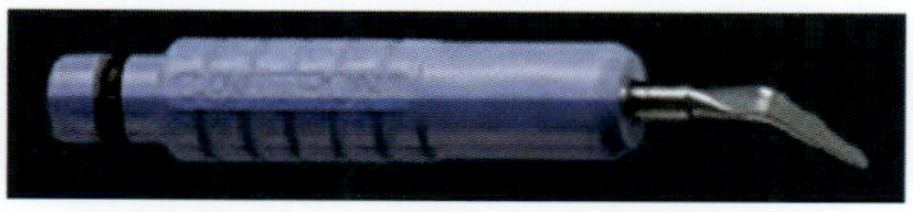

FSI-3
Power Setting - Low to High

나. FSI-1000

① 세번 굽은 연결부와 가는 팁

② 중간 이상의 단단하고 두꺼운 치석 제거

③ 능각 또는 인접면 접근에 효과적임

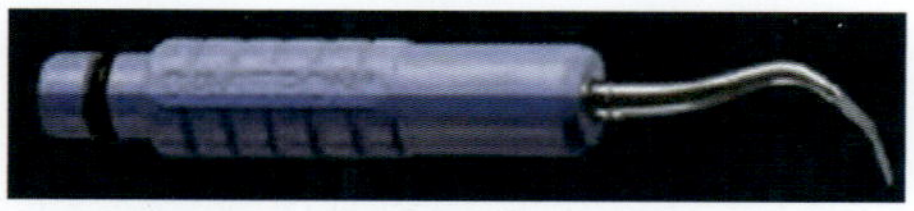

FSI-1000
Power Setting - Low to High

다. FSI-100

① 두번 굽은 직선 연결부와 가는 팁

② 중간 이상의 치석 및 착색물 제거

FSI-100
Power Setting - Low to High

라. FSI-10

① 한번 굽은 연결부

② 중간 이상의 치석 및 착색물 제거

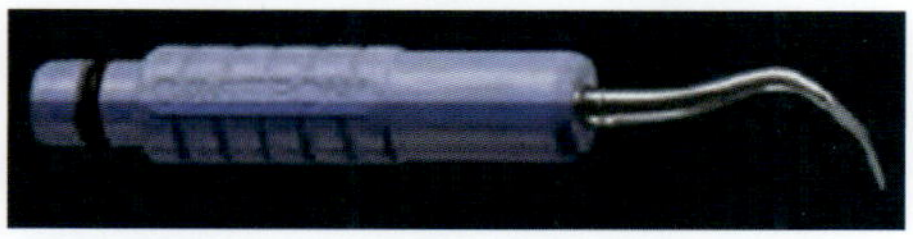

FSI-10
Power Setting - Low to High

Bends	Cross-Section
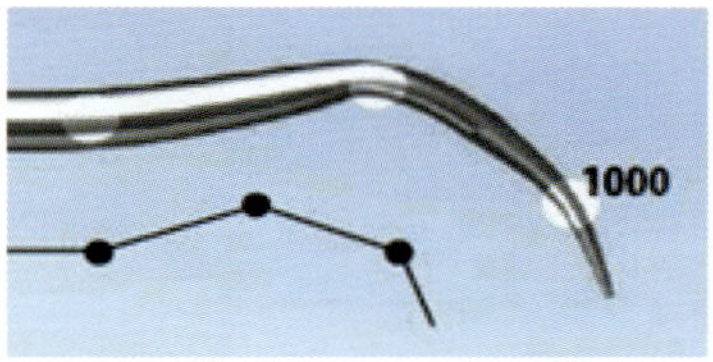	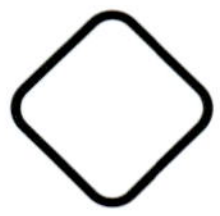
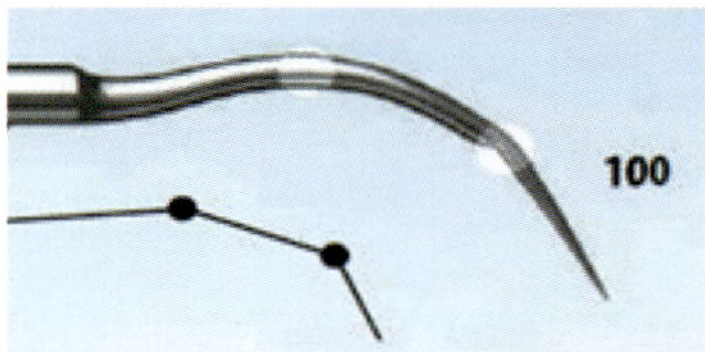	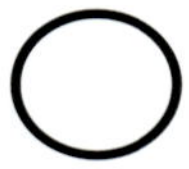
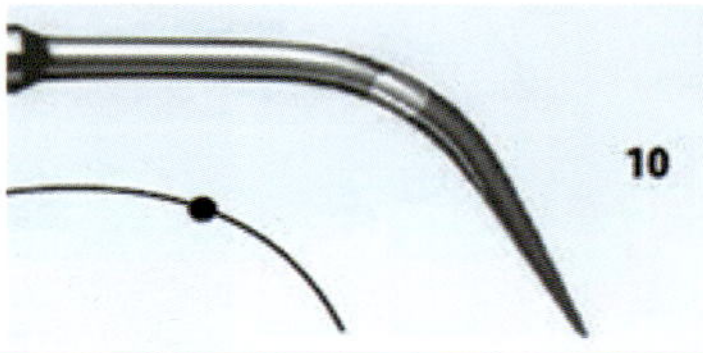	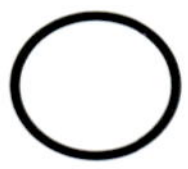

② Slim Line

- Power line보다 30% 슬림한 디자인
- 치은연하 접근에 최적의 팁 디자인
- 치근 조직에 적합한 형태
- 가벼운 침착물 및 치주낭 내 치면세균막 제거에 효과적인 디자인
- 치근분지부 병소와 오목한 부위의 접근에 용이

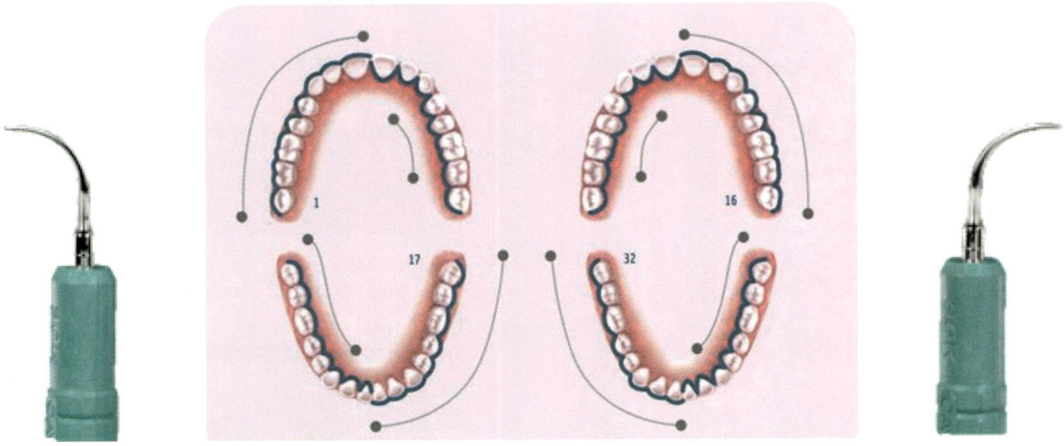

FSI Slimline Left   FSI Slimline Right

③ Thin Line

- Slim line 인서트보다 47% 더 슬림한 디자인
- 구강 내 적용하기 편리한 각도(9도)
- 접근이 어려운 부위에 적합한 디자인
- 고르지 않은 치아 또는 치간에 적용
- 단단한 조직에 적용
- 치주낭 내 치면세균막 제거에 효과적임

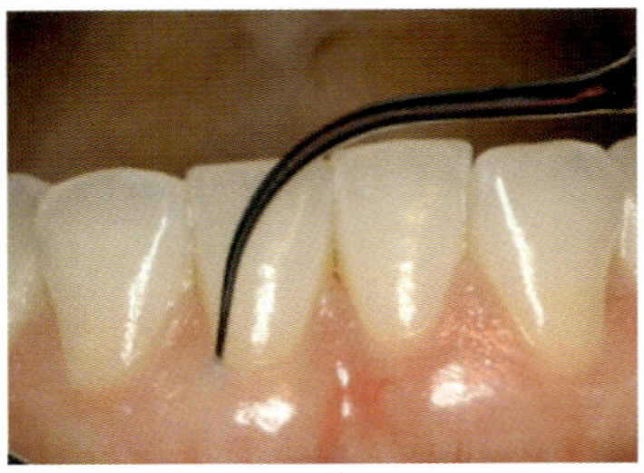

④ SofTip Implant Insert

- 임플란트 전용 초음파 스케일러 인서트
- 임플란트에 스크래치 없이 침착물 제거
- 임플란트 보존 및 유지에 적합

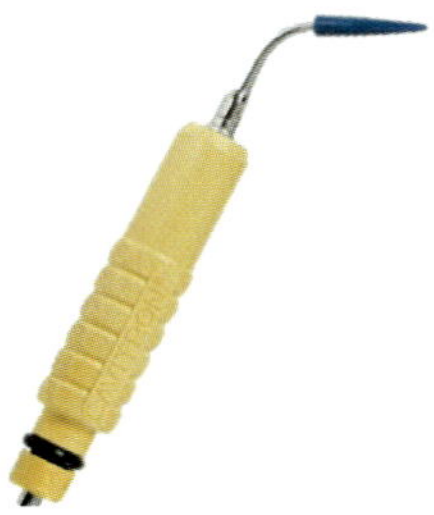

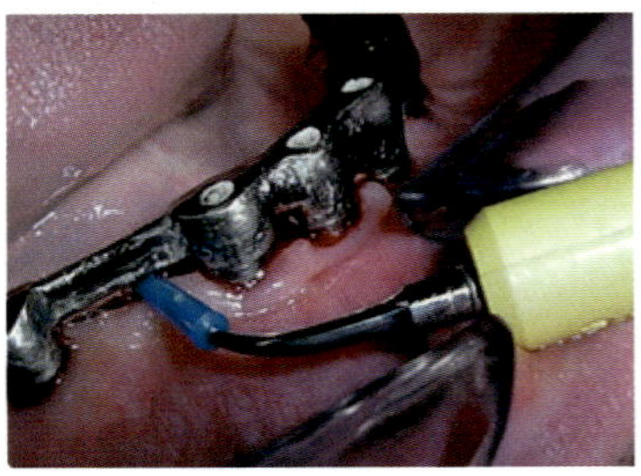

3) 기구조작을 위한 강도(power) 조절

기구 조작 시에는 효과적인 범위 내에서 강도(power)를 낮게 설정해야 하는데 이는 진동이 강하다고 더 효과적인 것은 아니기 때문이다. 출력을 설정할 때의 기준은 치석침착물의 크기와 작업단의 직경이 모두 고려되어야 한다.

일반적으로 크거나 중간 정도의 침착물인 경우에는 표준크기의 직경을 사용하며, 치은연하의 치석이나 치면세균막을 제거하는 경우에는 가늘고 긴 팁이 사용된다.

표 13-3 기구 선택

기구 조작의 목적	삽입기의 직경	동력의 세기
큰 치석 침착물의 제거	표준 직경	중간
중간 크기의 치석 침착물의 제거	표준 직경	낮음 ~ 중간
	가는 직경	낮음 ~ 중간
작은 치석 침착물의 제거	가는 직경	낮음
치면세균막의 제거	가는 직경	낮음

4) 진동 에너지 발생과 작업단

작업단의 각 부위별 표면에서는 진동에너지가 발생된다. 작업단을 치면에 적합시켰을 때 각 부위별로 어떻게 진동에너지가 발생되는지를 정확히 알고 조작해야 한다. 작업단의 부위별 진동에너지 발생과 적합은 부위별(내면, 배면, 측면, 끝)로 각기 다른 크기의 에너지를 발생하기 때문에 적합 시 제조사의 권고를 따라야 하지만 일반적으로 아래의 지침을 참고한다.

(1) 작업단의 에너지 발생

① 작업단의 끝(point): 가장 큰 진동에너지가 발생되므로 치면손상이 커 절대로 치면에 직접 접촉시키면 안 된다.

② 작업단의 내면(face): 두 번째로 큰 진동 에너지가 발생되고 이 부위도 치면손상이 크므로 절대 치면에 직접 접촉시키면 안된다.

③ 작업단의 배면(back): 첨단이나 내면보다 약한 진동에너지가 발생된다. 자기변형식은 치면에 적합이 가능하다(제조사의 권고에 따른다).

④ 작업단의 측면(side): 첨단이나 내면보다 약한 진동에너지가 발생된다. 모든 종류에서 이 부위를 치면에 적합시켜 사용할 수 있다. 일반적으로 이 부위를 사용하는 것이 바람직하다(피에조 형식, 자기변형식 모두 가능하다).

(2) 작업단의 주 작동부위

작업단에서 주로 치면에 적합하여 작업을 수행하는 부위를 주 작동부위(active tip area)라고 하며 2~4mm 정도의 범위를 말한다. 치석을 제거하는 에너지는 대부분 이 부위에 몰려있는데 초음파 장치의 진동 주파수가 높을수록 작업단의 주 작동부위는 짧아진다.

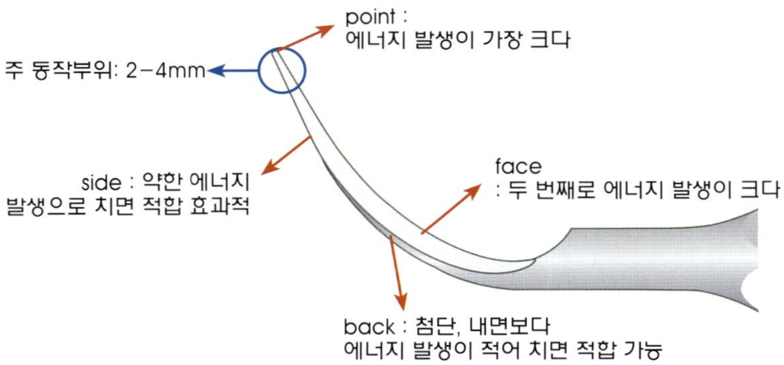

그림 13-9 작업단의 부위별 에너지 발생과 주 작동부위

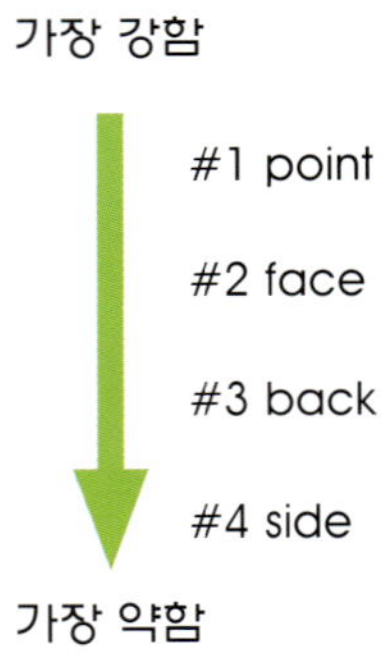

그림 13-10 작업단 표면의 에너지 발생

(3) 작업단의 교체

작업단은 많이 사용할수록 마모가 되므로 마모여부를 정기적으로 살펴보고 교체 시기를 놓치지 않아야 한다.

작업단이 마모되면 효율성이 떨어지게 되는데 작업단의 마모정도에 따른 일반적인 지침은 1mm 마모 시 25%의 효율이 감소되고 2mm 마모 시에는 50%의 효율이 감소되어 더 이상 사용할 수 없으므로 바로 교체하고 폐기한다.

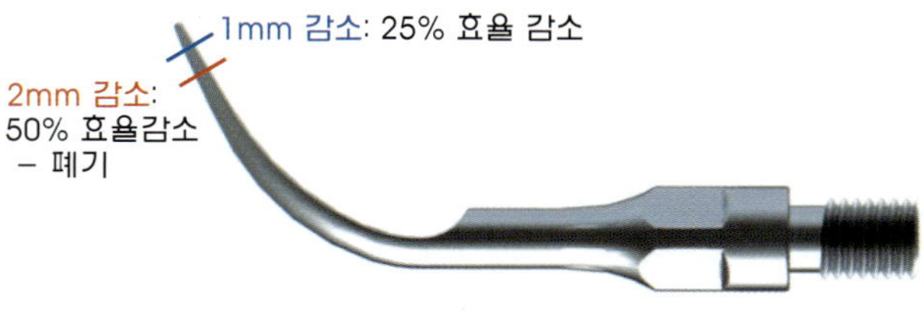

그림 13-11 작업단의 마모정도에 따른 교체 시기

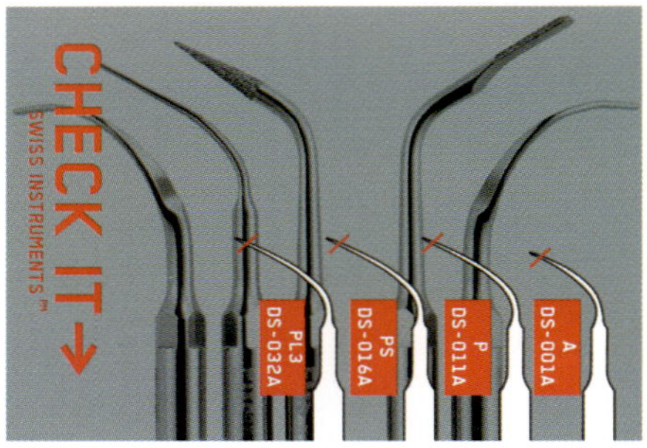

그림 13-12 작업단의 길이와 모양을 체크하여 사용함

(출처 : Electro Medical Systems S.A.)

(4) 작업단의 오용에 의한 손상

① 치면 손상

잘못 조작하는 경우 치면손상은 주파수나 출력보다 작업단의 사용압력과 사용각도가 크게 영향을 주므로 주의해야 한다. 만약 작업단의 끝을 치면에 90˚로 하여 힘을 주면 수동 scaler보다 훨씬 깊고 심한 상처를 내게 된다(사용압은 75g까지, 사용각도는 15˚ 이내가 이상적이다).

② 치은 손상

치은연하의 치석을 제거할 경우 기구조작을 정확하게 하지 못하면 초음파 스켈러나 수용 스켈러 모두 치주낭을 형성하고 있는 치은에 손상을 준다.

(5) 작업단의 관리법

초음파 치석제거기의 사용에 있어서 설치, 물의 온도와 양, power의 조절 등은 제조사의 지시에 따른다.

a. 삽입식/나사식

- handpiece에서 tip을 분리한다.
- 혈액, 치면세균막 등의 오염물을 씻어낸다.
- 가압멸균기를 이용하여 멸균한다.

초음파 치석제거기 관리 메뉴얼

1. 소독액 속에서 10초 동안 작업단을 동작하는 것이 침착물 제거에 좋은 방법 중 하나이다.
2. 전동장치를 보관 시 항상 전원을 끄고 핸드피스에서 작업단을 분리해 둔다.
3. 통풍이 잘되는 곳에 보관, 관리하고 핸드피스 줄이 꼬이지 않도록 한다.
4. 핸드피스의 줄을 감아놓지 않는다.

6. 적응증과 금기증 (Indications and Contra-indications)

초음파를 이용한 기구조작은 많은 장점을 가지고 있고 대부분의 환자에게 사용되지만 모든 환자에게 다 적용시킬 수는 없다. 사용계획을 수립 시 환자의 병력(전신, 치과)을 확인하여 소아 및 전신 병력을 가진 환자에게는 사용에 제한이 있으므로 유의해야 한다.

1) 적응증(Indications)

(1) 예방처치로서의 적응증

- 구강내의 청결(치석 및 치면세균막의 제거)
- 다량의 치석과 심한 외인성 착색물 제거
- 초기치은염 및 치주염의 예방
- 지치주위염(치아 주위의 청결)
- 궤양조직 및 불량한 육아조직 제거
- 과잉변연의 아말감 충전물(overhaning amalgam) 제거
- 보철 또는 교정용 접착제 제거 시

(2) 치주질환의 외과처치로서의 적응증

급성궤양성 치은염이나 만성변연성 치은염 등 국소마취하에서 치은연하 치석제거 및 cavitation 효과로 자극을 주거나 불량 육아조직을 제거한다.

2) 금기증(Contraindications)

(1) 전염성질환자

에어로졸에 의해 전파될 수 있는 간염(hepatitis), 결핵(tuberculosis), 호흡기 감염 등을 가진 환자는 사용해서는 안된다.

(2) 감염에 취약한 환자

Dental unit의 오염된 물, 에어로졸을 통해 전파될 수 있는 감염에 매우 취약한 환자는 사용해서는 안된다.

(ex. 면역억제제나 항암제 복용자, 조절되지 않는 당뇨병 환자, 장기이식환자, 만성질병을 가진 소모성 질환자 등)

(3) 호흡기 환자

호흡기 질환 및 폐질환으로 인해 호흡하기에 어려움이 있는 환자(폐기종, 낭포성섬유종, 천식)는 사용해서는 안된다.

(4) 심장박동 조율기(cardiac pacemakers) 장착자

심장박동 조율기를 장착한 환자는 자기변형식 초음파 치석제거기를 사용지 말도록 권고하고 있다. 그러나 압전식 초음파 치석제거기는 심장박동 조율기의 영향을 받지 않는다.

(5) 나이

유치 및 맹출 중 또는 최근에 맹출한 치아는 초음파 전동기구를 사용 시 발생하는 진동이나 열에 의해 치수조직이 손상된다.

(6) 구역질(gag)이 심하거나 연하장애자

다발성 경화증, 루게릭병, 근이양증, 마비 증상 등이 있는 환자는 연하장애, 즉 삼키기(swallowing)가 어렵거나 구역질을 일으킬 수 있다.

(8) 기타 구강상태

마모, 부식, 탈회, 초기우식 등 지각과민이 심한 치아, 초음파 기구에 의해 파절 및 변색될 수 있는 porcelain crowns, composite resin restoration, titanium implants 등

7. 장점과 단점

초음파기구는 시간과 효율성 측면에서 수기구와 비교하면 많은 장점을 가지고 있어 임상에서 주로 큰 침착물이나 외인성 착색물 제거 시에 많이 사용하고 있다.

1) 장점(Advantages)

① 침착물의 효과적인 제거

진동에 의한 기계적 작용(mechanical action)으로 치면세균막이나 치석을 효과적으로 제거할 수 있다. 특히 큰 부착물과 치석제거에 용이하고 측방압 감소와 소요시간 단축으로 인해 술자의 피로 감소는 물론 경도의 측방압으로 환자에게 편안함을 증가시킨다.

② 물의 분사에 의한 세척작용(irrigation)

치주낭을 물로 세척하면 치주낭 내의 치면세균막, 음식물 잔사, 독성물질, 부유세균 등을 씻어내 시술부위의 치유를 촉진하고, 치은조직의 마사지 효과도 얻을 수 있다. 또한 시술부위의 혈액, 음식물 잔사 등을 분사된 물로 제거하여 기구조작 시 시야를 좋게 한다.

③ 시술시간이 단축된다.

진동에 의한 기계적 작용으로 수동기구의 경우보다 시술시간이 짧아지므로 환자와 술자의 피로를 감소한다.

④ 치근분지부에 대한 접근성

초음파 스케일러의 가는팁(thinner tips)을 사용하면 깊은 치주낭 내 접근을 용이하게 만든다.

⑤ 공동화현상과 음향난류 효과로 세균의 세포막 파괴와 치면세균막의 살균효과가 있다.

⑥ 변형 개발된 가느다란 직경의 tip은 치근면에 접근성이 좋다.

2) 단점(Disadvantages)

① 초음파 및 음파 기구의 손잡이가 굵고 진동이 있으며 기구조작 시 촉각이 저하된다.

② 섬세한 촉각의 부족으로 치근활택 시 미세한 침착물을 남길 수 있다.

③ 부적합한 작업단 사용과 강한 측방압은 치면에 손상을 준다.

④ 소음발생으로 시끄럽고, 열 발생으로 손상을 줄 수 있다.

⑤ 물안개 때문에 치경을 통한 시야확보가 어렵다.

⑥ 하악 전치부에서는 기계적 진동에 매우 민감하다.

⑦ 치근이 미완성된 맹출 중인 치아를 가진 어린이에게는 사용하지 못한다.

⑧ 에어로졸이 발생하여 질병 전염이 쉽다.

⑨ 성장과정의 어린이에게는 사용하지 않는다.

⑩ 부적합한 기구와 tip의 사용은 치면에 손상을 준다.

8. 음파 및 초음파를 이용한 치주시술의 한계 및 위해성

1) 술자의 숙련도

치주시술의 성과는 수용 scaler를 사용하거나 음파 및 초음파 등의 전동기구를 사용하는가의 여부와 관계없이 술자의 숙련도가 매우 중요하다. 전동기구를 사용해도 술자의 사용법에 익숙하지 않으면 효과가 없을 뿐 아니라 환자에게 위해를 줄 수 있으므로 성공적으로 이끌기 위한 노력이 필요하다.

2) 촉각의 민감성이 떨어지는 것에 대응

음파 및 초음파 스케일러는 수동기구에 비해 촉각이 떨어진다. 따라서 사용 후에는 반드시 정확한 탐지 및 수용기구의 사용을 통해 보완해야 할 것이다.

3) 에어로졸의 발생과 감염관리 문제

멸균할 수 없는 부품이 있어 감염관리에 대한 문제가 야기될 수 있으므로 핸드피스와 급수통 등 가압증기멸균할 수 있는 제품의 사용과 오염된 에어로졸의 다량발생으로 인해 개인보호용구 착용, 대용량 흡입기 사용, 시술전 양치 등의 감염관리법을 준수해야 한다.

4) 청력장애 및 근골격계 손상위해

초음파기구를 오랫동안 사용 시 촉각이 둔해지고, 무력감 등의 신경손상의 위험요인이 발생될 수 있으므로 근골격계 손상을 예방할 수 있도록 인체공학적 고려를 통한 자세를 취하도록 노력하여야 하며, 혹시 야기될 수 있는 청력에 미치는 영향을 줄일 수 있는 귀마개 등의 용구를 사용하는 것도 방법이다.

5) 작업단의 오용에 의한 손상

(1) 치은의 손상

치은연하 치석제거 시 초음파 scaler나 수용 scaler 모두 치주낭벽을 형성하고 있는 치은 내부조직에 다소의 손상을 주게 되는 것을 피할 수는 없다. 따라서 초음파 scaler를 사용할 때도 기구조작에 주의하지 않으면 안된다. 수용 scaler에 비해 상처는 비교적 적고 치유도 빠른편이다.

(2) 치면, 치근면의 손상

초음파 scaler를 시술 시 작업단의 각도와 압력은 매우 중요하다. 치면과 치근면에 90˚로 대고 과도한 힘을 주면 수용 scaler를 사용하는 것 보다 훨씬 깊고 심한 상처가 된다. 따라서 작업단을 사용 시 치면에 과도한 측방압을 가하거나 각도를 15˚ 이상 주지 않도록 한다. 각도는 치아장축에 평행하거나 15˚ 이내로 유지해야 한다. 각도가 커질수록 치면과 치근면의 손상이 커진다.

9. 수용 scaler와 초음파 scaler의 차이점

표 13-4 수용 scaler와 초음파 scaler의 차이

구분	수용 scaler	초음파 scaler
기구특징	예리한 기구	둔한 기구
침착물 제거	다량의 부착물을 제거하기 어렵다.	다량의 부착물을 쉽게 제거할 수 있다.
작용기전	긁어서 뗀다, 깎는다.	두드린다, 친다, 비벼서 뗀다.
물 사용	물을 사용하지 않는다.	물을 사용한다.
잔류물의 제거	치주낭 내의 잔류물이 남게 된다. 치주조직에 활력을 주지 않는다.	치주낭 내의 잔류물을 씻어낸다. 치주조직에 활력을 준다.
시간소요	시술시간이 길다.	시술시간이 짧다.
지각과민현상	열이 나지 않으므로 특정 부위에 지각과민을 일으키는 경우가 적다.	하악전치부의 열에 의한 지각과민을 일으킬 수 있다.
손가락의 힘	손가락의 힘이 요구된다.	손가락의 힘이 요구되지 않는다.
술자피로도	시술 후 손가락의 피로를 느낀다.	시술자가 피로를 느끼지 않는다.
측방압	치면압력이 크다(400~1,000g).	치면압력이 적다(45~75g).
동작 각도	수용기구내면과 치면과의 각도는 45~90도로 사용한다.	치아장축과 작업단의 각도는 평행하거나 15도 이내이다(0~15도).
촉각의 민감도	촉각이 민감하다.	손의 촉각이 떨어진다.
Cavitation효과	cavitation효과가 없다.	cavitation효과로 세균 및 부착물 제거에 도움이 된다.

10. 임상준비

1) 전단계 준비

(1) 구강위생관리계획

환자의 전신병력과 치료기록을 검토하고 구강검사를 실시한다. 일반적으로 구강검사는 치주탐침을 실시하여 침착물의 위치, 치주낭의 깊이와 연조직 부착형태, 노출된 치근분지부의 유무를 검토한 후, 기구조작에 대한 계획을 수립 후에 실시한다.

(2) 감염조절법

① 개인보호장구 착용

감염에 취약하므로 술자와 협조자 모두 보안경, 고효율의 마스크, 안면보호대, 글로브, 가운 등을 착용하고 필요시 수술용 모자도 추천된다.

② 세척용 송수관

박테리아 오염을 감소시키기 위해 송수관을 세척한다. 매일 2~3분정도 깨끗한 물을 흘려보내고 환자를 본 후에는 20~30초간 물을 흘려보낸다. 멸균된 작업단을 핸드피스에 삽입하기 전에도 물을 흘려보낸다.

③ 고용량 흡입기

고용량 흡입기(vaccum)를 사용함으로써 환자와 술자의 오염된 에어로졸 흡입을 감소시킬 수 있다. 고용량 흡입기 사용 시에는 협조자가 필요하다.

④ 환자 준비

환자의 눈 감염이나 상처를 예방하기 위해 보안경을 착용시키고, 피부와 옷이 젖는 것을 방지하기 위해 방수 덮개로 환자를 덮어준다, 또한 치료에 앞서 환자의 균혈증 발생의 감소를 위해 30초 동안 항균제로 구강양치를 시킨다. 환자는 최상의 시야확보를 위해 supine 또는 modified supine 자세를 위치하도록 하고 코를 통해 호흡하도록 한다. 또한 진료과정에 대한 사용목적과 소리, 분사, 진동 등에 대해서도 설명해주는 것이 필요하다.

11. 기구 조작

기구조작 시에는 촉각이 감소되거나 없어지므로 치아의 형태를 알고 인지하면 효과적이고 안전하게 시술하는데 도움이 된다.

1) 장비 준비(Unit preparation)

① Dental unit에 전기코드와 물을 연결시킨다.
② Main switch와 water스위치를 켠다.
③ Handpiece를 connector에 연결시킨다.
④ Foot controller를 밟고 handpiece를 타구 위에서 약 30초~2분간 물을 흘려버리고 핸드피스에 물을 채운다. 매일 진료를 시작하기 전 2분, 환자 사이마다 30초씩 사용하면 수관에 고인 물을 제거할 수 있다.
⑤ 수량과 주파수, 출력을 조절한다.

2) 사용법

(1) 기구잡는법과 손고정

변형연필잡기법(modified pen grasp)으로 잡는다. 핸드피스를 잡을 때는 치주탐침을 할 때처럼 가볍게 변형연필잡기법으로 잡아야 촉각이 향상된다.

이때 핸드피스 코드의 무게로 인해 잡아당겨지고 손목에 긴장을 주게 되므로 약지와 끝지 사이에 코드를 잡아 고리모양으로 감거나 어깨 위에 코드를 걸치면 문제점을 해결 할 수 있다.

손고정은 구강 내·외부에 부드럽고 안정되게 손고정을 한다.

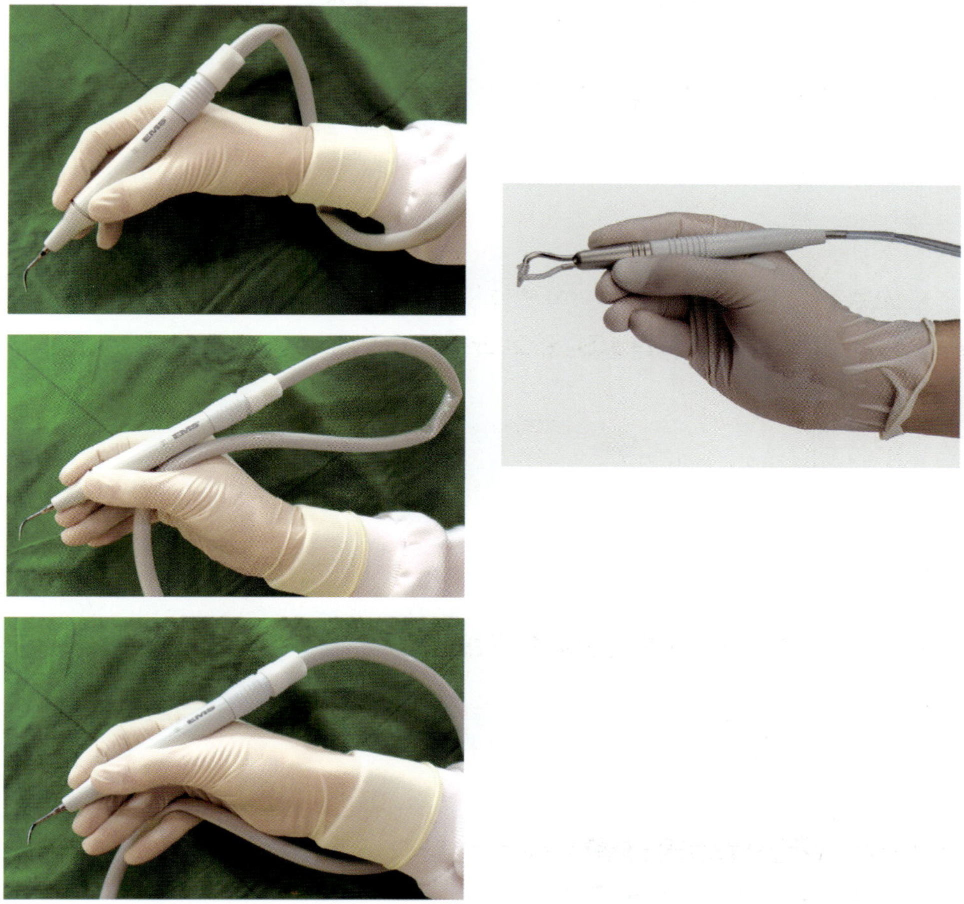

그림 13-13 핸드피스 코드 잡는법

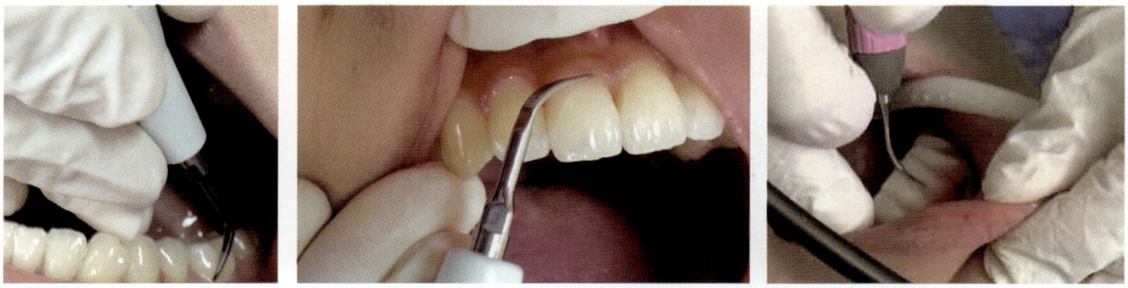

그림 13-14 초음파스케일러 사용 시 손고정

(2) 적합(Adaptation)과 각도(Angulation)

기구 tip의 측면을 치면과 밀접하게 적합시킨다. 치면에 손상을 줄 수 있기 때문에 기구팁의 끝(point)을 치면과 수직으로 위치시키면 안된다. 일반적으로 tip의 측면이나 배면이 치면에 평행하도록 적합하고 내면과 치면 사이의 각도는 가능한 치면에 0°에서 15°로 한다. 만약 15°를 넘게 되면 치면에 손상을 줄 수 있으므로 주의해야 한다.

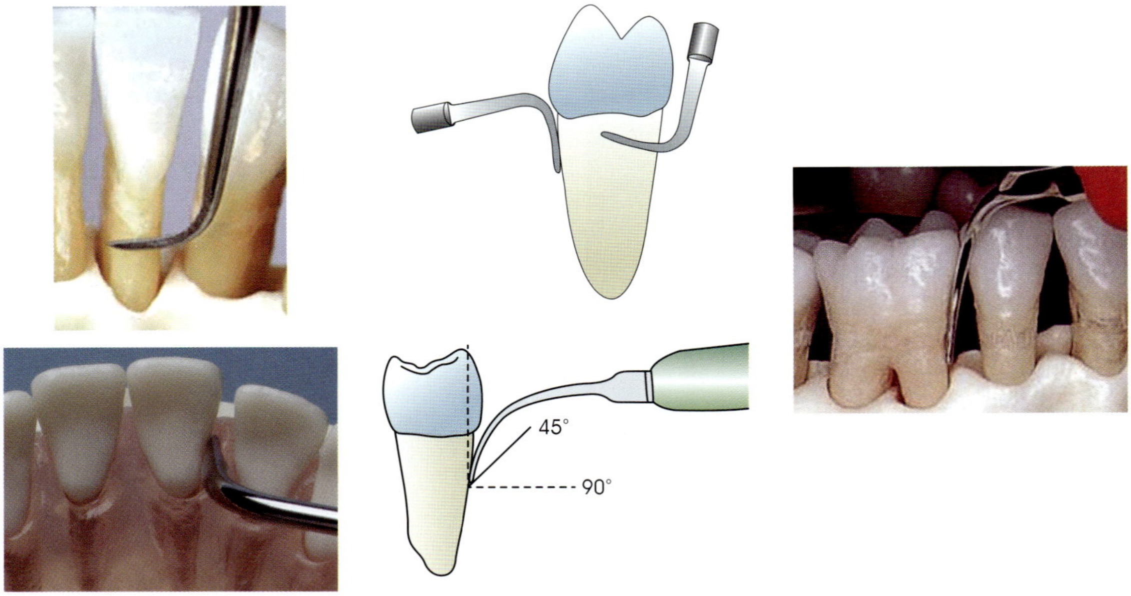

그림 13-15 초음파 scaler의 작업단의 적합과 각도

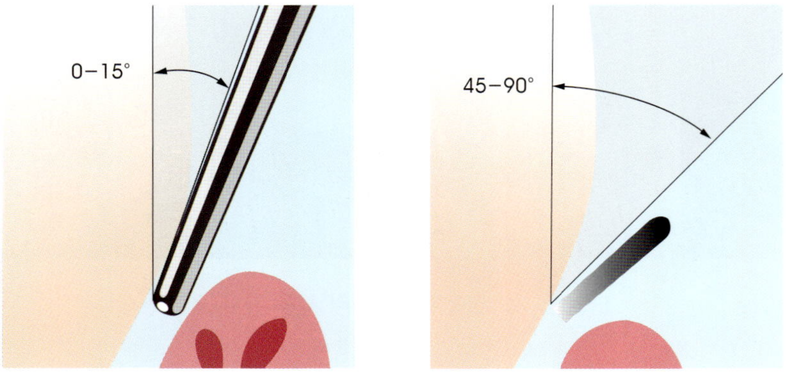

그림 13-16 초음파 scaler와 수용 scaler 각도 비교

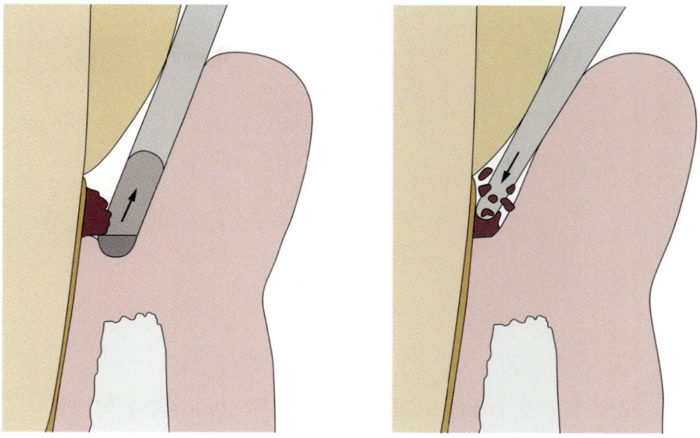

그림 13-17 치은연하치석 접근법

(3) 동작(Activation, stroke)

치아의 손상을 예방하기 위해 깃털잡는 것과 같은 약한 압력(경도의 측방압)을 사용한다. 과도한 측방압은 치면에 손상을 주고 치석을 연마하는 결과를 초래한다. 동작의 방향은 모든 면에 수평, 수직, 사선 또는 복합적으로 중첩된 동작을 사용한다. 치은연하 치면세균막 제거는 비질하듯이 동작(sweeping motion)하고 치석제거는 여러 방향에서 연속적으로 부드럽게 치석을 두드려 깨는 동작(tapping motion)으로 사용한다. 수기구를 사용할 때보다 많은 동작을 하며 tip을 계속 움직여서 치면에 tip이 머물러 있지 않도록 주의해야 한다.

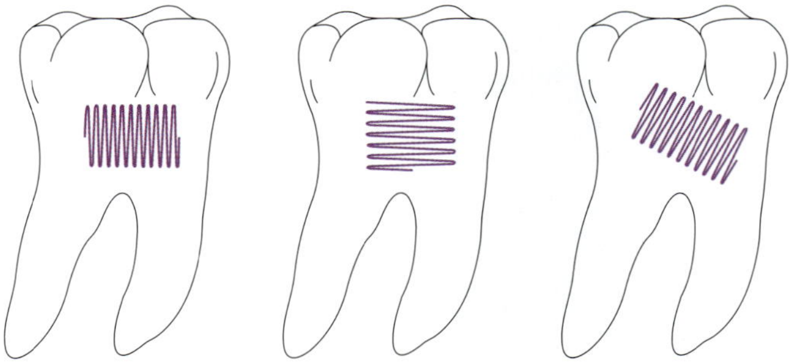

그림 13-18 초음파 scaler의 동작
(수직/수평/사선 - 짧으면서 중첩동작)

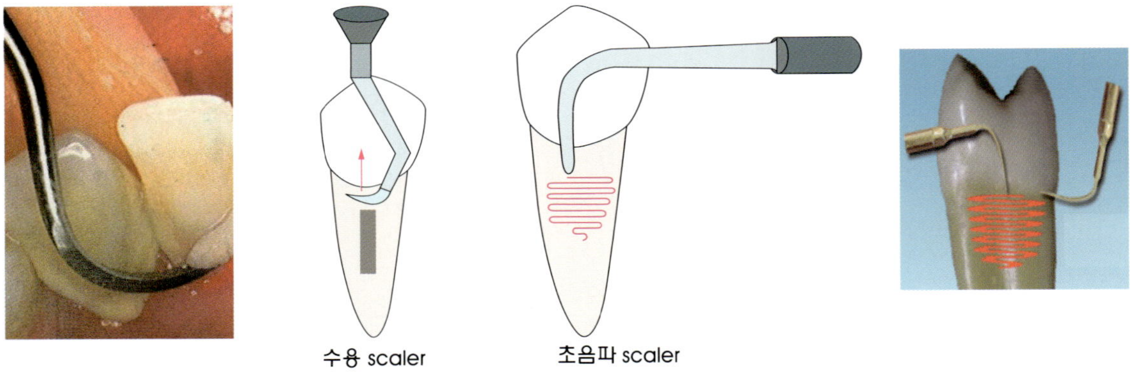

그림 13-19 **hand scaler동작 초음파 scaler의 동작비교**

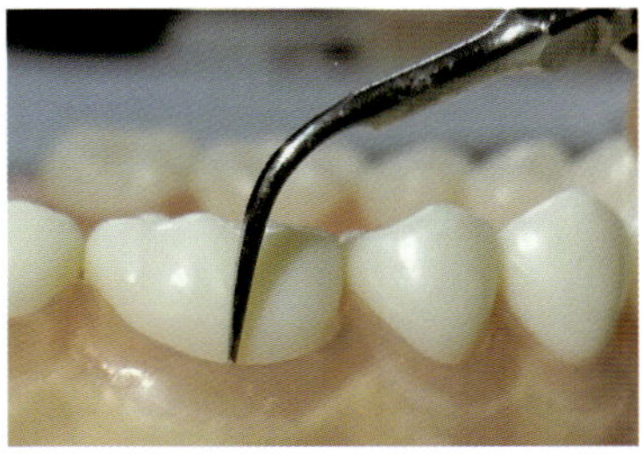

Tip 측면의 수직 적합(구치)

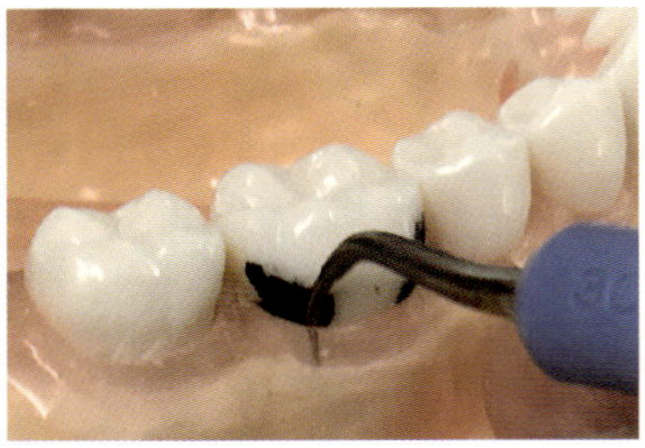

Tip 배면의 수직 적합(자기변형식 기구)

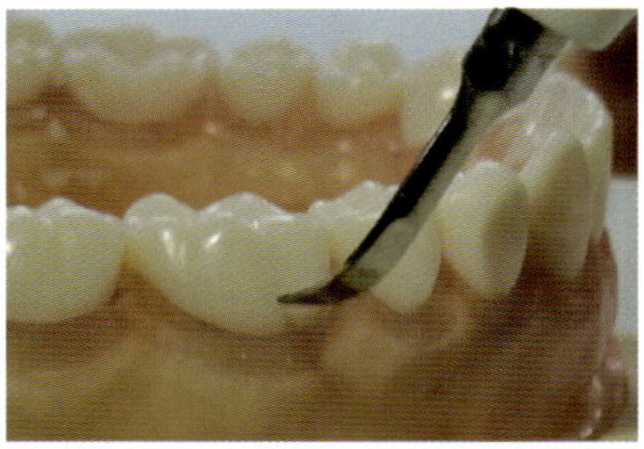

Tip의 잘못된 적합(tip의 끝)

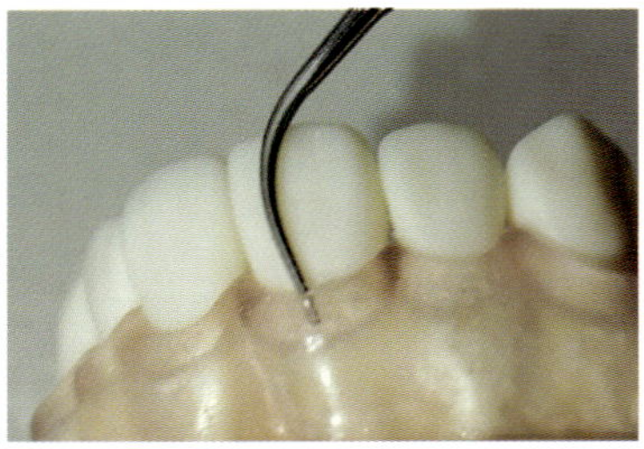

Tip 측면의 수직 적합(전치)

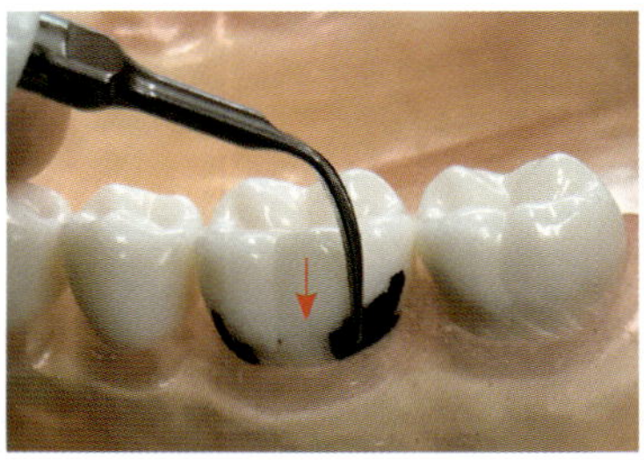

치석제거 동작

① 작업단의 끝이 접합상피를 향하도록 한다.
② tip 2-4mm 부위를 치석 위쪽(치관)에 적합한다.
③ 수직 또는 사선, 수평 동작, 여러방향으로 두드리는 동작(tapping motion)을 한다.
④ 미는 동작 사용한다.
⑤ 측면, 배면의 주 작동부를 치석침착물의 가장 위쪽에서 가볍게 계속 움직인다.
⑥ 작업단의 내면과 치면사이의 각도가 0°에 가까워야 하며 최대 15°를 넘지 않는다.
⑦ 치은연하 치석제거 시 치석침착물 위에 tip을 위치한 후 아래쪽을 향하여 조작한다.

그림 13-20 **전동 치석제거 시 동작**

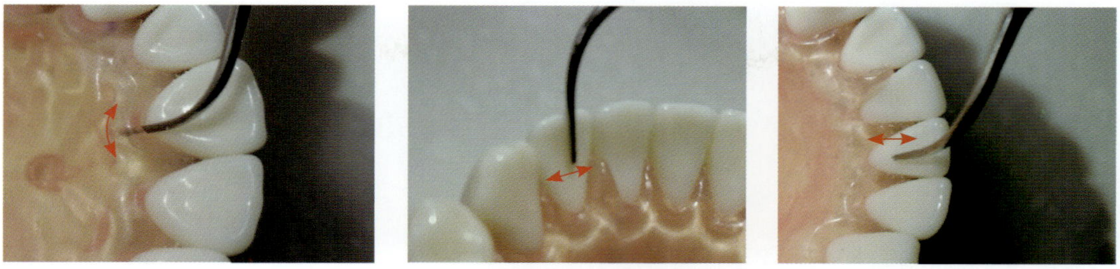

치면세균막 제거 시

① 치근면 위를 연속적으로 부드럽게 비질동작(sweeping motion)을 한다.
② 짧으면서 중첩된 손동작 사용한다.

그림 13-21 **전동 치면세균막 제거 시 동작**

12. 초음파 치석제거 시 주의사항

① 작업단의 선택

표준 직경의 작업단은 중간~큰 크기의 치석 침착물, 가는 직경의 팁은 작은~중간 크기의 치석 침착물을 제거한다.

② 출력은 되도록 낮게 설정한다.

출력설정은 약하게 설정하되 치석제거 시에는 중간 출력으로, 치면세균막 제거는 저 출력으로 설정한다.

③ 수량조절은 많은 양을 사용하도록 한다.

물의 사용은 물 흐름이 팁의 주 작동부와 정확하게 일치하도록 조절한다. 팁 주위에 둥근 물안개가 생기도록 물의 양을 조절한다.

④ 핸드피스는 가볍게 잡는다.

치주탐침를 사용할 때처럼 손에 힘을 빼고 가볍게 핸드피스를 잡는다.

⑤ 손고정은 안정되게 한다.

구내 또는 구외 손고정 중에 적절한 방법으로 안정적이게 고정한다.

⑥ 수용 scaler보다 작은 각도로 사용한다.

작업각도는 치아장축에 평행하여 0°에 가깝게 하되 15°를 절대 넘지 않는다.

⑦ 수용 scaler 사용보다 훨씬 약한 측방압을 준다.

팁의 측면이나 배면을 치석(또는 치면)에 가볍게 적합하고 중등도 이상의 압력을 주면 팁의 작업 효율이 감소하거나 진동이 멈춰 작동되지 않을 수도 있다. 따라서 약하게 적합시켜 사용한다.

⑧ 손동작은 손가락 동작법을 더 많이 사용한다.

일반적으로 수용 scaler로 치석을 제거 시에는 손목동작(wrist motion)이 효과적이지만 전동기구 사용 시에 약한 압력을 주려면 손가락 동작법을 사용하는 것이 보다 효과적이다.

⑨ 팁(tip)이 한 곳에 머물지 않도록 한다.

팁을 계속 움직인다. 어느 한 부위에 팁이 계속 머물지 않도록 한다.

⑩ 팁의 동작은 치아마다 세심한 주의를 기울여 작동한다.

크고 단단한 치석을 제거 시에는 천천히, 느리게 반복적으로 손동작을 해야 한다. 중첩된 손동작을 수직, 수평 또는 사선 방향으로 시행하되, 모든 치근면을 빠뜨리지 않고 촘촘하게 시술한다.

13. 초음파를 이용한 치석제거 술식

1. 환자의 병력과 금기증 유무를 확인한다.
2. 소음, 물 분사, 진동감 등 시술 중 나타날 수 있는 상황들을 미리 설명한다.
3. 술자와 환자는 보호장구를 착용한다.
4. 시술 전에 항세균 용액으로 환자구강을 세척한다.
5. 환자를 supine 또는 modified-supine position으로 위치시킨다.
6. 구강검사 후 치면착색제를 바른다.
7. 변형연필잡기법으로 기구를 가볍게 잡고 인접치아에 손고정한다.
8. 기구적합 시 전치는 중앙, 구치는 원심능각에 작업단을 놓는다.
9. 작업단은 치아장축과 평행 또는 15도를 초과하지 않는다.
10. 기구동작은 한 부위에 오래 머물지 않으면서 2~3mm로 중첩동작 한다.
11. 치면침착물 위에서 시작하여 아래쪽으로 진행하며 sweeping stroke, tapping motion (horizontal, oblique, vertical)을 사용하며 상·하·전·후로 한 부위에 너무 오래 머물지 않도록 사용하며 서서히 옆 치아로 이동시킨다.

12. 한꺼번에 많은 압력을 가하지 않고 일정한 속력으로 여러번 움직인다.
13. 작업단이 치간에 들어가면 pedal을 멈춘다.
14. 항상 가벼운 측방압으로 기구동작한다.
15. 환자가 과민함을 느끼면 작업각을 확인하거나 강도를 낮추고 다른 치아를 먼저 시술한다.
16. 수기구로 미세한 잔존 치석을 제거하여 마무리한다.
17. 과산화수소나 항세균 용액으로 구강 내를 소독하고 양치한다.

14. 초음파 치석제거기의 유지 및 관리

1. 치석 제거 후 작업단을 분리하여 세척한다.
2. 가압증기 멸균법으로 멸균한다.
3. 핸드피스의 줄이 꼬이지 않도록 주의하며 감아 놓지 않는다.

Chapter

14 치면연마

Tooth Polishing

ORAL PROPHYLAXIS

14장 치면연마 (Tooth Polishing)

학습목표

- 치면연마의 정의를 설명할 수 있다.
- 치면연마의 목적을 설명할 수 있다.
- 치면연마제의 구성성분을 설명할 수 있다.
- 치면연마 방법을 나열할 수 있다(on-off method, painting method).
- 치면연마 과정을 설명할 수 있다.
- 치면연마 주의사항을 설명할 수 있다.
- 엔진연마 시 준비물을 나열할 수 있다.
- Porte polisher, dental tape, linen polishing strip의 사용방법을 설명할 수 있다.
- 치면연마 시 치질에 미치는 영향을 설명할 수 있다.
- Air jet-polishing의 작용기전을 설명할 수 있다.
- Air jet-polishing 적응증과 금기증을 설명할 수 있다.
- Air jet-polishing 장·단점을 설명할 수 있다.
- Air jet-polishing 사용원칙과 사용 후 관리법에 대하여 설명할 수 있다.

I 치면연마

치면연마(polishing)는 치아 부착물이나 외인성 착색물(extrinsic stain) 제거 등의 시술 후 거칠어진 치면의 활택과 심미성 등 시술의 완전한 효과를 얻기 위해 하는 것이다. 하지만 치면연마는 모든 환자들에게 필수사항이 아닌 선택사항이다.

치면에 침착된 착색은 병인요인이 아니므로 건강상 또는 치료의 이유보다는 심미적인 이유에서 제거를 한다. 특히 계속적인 치면연마는 치면에 손상을 줄 우려가 있어 선택적 연마(selective polishing)를 적용해야 한다.

1. 치면연마의 목적

치면연마를 결정하기 전 연마에 대한 긍정적 및 부정적 효과에 주의를 기울여야 한다.

환자의 요구에 근거한 전문가적 판단은 구강위생관리계획에 그 치료가 포함될 때 결정되어야 한다. 환자 개개인의 상황에 따라 심미적 치면연마를 선택적으로 실시하는 목적은 다음과 같다.

① 칫솔질이나 스케일링 시 제거되지 않는 외인성 착색물(extrinsic stain)과 치면세균막(dental plaque)을 제거한다.

② 환자교육효과 및 구강위생에 관한 동기부여(motivation)를 유발한다.

③ 치석제거술 후 거칠어진 치면을 활택시켜 침착물의 재부착을 방지한다.

④ 치아우식 예방 효과를 위한 불소도포나 치면열구전색 전처치로 시행한다.

⑤ 충전물의 활택과 2차적 치아우식증 예방을 통한 보철물의 수명을 연장한다.

2. 치면연마의 금기증

다음은 연마해야 하는 시기를 연기하거나 금기증이 되는 특별한 경우이다.

① 경미한 착색

선택적 연마의 원칙은 필요하지 않다면 하지 않는 것이다. 심미적 외관도 중요하지만 질병예방을 위한 원래의 상태가 더욱 중요하다. 따라서 경미한 경우 손실이 더 크므로 하지 않는다.

② 호흡곤란 환자

천식, 폐기종(emphysema) 등의 호흡기 장애 환자에게는 사용을 금한다.

③ 과민성 환자, 최근 맹출한 치아나 치근면

연마제에 의해 얇은 백악질과 상아질 부위의 상아세관이 노출되어 지각과민증을 일으키므로 사용을 금한다. 또한 신생된 맹출 치아는 치면의 불완전한 석회화 부위로 사용을 금한다.

④ 치아우식증 발생률이 높은 환자

다발성우식증, 치근우식증, 법랑질 탈회부위, 특정 원인으로 인한 구강건조증 등 불필요한 연마제 사용으로 불화물이 풍부한 법랑질과 치근부위의 치면이 삭제되지 않도록 금한다.

⑤ 긁히기 쉬운 수복물, 보철물

연마제에 의해 골드나 포세린 등의 수복물과 티타늄 임플란트 등에 흠집이 생기므로 사용을 금한다.

⑥ 탈회된 치아부위

⑦ 임플란트 지대주

⑧ 기타 차후로 연기가 필요한 경우

에어로졸에 의해 전파되는 전염성 질환을 가진 경우, 칫솔질 또는 기구사용 시 출혈이 있는 연조직, 치면세균막관리를 잘 못하는 경우, 깊은 치은연하 치석제거술을 시행한 직후에는 연마제 입자가 치주낭으로 들어가 치유를 방해할 수 있어 금기한다.

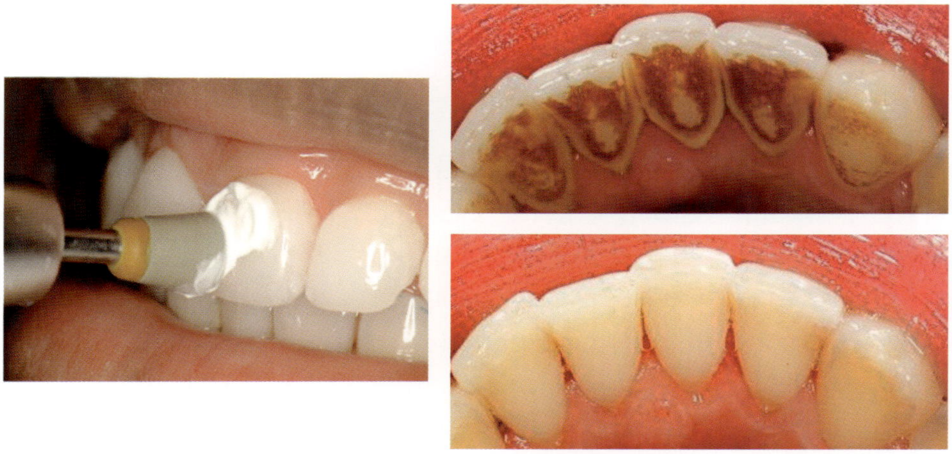

그림 14-1 **치면연마 전/후**

3. 치면연마제(Polishing agent)

연마용 기구와 함께 연마제는 외부착색을 제거하는데 사용된다. 선택한 연마제는 외부착색이 없는 깨끗한 치아면을 제공해야 하고 치아표면, 수복물, 치은에 해롭지 않아야 한다.

치면연마에 사용하는 agent는 세척제(cleaning agent), 연마제(polishing agent), 세척연마제(clean & polishing agent)로 나눌 수 있다.

특히 치면연마제는 촉촉한 상태에서 사용해야 하는데 글리세린(glycerin)과 같은 윤활제는 열의 발생을 줄일 수 있어야 한다.

연마제는 다양한 등급으로 사용되는데 가장 고운 연마제는 법랑질이나 금속 수복물에 사용하며 거친 연마제는 기공 목적으로 사용된다.

치약에 포함되는 연마제는 치과에서 사용되는 연마제보다 고운 연마제이다.

1) 마모작용(연마효율)에 영향을 주는 요인들

(1) 연마제의 특성

연마 시 연마제의 날카로운 입자가 치면을 따라 움직이면 미세한 흠집과 홈을 만든다. 연마속도나 연마율은 연마제 입자의 특성과 이를 적용하는 부위에 따라 결정된다.

연마 시 치질의 마모를 최소화하기 위해서는 다음의 특성이 영향을 미친다.

① **형태** : 날카롭고 불규칙한 모양의 입자가 둥근 입자보다 마모를 많이 시킨다.

② **경도** : 단단한 연마제가 더 빨리 치면을 연마시킨다.

③ **강도** : 연마 시 무뎌지는 것보다 작은 입자로 파절되는 것이 더 큰 강도를 가진다.

④ **마모저항성** : 마모저항성이 큰 연마제가 더 빨리 연마시킨다.

⑤ **입자의 크기** : 입자의 크기가 클수록 마모력은 커지고 연마력은 떨어진다.

(2) 연마제 적용의 원칙

연마 시 치질의 마모를 가능한 줄이기 위해서는 적용 원칙을 지켜야 한다.

영향을 주는 요인은 연마제의 특성, 속도, 압력, 적용시간, 고무컵의 적합 등 다섯 가지의 요소를 잘 조절한다. 따라서 환자의 개별적 구강상태에 따라 연마제가 선택되어야 하는데 부드러운 연마제들은 가벼운 착색(light stain)을 제거하는데 사용되며, 굵고 거친 연마제들은 오래된 착색(heavy stain)을 제거하는데 주로 사용될 수 있다.

① **연마제의 특성** : 입자의 크기가 크고 연마제의 양이 많을수록 더 마모된다.

② **속도** : 속도가 빠를수록 더 빨리 마모된다. 마찰열 때문에 빠른 연마는 금기이다.

③ **압력** : 압력이 클수록 더 빨리 연마된다. 강한 압력은 마찰열을 증가시키므로 금기이다.

④ **적용시간** : 고무컵은 한 치면에 1-2초씩만 짧게 적용한다. 길수록 마모가 많이 된다.
⑤ **고무컵의 적합** : 고무컵을 치면에 평행하게 적합시킨다.
예각으로 적합하면 치면이 더 많이 긁힌다.

2) 치면연마제의 선택

치면연마제의 선택은 외인성 착색(stain)과 치아표면에 부착된 부착물의 국소적 부착 유형에 따라 결정되어야 하므로 연마제가 치면에 손상을 줄 정도의 위험성이 있는 것은 피해야 한다.

치면연마 시 연마효율은 연마제에 포함되어 있는 입자의 수, 모양, 크기, 연마속도와 압력에 따라 결정되므로 환자의 개별적 구강상태에 따라 연마제가 선택되어져야 한다.

부드러운 연마제들은 가벼운 착색(light stain)을 제거하는데 사용되며, 굵고 거친 연마제들은 오래된 착색(heavy stain)을 제거하는데 주로 사용될 수 있다.

3) 치면연마제의 요구조건

① 청결효과가 있어야 한다.
② 동작 시 튀지 않도록 발포성이 있어야 한다.
③ 치면에 잘 부착되어야 한다.
④ 치은에 대해 자극이나 위험성이 없어야 한다.
⑤ 미세입자이어야 한다.
⑥ 치면연마 후 쉽게 제거될 수 있어야 한다.

4) 치면연마제의 구성성분

(1) 연마제/마모제(Abrasive)

주성분으로 50~60%이다. 퍼미스(pumice), 이산화규소(silicon dioxide), 지르코늄(zirconium), 규산염(silicate) 등이다. 치면을 매끄럽고 광택이 나게 하는 역할을 한다.

(2) 습윤제(Humectant)

20~25%를 차지하며 젖은 상태로 유지하고 성분을 안정시킨다. 글리세린(glycerin), 소르비톨(sorbitol) 등이다.

(3) 물(Water)

용매제로 점도형성에 사용되며 10~20%를 차지하며 적절한 점조도 형성한다.

(4) 결합제(Binder)

1.5~2.0%를 차지하며 성분이 분리되거나 시술시 튀는 것을 방지한다. 한천(agar), 나트륨 복합 규산염(sodium silicate) 등이다.

(5) 기타(향료, 색소, 당분 등)

기타 구성요소로 환자에게 안정감을 주기 위해 가미되는 감미료(sweetener agent), 향료(flavoring agents), 색소(coloring agent), 불소(fluoride agent) 등으로 구성된다.

5) 치면연마제의 종류

(1) Paste type

매끄러운 치면의 마무리 연마에 이용하며, 치면과의 친화성이 우수하고 불소를 함유하고 있다.

(2) Powder type

분말형으로 글리세린 1~2 방울을 혼합하여 사용하며, 불소도포 및 치면열구전색에 사용 시 글리세린을 빼고 증류수와 혼합하여 사용한다.

(3) Syringe type

교정장치를 장착한 환자에게 사용한다.

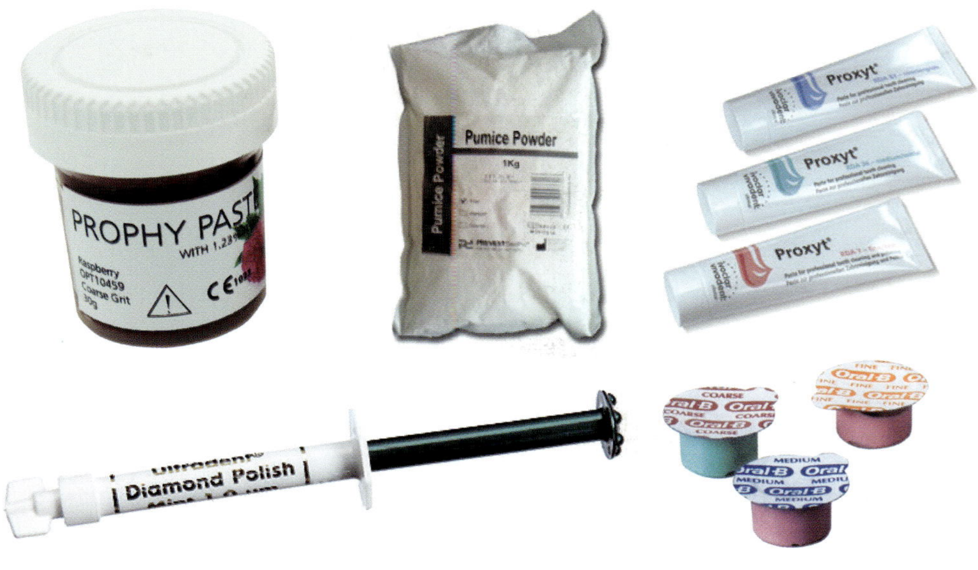

그림 14-2 **치면연마제의 종류**

4. 치면착색제거 후 치면연마 과정

1) 치면연마를 위한 환자 준비

① 환자에게 완전한 치석제거술의 치면세균막 조절에 사용하며 환자에게 연마는 치료가 아니라 심미적인 부가적 술식임을 알려준다.

② 올바른 연마제가 선택되었는지 확인하기 위해 수복물 등을 확인하고 전신병력을 재검토한다.

③ 오염된 에어로졸의 양을 줄이기 위해 환자에게 항균제로 양치시키고 보호장구는 술자, 환자 모두 착용한 후 고속 흡입기(high-velocity evacuation)를 사용한다.

④ 기구는 전동 및 수동기구를 모두 사용한다.

5. 치면연마 방법의 종류

치면연마의 방법에는 수동연마(manual polishing), 전동연마(motor driven polishing), 공기분말연마(air-jet polishing)가 있다.

1) 수동연마(Manual polishing)

수동연마는 가벼운 착색이나 전동연마로 접근이 불가능한 부위에 국소적으로 사용되는 방법이다. 전동연마에 비해 치면 마모가 적고 손의 촉각이 좋아 조절이 용이하다. 열과 소음이 없어 불편감이 적다. 치면 접근도가 쉬우며 휴대가 용이하고 장비가 간단한 것이 장점이다.

(1) 포트연마기(Porte polisher)

포트연마기(Porte polisher)는 외인성 착색제거 또는 지나치게 과민한 부분의 치료약물 적용을 위해 특별히 고안된 수동연마기구로 곡선형앵글(contra angle)에 나무조각(wood point)을 부착하도록 제작되어 있다.

나무조각은 원뿔모양이나 쐐기모양이며 다양한 종류의 나무로 만들어지는데 오렌지 나무를 가장 많이 사용한다. 포트연마기는 이상위치(malposition)와 같이 rubber cup의 접근이 어려운 부위에 기구조작을 용이하게 할 수 있는 도구이다. 특히 이동이 편리하여 모든 환자에게 어떤 장소에서든 유용하다.

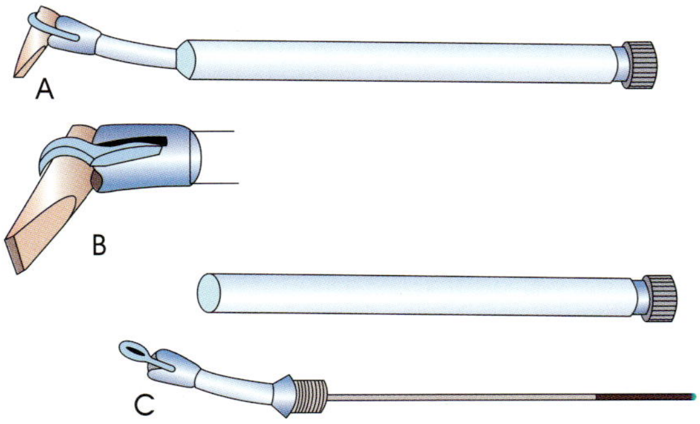

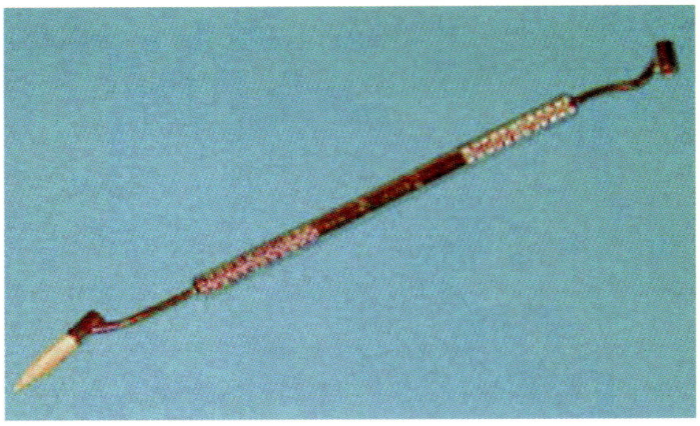

A : 나무 조각을 끼운 상태
B : autoclaving을 위해 분해상태
C : 분해시킨 모습

그림 14-3 **포트연마기(porte polisher)**

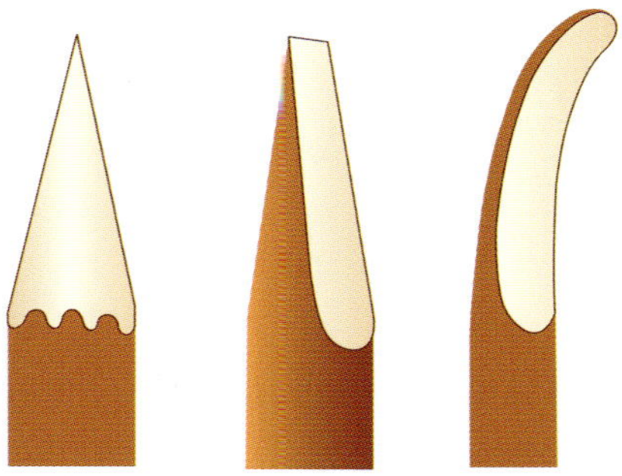

그림 14-4 **porte polisher tip의 형태**

① 형태에 따른 wood wedge 사용 부위

a. 원추형(cone shape)은 교합면의 열구나 소와에 사용한다.
b. 쐐기형(wedge shape)은 순면, 설면, 인접면, 교합면 부위에 사용한다.
c. 숟가락형(spoon shape)은 순면, 설면, 인접면에 사용한다.

② 사용방법

a. 사용할 팁을 손잡이의 연결부위에 직각이 되도록 끼운다.
b. 치면에 연마제를 도포한다.
c. 변형연필잡기나 연필잡기법으로 기구를 잡고 손고정(finger rest)을 한다.
d. 시술부위에 포트연마기(porte polisher)의 경부(shank)를 치아장축과 평행이 되도록 한다.
e. 동작(stroke)은 치경 1/3 부위에 원형동작(circular stroke)을 하며 구치부 인접면에는 앞·뒤(back and forth)방법을 사용하고 전치부 순·설면과 구치부 협·설면에는 위·아래(up and down)방법을 사용한다. 주로 손가락동작(finger stroke)을 한다.
f. 치은열구에 남은 연마제 입자를 완전히 제거하여 치은에 자극이 되지 않도록 한다.

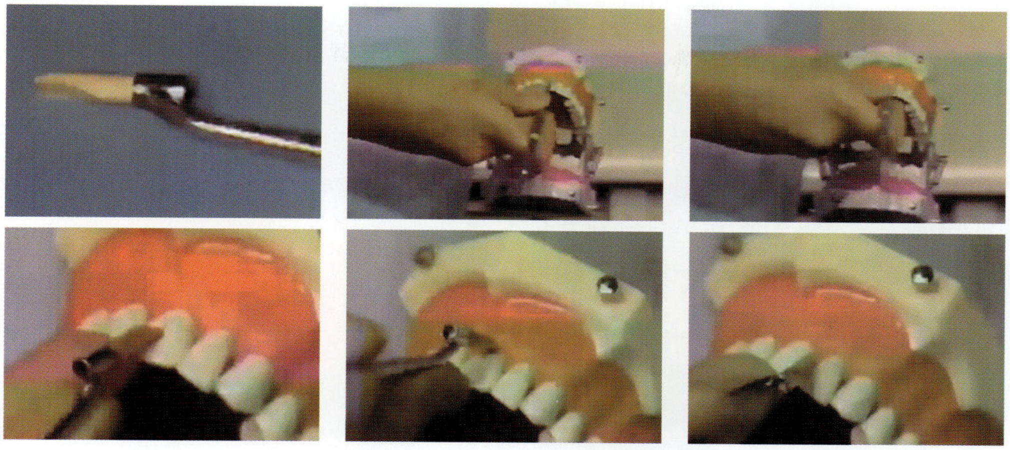

그림 14-5 porte polishing 사용방법

(상좌: porte polisher에 wood wedge를 끼운 모습/pen grasp & finger stroke)
(하좌: 순면, 치은열구, 인접면의 polishing)

(2) Linen polishing strips

길고 가는 플라스틱제로 한쪽 면은 연마제가 붙어있고 반대 면은 매끈하게 되어 있는데 인접면의 외부성 착색을 제거하는데 사용된다. 연마제가 붙어 있는 쪽을 활택하게 하기 위해 치면으로 향하도록 한 후 손고정을 하고 치은을 주의하면서 치아 접촉점 하부로 가볍게 톱질하듯이 strip을 삽입한다. 연마제가 부착된 면을 치아면으로 향하게 하여 구두 닦는 동작으로 치아면을 가로질러 전·후방으로 움직이며, 법랑질 표면에만 사용하여 치아와 치은에 손상이 없도록 주의한다.

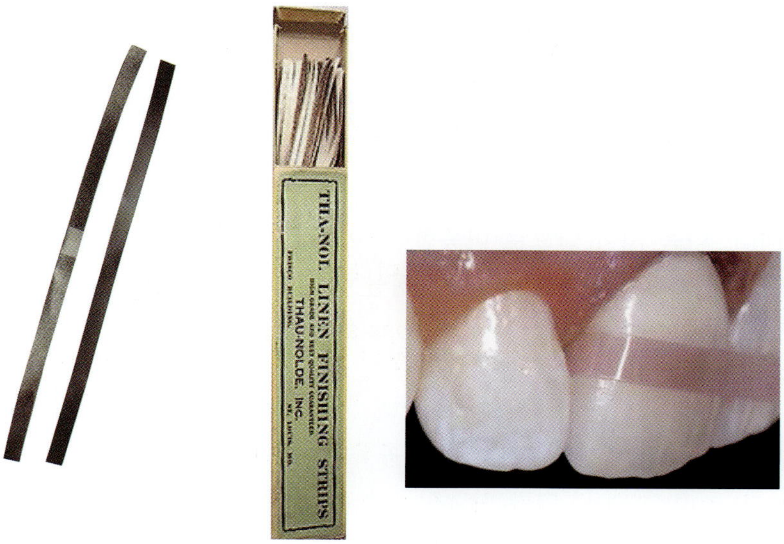

그림 14-6 polishing strips과 사용법

(3) Dental tape

치간 사이가 넓은 인접면의 착색(stain)을 연마하기 위해 사용되며, 인접면의 협(순)측에서 설측방향으로 동작하고 사용하는 동안 유리치은(free gingiva)이 손상되거나 치아사이의 접합상피를 손상 시키지 않도록 노출된 치아의 임상적 치관(clinical crowns)부위에 치실(dental floss)과 함께 사용하여 잔존 연마제를 제거한다.

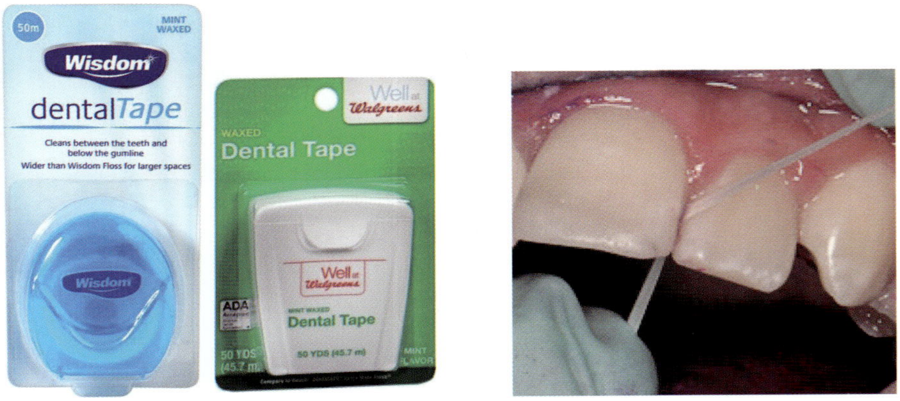

그림 14-7 **dental tape과 사용법**

(4) Dental floss silk

치실은 치아 사이의 이물질 및 치은열구 부위의 활택, 치아 사이의 연마제 입자들을 제거하기 위해 사용되며, 접촉부위와 치은열구 부위의 치아인접면을 깨끗이 하는데 목적이 있다.

치실을 사용할 때는 적당한 길이(40~60cm)로 잘라서 치아에 적용되는 치실의 길이가 2~3cm 정도가 되도록 조절하여 치아의 협·설면 방향으로 치실을 걸어서 교합면에서 치경부 방향으로 치실을 밀어 넣는다.

치실을 치간 사이에 삽입한 후 한쪽 면을 상하로 움직이는 동작을 여러 번 반복한 후 교합면을 향하여 제거하고 다음 치아 면으로 이동한다. 이때 상악에서는 엄지와 검지, 하악에서는 양쪽 검지손가락을 사용하며 사용부위마다 손고정을 정확히 해준다.

종류에는 waxed floss silk, unwaxed floss silk가 있으며, 치면연마에는 주로 waxed floss silk를 사용한다.

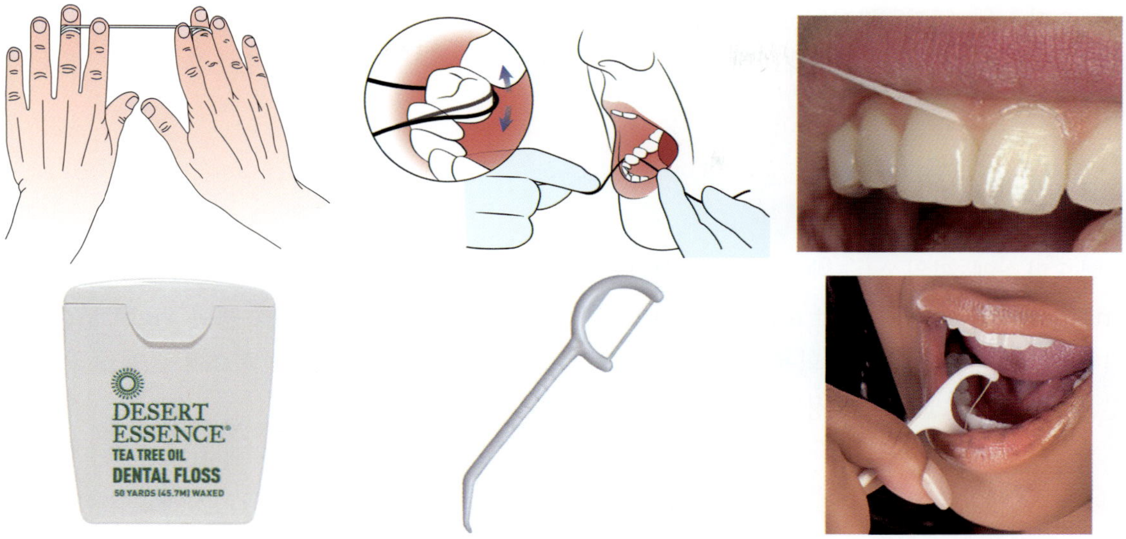

그림 14-8 dental floss와 사용법

Dental tape와 Dental floss의 차이점

치실은 몇 가지 서로 다른 유형으로 사용된다.
맛과 향이 다른 wax type과 unwaxed type, 그리고 얇은, tape 이른바 super floss라고 불리는 meshwork이 있다.

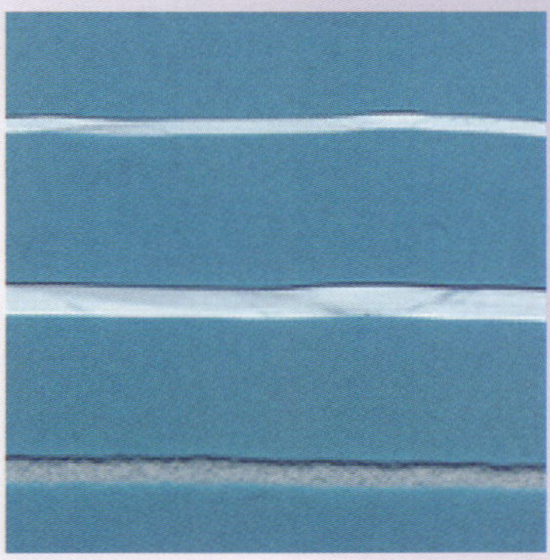

1
2
3

그림
1. dental floss
2. dental tape
3. super floss

2) 전동연마(Motor driven polishing)

전동연마(motor driven polishing)는 일명 엔진연마(engine polishing)라고도 불리운다. 이 연마법은 심한 착색이나 광범위한 착색의 제거에 사용되는 방법으로 신속하며 쉽고 효율적이기 때문에 가장 흔히 사용하는 연마방법이다.

일반적으로 속도는 저속핸드피스를 사용하는데 6,000 ~ 10,000rpm이다.

핸드피스는 진료용의자(dental unit)에 부착되어 있고 회전용 기구와 연결하여 사용한다. 기구의 무게와 크기 때문에 감각이 감소하고 치면에 대한 접근도 제한적이며 소음, 진동, 열로 인하여 불편하다.

(1) 치면세마용 angle

핸드피스에 끼워쓰는 세 가지의 기본 디자인은 직선형(straight angle), 곡선형(contra angle), 직각형 앵글(right angle)이 있다. 저속핸드피스에 contra angle 또는 right angle을 끼워 사용한다. 형태는 일회용이나 스테인리스 스틸로 만들어져 있다. 만약 1회용 앵글을 사용할 수 없다면 멸균하여 사용한다.

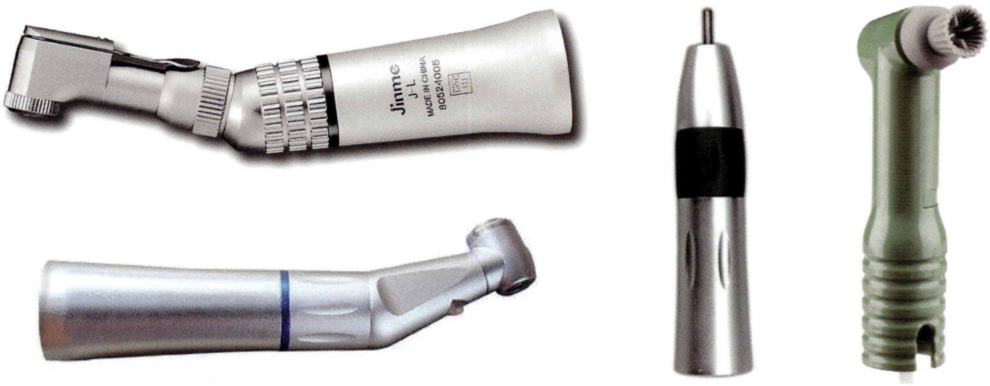

그림 14-9 contra angle / straight angle / right angle

① 연마용 러버컵과 종류

러버컵은 치면의 착색제거와 수복물 연마 시 주로 사용한다. 종류는 슬립-온(slip-on type), 스냅-온(snap-on type), 나사형(screw type), 맨드릴(mandrel type)이 있다. contra angle에는 mandrel type의 rubber cup을 사용하고, 치면세마용 앵글(prophylaxis angle)인 right angle에는 screw type rubber cup 또는 snap on type이나 slip on type의 rubber cup을 사용한다. 러버컵의 사용재료는 자연고무와 합성고무가 있으며 자연고무가 치아의 외형에 잘 맞는다.

② 강모 브러쉬

강모 브러쉬는 일명 prophylaxis brush나 Robinson brush, bristle brush라고도 하며 깊은 소와나 열구 등 선택적으로 교합면에만 사용해야 한다. 치아마모가 될 수 있으므로 노출된 치면에는 사용하지 않는 것이 좋다.

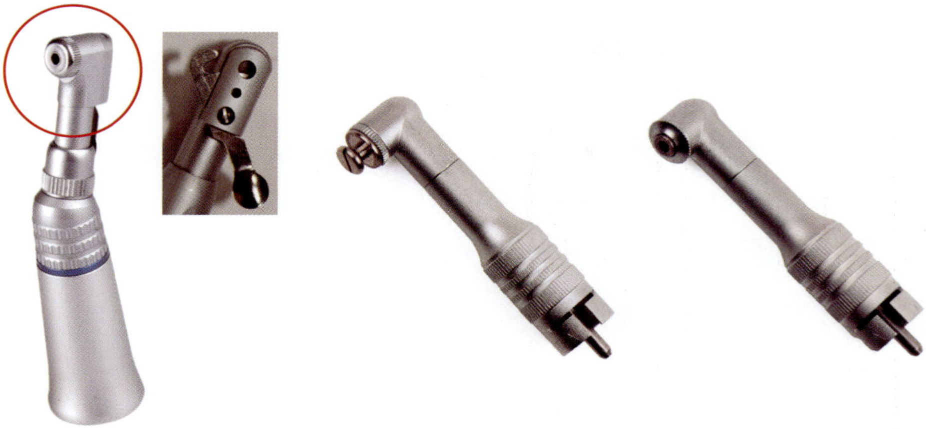

그림 14-10 **연마용 앵글의 종류**
contra angle(mendrel type) / right angle(snap on, screw type)

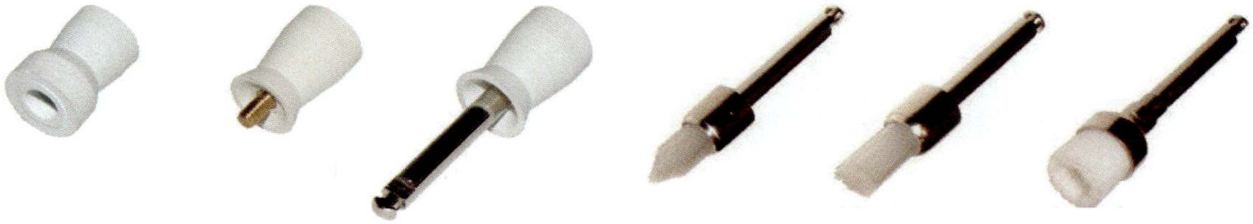

그림 14-11 **type별 앵글(rubber cup종류 / 강모브러쉬 종류)**

(2) 전동연마 시 사용되는 기구 및 재료

① Low speed handpiece
② Contra angle - Mandrel type rubber cup & Bristle brush
Right angle - Screw type rubber cup & Bristle brush, Slip on or snap on type, Rubber cup & Bristle brush
③ 치면연마제(Polishing agent)
④ 기본기구(mouth mirror, explorer, cotton plier)
⑤ 치실(Dental floss silk)
⑥ Dappen dish
⑦ 소공포, 보안경, 글러브, 안면보호대 등 보호장구

3) 치관연마의 방법

• 전단계준비

① 환자에게 치면세균막 관리의 중요성과 관리방법을 교육하고 동기부여를 시킨다.
② 항균용액으로 환자의 구강을 양치하도록 한다.
③ 환자에게 소공포 및 보안경을 착용시킨다.

(1) 기구 잡는법

Rubber cup을 치면세마용 angle에 끼운 후 변형연필잡기법(modified pen grasp)으로 잡는다.

(2) 손 고정

치아에 단단하게 손고정(finger rest)을 한다. 단, 동요가 있는 치아에는 하지 않는다.

(3) 적합과 측방압

고무컵을 시술할 치면에 직각으로 적합시키고, 컵의 가장자리가 약간 벌어질 정도로 힘을 주어야 한다.

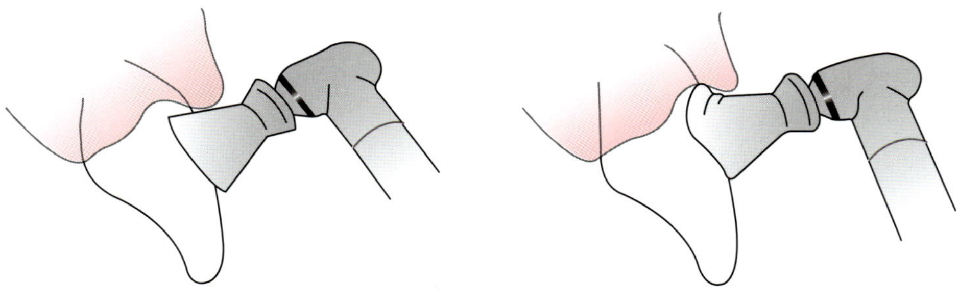

그림 14-12 **순면(labial surface)의 적합**

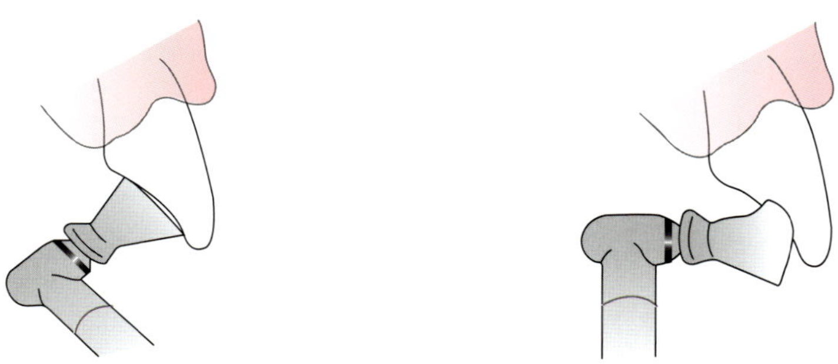

그림 14-13 **설면(lingual surface)의 적합**

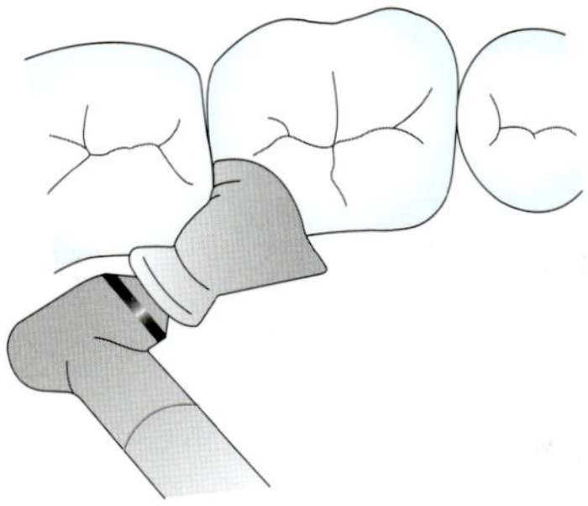

그림 14-14 **인접면(interproximal)의 올바른 적합**

(4) 회전속도 및 적용시간

돌아가는 고무컵이 멈추지 않는 범위 안에서 최대한 저속으로 회전시키고 치면에 1~2초씩만 짧게 적용한다.

(5) 연마의 방법

① On-off method(Lifting and patting motion)

Rubber cup의 끝을 사용하여 치아표면을 6등분(전치부 4등분)하여 적당한 압력을 가하며, rubber cup을 치아에 대었다 떼었다 하면서 foot controller로 속도를 조절하여 치아 표면 전체를 닦는 방법이다.

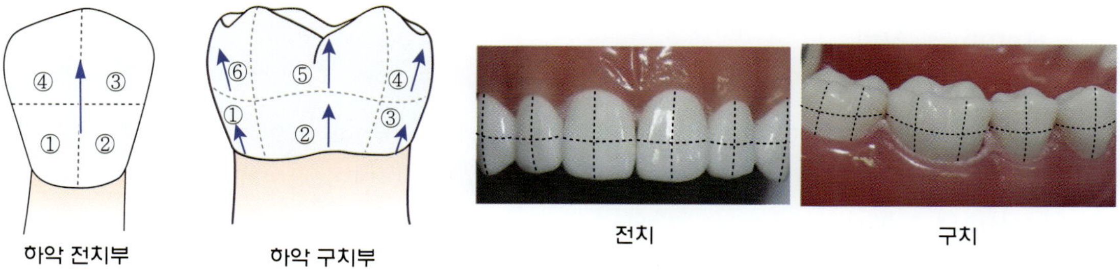

그림 14-15 **on-off method**

② Painting method(Sliding motion)

치아표면을 3등분(원심 1/3, 중심 1/3, 근심 1/3)하여 적당한 속도와 압력을 가지고 치은연에서부터 절단연(교합면)까지 painting 하듯이 쓸어 내려오는 방법이다.

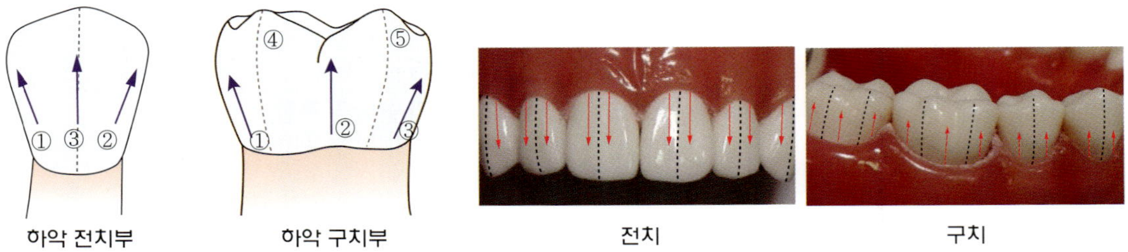

그림 14-16 painting method(sliding motion)

(6) 엔진연마의 순서

① Handpiece에 prophylaxis angle을 끼운다.

② Prophylaxis angle에 사용할 rubber cup이나 bristle brush를 끼운다.

③ Handpiece는 변형연필잡기법(modified pen grasp)으로 잡는다.

④ 치면연마의 적당한 속도를 유지할 수 있도록 하기 위하여 foot controller로 조절한다.

⑤ Handpiece는 modified pen grasp로 잡고 왼손에는 prophylaxis paste를 잡는다.

⑥ Prophylaxis cup에 prophylaxis paste를 담아서 치면연마 할 치아면에 골고루 바른다.

⑦ Prophylaxis cup을 치아면에 가까이 위치하고 인접치아에 finger rest를 한다.

⑧ 치은열구 1mm 정도에 Prophylaxis rubber cup을 닿게 하여 절단 또는 교합면을 쓸어 내리는 동작으로 약간 압력을 주면서 치면을 3등분(원심 1/3, 중앙 1/3, 근심 1/3)을 하여 치면연마를 한다.

⑨ 다른 치아도 같은 동작으로 치면 연마한다.

⑩ 모든 치아에 치면 연마가 끝난 후 교합면에는 bristle brush로 연마한다.

⑪ 치면 연마가 끝난 후 반드시 치실(dental floss)로 인접면의 치면세균막이나 남아있는 치면 연마제를 완전하게 제거해 준다.

(7) 부위별 치면연마 순서

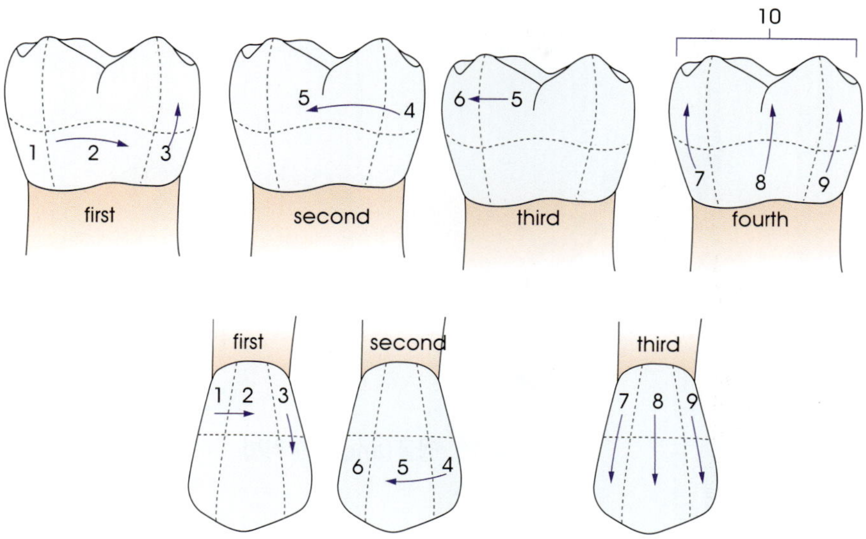

그림 14-17 **부위별 치면연마 순서(구치부/전치부)**

(8) 교합면의 연마

다른 치아도 같은 동작으로 치면을 연마한 후 모든 치아에 치면연마가 끝나면 교합면에는 강모솔(bristle brush)로 교합면에 평행으로 적합시켜 열구, 소와 등을 연마한다.

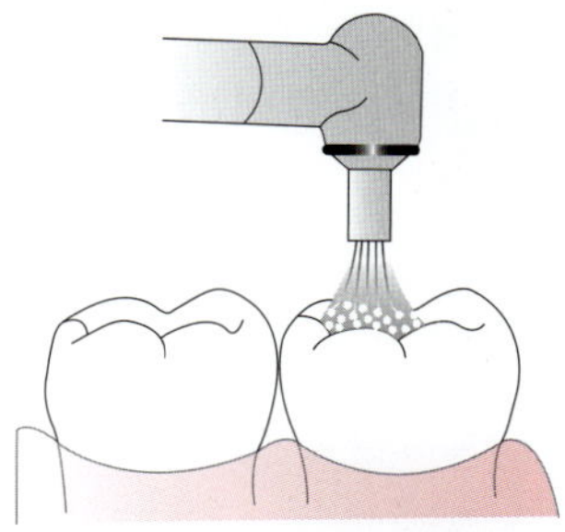

그림 14-18 **교합면 치면연마(강모솔 이용)**

(9) 엔진연마 후처치

치면연마가 끝난 후 반드시 air-water syringe나 치실을 이용하여 인접면과 구강 내에 남아 있는 연마제 및 잔여물질을 완전히 제거한다.

(10) 엔진연마 후 앵글관리법

매 사용 후 앵글은 거즈나 알콜 스펀지로 깨끗이 닦은 후 기계를 이용하여 oiling하고, 1회용 멸균봉투에 넣어 제조사의 지시에 따라 가압멸균 한다. 그리고 공회전을 시킨 후 사용 한다.

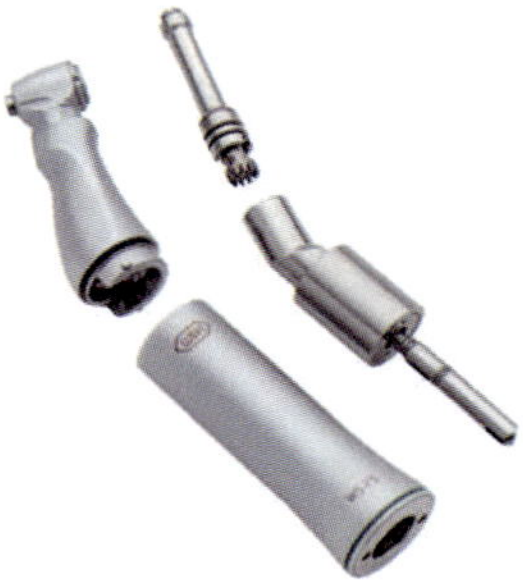

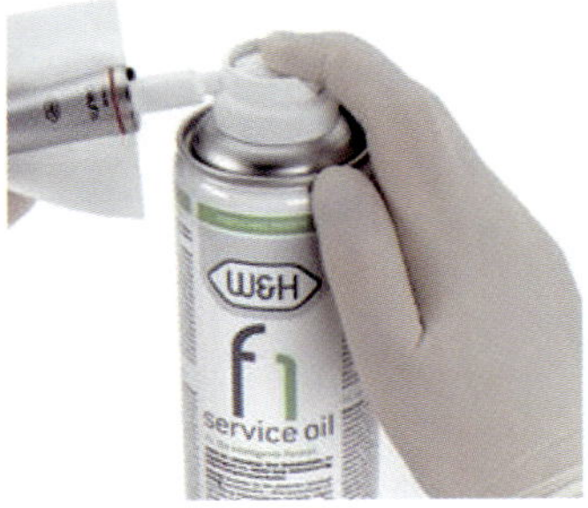

그림 14-19 **앵글(angle)관리법**

4) Air-Flow master

이 장치는 공기-파우더의 혼합물과 물의 균일한 흐름이 치료부위에 쉽게 도달하여 성별과 나이에 관계없이 치은연상과 치은연하의 치석이나 치면세균막(dental biofilm) 및 stain을 제거하는 방법으로 치아나 임플란트 치아의 표면스크래치나 백악질의 손상이 없이 치주낭 내에서 치면세균막을 효과적으로 제거하는 방법으로 시간을 절약할 수 있는 air polishing 방법이다.

① Air-Flow는 air-flow powder soft를 사용하며 막힘현상이 없이 균일한 파우더 분출로 치은연상과 치은연하 경계부위에서 치관 1/3부위에 3~5초간 분사한다.
입자는 글리신을 기초로 중탄산나트륨이며 65μm으로 매우 부드러워 치아의 법랑질을 마모 시키지 않고 stain과 치면세균막을 완벽하게 제거할 수 있다.
Air flow handpiece는 134℃에서 멸균이 가능하다.

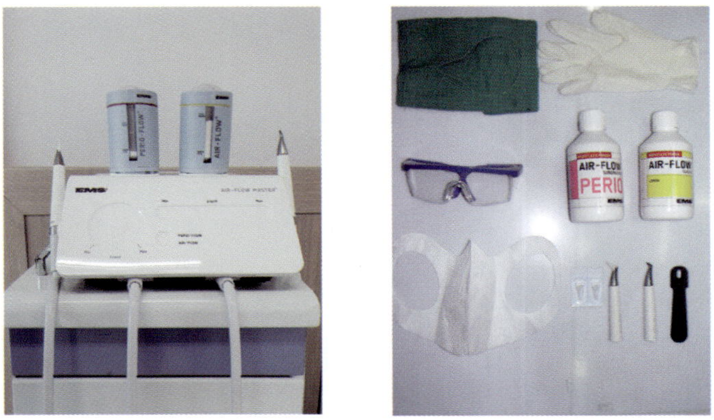

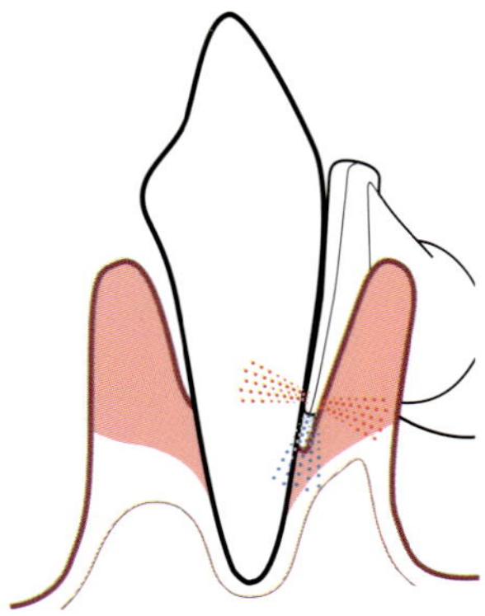

그림 14-20 **Air Flow master set**

② Perio-Flow는 air-flow power perio를 사용하며 공기-분말 혼합을 위한 3개의 수평 방향 노즐분사구와 물이 분사되는 수직 방향의 유출구 1개를 가지고 있으며 1회용 노즐을 사용한다.

5mm 이상 깊은 치주낭 하방까지 적용되는 치은연하용으로 25μm 초미세 입자를 사용한다. 입자는 글리신에서 추출한 것으로 염증을 일으키지 않고 sulcus 내에서 자연 분해되어 녹아서 나오므로 상아질을 마모시키지 않는다.

Air flow handpiece는 134℃에서 멸균가능하다.

사용 시 글리신에 알레르기가 있는 사람은 사용을 금한다. 사용 후에는 에어 플로우, 페리플로우 핸드피스에 남아 있는 파우더를 제거하고 물·공기관이 막히지 않았는지 확인한다.

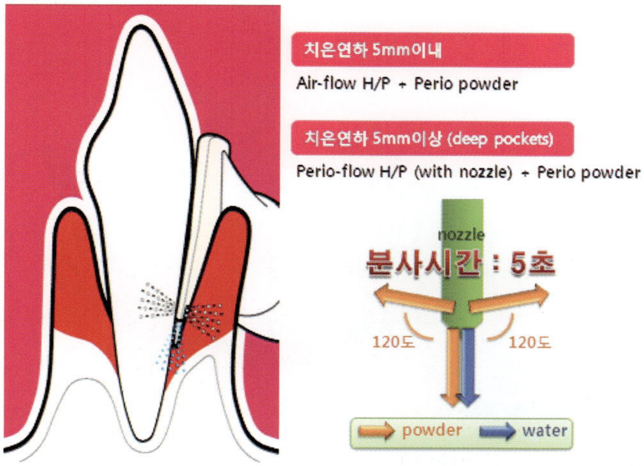

그림 14-21 Air Flow master 적용방법

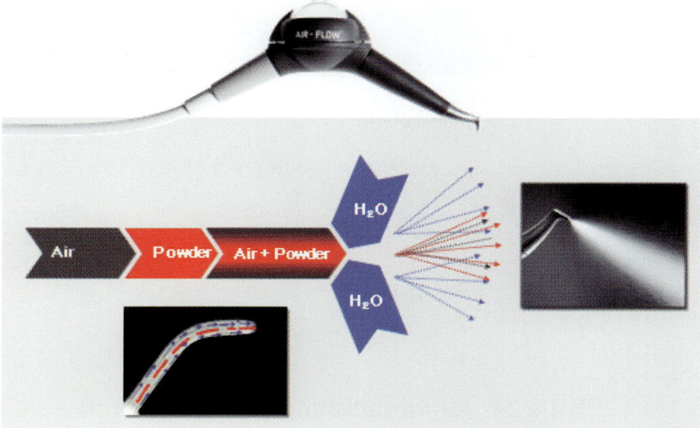

그림 14-22 Air Flow master nozzle

5) 공기 연마법(Air polishing)

이 장치는 따뜻한 물(37.7℃)에서 공기를 압축하여 생기는 중탄산나트륨(sodium bicarbonate) 분말을 공기의 혼합물을 이용하여 동시에 분사시켜 치면의 착색을 제거하는 방법이다.

이 방법을 공기치관연마법 또는 고압분사법(air jet polishing)이라고도 부른다. 모래 분사기처럼 끊임없는 연마작용을 하여 치면세균막, 외부성 착색물을 제거하는데 매우 효과적이다. 열과 소음이 없고 치아에 대한 압력이 적어 환자에게 불편감이 적고 빠른 시간 내에 제거가 가능하여 환자와 술자의 피로도가 적다. 하지만 중탄산나트륨(sodium bicarbonate)이 사용되므로 고혈압, 신부전증, 장기간 스테로이드 복용환자 및 당뇨병 환자에는 나트륨 섭취 제한으로 사용을 금한다.

(1) Air-jet 장치의 부분적 명칭

① Air polishing 장치 system

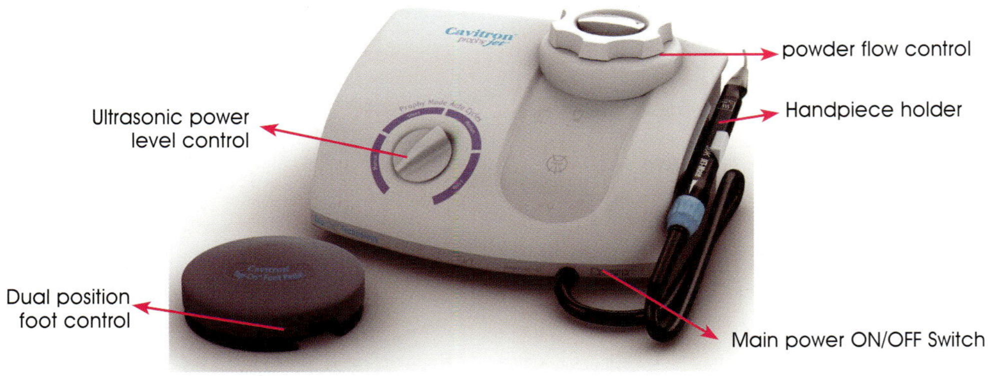

그림 14-23 Air polishing delivery system(Cavitron)

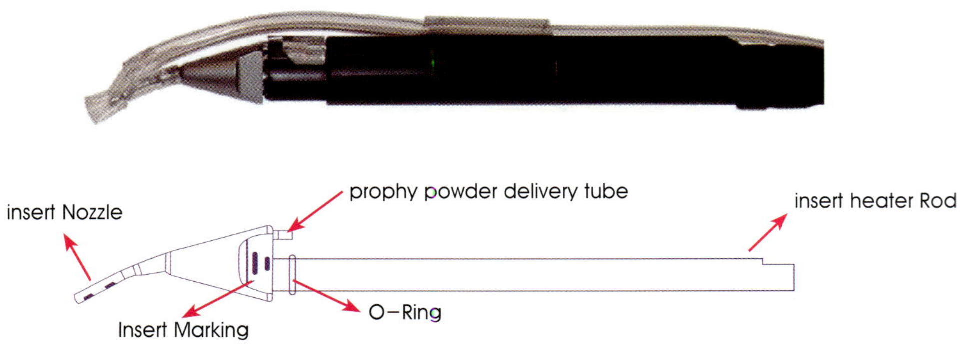

그림 14-24 Air jet polishing Insert(Cavitron)

② Foot controller

off상태일 때는 계속적으로 air만 나오며 가볍게 밟을 경우 물이 나오고 세게 밟으면 물과 powder가 동시에 분무되어 연마된다.

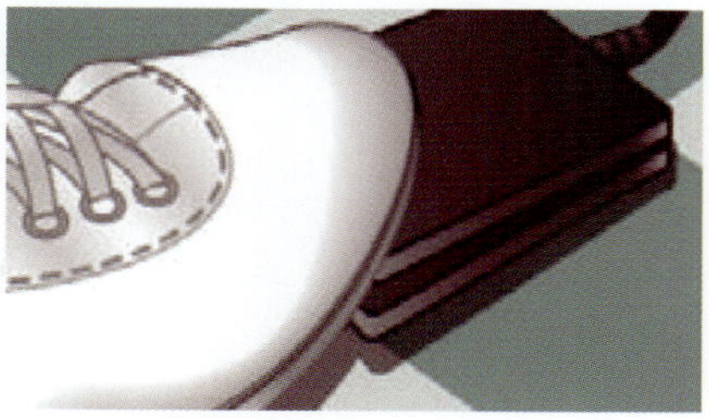

③ Handpiece assembly

Cavitron tip을 사용할 때와 같은 handpiece에 jet-insert를 끼워 사용한다.

(2) 공기-분말 치관연마법의 분사구(Nozzle) 조절

공기분말 치관연마법을 사용 시에는 분사구(nozzle)의 각도를 정확하게 위치시키고 유지하는 것이 무엇보다 중요하다.

① 분사구(nozzle)를 올바르게 위치하는 방법

a. 치면에서 약간의 거리를 둘 것 : 약 3 ~ 4mm

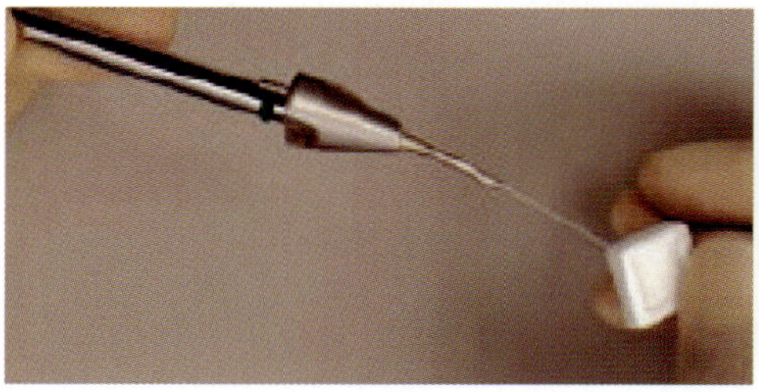

너무 멀다(×)

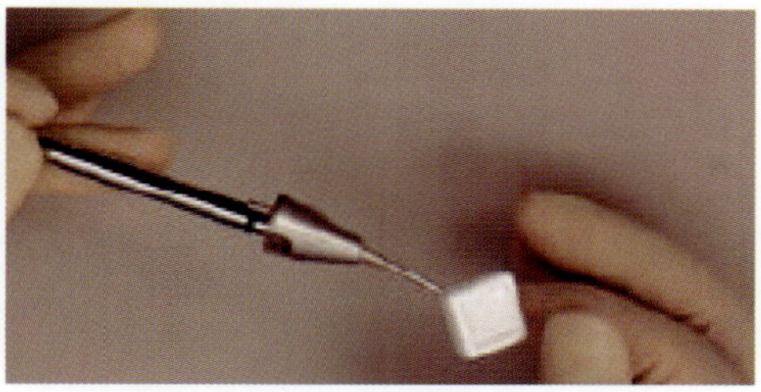

적당하다(○)

b. 치아에 따라 올바른 각도로 조절할 것
전치부-전치 순면과 설면에 60°
구치부-구치 협면과 설면에 80° / 교합면에 90°의 각도로 분사구를 위치시킨다.

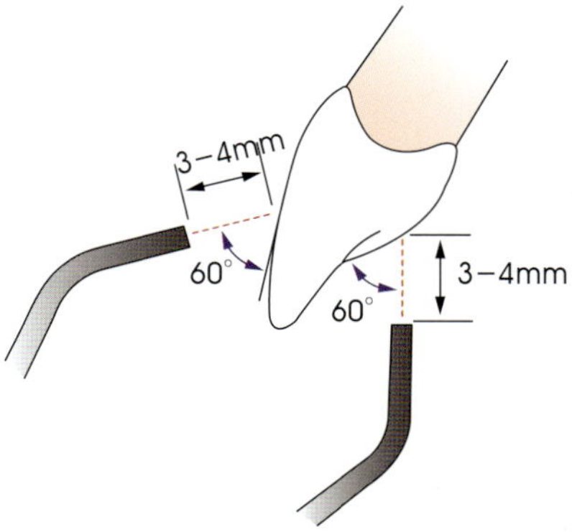

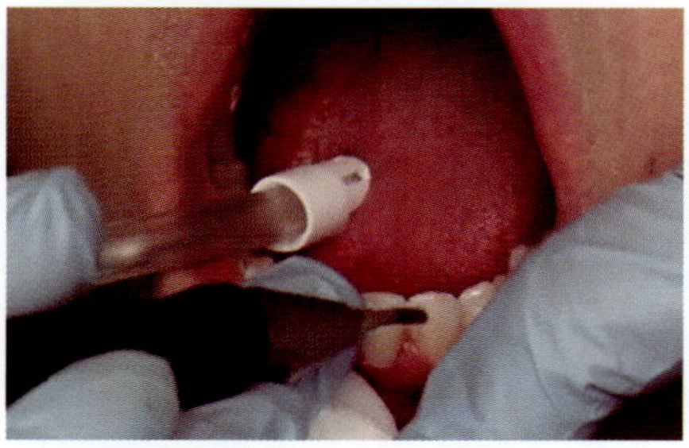

그림 14-25 전치부위의 올바른 각도 및 거리조절

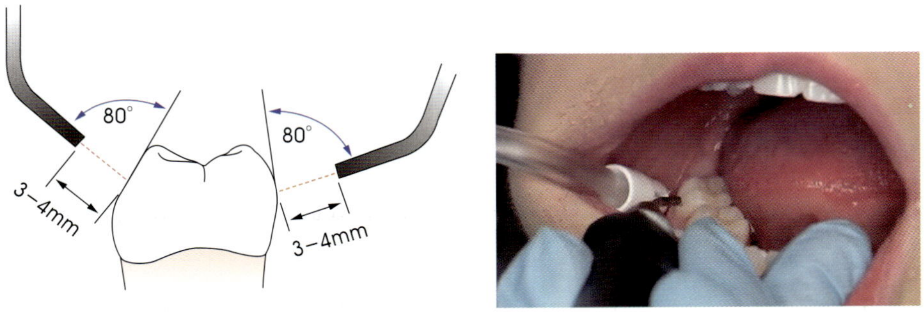

그림 14-26 **구치부위의 올바른 각도 및 거리조절**

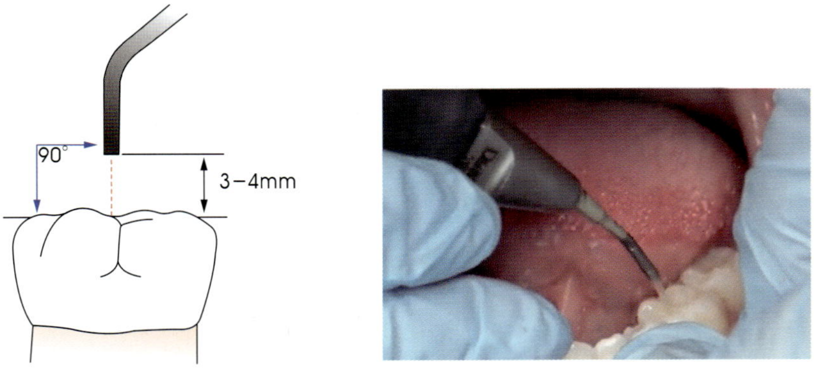

그림 14-27 **구치부 교합면의 올바른 각도 및 거리조절**

② 분사구(nozzle)의 각도조절이 잘못된 경우

a. 뺨, 입술, 치은연, 혀 등의 연조직 쪽을 향하면 분사된 분말로 인해 연조직의 손상
b. 치은열구, 치주낭을 향하면 결합조직 속으로 공기가 밀려들어가 2차 감염 발생

③ 에어로졸 발생을 줄이는 방법

a. 분사구를 정확히 위치시킨다.
b. 성능이 좋은 흡입기를 사용한다.
c. 환자의 머리위치를 한쪽(시술부위)으로 완전히 돌리게 한다.
d. 환자의 자세를 올바르게 위치시킨다.
e. 환자의 입술이나 뺨을 당겨 입을 컵 모양으로 만들어 이곳에 모인 분말 찌꺼기를 흡입기로 제거한다.

(3) 적응증

① 외인성 착색물 제거
② 교정용 bracket 장착 전, bracket과 wire에 손상을 주지 않으면서 band를 청결하게 할 때
③ 임플란트(implants) 주위를 깨끗이 할 때

(4) 금기증

① 호흡기 질환자, 연하장애가 있는 환자
(천식, 기종(emphysema), 다발성경화증, 루게릭병, 근이양증, 마비 등)
② 나트륨섭취를 제한해야 하는 사람(연마용 분말에 나트륨이 함유되어 있음)
(대사장애자, 신부전증, 당뇨병, 장기간 이뇨제나 스테로이드제 복용자 등)
③ 수복물 마모와 흠집, 변연손상, 수복물 주위 사용금지
④ 경미한 착색 - 선택적 연마의 원칙은 필요하지 않다면 하지 않는 것이므로 심미적 외관도 중요하지만 질병예방을 위한 원래의 상태가 더욱 중요하다. 경미한 경우 손실이 더 크므로 하지 않는다.
⑤ 과민성 환자, 신생 맹출치 - 연마제에 의해 얇은 백악질과 상아질 부위의 상아세관이 노출되어 지각과민증을 일으키므로 사용을 금한다. 또한 신생된 맹출 치아는 불완전한 석회화 부위로 사용을 금한다.
⑥ 치아우식증 발생률이 높은 환자 - 다발성우식증, 치근우식증, 법랑질 탈회부위, 특정 원인으로 인한 구강건조증 등 불필요한 연마제 사용으로 불화물이 풍부한 법랑질과 치근부위의 치면이 삭제되지 않도록 금한다.
⑦ 기타 차후로 연마가 필요한 경우 - 에어로졸에 의해 전파되는 전염성 질환을 가진 경우, 칫솔질 또는 기구사용 시 출혈이 있는 연조직, 치면세균막 관리를 잘 못하는 경우, 깊은 치은연하 스케일링과 치근활택술을 시행한 직후에는 연마제 입자가 치주낭으로 들어가 치유를 방해할 수 있어 금기한다.

(5) 장점

① 빠른 시간 내 가능하므로 환자, 술자의 피로가 감소된다.
② 일반적인 연마법(rubber cup)에 비해 마모가 적다.
③ 열, 소음, 측방압이 없다.
④ Bracket과 wire에 손상을 주지 않으면서 청결히 할 수 있다.

(6) 단점

① 중탄산나트륨(sodium bicarbonate) 함유로 사용가능한 환자의 제한이 따른다.
② 중탄산나트륨 미립자가 수복재료의 면을 거칠게 할 수 있다.
③ 분말(powder)에 있는 베이킹소다 때문에 환자가 거부감을 가질 수 있다.

(7) 기구 및 재료

① Air jet polishing unit
② Foot control
③ Handpiece assembly
④ 중탄산나트륨(sodium bicarbonate)

(8) 사용원칙

① Handpiece 에 jet insert를 끼운다.
② Powder chamber에 cleaning powder를 채운다.
③ 담은 용기에 뭉치는 것을 방지하기 위해 흔들어 준다.
④ Fill cap을 닫고 매일 사용 전 2 ~ 5분간 수세(flush)한다.
⑤ Powder와 함께 분무되는 물의 양을 40 ~ 60ml/min가 되도록 조절한다.

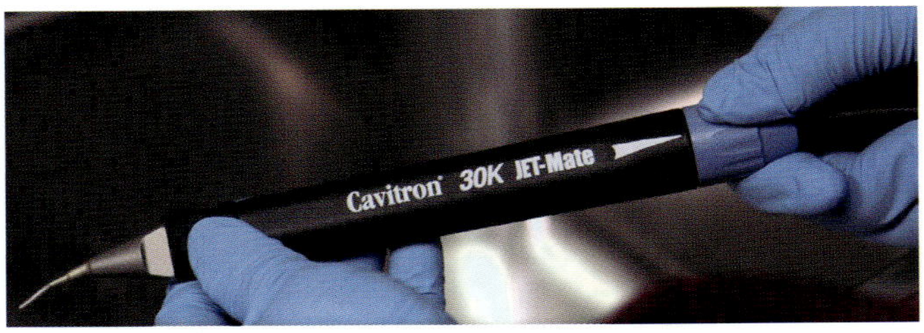

그림 14-28 Handpiece에 jet insert 삽입

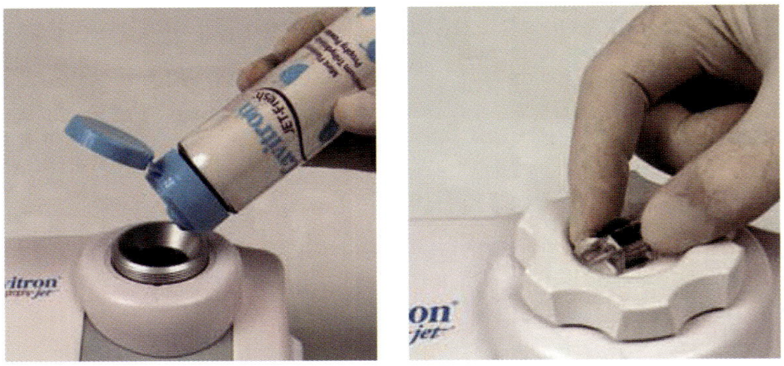

그림 14-29 Powder chamber에 cleaning powder를 채운다.

(9) Air polishing의 사용 순서

① Patient chair 준비

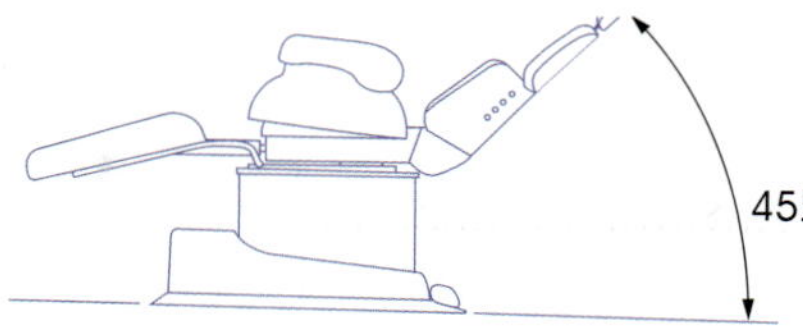

등받이(back rest)가 바닥과 45도가 되도록 위치시킨다.

② 환자의 준비

a. 옷을 보호하기 위해 방수된 에이프런을 착용한다.
b. 보안경과 귀마개를 착용한다.
c. 감염억제를 위한 항균용액으로 양치시킨다.
d. 환자의 입술에 윤활제를 바른다.
e. 시술 중 환자는 치아 우측면을 치료 시 가능한 머리를 오른쪽으로 많이 돌리고 왼쪽 면을 치료 시 가능한 머리를 왼쪽으로 많이 돌리도록 설명한다.

③ 술자의 준비

a. 고도의 여과장치가 가능한 마스크를 착용한다.
b. 보안경과 귀마개를 착용한다.
c. 대용량의 흡입기를 사용한다.
d. 엄지와 검지를 이용해서 환자의 입술을 조정하여 시야를 넓힌다.
e. Nozzle의 끝을 치아 면에서 3~4mm 정도 떨어진 곳에 위치하고 임상적 치관의 2/3쯤에 직접 닿도록 하여 원형동작(circular motion)과 빗질하는 동작으로 각 치아 당 3~5초간 연마한 후 다음 인접면으로 이동한다.
f. 후방치아의 원심면에서부터 근심면으로 시작하여 모든 치면을 연마하고 난 후 설면을 한다.
g. 교합면에는 nozzle을 직각으로 조정하여 소와와 열구로 향하게 한다.
h. 전치부에서는 nozzle을 치은 쪽으로 60도가 되도록 위치시키고 구치부 치아에서는 80도가 교합면에서는 90도가 되도록 위치시켜 시술한다.

(10) Air jet polisher의 관리

① 스위치를 끈다.
② Jet insert를 handpiece에서 뺀다.
③ Jet insert의 tip의 nozzle을 손질한다.
(물과 공기만을 불어서 nozzle을 깨끗이 한 후 건조시킨다. 막힌 경우 공기주사기(air syringe)로 뚫어 놓는다.
④ 제조사의 지시에 따라 분사침과 핸드피스를 1회용 멸균봉투에 넣어 멸균한다.
⑤ Powder chamber에 남은 powder를 흡입기(evacuator)로 빨아들여서 비운다.
⑥ Dental unit의 water valve를 잠근다.

Chapter 15

치주기구 연마 (기구 날 세우기)

Periodontal Instrument Sharpening

15장 치주기구연마(기구 날 세우기) (Periodontal Instrument Sharpening)

학습목표

- 기구연마의 정의, 목적, 시기를 설명할 수 있다.
- 기구날의 평가방법을 설명할 수 있다.
- 기구연마 방법을 설명할 수 있다.
- 기구연마석 종류를 설명할 수 있다.
- 기구연마 시 일반적인 원칙을 설명할 수 있다.
- 기구 별 기구연마 방법을 설명할 수 있다.
- 연마석 보관 방법에 대하여 설명할 수 있다.
- 기구연마 시 주의사항을 설명할 수 있다.
- 연마석 고정에 의한 연마방법을 설명할 수 있다.
- 기구 고정에 의한 연마방법을 설명할 수 있다.
- 연마 시 윤활제의 역할을 설명할 수 있다.

I 기구연마

기구연마란 무디어진 기구의 날을 다시 예리하게 복원하는 것으로서, 기구의 원래 형태를 유지하면서 시술 시 치주조직의 손상을 줄이므로 매우 중요하다.

이는 기구조작을 효과적으로 할 수 있을 뿐만 아니라 기구의 수명을 연장시킬 수 있고 시술시간을 절약하며 기구 사용 시의 불필요한 압력을 덜어주어 술자의 손과 팔의 피로를 덜어주므로 기구연마가 중요하다.

1. 기구연마의 목적

기구연마(instrument sharpening)의 목적은 예리한 절단연을 재형성하여 기구의 원래 외형을 보존하는 것이다. 그러므로 연마를 잘하려면 먼저 기구의 정확한 형태를 알아야 한다. 기구의 절단날이 예리한 경우에는 기구를 느슨하게 잡아 촉각을 많이 느끼면서 조작을 하게 되므로 치근면의 상태를 잘 인지하게 되어 침착물의 제거가 쉽다. 하지만 무딘 경우에는 기구를 꽉 잡게 되고 측방압을 많이 주게 되므로 촉각이 감소되어 치근면의 상태를 파악하기 어려워 침착물 제거가 어렵다. 또한 반복적으로 치면을 문지르게 되어 치석을 제거하는 것이 더 어려워진다.

(1) 원래의 목적

① 기구 절단연(cutting edge)을 원래 형태로 예리하게 복원한다.

(2) 부가적인 목적

① 치아표면이 긁히거나 거칠어지는 것을 방지한다.
② 시술시간의 절약과 치주조직의 손상을 방지한다.
③ 적은 압력으로 술자의 피로와 환자의 불안감을 줄인다.
④ 부착물을 효과적으로 제거할 수 있다.

2. 절단연의 형태

1) 예리한 절단연

Sickle scaler, curet의 경우 작업단의 내면과 측면이 만나 미세한 선의 경계를 이루면 날카로운 절단연, 즉 예리한 절단연(sharp cutting edge)이 된다. 예리한 절단연은 침착물을 제거하기가 용이하다.

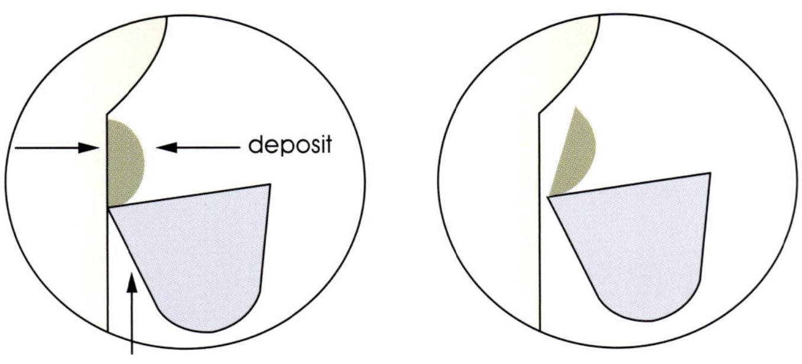

그림 15-1 **예리한 절단연(sharp cutting edge)**

2) 무딘 절단연

기구를 계속 사용하면, 절단연의 금속이 마모되어 내면과 측면 사이의 경계가 미세한 선에서 둥근 면으로 바뀌어 무딘 절단연(dull cutting edge)이 된다. 무딘 절단연은 침착물이 부분적으로 제거되므로 침착물을 매끄럽게 만들어 촉각이 무디어 진다.

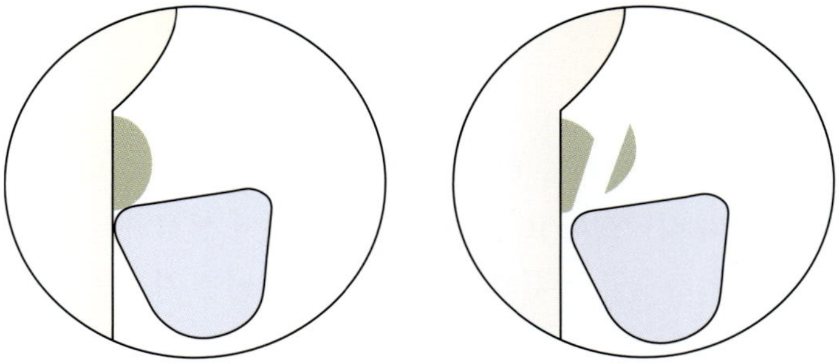

그림 15-2 **무디어진 절단연(dull cutting edge)**

3. 예리한 기구의 장점

1) 예리한 기구의 사용은 치석을 효율적으로 제거하므로 시술시간을 단축시킨다.
2) 측방압의 감소로 술자의 피로를 감소시킨다.
3) 기구가 미끄러지지 않으므로 치주조직의 외상을 방지하며 환자의 불안감을 감소시킨다.
4) 측방압의 감소로 치아표면이 긁히는 것을 방지할 수 있다.
5) 촉각의 증가로 치석제거 능력이 향상된다.
6) 환자와 술자가 편하고 시술시 만족감을 높인다.
7) 술자의 피로감이 줄어든다.

4. 기구연마의 평가(Evaluation of Sharpening)

기구 사용 시 기구가 치면에서 미끄러지거나 치면이 활택되는 느낌이 없다면 무디어진 상태라 할 수 있으므로 이 시기에 기구연마를 해야 한다.

1) 기구연마의 시기

보통 한두 번 사용한 후에 기구연마를 하지만 매 사용 후 가볍게 연마를 해야 한다. 또한 시술 중이라 하더라도 절단연이 무디어졌다고 느꼈을 때 언제든지 실시하는 것이 필요하다.

필요 시 쉽게 할 수 있도록 기구연마석(sharpening stone)은 가까운 곳에 두고 사용한다.

2) 기구연마의 빈도

아주 무디어진 날은 원래의 모양으로 만들기 위해 많은 양의 금속을 연마해야 하므로 기구의 수명도 짧아진다. 따라서 매 사용 후 즉시 연마를 해둔다. 즉시 연마와 간헐적 연마를 실시하면 다음과 같은 장점과 문제점이 발생된다.

(1) 즉시 연마

평소에 잘 관리된 기구는 절단연을 가볍게 몇 번 정도만 연마해도 원래의 형태로 복원되어 술자, 환자 모두에게 치석제거가 쉬워진다. 아울러 기구의 수명이 길어진다.

(2) 간헐적 연마

무딘 기구는 기구연마를 많이 해야 하고 절단연의 재형성이 필요하다. 또 시술 시 술자의 손동작 횟수도 늘고 과도한 측방압으로 피곤하며 기구의 수명이 짧아지게 된다.

3) 기구의 날카로운 정도를 평가하는 방법

기구의 날카로운 정도를 평가하는 방법은 시각평가(visual or glare evaluation) 또는 촉각평가(tactual evaluation)로 알 수 있다.

(1) 시각평가(Visual or glare evaluation)

확대경을 이용하여 치과조명등이나 밝은 전등 등을 이용해서 절단연(cutting edge)을 빛에 비추어 보는 방법이다. 기구를 손에 들고 기구의 내면이 불빛에 수직이 되도록 위치한 다음 작업단을 천천히 회전하면서 내면과 측면의 경계가 빛을 어떻게 반사하는지의 상태를 관찰하는 방법이다. 예리한 경우에는 절단연이 가느다란 선이기 때문에 빛을 반사하지 않는다. 무딘 경우에는 절단연이 둥글고 두껍기 때문에 빛이 반사되어 반짝거린다.

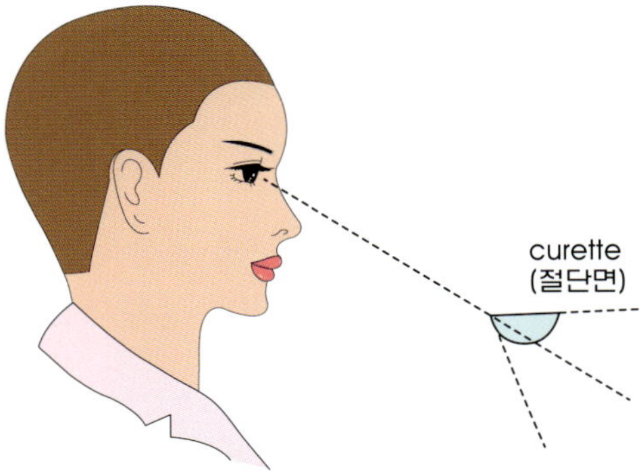

그림 15-3 시각평가 방법

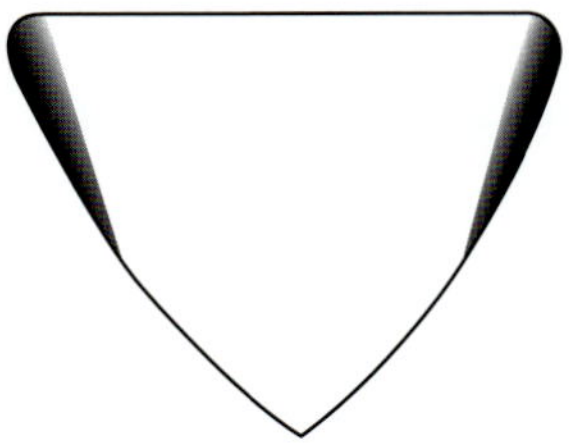

그림 15-4 무딘 절단연

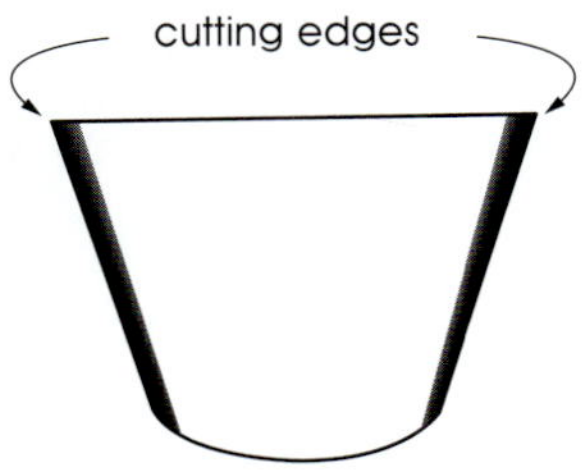

그림 15-5 날카로운 절단연

(2) 촉각평가(Tactual evaluation)

기구 연마 검사용막대(plastic testing stick, sharpening test stick)에 절단연을 긁었을 때 느껴지는 촉각으로 날카로운 정도를 평가하는 방법이다. 검사용 막대는 플라스틱, 또는 아크릴 재질의 막대로서 특별히 제작된다. 무딘절단연은 기구가 미끄러지지만 날카로운 절단연은 기구가 막대에 찔려 움직이지 않거나 깎이게 된다.

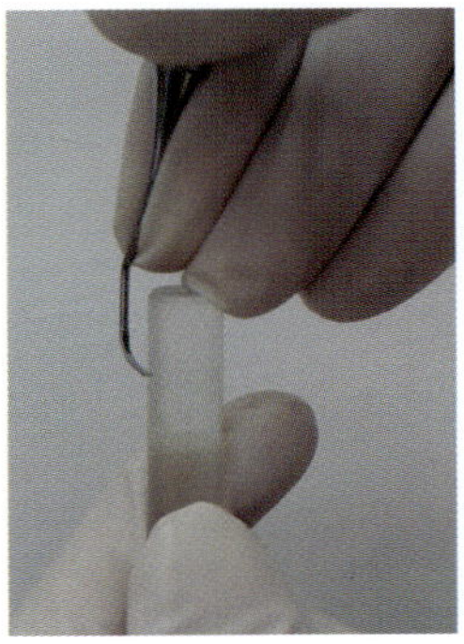

그림 15-6 촉각평가

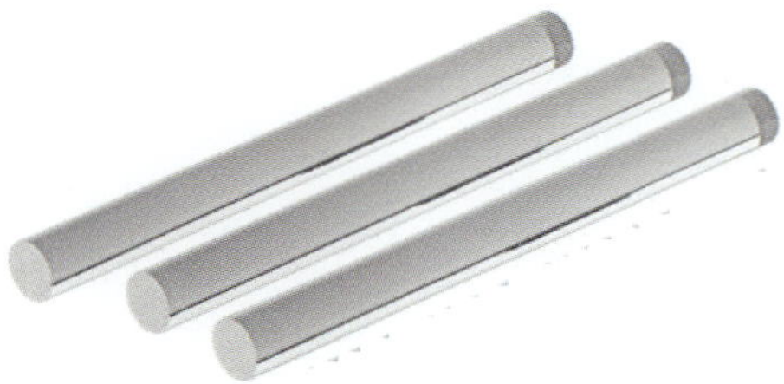

그림 15-7 기구 연마 검사용막대(plastic testing stick)

5. 연마석(숫돌, Sharpening Stone)

연마석(숫돌, sharpening stone)은 치주기구 작업단의 측면에서 금속을 제거하여 절단연을 날카롭게 복구할 때 사용되는 도구이다. 따라서 치주기구의 금속보다 강한 마모제 입자로 만든다.

1) 연마석의 종류

연마석은 재료에 따라 자연석, 인공석으로 다음과 같이 분류할 수 있다.

(1) 자연석(Natural stone)

자연석으로 대표적인 Arkansas stone은 입자가 미세하고 단단하여 치주기구의 일상적인 연마와 무딘 기구를 인공석으로 먼저 날을 형성한 후 마무리로 다듬을 때 사용된다. 윤활제로는 oil을 사용하고 멸균해서 사용한다.

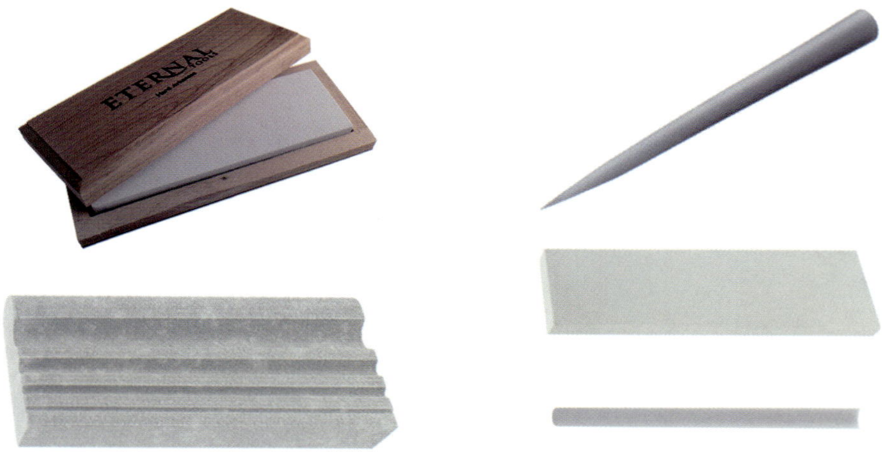

그림 15-8 **자연석**

(2) 인공석(Artificially stone)

비금속물질로 만들어진 연마석으로 Arkansas stone에 비해 입자가 크고 거친 편이어서 무디어진 금속기구 연마, 또는 재형성이 필요한 기구의 연마에 사용된다. 인공석은 재료에 따라 다음과 같이 구분된다. 윤활제로는 물을 사용하나 세라믹 스톤은 건조된 상태도 가능하다.

① Ruby stone, Diamond stone, India stone, Carborundum stone

알루미늄 산화물(aluminum oxide), 실리콘 카바이드(silicone carbide), 다이아몬드 입자(diamond stone) 등을 포함하는 단단한 비금속 물질이다.

② Ceramic stone

세라믹 산화알루미늄으로 만들어진 단단한 비금속 물질이다.

③ Neivert Whittler stone

텅스텐 탄산강철로 만들어져 치과용 금속기구보다 더 단단한 금속이므로 기구연마에 적합하다.

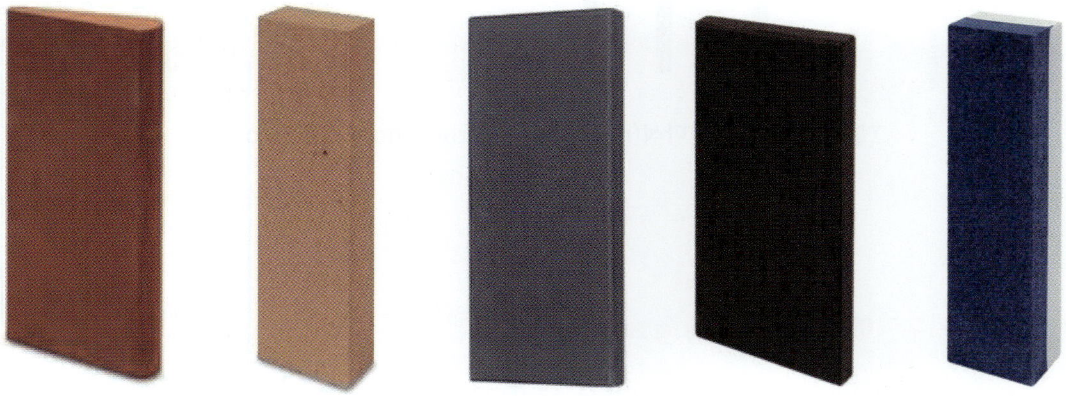

그림 15-9 **인공석**

2) 연마석의 형태(분류)

연마석에 사용되는 숫돌은 두 가지 종류로 분류된다. 즉 수동연마와 전동연마로 나눌 수 있다.

(1) 수동연마석(Unmounted stone)

손으로 기구를 연마 시 사용하는 것으로 크기와 모양이 매우 다양하여 편평하거나 홈이진 것, 직사각형(rectangular), 원통형(cylindrical), 원추형(conical) 등이 있다. 열이 덜 발생하고 금속의 마모도를 줄이며 조작하기 쉽다(그림 15-9 참조).

(2) 전동연마석(Mandrel-mounted stone)

Motor driven handpiece에 끼워 사용하는 것으로 기구 날의 다양한 크기에 맞춰 제작된다. Flat, cylindrical 모양 등이 있다. 이 연마법은 금속이 수동연마에 비해 상대적으로 많이 마모된다. 따라서 빨리 연마할 수 있고 부러졌거나 구부러진 상태에서 날을 재형성(recontour)할 때 사용된다. 잘못 조작하는 경우 날이 많이 삭제될 우려가 있으므로 주의해야 한다.

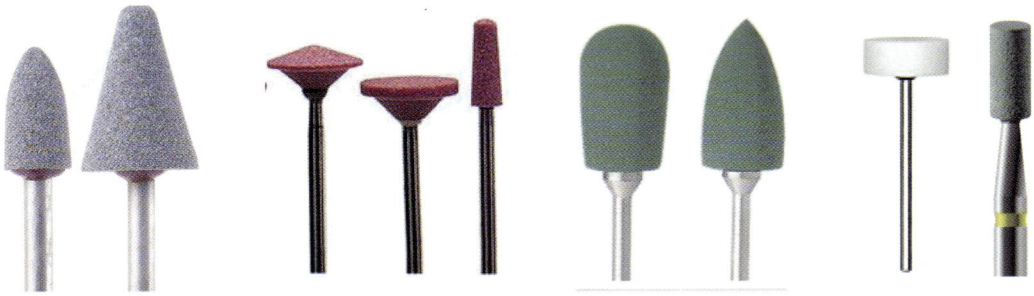

그림 15-10 **전동연마석(india, ruby, carborundum, diamond)**

(3) 전동식 기구연마기(Sharpening machines)

Sidekick은 scaler의 날세우기용 전용으로 개발된 전동식 연마기이다. Sickle scaler, universal curet, Gracey curet의 날을 좀 더 쉽게 할 수 있다.

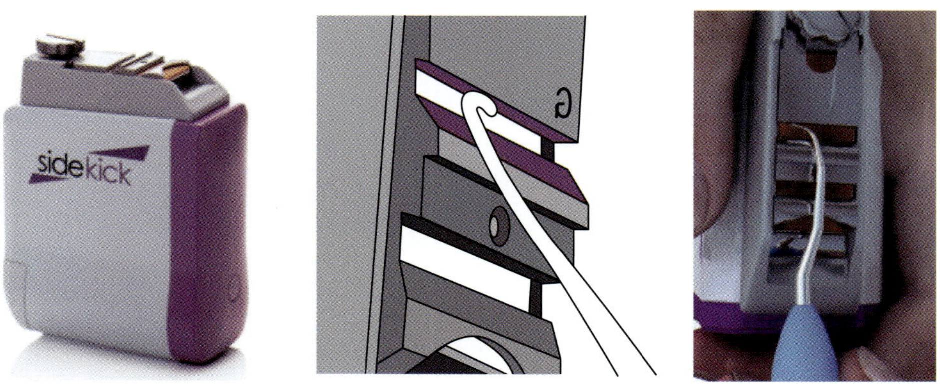

그림 15-11 **전동식 기구연마기(sharpening machines) sidekick**

3) 연마석의 윤활과 관리

(1) 윤활제의 역할

연마석과 기구 사이의 마찰을 줄이기 위해서 연마석 표면에 뿌리는 것으로 물과 오일이 있다.

① 기구날이 잘 움직이도록 하며 연마석과 기구의 긁힘을 방지하며 마찰에 의한 열 발생을 감소시킨다.
② 금속 부스러기 등 이물질이 숫돌표면에 달라 붙는 것을 방지한다. 이물질이 숫돌표면에 끼이면 기구연마의 효율을 감소시킨다.
③ 시술 중 기구연마 시에는 ceramic stone을 추천한다.
④ 시술 중 oil을 윤활제로 사용 시 멸균이 어려워 사용하지 않는다.

(2) 연마석의 관리

① 초음파 세척기로 연마석을 세척하거나 금속표면의 침전물과 oil은 미지근한 물로 세제나 솔로 닦고 세척한 후 건조시킨다.
② 가압증기멸균기로 멸균한다.
③ 자연석은 oil을 바르고 oil에 적신 gauze나 스펀지에 싸서 박스에 보관한다.
④ 탱파일(Tang file)은 습기에 쉽게 부식되기 때문에 파일을 사용한 후 이소프로필 알콜(isoprophyl alcohol)에 담근 후 2×2의 멸균된 거즈로 탱파일을 닦고 건열멸균법 또는 가압증기 멸균법으로 멸균한다(파일은 탱파일이라 불리는 기구로 연마한다).
⑤ 모든 인공석 관리는 제조사의 지침을 따른다.

(3) 연마 시 기구 관리

오염된 기구를 연마하는 과정에서 기구에 손상을 받아 생긴 상처를 통해 질병이 확산될 위험이 있다. 사용한 기구는 세척 멸균 후에 연마하고 이를 다시 멸균하여야 안전이 보장된다. 치석제거 시 기구를 진료 중에 연마할 경우 멸균된 연마석을 사용한다.

(4) 기구의 교체 시기

① Sickle, curet은 일정한 기간 사용 후 폐기한다.
② 기구를 자주 연마하고 기구의 취급과 멸균에 주의를 기울인다.
③ 오래 쓴 기구는 작동부가 가늘어지므로 폐기한다.
④ 작동부의 크기가 20% 감소하면 작동부의 강도가 많이 줄어든다.
⑤ 기구연마 결과 작업단이 가늘어지거나 잘못 연마된 기구는 폐기한다.

6. 기구연마 방법(Method of Instrument Sharpening)

수기구를 연마하는 일반적인 방법에는 연마석을 고정시키고 기구를 움직이는 방법과 기구를 고정하고 연마석을 움직이는 두 가지 방법이 있다. 두 가지 방법 중 술자가 편한 방법을 선택한다.

1) 연마에 필요한 준비물

효과적인 기구연마를 수행하기 위해 다양한 재료와 도구들이 사용되며 연마할 기구의 상태와 특성에 따라 기구의 선택과 사용법이 다르게 된다.

(1) 준비물

① 충분한 조명 : 기구 연마 시에는 밝은 불빛이 필요하다(치과조명등, 전등 사용).
② Sharpening하기에 적당한 편평한 장소 : 기구연마 시 편평한 작업대가 필요하다.
③ 확대경(필요 시 사용)
④ 연마석(Sharpening stone)
⑤ 윤활제(oil 또는 물)
⑥ 검사용 막대기(plastic testing stick)
⑦ Cotton roll 또는 Gauze(2×2)
⑧ 연마 할 기구
⑨ 개인보호용구 : 보안경, 장갑, 마스크

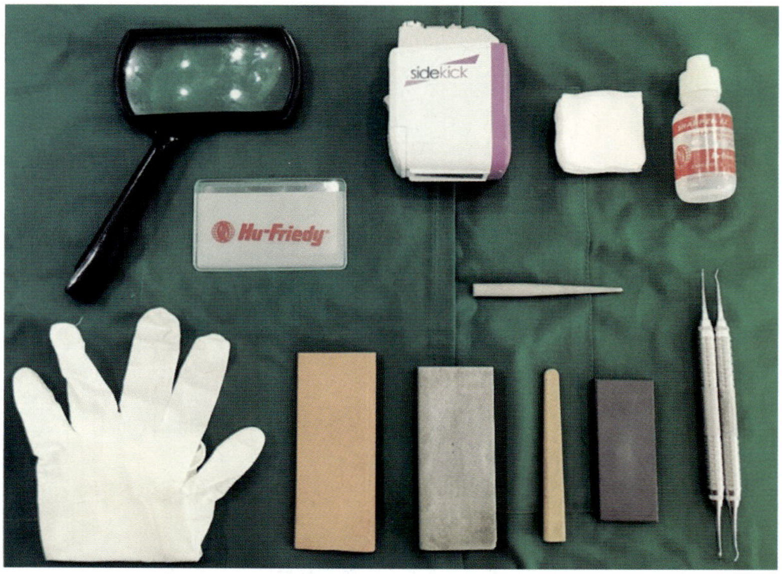

그림 15-12 기구 연마 시 준비물

2) 기구의 위치설정

기구 날세우기를 정확하게 하기 위해서는 가장 중요한 요소 중의 하나가 기구 내면(face)의 위치설정이다. Sickle scaler, universal & Gracey curet의 내면(face)은 반드시 바닥과 평행하게 위치시켜야 한다.

이때 terminal shank의 위치는 sickle scaler, universal curet은 바닥과 수직을 이루지만 Gracey curet은 바닥과 수직을 이루지 않는다.

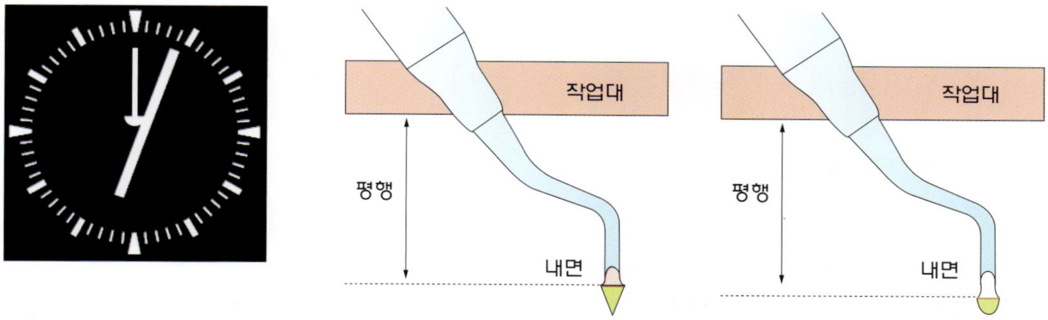

그림 15-13 기구내면의 위치설정(sickle scaler, universal curet)

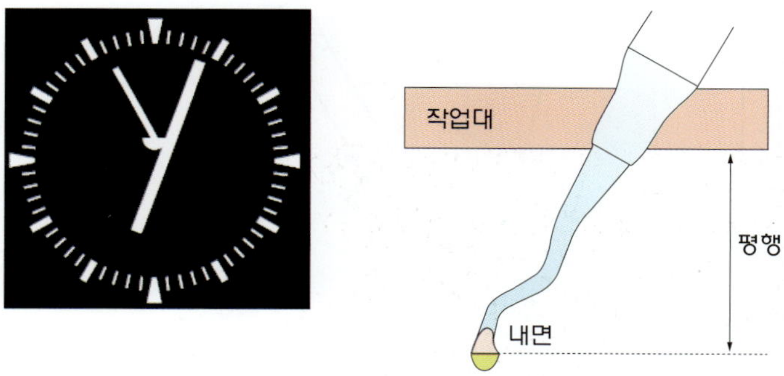

그림 15-14 기구내면의 위치설정(Gracey curet)

3) 숫돌의 위치설정

기구의 내면과 측면사이의 내각을 70~80˚로 유지하면서 측면에서 금속을 제거하여 절단연을 예리하게 만든다. 이때 각을 너무 적게 주거나 많이 주지 않도록 주의해야 한다.

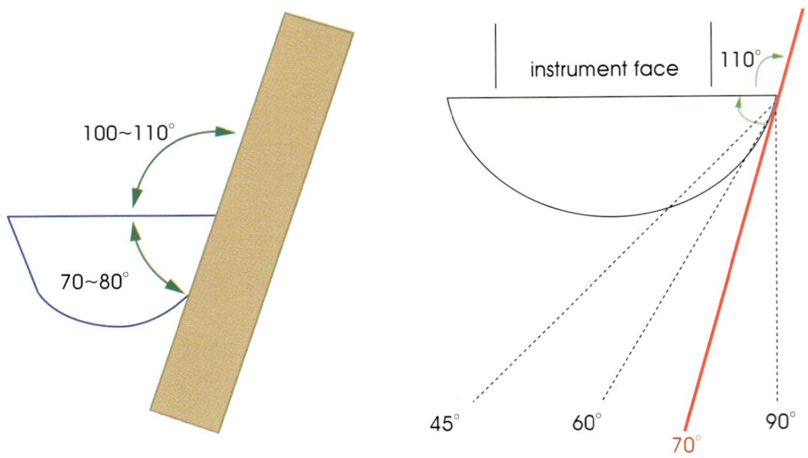

그림 15-15 **기구와 stone의 관계**

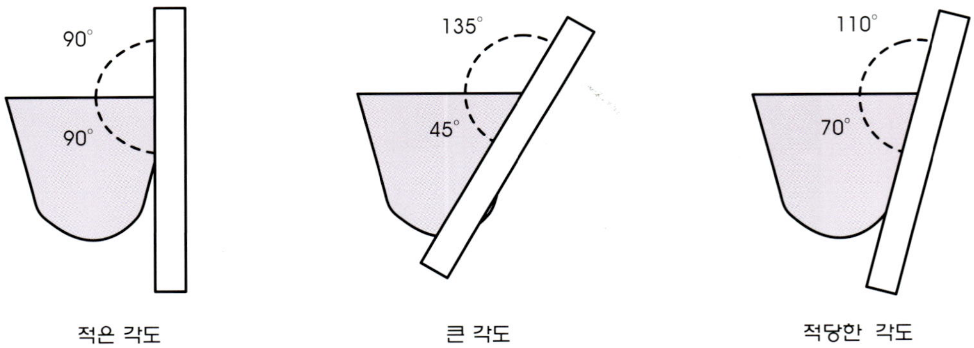

그림 15-16 **올바른 각도주기**

4) 기구연마의 일반적 원칙

① 기구를 사용한 후에는 기구연마의 필요성을 확인한다.
② 기구 날이 무디어진 정도에 따라 연마석을 선택한다.
③ 연마할 기구 날의 원래 형태를 유지하면서 기구의 내면(facial surface)과 연마석이 100~110˚를 유지하도록 한다.

④ 기구 날의 전체 부위를 1/3씩(heel third, middle third, tip third) 나누어서 상방 1/3부위부터 연마한다.

⑤ 연마석을 고정하는 방법으로 연마 시 당기는 기구는 하방으로 마무리하고 미는 동작을 하는 기구는 상방으로 올려서 마무리 하여 wire edge가 생기지 않도록 한다.

⑥ 기구를 고정하는 방법으로 연마 시 연마석을 상하로 움직인 후 마지막 동작은 wire edge가 생기지 않도록 하방동작으로 끝낸다.

⑦ 날의 내면(face)을 연마하면 기구가 빨리 무디어지고 작업단이 가늘어지고 약해져서 치석 제거 시 기구의 파절을 일으킬 수 있기 때문에 가끔씩 연마하고 작업단의 강도를 보존하며 덜 무디어지고, 예리한 절단연을 회복할 수 있는 측면(side)연마를 한다.

7. 기구별 연마 방법

1) 기구를 고정하고 연마석을 움직이는 방법

이 방법은 기구의 작업단 위에서 숫돌을 움직여 작업단의 측면(side)를 연마하는 방법으로 curet, sickle scaler에 모두 적용되나 기구날의 측면이 둥근 형태의 기구를 연마할 때 더 효과적이다. 일반적인 순서는 다음과 같다.

(1) 기구 잡는 법

① 작업부를 아래로 위치시키고 연마해야할 날을 오른쪽으로 위치시킨다.

② 팔꿈치를 책상 위나 작업대에 고정시킨다.

③ 손바닥으로 기구의 손잡이 전체를 잡는다.

④ 기구를 잡을 때 엄지손가락이 반대쪽 연결부에 닿도록 하면 연마할 부위를 길게 남겨 시야를 넓힐 수 있다.

(2) 연마석 잡는 방법

① 사용하는 손이나 팔을 몸통이나 테이블 위에 고정하지 않는다.

② 손가락의 상처를 예방하기 위해서 연마석을 상·하의 수직방향으로 잡는다.

(3) 연마과정

① 연마석은 날의 무딘 정도(dull edge)에 따라 자연석과 인공석을 선택한다. 자연석에는 oil을, 인공석에는 물을 한두 방울 떨어뜨리고 면봉이나 거즈로 펴바른다.

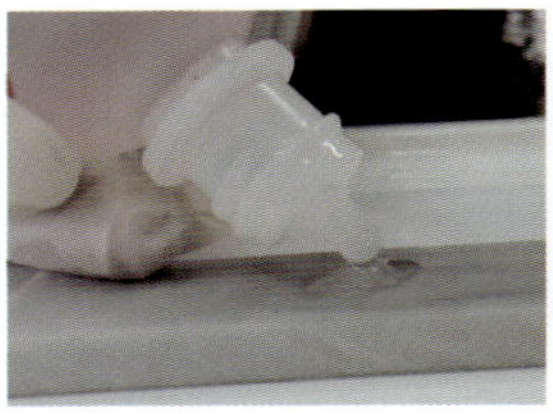

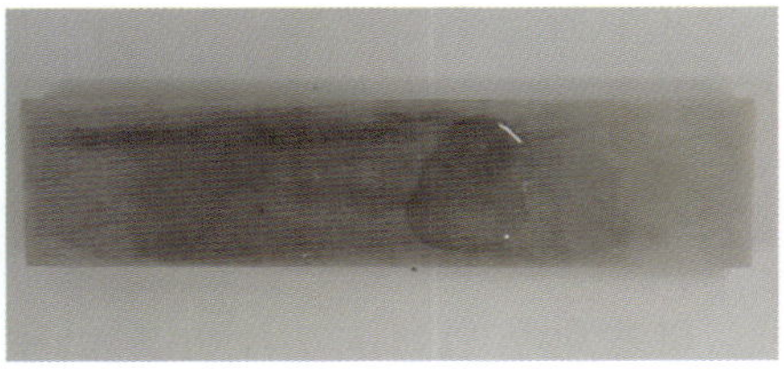

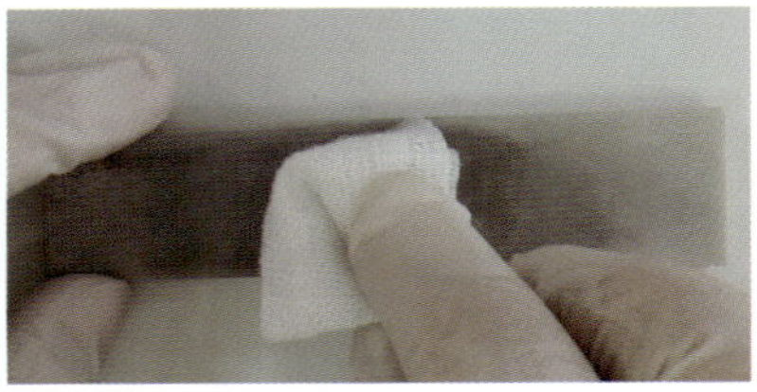

② 밝은 조명하에서 손을 고정된 작업대나 책상 위에 위치하여 왼손의 손바닥과 왼손의 엄지로 기구를 잡고(palm grasp, 손바닥잡기법) 고정한다. 오른손으로는 숫돌을 상하 수직방향으로 잡는다.

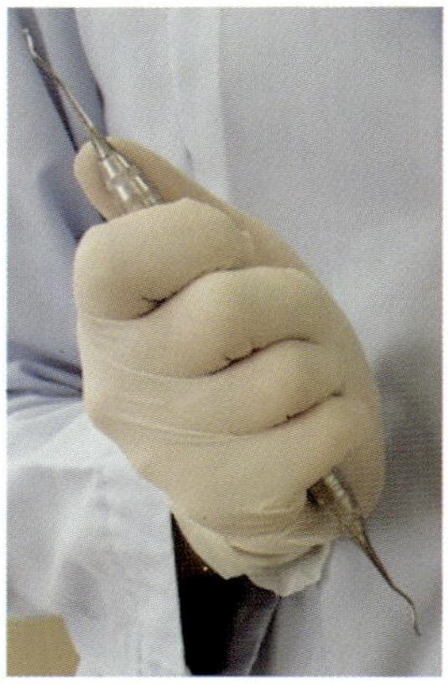

그림 15-17 **손바닥과 엄지로 기구잡기**

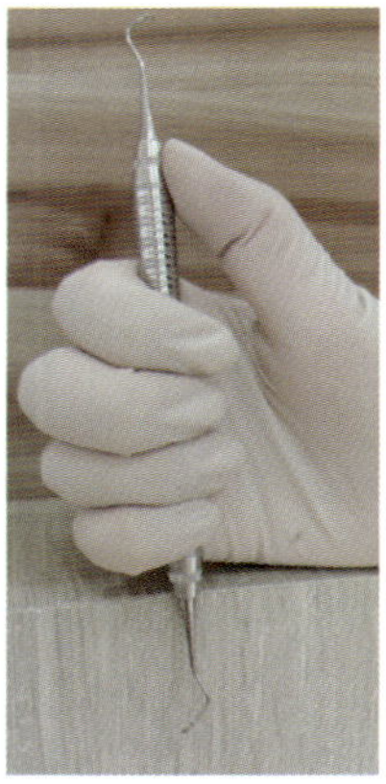

그림 15-18 **테이블에 고정**

술자 상박의 위치

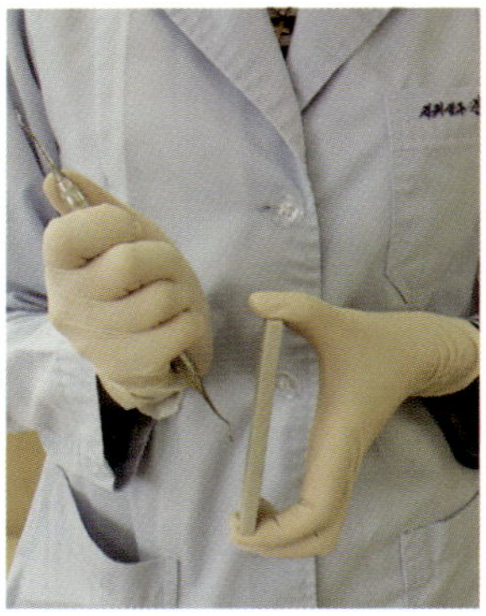

그림 15-19 **술자 상박 고정**

③ 기구날과 숫돌이 이루는 각도를 잘 볼 수 있도록 충분히 낮게 위치시키되 기구의 내면을 위로 향하게 하고 기구의 내면이 바닥에 평행하게 한다.

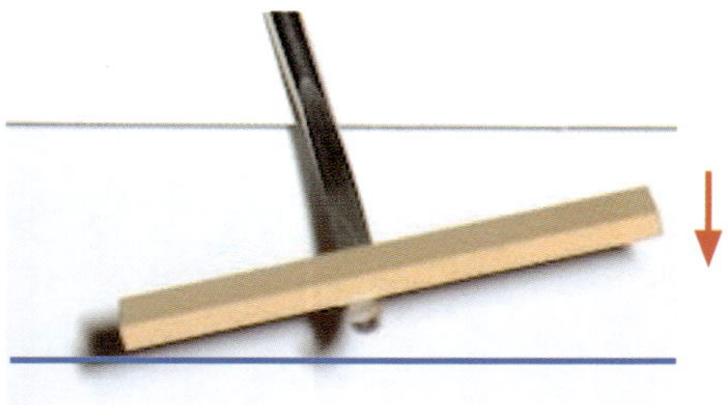

④ 기구의 point나 toe는 술자를 향하게 하여 숫돌을 움직이기 편하게 하고 숫돌을 기구의 측면에 위치시킨다.

(4) 기구별 연마

가. Universal curet(범용 큐렛)의 연마

Universal curet은 일반적으로 둥근 앞부리(toe)와 둥근 배면(back)을 가지고 있어 앞부리와 배면의 외형까지 재형성해야 한다.

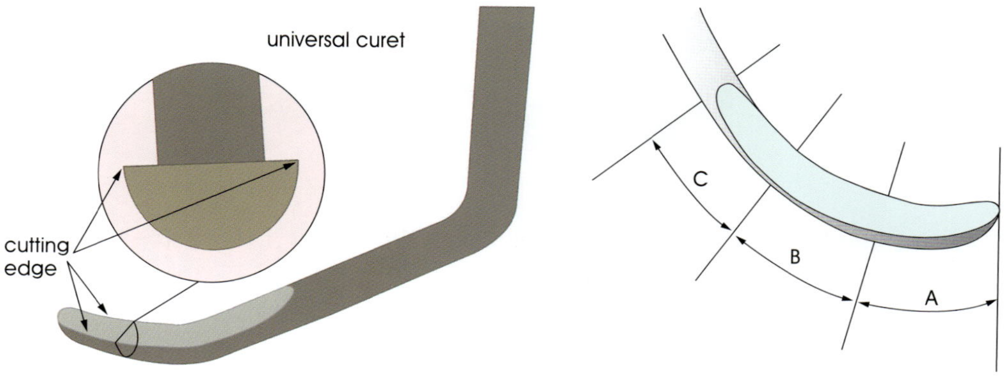

그림 15-22 **Universal curet(범용 큐렛)**

연마순서

① 기구날의 무딘 정도에 따라 자연석과 인공석을 선택한다.
② 2개의 절단연을 연마한다. 먼저 기구를 수직으로 세워 내면이 바닥에 평행하게 하고 연마할 기구날을 오른쪽에 오도록 한다.
③ 바닥과 평행이 된 기구내면과 연마석 면과 90도를 이루도록 오른손으로 연마석을 12:00시에 위치시킨다.
이때 하방연결부(terminal shank)는 바닥과 수직을 이룬다.

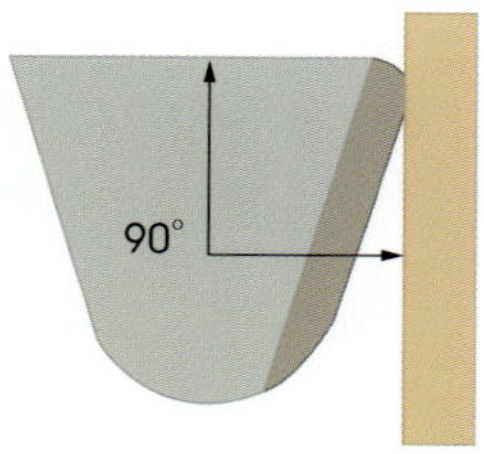

④ 연마석을 1:00 방향으로 위치하여 기구날의 내면(face)과 연마석의 각도를 100~110°가 되도록 한다.

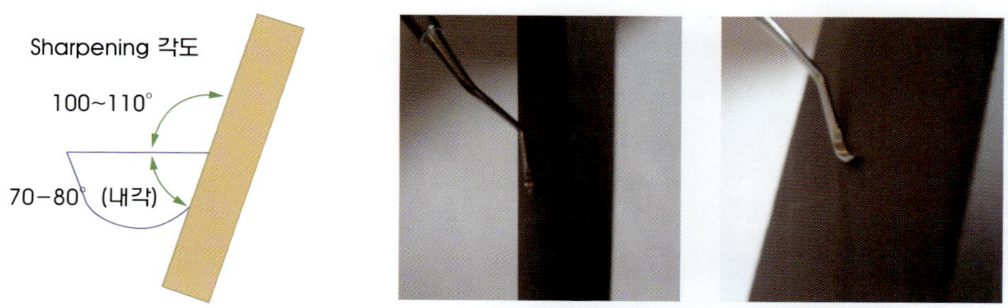

Sharpening 각도(90도/100~110도)

⑤ 연마각도를 유지한 상태에서 기구의 절단연을 3등분(heel third, middle third, toe third)하여 heel 1/3부위에서 toe 1/3까지 중등도의 균일한 압력으로 약 2-3cm 정도의 길이로 연결하며 상하동작(up & down stroke)을 한다. 마지막으로 큐렛은 앞부리(toe)와 배면(back)의 외형을 재형성한다. 작업단에 금속부스러기가 생기면 거즈로 닦아낸다.

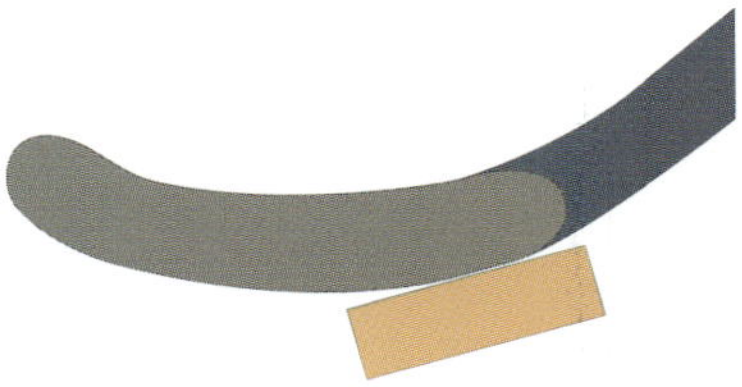

그림 15-23 Heel third 연마

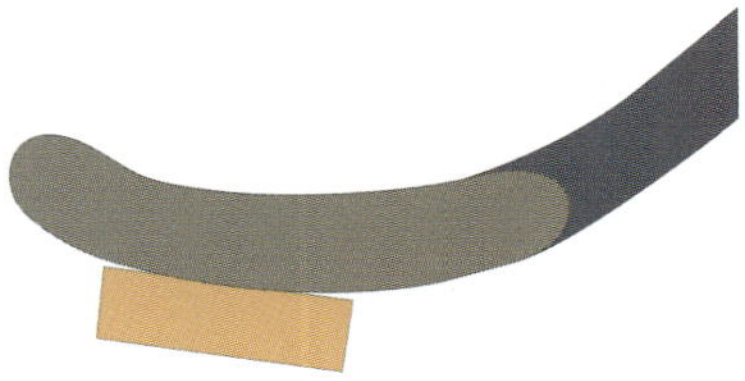

그림 15-24 Middle third 연마

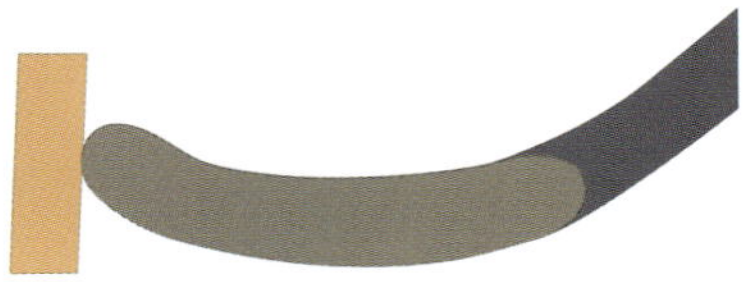

그림 15-25 Toe third 연마

⑥ 전체 과정동안 숫돌과 기구날이 이루는 각도는 일정하도록 유지해야 하고 손목을 구부리지 말고 팔 전체로 연마석을 움직인다.
⑦ 연마 후 검사용막대기(plastic stick)로 절단연의 예리함을 확대경으로 원래의 날로 잘 복원되었는지 평가하고 wire edge가 생기지 않았는지 점검하여 필요한 부분은 다시 연마한다.
⑧ 연마 시 각 1/3 부분마다 wire edge의 형성을 최소화하기 위하여 마지막 동작은 하방동작(down stroke)으로 끝낸다.
⑨ 반대날도 동일한 방법으로 연마한다.
⑩ 필요시 내면을 연마하기 위하여 원추형 또는 원통형 숫돌(conical or cylindrical stone)을 3시~9시 방향으로 위치하여 가볍게 돌리면서 연마하고 배면(back)도 heel에서 toe쪽으로 한 번에 둥글려 연마하여 wire edge를 제거한다.

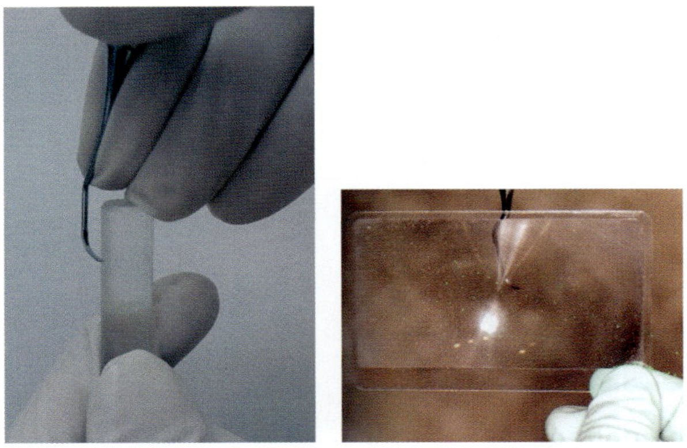

그림 15-26 절단연의 평가(plastic stick/확대경)

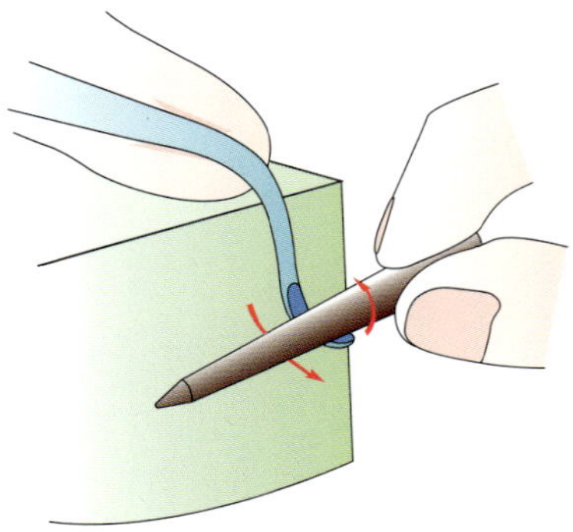

그림 15-27 원통형 숫돌로 wire edge 제거

나. Gracey curet(특수 큐렛)의 연마

Gracey curet은 사용하는 한 개의 절단연만 연마한다. Universal curet과 마찬가지로 둥근 앞부리(toe)와 둥근 배면(back)을 가지고 있어 앞부리와 배면의 외형까지 재형성해야 한다.

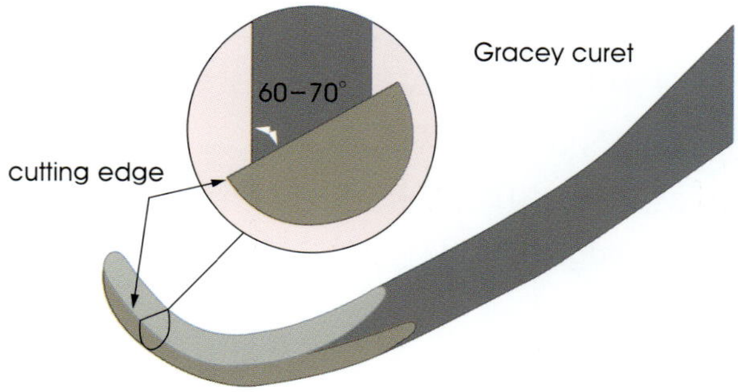

그림 15-28 **Gracey curet(특수 큐렛)**

연마순서

① 기구날의 무딘 정도에 따라 자연석과 인공석을 선택한다.

② 선택된 1개의 절단연만 연마한다. 연마해야할 절단연을 오른쪽에 위치시키고 기구를 잡은 손은 책상 위에 고정시킨다.

③ 먼저 기구를 수직으로 연마할 기구날의 내면(face)이 바닥에 평행하도록 위치한다. 이때 기구의 하방연결부는 11시 방향에 위치한다.

④ 숫돌을 기구의 측면에 수직되게 위치시킨다. 그러기 위해서 먼저 바닥과 평행이 된 날(blade)의 내면(face)과 숫돌면이 90도를 이루도록 한다. 이때 하방연결부(terminal shank)의 위치는 바닥과 수직을 이루지 않는다.

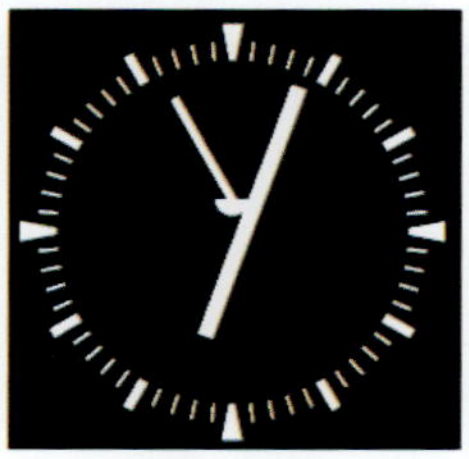

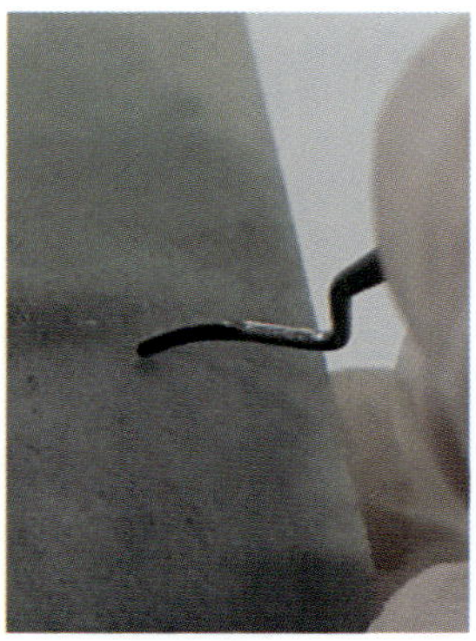

그림 15-29 **내면과 연마석 90도(12:00)**

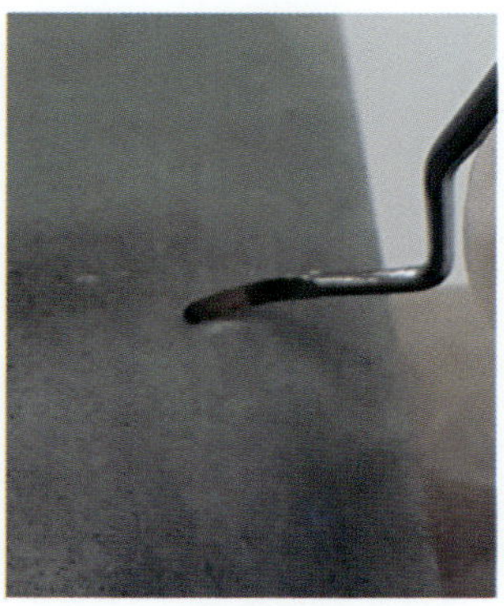

그림 15-30 **내면과 연마석 100-110도(1:00)**

⑤ 연마석을 1:00 방향으로 위치하여 기구날의 내면(face)과 연마석의 각도를 100~110°가 되도록 한다.

⑥ 연마각도를 유지한 상태에서 기구의 절단연을 3등분(heel third, middle third, toe third)하여 heel 1/3부위에서 toe 1/3까지 중등도의 균일한 압력으로 약 2-3cm 정도의 길이로 연결하며 상하동작(up & down stroke)을 한다. 마지막으로 큐렛은 앞부리(toe)와 배면(back)을 재형성한다. 작업단에 금속부스러기가 생기면 거즈로 닦아낸다.

⑦ 전체 과정동안 숫돌과 기구날이 이루는 각도는 일정하도록 유지해야 하고 손목을 구부리지 말고 팔 전체로 연마석을 움직인다.

⑧ 연마 후 검사용막대기(plastic stick)로 절단면의 예리함을 확대경으로 원래의 형태로 잘 복원되었는지 평가하고 wire edge가 생기지 않았는지 점검하여 필요한 부분은 다시 연마한다.

⑨ 필요시 기구의 내면은 원추형 또는 원통형 숫돌(conical or cylindrical stone)을 3시~9시 방향으로 위치하여 가볍게 heel에서 toe 방향으로 돌리면서 연마하고 배면(back)도 heel에서 toe쪽으로 한 번에 둥글려 연마하여 wire edge를 제거한다.

Gracey curet 중요사항

1. 모든 홀수번호를 가진 Gracey curet의 날끝은 자신쪽을 향하도록 한다.
2. 짝수번호를 가진 Gracey curet의 날끝은 자신과 반대쪽을 향하도록 한다.
3. 기구의 terminal shank에 초점을 맞춘다.
4. terminal shank를 11시 방향으로 기울여 내면(facial surface)이 바닥과 평행되게 한다.
5. 연마석의 상단부분을 11시 미만 방향으로 살짝 기울인다.

2) 연마석을 고정하고 기구를 움직이는 방법 (Moving the instrument over the stone procedure)

연마석을 고정시키고 기구를 움직이는 방법으로 기구날의 측면이 편평한 형태의 기구를 연마할 때 효과적이다(sickle scaler, Chisel, Hoe scaler).

(1) 연마과정(자연석)

① 연마석은 날의 무딘 정도(dull edge)에 따라 자연석과 인공석을 선택한다.
자연석에는 oil을 인공석에는 물을 한두 방울 떨어뜨리고 면봉이나 거즈로 펴바른다.

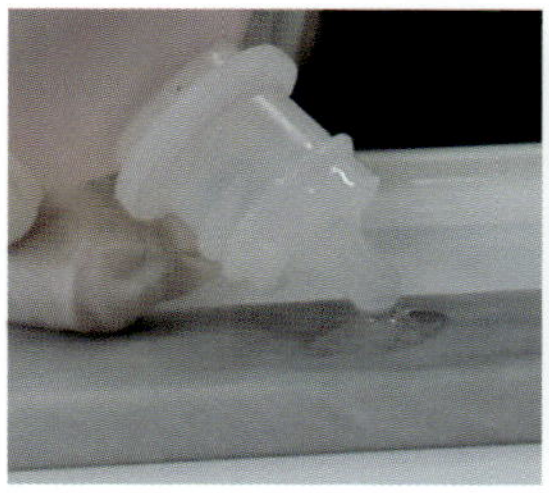

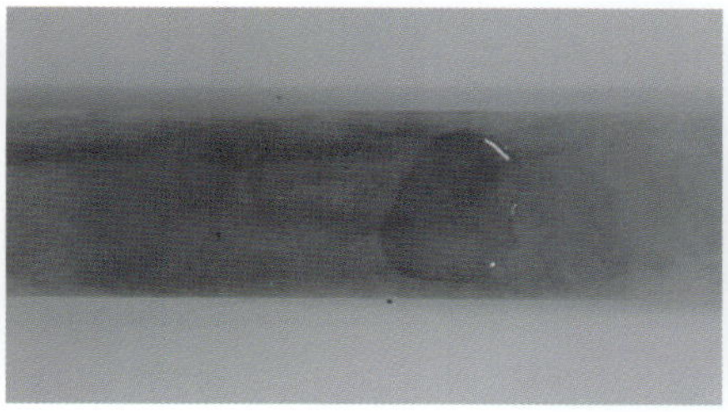

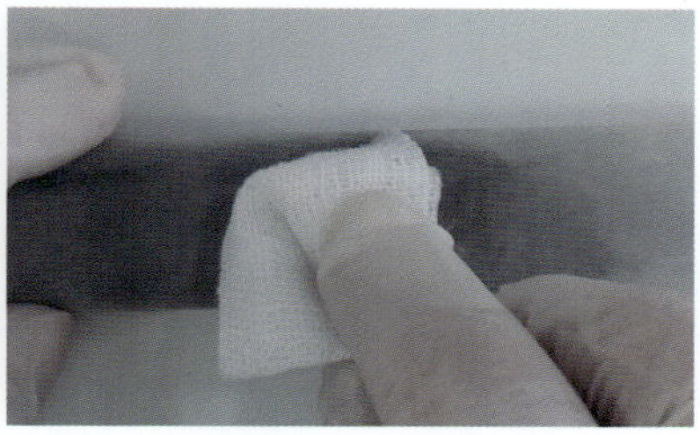

② 밝은 조명하에서 왼손으로 연마석의 위아래를 잡고 고정된 작업대 위에 고정시킨다. 연마(sharpening)각도를 유지하기 위하여 연마석(stone)을 약간 경사지게 한쪽을 높여주는 것이 효과적이다.

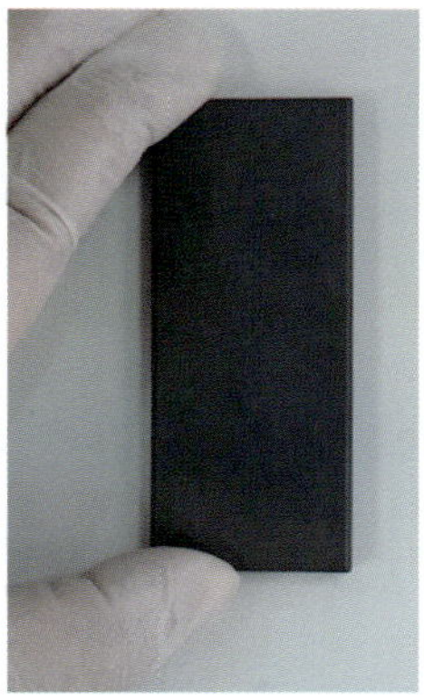

그림 15-31 **Stone을 고정**

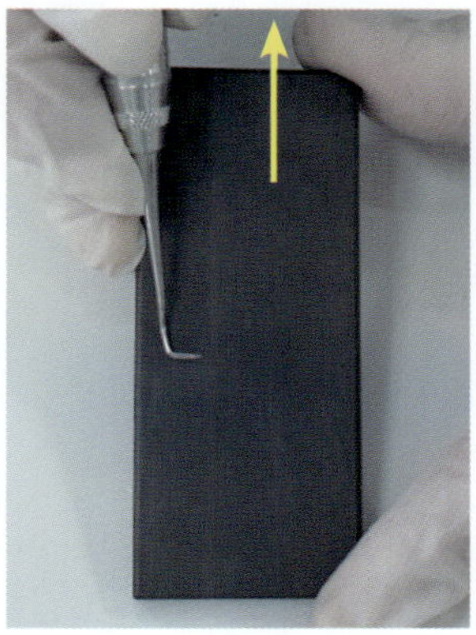

그림 15-32 **한 쪽을 높여줌**

③ 기구를 잡은 손의 약지의 내면을 반드시 stone에 fulcrum을 하여 stone에 가볍게 부착시킨 상태에서 pull and push stroke을 진행시킨다. 이때 중등도의 압력을 사용하여 2-3cm정도의 길이로 기구동작을 한다.

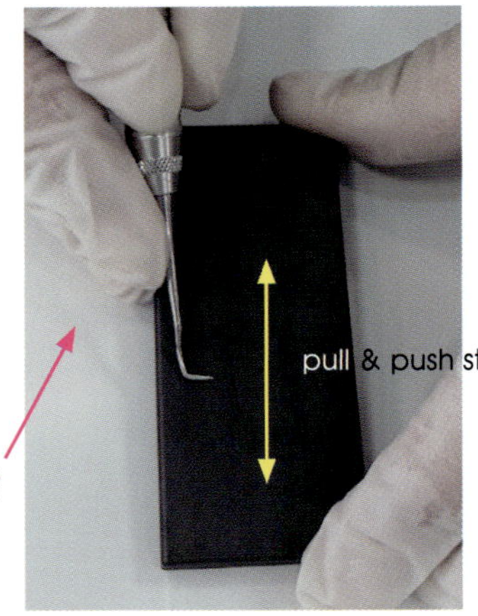

(2) 기구별 연마

효과적인 치면세마를 위해 기구의 예리함을 유지하기 위한 기구연마의 일반적 원칙은 다음과 같다.

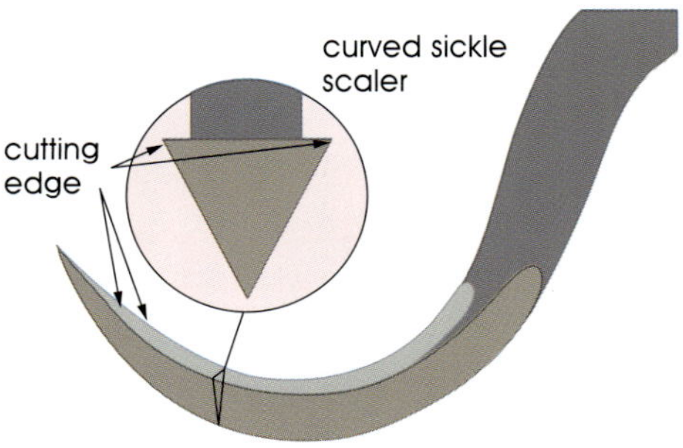

그림 15-20 Sickle scaler

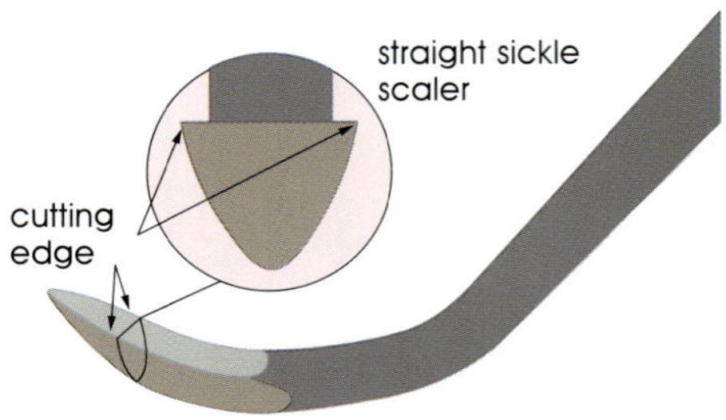

그림 15-21 Sickle scaler(Jacquette scaler)

가. Sickle scaler(낫모양 스케일러)의 연마

① 연마석은 날의 무딘 정도(dull edge)에 따라 자연석과 인공석을 선택한다.
자연석에는 oil을 인공석에는 물을 한두 방울 떨어뜨리고 면봉이나 거즈로 펴바른다.

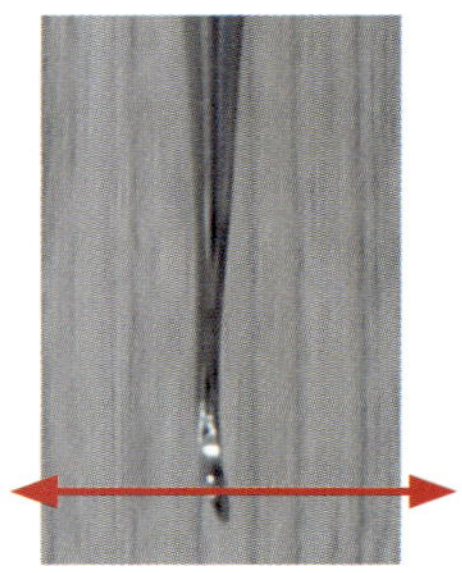

② 연마석을 바닥과 평행하게 고정하고 왼손으로 연마석의 위와 아래를 고정시킨다. 이때 연마각도를 편리하게 유지하기 위하여 연마석을 약간 경사지게 한다.

③ 오른손으로 기구를 변형연필잡기법(modified pen grasp)으로 잡고 약지를 연마석 측면에 가볍게 손고정 한다.

④ 처음에는 sickle scaler의 내면(face)과 연마석이 90도가 되도록 기구의 측면을 연마석에 위치시킨다.

⑤ 기구날의 내면(face)과 연마석의 각도를 100~110도가 되도록 한다.

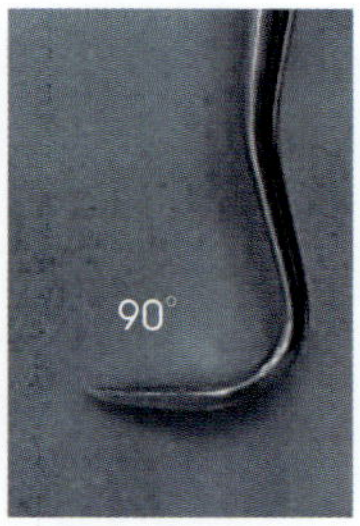

연마를 위한 기준각도

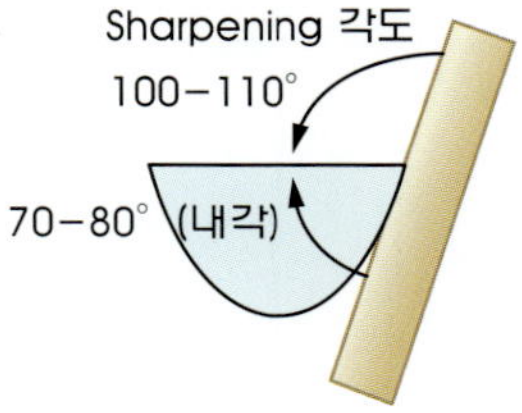

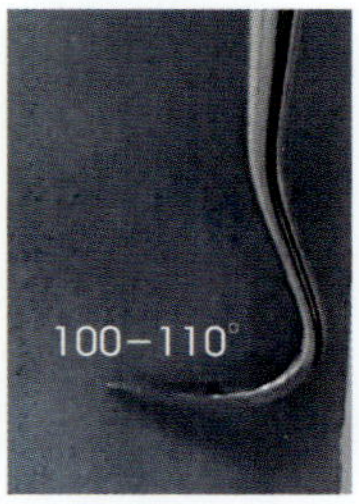

연마각도(face와 연마석)

⑥ 기구의 절단연을 3등분(shank third, middle third, tip third)하여 부위마다 중등도의 균일한 압력으로 연마각도를 유지하며 pull & push 동작으로 3~5회 반복한다.

⑦ 연마 시 각 1/3 부분마다 wire edge의 형성을 최소화하기 위하여 마지막 동작은 술자쪽으로 당기는 동작(pull stroke)을 한다.

⑧ 연마가 끝나면 검사용 막대(plastic testing stick)를 사용하여 평가한다.

⑨ 반대날도 동일한 방법으로 연마한다.

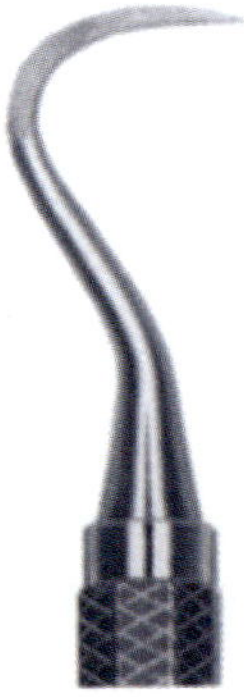

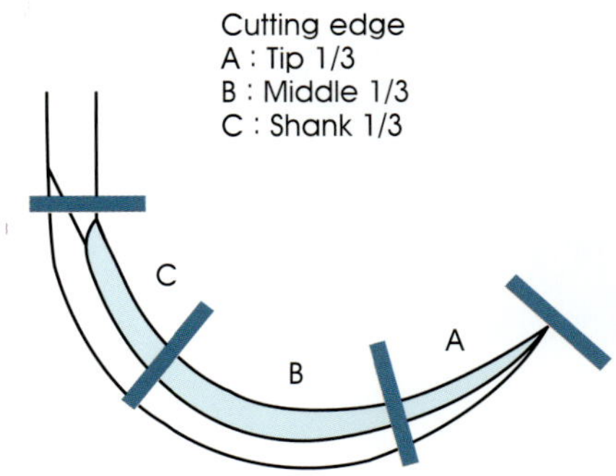

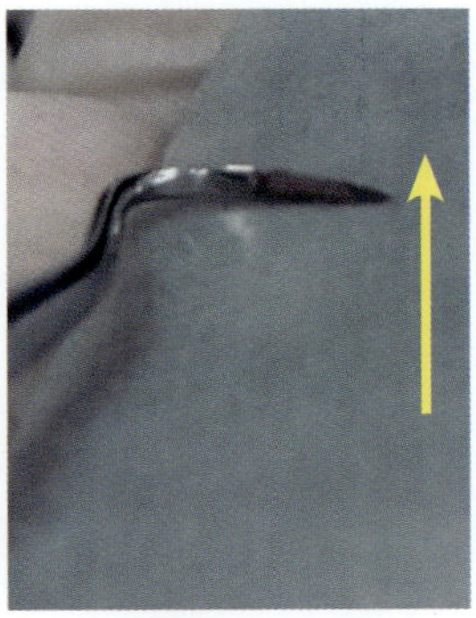

마지막 Down stroke

나. Hoe scaler의 연마

① 연마석에 적당량의 oil(1~2방울)을 한두 방울 떨어뜨리고 gauze로 펴 바른다.

② 왼손으로 연마석의 위와 아래를 잡아 고정시킨다.

③ 오른손으로 기구를 변형연필잡기법(modified pen grasp)으로 잡고 약지를 연마석 측면에 가볍게 손고정 한다.

④ Hoe의 cutting edge는 face와 toe가 만나는 부분이므로 예리하게 하기 위해서는 toe 절단연 전체를 연마석에 45도 경사지게 적합시킨다.

⑤ Shank와 stone과의 각도가 100도 정도 되도록 유지시키면서 손가락으로 고정시킨 상태로 기구를 함께 움직이며 술자방향으로 당기는 동작(pull stroke)을 3~5회 반복해서 문지른다.

⑥ 검사용 막대기에 연마정도를 검사한 후 만약 무딜 경우 다시 한다.

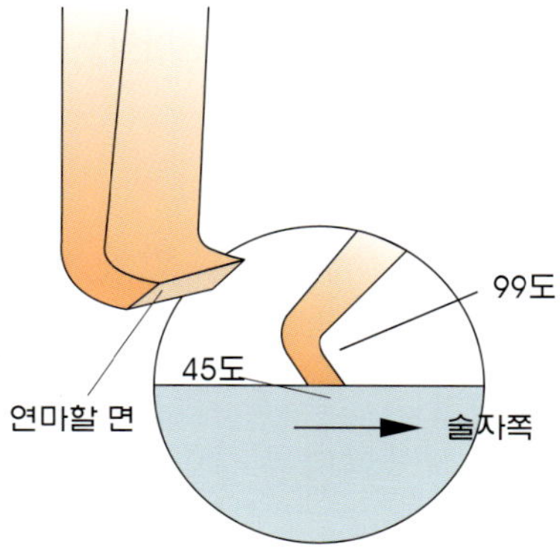

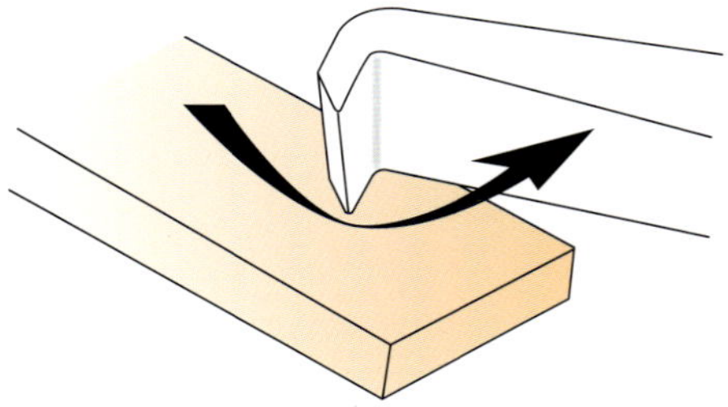

날카로운 모서리를 둥그렇게 하기 위해 편평한 숫돌에 부드럽게 돌리는 동작으로 기구를 문지른다.

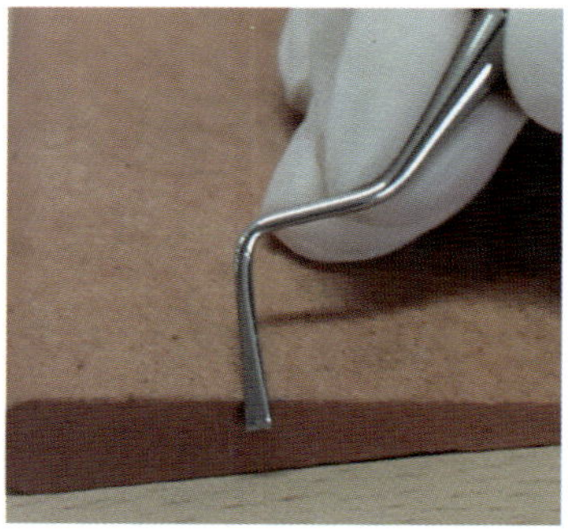

다. Chisel scaler의 연마

Chisel은 원래의 45도 경사를 유지하기 위해 고정된 편평한 숫돌에 다음의 순서대로 연마한다.

① 연마석에 적당량의 oil(1~2방울)을 한두 방울 떨어뜨리고 gauze로 펴 바른다.

② 왼손으로 연마석의 위와 아래를 잡아 고정시킨다.

③ 오른손으로 기구를 변형연필잡기법(modified pen grasp)으로 잡고 약지를 연마석 측면에 가볍게 손고정 한다.

④ Shank와 stone이 이루는 각도가 45도가 되게 face를 stone에 적합시킨다.
⑤ 기구를 손가락으로 고정한 상태에서 shank와 stone과의 각도를 유지하며, 술자의 반대 방향으로 미는 동작(push stroke)을 3~5회 반복해서 문지른다.
⑥ 검사용 막대기에 연마정도를 검사한 후 만약 무딜 경우 다시 한다.

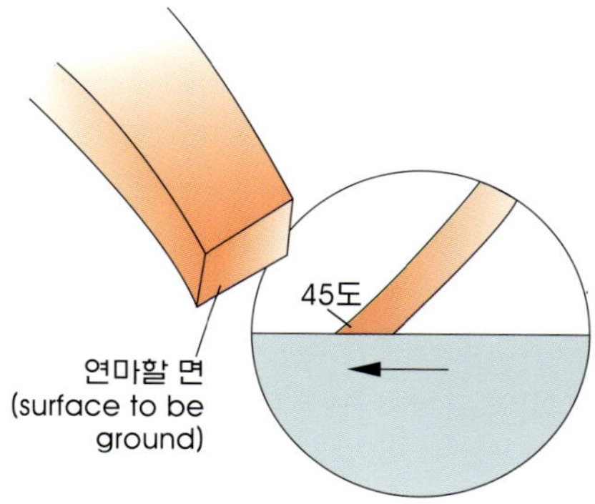

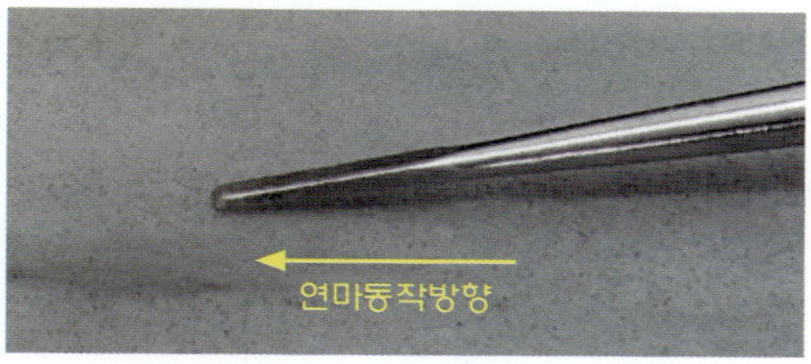

라. File scaler의 연마

File scaler는 cutting edge가 여러 개 있으므로 각 절단연마다 연마한다.
① 탱파일(File sharpener)을 준비한다.
② File scaler의 절단연이 술자를 향하도록 왼손으로 기구를 잡고 오른손으로 tang file을 손바닥잡기법(palm grasp)으로 잡는다.
③ File scaler의 각각의 절단연을 tang file sharpener에 위치시킨다.
④ 각각의 절단연을 횡단하듯이 밀고 당기는 동작(pull and push stroke)을 3~5회 정도 문질러서 원래의 모양을 만들고 계속해서 다음 cutting edge를 반복해서 연마한다.

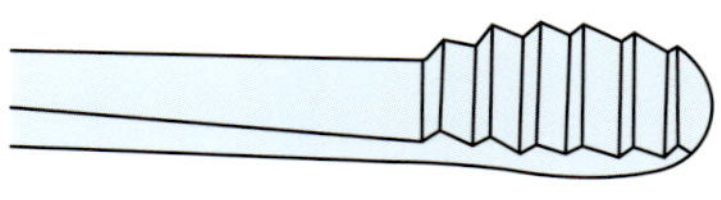

그림 15-33 File scaler

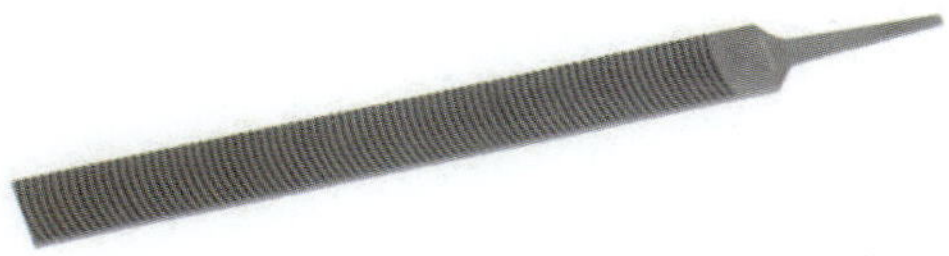

그림 15-34 File sharpener(tang file)

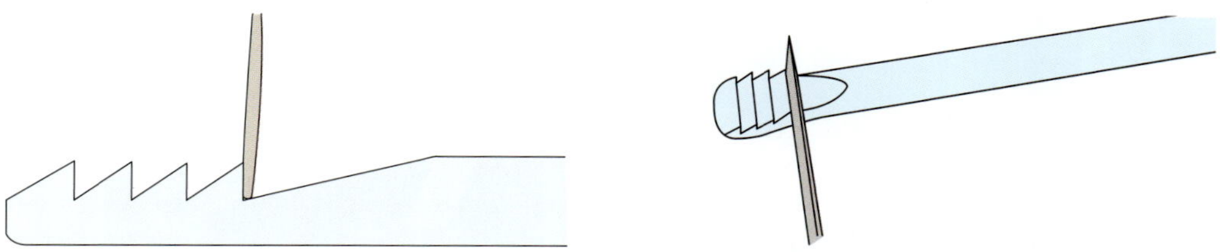

그림 15-35 File scaler 연마법

(3) 연마석 관리

① 연마석에 묻은 oil은 세제 등을 사용하여 미지근한 물에 깨끗이 씻은 후 건조한다.
② Ammonia, gasoline 등으로 얼룩이지지 않도록 깨끗이 닦아준다.
③ Autoclave(가압증기멸균기)나 hot oil로 멸균한다.
④ 자연석은 멸균 후 oil을 바르고 oil을 적신 거즈나 스폰지에 싸서 보관한다.

3) 전동식 기구연마기를 이용한 연마법(Sidekick sharpening)

Sidekick® Sharpening Kit(Hu-Fridy제품)는 potable(휴대용)로 기구연마를 목적으로 무선, 경량으로 개발된 전동식 장비로서 편하게 연마할 수 있도록 개발된 제품이다.

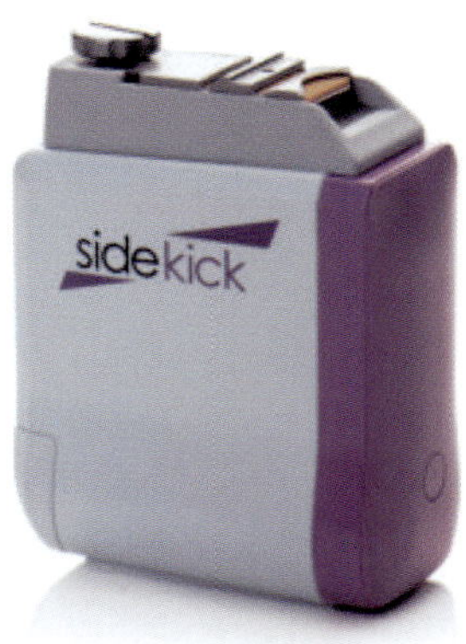

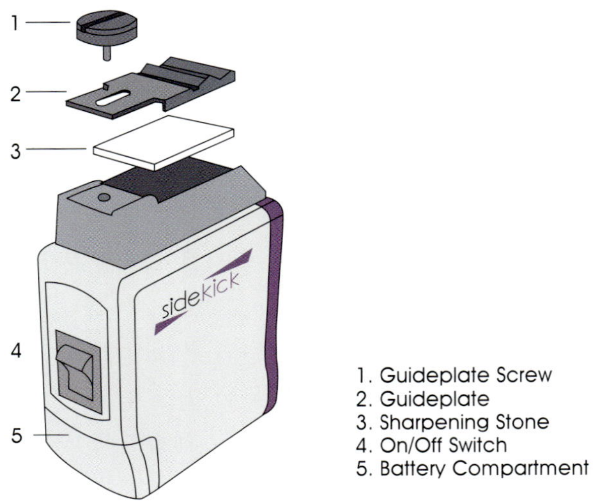

① Sidekick을 이용한 연마법

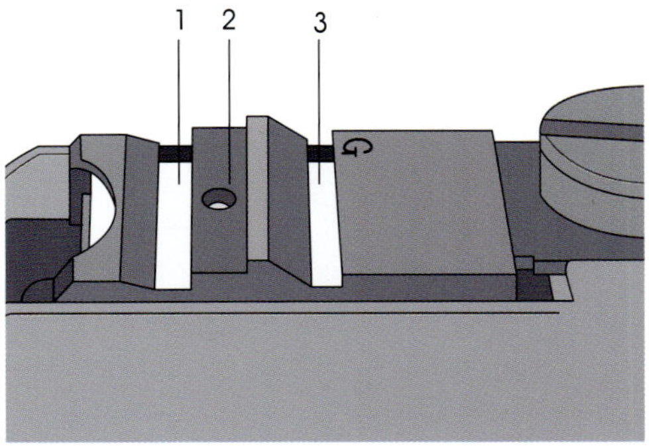

1. Sidekick에는 G와 S/U라고 되어있는 두 개의 홈(1,3)과 한 개의 홈(2, toe guide)을 가지고 있다.

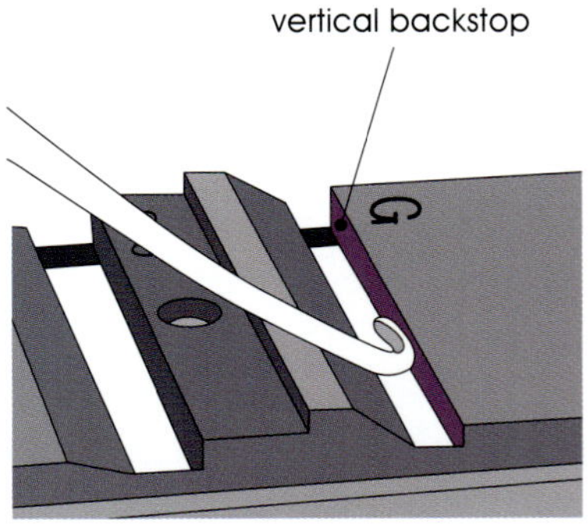

2. 두 개의 홈(1,3)에는 수직 뒷받침(vertical backstop)을 가진다.

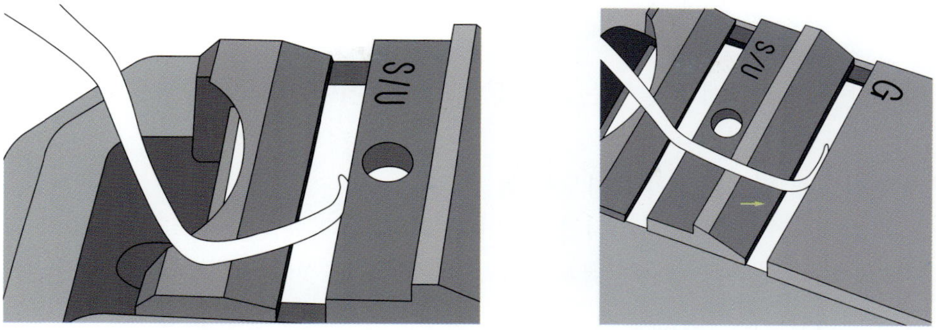

3. 4. Sickle과 universal은 S/U홈에 Gracey는 G홈에 넣고 작동부 배면의 가운데 1/3부위를 홈의 수직 뒷받침에 기대어 위치시킨다. 기구를 정확히 위치시킨 후 절단연 좌우로 부드럽게 2-3회 움직이며 연마한다.

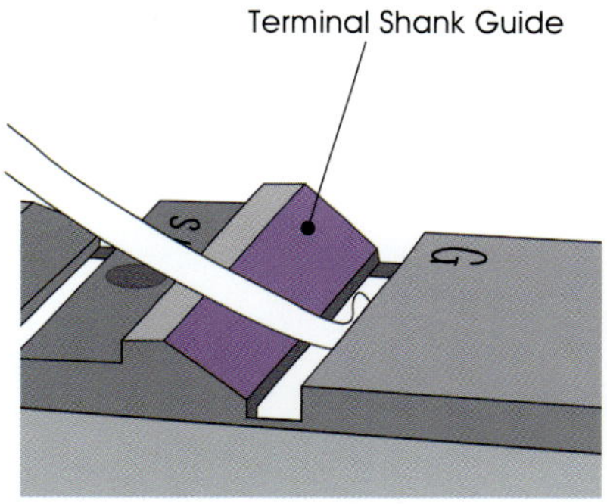

5. 기구의 하방연결부를 고정하도록 하는 terminal shank guide에 하방연결부를 기대어 적합시킨 후 전원을 켠다.

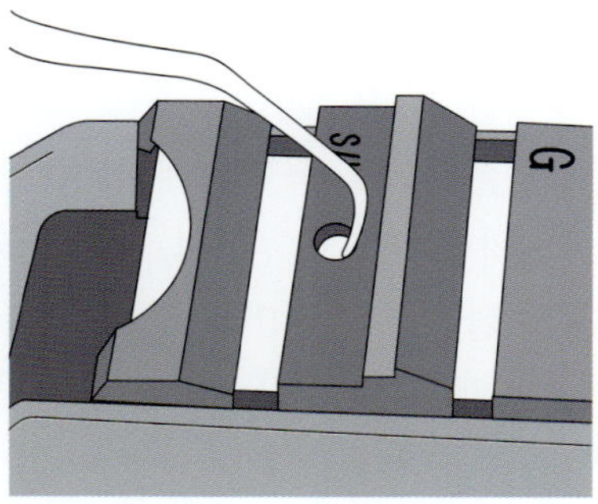

6. curet의 toe부분을 toe guide 구멍의 가장자리에 고정시켜 위치시킨 후 좌우로 2-3회 움직이며 연마한다.

4) Ceramic 연마석을 이용한 연마법(DISC sharpening)

DISC sharpening은 각도기가 부착되어 있어 정확한 기구의 각을 정해주어 연마를 원활하게 할 수 있도록 전문가들에 의해 고안되었다(Premier제품). 특히 Gracey curet을 쉽게 연마할 수 있도록 고안되었다.

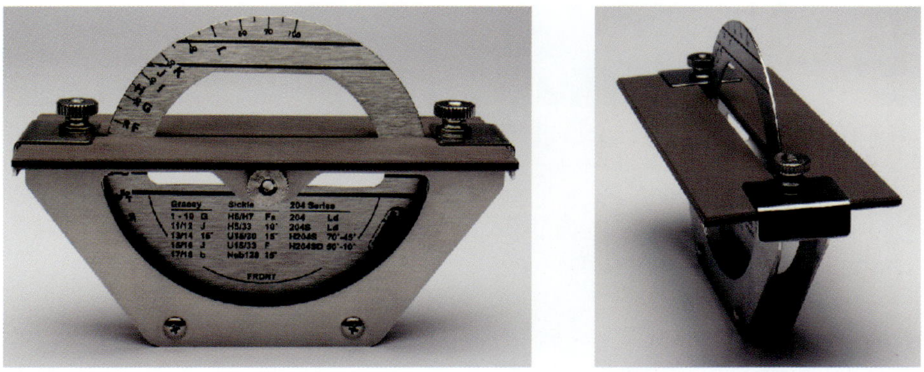

그림 15-36 DISC sharpener(Premier제품)

(1) 한 개의 날을 가진 기구를 연마하는 방법

① 각도기의 눈금을 돌려서 적절한 눈금에 맞추도록 한다(예, Gracey 1-10에 해당하는 기구는"G"에 맞추면 된다).
② 기구의 손잡이를 평행선에 평행하도록 잡는다.
③ 중등도의 압력으로 손목을 고정시켜 5~6회 반복한다.
④ Curet scaler인 경우는 기구의 끝부분이 날카로워지는 것을 피하기 위하여 마무리 할 때 기구를 회전시킨다.

(2) 두 개의 날을 가진 기구를 연마하는 방법

① 각도기의 눈금을 돌려서 적절한 눈금에 맞추도록 한다(예 : 204S scaler인 경우에는"L"에 맞추면 된다).
② 기구의 손잡이를 평행선에 평행하도록 잡는다.
③ 중등도의 압력으로 손목을 고정시켜 5~6회 반복한다.
④ 반대편 절단연의 연마를 위하여 적절하게 눈금을 바꾸어 맞춘다(예 : 204S scaler인 경우에는"d"에 맞추면 된다). 이때 기구손잡이의 평행선이 왼쪽에서 오른쪽으로 기울어 진다.
⑤ 절단연을 중등도의 압력을 이용하여 당기는 동작으로 연마한다.

(3) 기구별 연마

① Gracey curet 를 연마하는 방법

-1개의 절단연을 가진 경우-

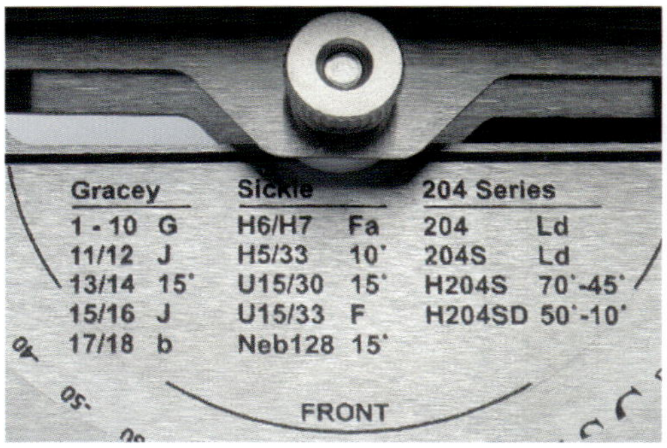

1. 각도기에는 각 기구에 대한 번호가 표기되어 있으므로 해당되는 기구의 기호를 확인한다.

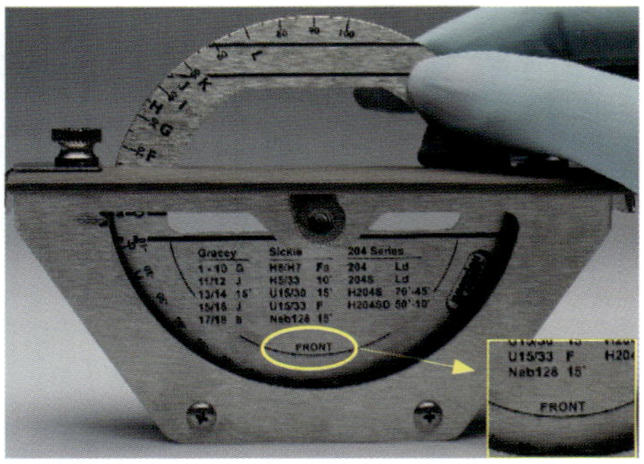

2. 각도기에 front면을 사용한다.

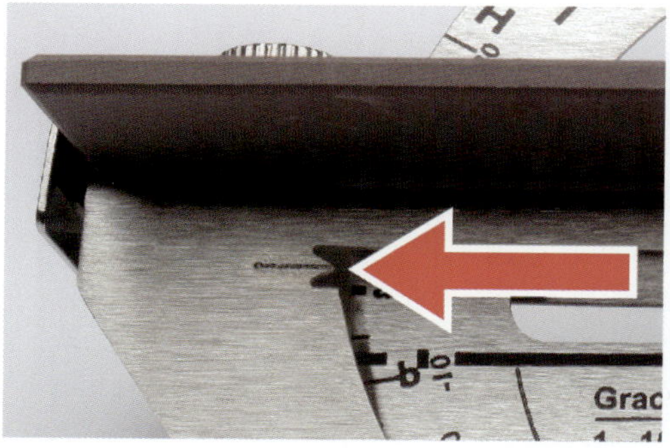

3. 각도기에는 indicator line(지침선)이 있으므로 여기에 해당기호를 맞춘다

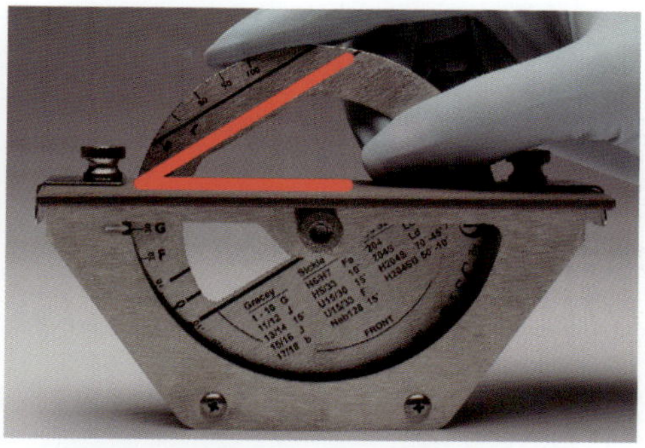

4. 지침선에 각도기의 눈금을 돌려서 맞추도록 한다.(예: Gracey 1-10에 해당하는 기구는 "G"에 맞추면 된다).

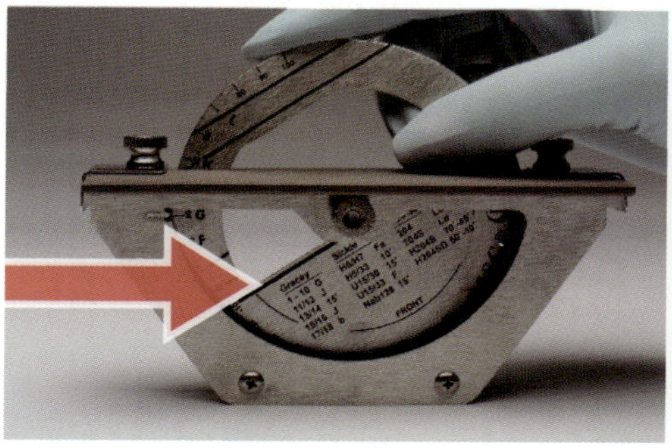

5. 기구의 handle을 화살표 선에 맞춘다.

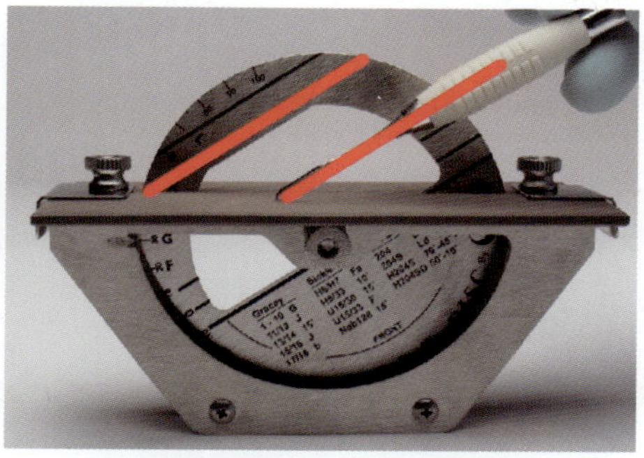

6. 기구의 손잡이를 평행선에 평행하도록 위치시킨다.

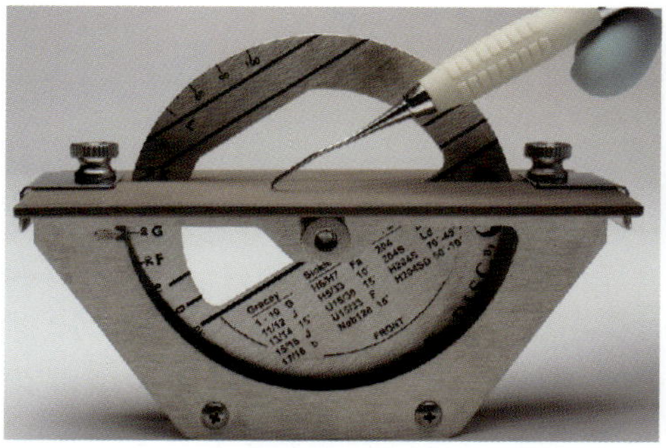

7. 중등도의 압력으로 손목을 고정시켜 5~6회 당기는 동작으로 반복한다.

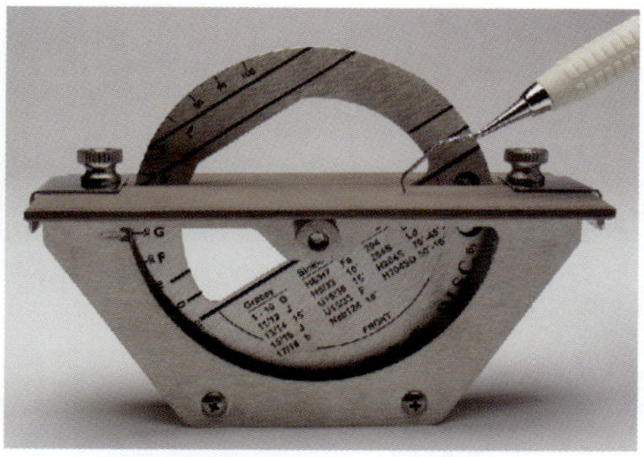

8. 기구의 끝부분이 날카로워지는 것을 피하기 위하여 마무리 할 때 기구를 회전시킨다.

-2개의 절단연을 가진 경우-

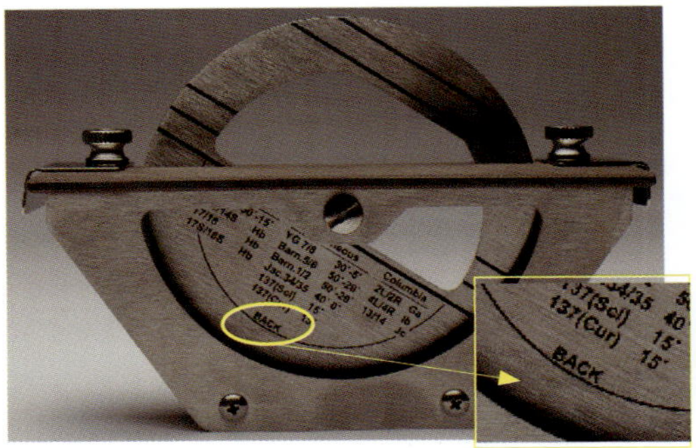

1. 기구의 한쪽 면을 연마 후에 반대쪽 날은 항상 반대편 연마석을 사용한다.(각도기의 Back면을 사용한다.)

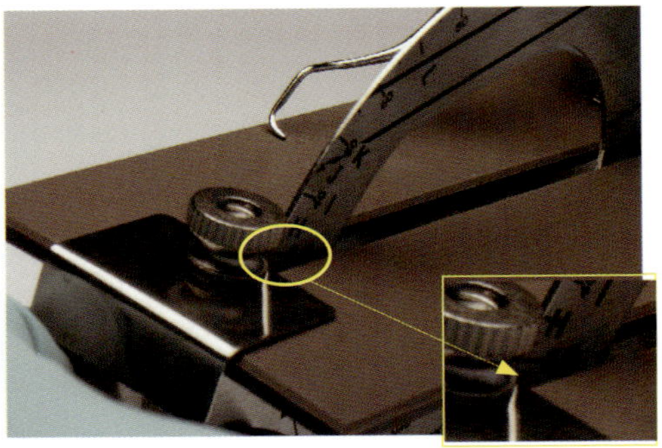

2. 반대편 각도기의 G라인에 눈금을 바꾸어 맞춘다.

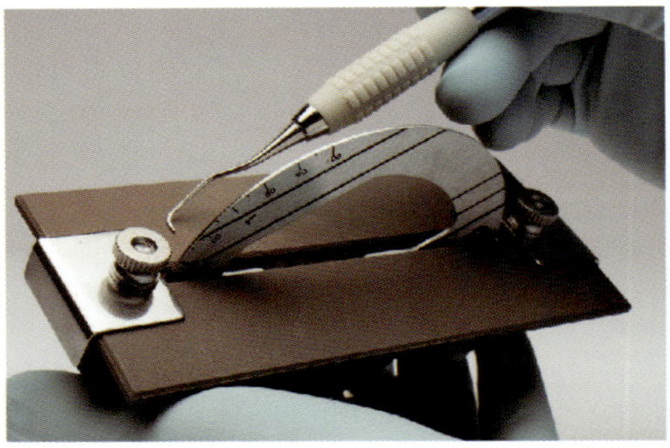

3. 중등도의 압력으로 손목을 고정시켜 5~6회 당기는 동작으로 반복한다.

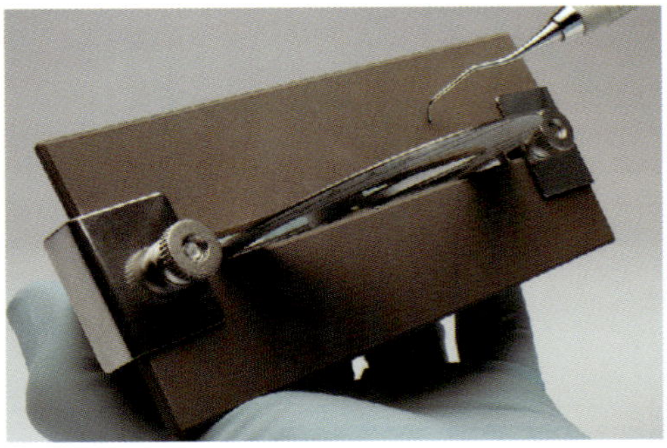

4. 기구의 끝부분이 날카로워지는 것을 피하기 위하여 마무리 할 때 기구를 회전시킨다.

sauce: http://www.premusa.com/videos/DISC_Tutorial_R1.html

(4) D.I.S.C sharpening 시 주의사항

① 연마석 위에 절단연을 위치시킨 후 기구의 날을 보고 하지 말고 손잡이를 보면서 기구를 당기며 연마한다.

② 기구의 손잡이가 indicator line에 평행하도록 한다.

③ curet을 연마 시 마무리는 toe를 반드시 둥글게 돌리면서 연마한다.

④ 윤활제는 사용하지 않아도 무방하다.

⑤ 연마석은 분리하여 세정과 멸균을 해야 한다.

Chapter 16

특별관리가 필요한 대상자의 치면세마 및 계속관리

Oral Prophylaxis for Clients with Special Needs & Recall System

ORAL PROPHYLAXIS

16장 특별관리가 필요한 대상자의 치면세마 및 계속관리 (Oral Prophylaxis for Clients with Special Needs & Recall System)

학습목표

- 임산부의 치면세균막관리 시 고려사항을 설명할 수 있다.
- 노인의 치면세균막관리 시 고려사항을 설명할 수 있다.
- 임플란트 장착자의 치면세균막관리 시 고려사항을 설명할 수 있다.
- 교정장치 장착자의 치면세균막관리 시 고려사항을 설명할 수 있다.
- 보철물 장착자의 치면세균막관리 시 고려사항을 설명할 수 있다.
- 장애인의 치면세균막관리 시 고려사항을 설명할 수 있다.
- 장기 입원환자의 치면세균막관리 시 고려사항을 설명할 수 있다.
- 전신질환자의 치면세균막관리 시 고려사항을 설명할 수 있다.
- 감염성 질환자의 치면세균막관리 시 고려사항을 설명할 수 있다.
- 치면세마 후 계속관리 주기 및 방법을 설명할 수 있다.

I 특수 환자의 치면세마(Oral Prophylaxis for Special Patients)

특수환자를 관리할 때에는 정상적인 환자들보다 성공적인 결과를 얻기 위해서 숙련된 기술과 전문지식이 요구된다. 특수환자에 대한 이해와 특징을 파악하고 그 환자에 맞는 치면세마 방법을 적용시킨다면 건강한 구강을 유지할 수 있을 것이다. 만성질환자 및 신체적, 정신적 장애를 갖고 있는 환자의 구강문제는 기본적으로 예방적 접근이 가능하기 때문이다.

1. 임산부

임신성 치은염은 매우 흔하며 임산부의 약 30~100% 정도 나타난다. 치은의 발적, 출혈, 부종, 증식 등의 증상이 나타나며 치은염과 같은 증상을 보이나 원인은 다르다. 임신 중 증가된 임신성 호르몬인 estrogen과 progesteron은 혈관투과성과 혈관확장을 증가시키며, 치면세균막에 대한 면역반응을 억제시키고, 백혈구의 화학주성과 식균작용을 감소시키는 것으로 보고되고 있다. 치면세균막과 치석은 같은 국소자극원에 대한 민감한 반응을 일으키며, 가끔 치간유두나 변연치은에 임신성 육아종(pregnancy tumor)이 나타나기도 한다. 또한 최근 연구에서는 치주질환이 저체중 조산아의 위험을 증가시킬 수 있다고 한다.

임산부를 대상으로 치은조직에 대해 임신이 미치는 영향을 교육하며, 스스로 철저한 치면세균막관리 및 전문가에 의한 구강위생관리의 중요성을 강조해야 한다.

1) 임신 중 치면세균막관리가 왜 중요한가?

임신은 심각한 생리적 변화를 일으킬 복잡한 호르몬의 상호작용을 포함한다. 이러한 변화는 다양한 치은질환을 발생하기 쉬운 구강조건을 만들므로 구강건강을 악화시킨다. 구강건강이 나빠지면 조산이나 저체중아의 출생의 원인으로도 작용할 수 있으므로 치주질환은 반드시 예방 되어야 한다. 이를 위해서는 임신 중 적절한 구강위생관리와 정기적인 치과 방문이 매우 중요하다.

(1) 치과치료 시기

임산부는 제1기와 3기 후반부에는 가능하면 선택적 치과치료는 피하는 것이 좋다. 제1기는(0~13주 : 초기)에는 태아의 기관 형성 시기로써 환경에 매우 민감하며, 기형아 및 유산의 위험성이 있으며, 제3기(28~출산 : 말기)는 조기분만의 위험이 있다. 제2기(14~27주 : 중기)는 치과치료를 하기에 비교적 안전한 시기이나, 복잡한 구강 내 수술은 출산 후로 연기하는 것이 좋다. 치과방사선은 고감광 필름과 보호납복을 사용할 경우 안정성이 확인되었으나, 제1기에는 태아가 방사선 손상에 매우 예민하므로 사용하지 않는 것이 좋다.

(2) 치과치료 자세

임신 말기에는 치료 시 수평자세(supine position)에서는 자궁이 하대정맥을 압박하여 저혈압증후군이 나타날 수 있으며 저혈압, 심박출양의 감소, 의식상실 등을 가져올 수 있다. 따라서 치료 시 환자를 왼쪽으로 눕게 하여 대정맥에 압력을 가하지 않도록 하며, 타월을 둥글게 말아 환자의 오른쪽 엉덩이 밑에 위치시키면 사고를 예방할 수 있다.

치과진료 시 chair를 세우거나 눕힐 때에도 환자의 동작에 맞추어 편하게 조정하여야 한다. 갑작스런 동작은 하지 않아야 하며 또한 눕힐 때 등을 손으로 받쳐 도와주어야 한다. 따라서 치석제거와 같은 치과시술은 가능하면 임신기간 동안에는 임신 중기 이후에 받을 수 있도록 권해야 한다. 치면세균막관리는 부드러운 칫솔을 사용하도록 하고 정기적인 계속 구강건강관리할 수 있도록 지도해야 한다.

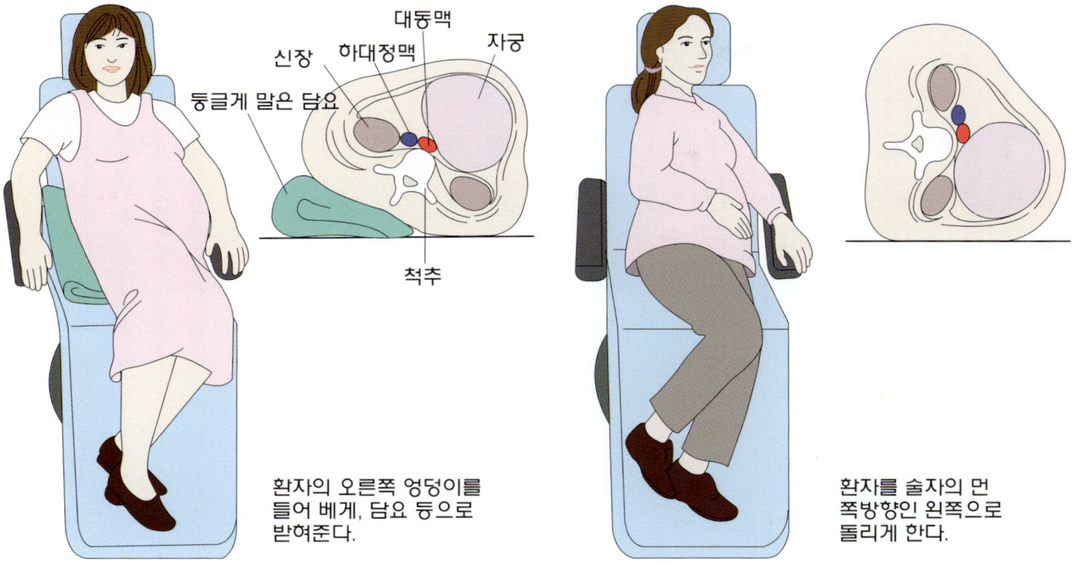

그림 16-1 임산부의 치료 시 자세

(3) 치면세균막관리 수칙

임신 시기에는 무엇보다 치아의 청결이 중요하다. 치은질환의 예방을 위해 다음의 수칙을 통한 구강위생관리 습관을 실천하는 것이 특히 중요하다.

- 최소 하루 3회, 3분 이상 철저한 칫솔질
- 부드러운 칫솔 및 불소가 함유된 치약사용
- 칫솔질 후 가글사용
- 세균의 축적을 예방하기 위해 일상적인 치간칫솔과 치실사용
- 건강하고 균형잡힌 식사
- 설탕이 함유된 식품 자제
- 정기적인 치과방문을 통한 계속관리

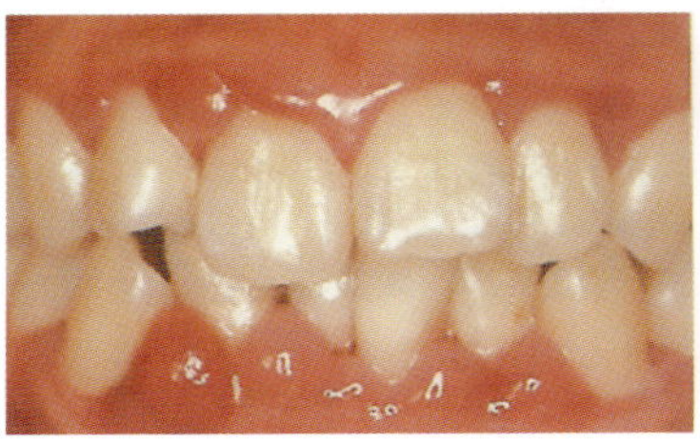

그림 16-2 임신성 치은염

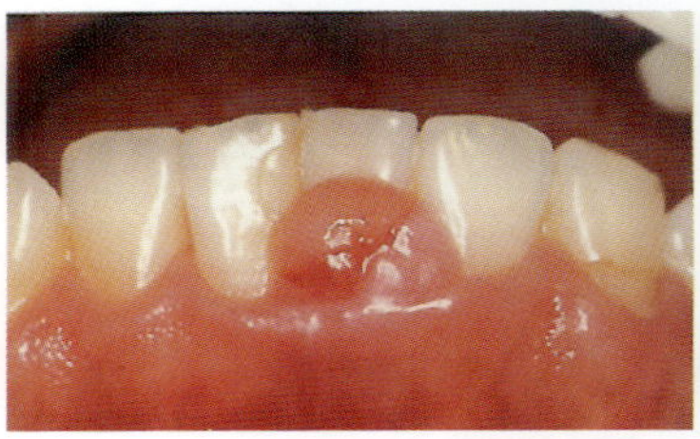

그림 16-3 임신성 육아종

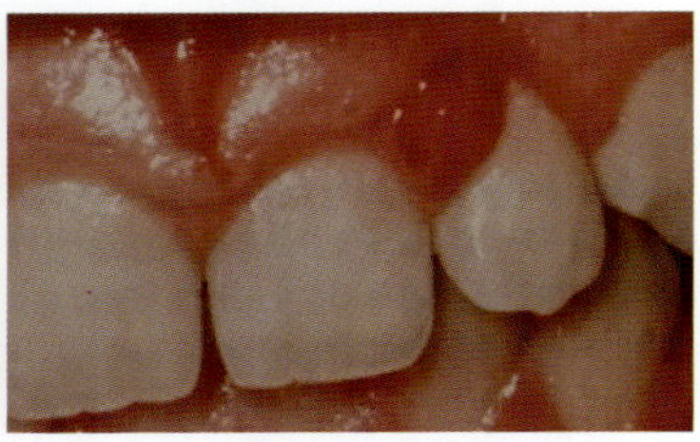

그림 16-4 임신성 종양

2. 노인

노인 인구의 비율이 높아지면서 노인 환자 수가 증가되어 예방법에 대한 관리 및 교육이 강조되고 있다. 특히 노인의 치면세균막관리는 지속적인 구강의 기능을 유지할 수 있도록 하는데 매우 중요하다. 노년기 환자는 대부분이 만성적인 치주질환을 수반하고 있어 치근이 노출되어 임상적 치관(clinical crown)의 길이가 긴 경우가 많고 치아의 동요도 심한 경우가 많다.

노인의 치면세마 시에 출혈과다를 초래하는 일은 금물이며 반드시 전신건강상태를 수시로 체크해 가며 시술해야 한다.

(1) 치면세균막관리 전 수칙

- 반드시 전신질환과 복용중인 약물 여부를 확인하고 시술해야 한다
- 시술 전 호흡, 맥박, 혈압상태 등의 활력징후를 측정하고 이상이 없을 때 실시한다.
- 이상이 있을 경우 안정될 때까지 시술을 보류하거나 내과의사와 상의하여 결정한다.
- 약속시간은 짧게 하고 되도록 오전에 실시한다.
- 불안과 공포를 느끼지 않도록 설명하고 편안하게 치료에 임할 수 있도록 해야 한다.
- 시술 전과 후에 나타날 수 있는 현상에 대해 사전 교육과 설명이 필요하다.
- 환자의 요구에 부응하기 위해 치료계획을 세우고 실시하는 것이 중요하다.

(2) 치면세균막 관리 시 고려사항

치면세마의 경험이 별로 없는 노인의 경우 가끔씩 크고 단단한 치석이 치아와 치은에 부착되어 있는 경우가 있다. 이러한 치석제거 시 한 번에 지나치게 힘을 주어 치석제거를 시도하면 치아의 동요가 커지게 되고 심지어 치아가 발거되는 경우도 발생할 수 있으므로 크고 단단한 치석은 여러 조각을 낸 후 차례로 제거하도록 하고 동요가 있을 경우 왼손으로 해당 치아를 잡아서 고정시키며 시술하는 것이 좋다. 또한 시술 중 갑자기 치료자세를 변경하거나 세울때는 기립성 저혈압이 발생할수 있으므로 배려해야 한다. 노인은 반사신경이 저하되어 있으므로 시술 중 구강내 물이 고여있지 않도록 흡인기 조작도 신속하게 해주어야 한다.

특히 노인은 회복과정이 느리고 감염 저항성이 떨어져 치유가 느려지는 경향이 있으므로 기구 사용 시 치은에 외상이 없도록 주의해야 한다.

(3) 치면세균막관리 후 수칙

치석제거 후 염증제거와 회복을 위해 약물을 처방할 때에는 전신질환에 따른 약물을 꼭 확인하고 처방하여야 한다. 또한 치석제거 후 나타날 수 있는 지각과민, 출혈, 치아동요 등의 증상에 대한 설명이 재확인 되어야 하며, 올바른 칫솔질 방법과 구강상태에 따른 적절한 구강관리용품을 선택 할 수 있도록 교육해야 한다.

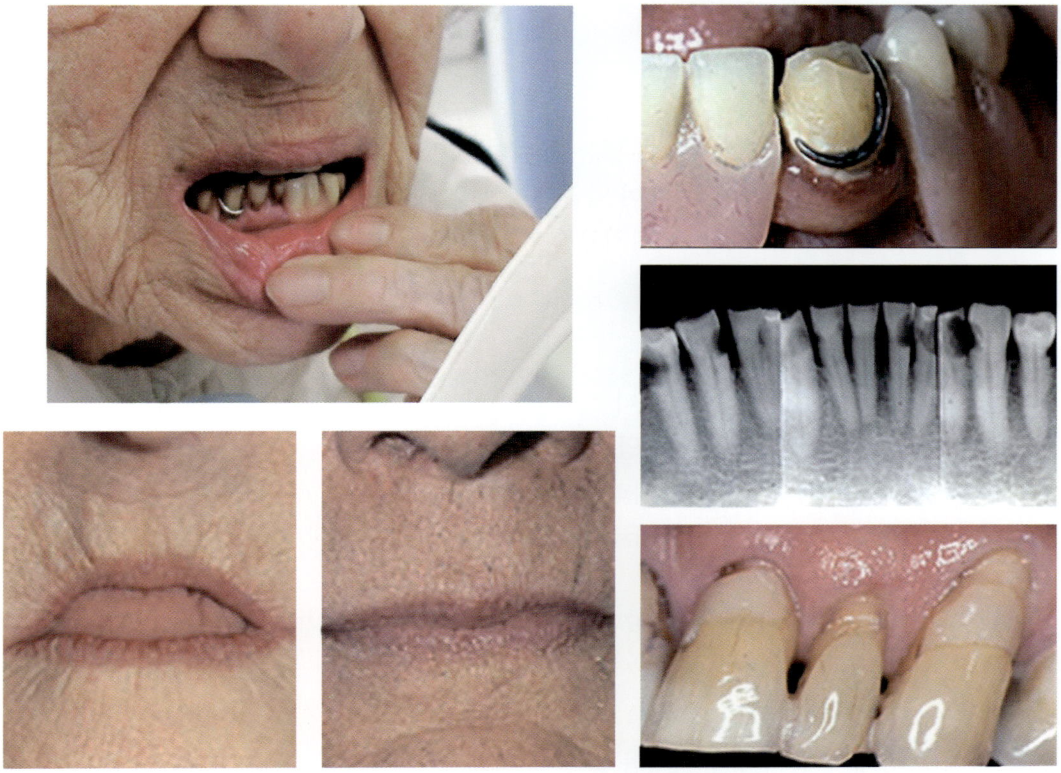

그림 16-5 **노인환자의 구강상태**

- 치근면 노출로 인한 치경부와 치근면 구강위생관리 철저
- 부드러운 칫솔 및 지각과민 둔화제가 포함된 치약사용
- 클로로 헥시딘 등 가글 사용
- 설탕이 함유된 식품 자제
- 물 섭취, 입체조 등을 통한 구강건조 예방
- 의치 등 보철물에 따른 구강위생관리

3. 임플란트 장착자

임플란트(implant)는 치아의 결손이 있는 부위나 치아를 발거한 부위의 상·하악골에 골이식, 골 신장술 등의 부가적인 수술을 통하여 악골에 생체 친화적인 임플란트 고정체(fixture)를 심어서 자연치의 기능을 회복시켜주는 치과치료술식이다.

(1) 치면세균막관리

임플란트의 표면은 치석이 결합하거나 침투되지 않기 때문에 임플란트 표면에 붙은 침착물 제거는 자연치아에 비해 제거가 쉽지만 임플란트의 재질이 금속보다 부드러운 금속인 티타늄이기 때문에 손상을 쉽게 받을 수 있다. 따라서 stainless steel이나 carbon steel과 같은 금속제 curet의 사용은 금지되며 플라스틱 재료나 테프론 코팅 처리가 된 임플란트 전용 implacare를 사용하는 것이 바람직하다.

또한 플라스틱으로 된 각종 스케일러 및 탐침자를 이용하여 임플란트의 위치, 보철물의 형태 및 치석의 위치에 따라 적합한 형태를 선택해서 관리하여야 한다.

치주기구 술식은 일반인들과 동일하다. 너무 깊은 치주낭에는 적합 시키지 말고 치은연상 침착물 제거에 한정해서 실시하며 티타늄 표면은 자연치 보다 적은 양의 치면세균막이 부착되고 부착력도 약하므로 약한 압력으로 동작한다.

① 사용 scalers

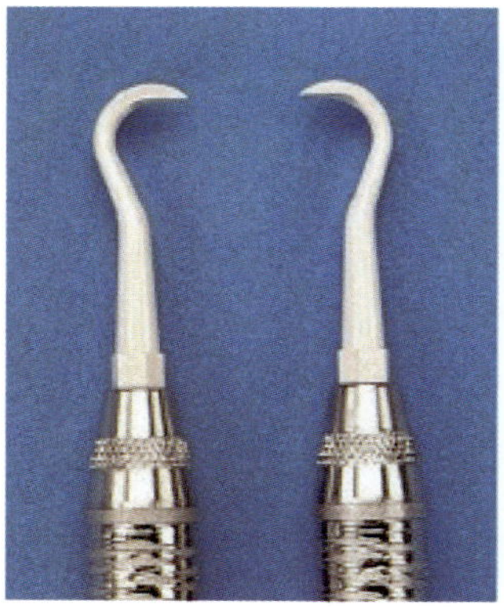
H6/H7
(전치용 sickle scaler)

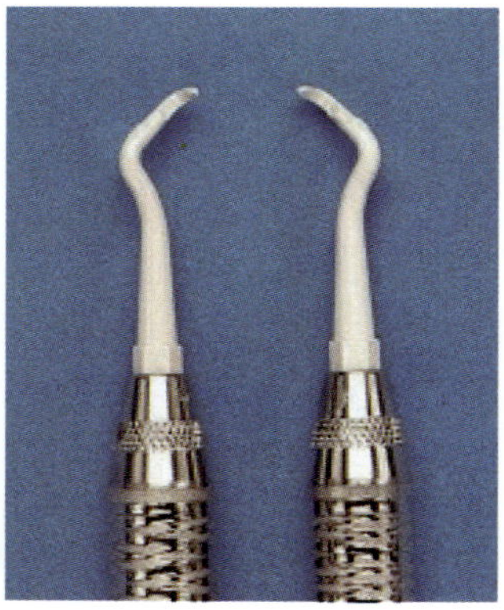
204S
(구치용 sickle scaler)

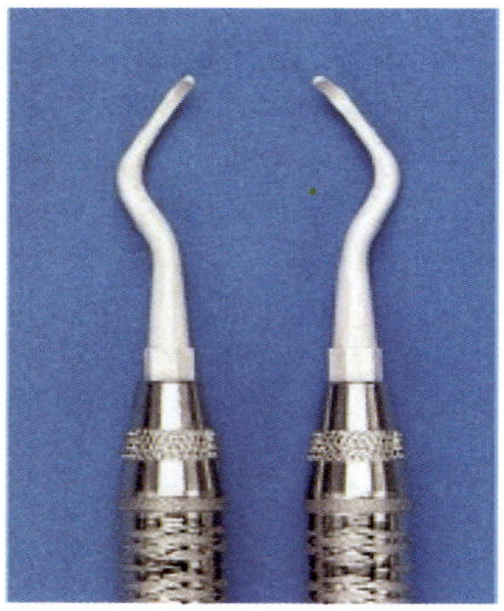
4R/4L
(Universal curet)

그림 16-6 **임플란트 플라스틱 스케일러**

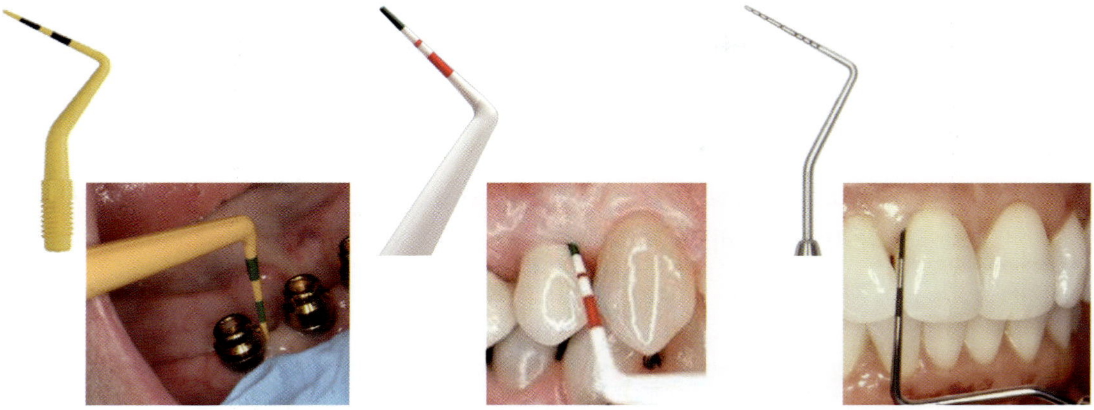

임플란트치아용 probe(plastic probe) 일반 probe(금속)

그림 16-7 플라스틱과 금속 probe(치주탐침/Hu-Fridy)

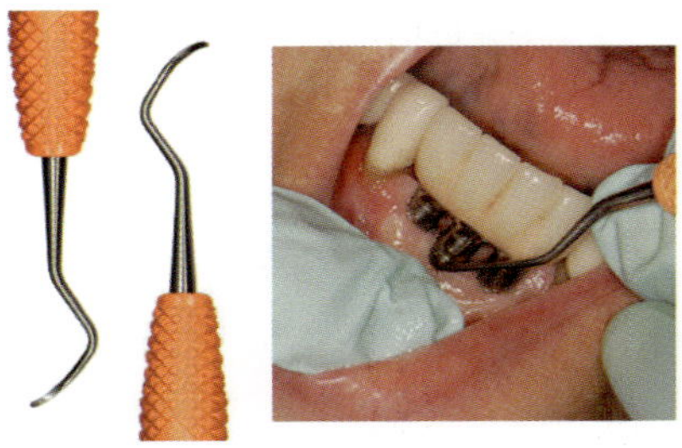

그림 16-8 임플란트 티타늄 스케일러

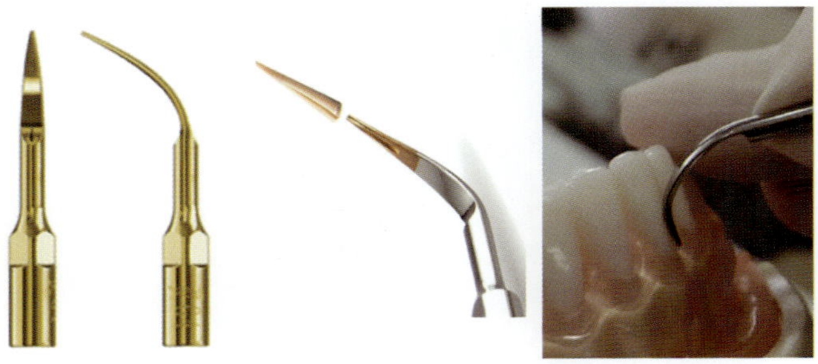

그림 16-9 초음파 티타늄 스케일러

(2) 치면세균막관리 시 고려사항

기구잡는법, 손고정, 동작방향 등 치주기구 사용 술식은 대부분 자연치아와 유사하나, 금속(metal)이나 금속 tip이 달린 초음파 및 음파기구는 사용해서는 안된다. 치면연마 또한 꼭 필요한 경우에 한해서만 실시하고 특히 거친 연마제는 표면에 긁힌 자국을 낼 수 있으므로 사용하지 않는다. 또한 치간칫솔의 선택 시 가운데 wire가 금속보다는 플라스틱인 치간칫솔 사용을 권장한다. 시술 후에는 압축공기와 육안을 이용하여 꼼꼼히 평가하여 남아있는 연마제가 있으면 치실을 이용하거나 철저한 세척을 통해 완전히 제거한다.

임플란트는 악골에 이식되는 보철물로써 유지와 관리가 매우 중요하다. 임플란트 주위의 청결유지가 안되면 치조골의 흡수가 일어나므로 치면세균막 관리 및 유지가 이루어져야 하며, 치간청결을 유지하는 것은 임플란트 성공을 위한 필수 요소이다.

(3) 임플란트의 유지관리

임플란트 치아주위의 세균은 자연치 주위의 변연부 염증보다 심각한 결과를 초래할 수 있어 치면세마 후 치주관리가 매우 중요하다. 유지관리의 주기는 환자의 상태에 따라 결정되며 임플란트 주위조직, 접근성, 전반적인 치주상태, 환자의 구강위생 관리능력에 따라 차이가 있을 수 있으나 일반적으로는 3개월 간격으로 정기적인 치면세마를 실시하는 것이 필요하다. 처음 1년간은 한두 달 간격으로 자주 내원하여 관리하고 특히 자가관리에 환자 스스로 구강관리를 할 수 있다는 자신감과 동기유발이 필요하다.

자가관리(self care)로는 치간칫솔, super floss, gauze strip 등의 구강위생관리용품을 사용하여 임플란트 치료부위를 청결하게 유지관리할 수 있도록 한다. 또한 잘못된 관리에 의한 부작용을 고지해서 청결관리가 잘 이루어질 수 있도록 한다.

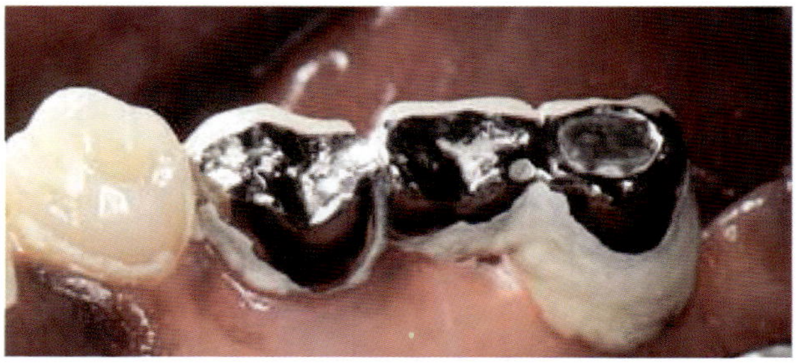

그림 16-10 임플란트 주변의 침착물

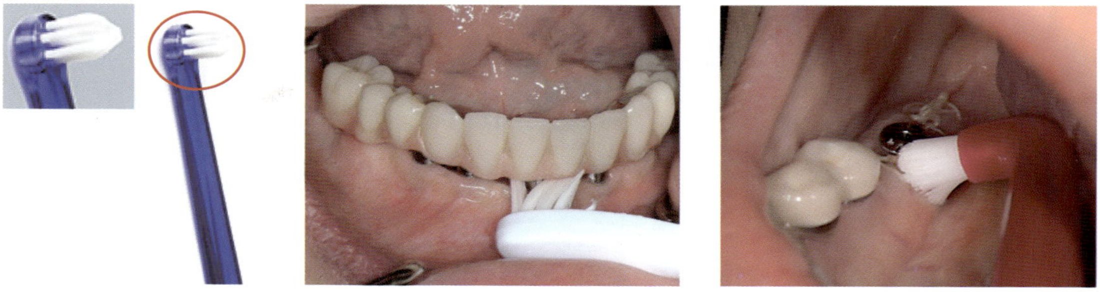

그림 16-11 End tuft brush와 이를 이용한 청결관리(고립된 치아에 적절)

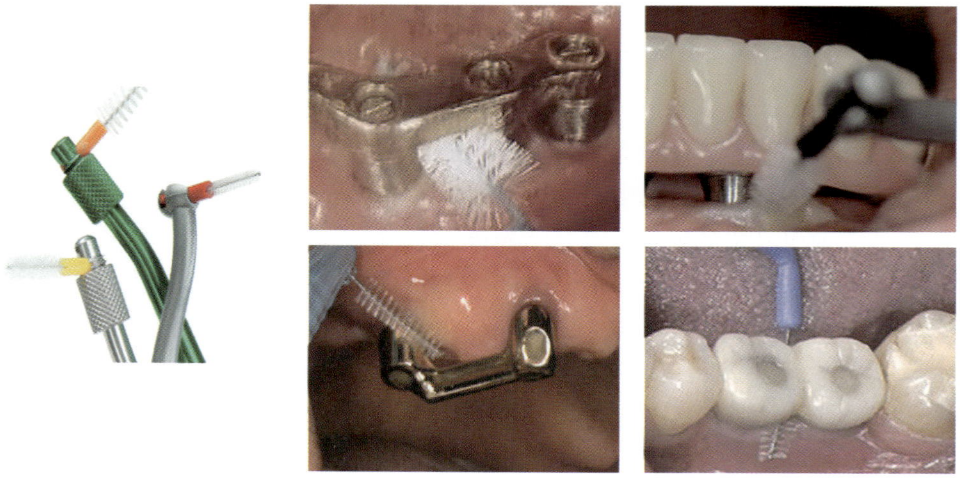

그림 16-12 치간치솔(interdental brush)을 이용한 청결관리

4. 교정장치 장착자

고정성이나 가철성 교정장치를 장착하게 되면 복잡한 장치로 인해 치면세균막관리가 어려워지고 치아의 이동으로 인한 자극으로 치주 및 치은에 염증을 야기하거나 부종을 일으키는 경우가 많으므로 더욱 세심한 관찰과 주기적인 치면세마가 요구된다.

1) 고정성 교정장치 장착자

고정성 교정 장착자의 구강 내는 복잡하여 구강관리가 잘 되지 않아 치면세균막과 치석이 잘 부착되기 쉽다. 또한 치은에 염증이 잘 생기어 치은부종 및 출혈이 나타나며 치아의 이동에 의한 치근흡수로 인해 치근이 짧아져 치아의 동요가 심해지기도 한다. 따라서 본인의 구강위생 관리에 대한 필요성을 철저히 주지시키고 교정진료 시 마다 계속적인 관리가 이루어져야 한다는 것을 교육시켜야 한다.

(1) 치면세균막관리 시 고려사항

치면세마 시술과정에서 수기구와 초음파 치석제거기를 사용하여 교정용 wire를 중심으로 교합면 부위와 치경부 부위로 나누어 치석을 제거 후 치은연하치석을 제거한다. 이때 bracket이나 wire 또는 band에 손상이 되지 않도록 주의한다.

특히 교정장치 사이의 복잡하고 미세한 부분의 침착물 제거를 세밀하게 실시한다.

Sickle scaler 등을 사용해 힘을 과하게 주면 bracket의 접착부분이 떨어져 장치가 탈락될 수 있으므로 약한 진동을 이용한 초음파 치석제거기를 사용하여 제거하는 것이 더 효율적이다.

2) 가철성 교정장치 장착자

가철성 교정 장착자는 주로 아동 및 청소년으로 연령이 비교적 어린 경우가 많다. 치면세마 시에는 교정장치를 구강 내에서 빼내고 구강 내에 현존하는 치아(보철물 포함)를 대상으로 구강 내의 상태를 고려하여 치면세마를 실시한다.

또한 정기적으로 교정치료를 받기 위해 내원하는 시기에 예방관리도 함께 하도록 하는 진료일정을 마련토록 한다.

(1) 치면세균막관리 시 고려사항

일반인들의 치면세마 술식과 동일하다. 단, 치면세균막관리가 잘 되지 않아 치은이 비대하고 출혈이 많은 경우가 있으므로 항상 주의하면서 치석제거를 한다. 대상 아동들의 연령이 낮을 경우 가급적 초음파 치석제거기를 사용하지 말고 수기구를 사용하여 실시하는 것이 좋다.

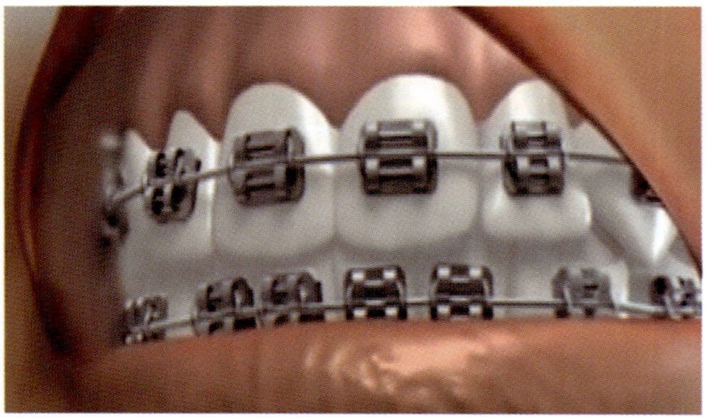

그림 16-13 **고정성 교정장치**

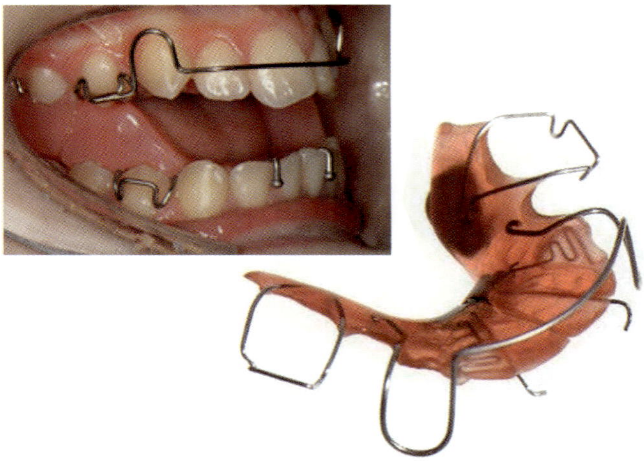

그림 16-14 **가철성 교정장치**

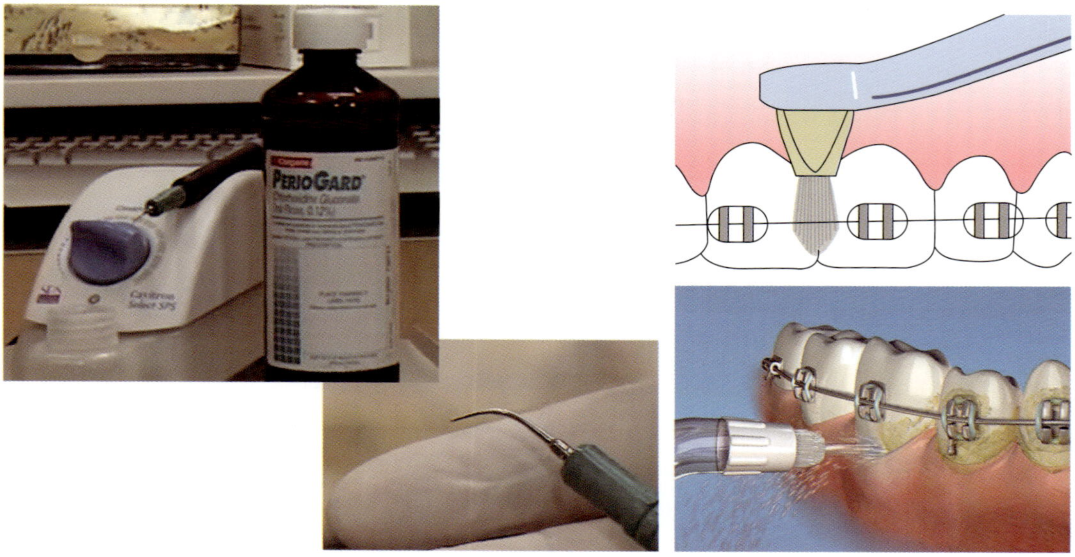

초음파 스케일링, 감염의 위험을 줄이기 위한 화학소독제/water jet, end tuft brush 사용

그림 16-15 **고정성 교정장치 장착자의 치면세균막관리**

5. 보철물 장착자

보철물 장착자는 대부분 구강이 비위생적인 경우가 많기 때문에 치면세균막관리가 중요하다. 실제로 치면세균막 조절에 의해 구강위생이 개선되었다 할지라도 보철물을 삽입하면 구강환경이 악화되기 쉽다. 원래 의치의 순면, 설면은 뺨과 혀에 의해 어느 정도 자정작용이 기대되고 청결관리도 쉬우나 금속치관(crown)의 인접면이나 가공의치(pontic)의 기저면, 의치상 내면과 의치상과 clasp로 된 치아와의 경계부 등은 자정작용을 기대할 수 없으므로 자신의 노력과 계속관리를 통해서 청결을 유지하는 것이 필요하다.

1) Crown & Bridge

(1) 지대치와 pontic의 인접면과 하부

지대치의 보철물 주위는 sickle scaler를 이용하여 변연(margin)에 손상이 가지 않도록 주의하면서 일반적인 방법으로 치석을 제거한다. 지대치 보철물과 가공의치의 이행부에 형성된 치석은 chisel scaler를 이용해 얼굴측에서 설측으로 push동작으로 제거한다. 지대치의 열구나 치주낭에는 무리한 힘이 가해지지 않도록 주의해야 한다.

가공의치의 하부는 sickle scaler를 이용하여 하부에서 45° 상방으로 잡아당기는(pull)동작으로 치석을 제거하고 치실을 이용해 표면을 매끄럽게 마무리 한다.

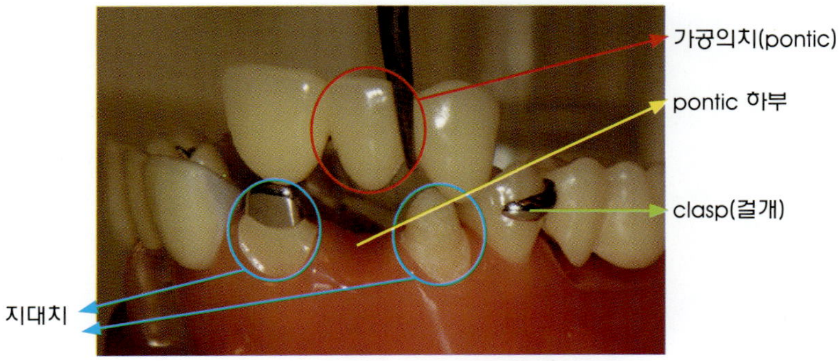

2) 라미네이트(Laminate Veneer Crown)

지대치의 설면은 scaler를 이용하여 통상적인 방법으로 치석을 제거하되 도재부위는 파절의 위험성이 있으므로 플라스틱, 탄소합성 초음파 팁 또는 air jet scaler를 이용하여 제거한다.

3) 국소의치와 총의치

의치용 칫솔의 사용과 초음파 세척기와 의치세정제 등을 사용해서 의치의 청결관리를 하도록 하고 정기적인 치과방문을 통해 의치의 외면과 clasp로 주위의 거친 부위를 연마시켜 매끄럽게 유지하도록 한다. 국소의치를 제거한 후에는 남아있는 자연 치아에 대해서는 지속적으로 철저한 치면세마를 해야 한다.

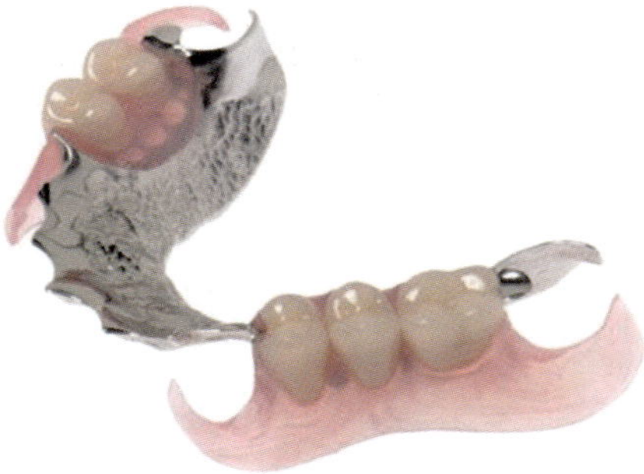

그림 16-16 **국소의치(patial denture)**

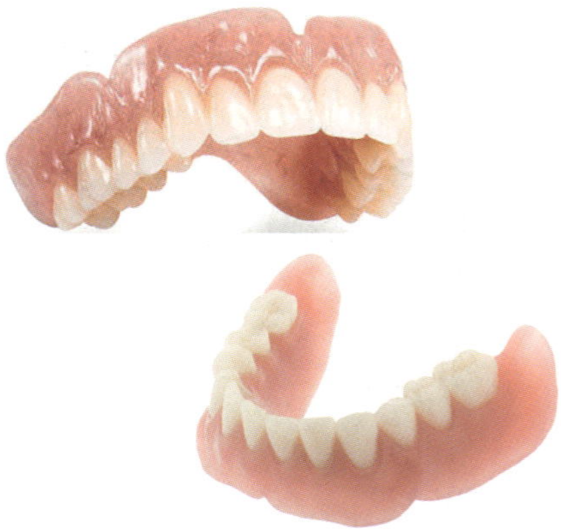

그림 16-17 **총의치(complete denture)**

6. 장애인

장애인은 크게 신체장애인(외부신체 기능장애,내부기관장애)과 정신적장애(정신장애, 발달장애)로 나눌 수 있다. 장애인의 구강보건관리 원칙은 비장애인과 크게 다르지 않다. 하지만 관리능력의 차이가 있으므로 구강병이 악화되기 쉽기 때문에 평소 구강위생관리 및 식습관의 교정이 중요하며 장애인 자신과 가족이 구강건강관리에 관심을 갖도록 해야 한다. 또한 장애인은 구강관리능력에 따라 치면세균막관리를 실시해야 한다.

치과내원 주기를 정상인보다 더 짧게 하여 정기적인 검진과 치면세마를 실시하도록 한다.

치면세마시 시간과 횟수를 고려하여 치면세마 시에는 시술시간을 되도록 짧게 하며 여러번 나누어 부분적으로 실시하는 것이 좋으나 치과에 자주 내원해야 되는 번거로움이 있다. 또한 정상인에 비해 시간이 많이 소요되므로 여유 있는 시간대로 약속시간을 정하는 것도 필요하다. 장애유형별 특징을 이해하고 파악하여 치면세마와 구강위생관리방법을 적용해야 할 것이다.

1) 장애 유형별 치면세균막관리

(1) 정신지체(Mental retardation)

정신지체 장애인은 발육기간 동안 여러 가지 원인에 의해 지적인 기능이 저하되어 학습능력과 사회적응력이 정상인 보다 떨어져 있는 상태로 정상적인 환자관리가 불가능한 대상이다. 정신지체 장애인은 가만히 앉아있지 못하고, 심할 경우 울거나 소동을 일으키고 치료받는 것을 거부하며 지시에도 잘 따르지 않는 등 어려움이 있기 때문에 특히 치면세마 시에 주의를 기울여야 한다.

소공포와 scaler 등의 기구에 의해 공포반응을 일으키지 않도록 주의해야 하며 시술시간을 되도록 짧고 편안하도록 해주면서 안정을 취하도록 하는 것이 필요하다.

(2) 다운증후군(Down syndrome)

다운증후군환자는 타액 유출량이 많아 치아우식증은 덜 발생되지만 이를 정상인처럼 잘 조절하지 못하므로 입에 침이 많이 고이고 하악전치 설면이나 상·악 구치부 협면에 부드럽고 많은 양의 치석이 침착되는 경우가 많기 때문에 정기적인 치면세마가 필요하다.

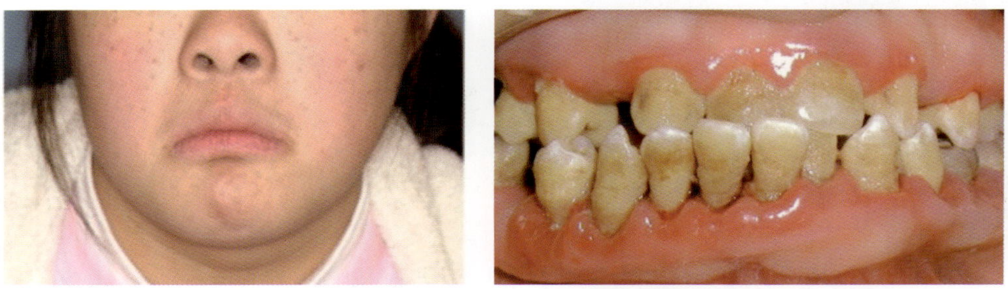

그림 16-18 다운증후군환자의 구강상태

이런 유형의 환자는 치면세마 시 돌발적으로 입을 다무는 경우가 발생되므로 상·하악 구치부위에 면봉을 두껍게 끼워 줌으로써 술자의 손가락이 물리는 것을 예방할 수 있으며, 개구기(mouth props) 등을 사용하고 진료용 의자도 수평자세(supine position)보다는 조금 세워서 시술하는 것이 좋다.

(3) 뇌성마비(Cerebral palsy)

뇌성마비는 출생 전, 후에 뇌의 선천적 기형이나 손상, 중추신경 질환에 의해 운동신경 장애와 청력, 시력, 언어장애 및 정신장애를 일으키는 경우를 말한다. 이 경우 치석제거 시 갑작스런 소음, 불빛, 자세변화 등의 비정상 반응을 유발하는 부분에 대해 사전에 환자에게 알려주어 자극을 최소화시켜야 하며 조용하고 편안한 환경에서 비정상적인 반응을 줄일 수 있도록 해야 한다. 만약의 사고를 위해 기구선택 등에 유의해야 하며 갑작스런 폐구에 대비해 깨지지 않는 치경사용이나 개구기(mouth props) 및 손가락 보호장치(finger guard) 등을 활용하여 대상자와 술자 모두를 보호하도록 한다.

이런 유형의 환자는 집중력이 부족하고 예측할 수 없는 돌출행동이 자주 일어날 수 있으므로 가능하면 시술시간을 줄이고 여러 번 나누어 시행한다. 치과적인 문제로는 부정교합, 치아발육이상, 약물투여로 인한 치은증식 등이 나타난다.

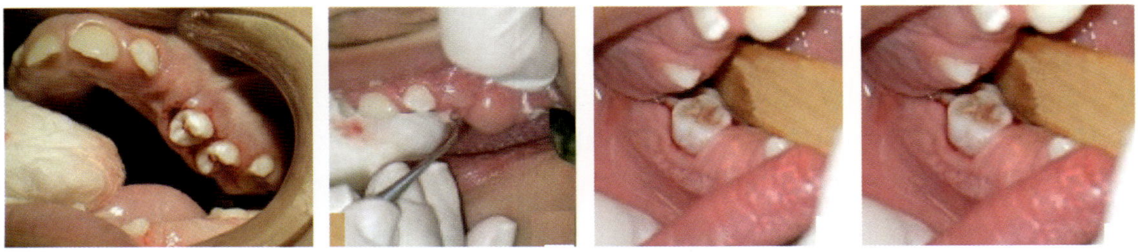

그림 16-19 뇌성마비환자의 구강과 치면세균막관리

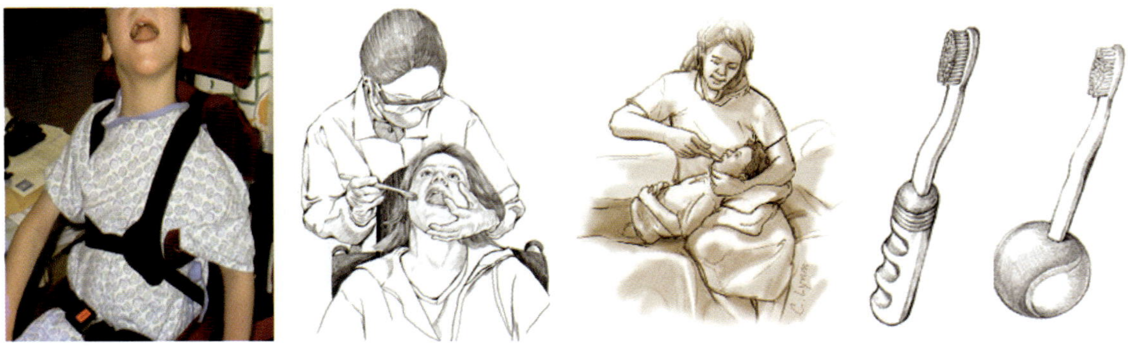

그림 16-20 뇌성마비환자의 치면세균막관리와 응용된 구강용품

(4) 시각장애(Visual disturbance)

감각능력 장애인 중 시각장애인은 촉각이 매우 발달되어 있는 경우가 많다. 따라서 이 경우 치과치료 전 미리 치료의 각 단계와 증상에 대해 자세히 설명한다. 시각장애라 해도 불빛에 예민하므로 치과 조명등을 눈 가까이 하지말아야 하며, 보이지 않는다 하여 너무 큰 목소리로 말하지 않는다. 특히 환자가 두렵거나 당황하지 않게 해야 하며 이해나 협조를 구한 뒤 시술하면 효과적으로 시행할 수 있다. 치면세마는 일반적인 방법으로 시행한다.

(5) 청각장애(Auditory disorder)

청각장애인은 대부분 주의가 산만하고 얼굴표정이 경직되어 있으며 대화에 반응이 느리고 대부분 언어장애를 갖고 있다. 따라서 대화를 통한 자정작용이 이뤄지지 않아 구강위생 상태가 좋지 않다. 이들은 대화 시 상대방의 입술의 움직임으로 의사소통을 하는 경우가 많으므로 환자가 입술을 쉽게 볼 수 있도록 직접 이야기해야 한다. 시술자는 대화할 말을 또박또박 천천히 해야 하며 가능한 마스크를 쓰지 않도록 주의하고, 마스크 착용 시에는 수첩을 이용해 대화하는 것이 필요하다.

치면세마 시에는 보청기 사용자의 경우 보청기를 건드리지 않게 주의하고 초음파 치석제거기를 사용 시에는 보청기를 끄거나 제거해 달라고 부탁한다.

시술 시 소음을 최소화하고 문제점을 인식하여야 한다.

7. 장기 입원환자

장기 입원환자의 경우 전신질환을 동반하고 있는 경우가 많으며, 구강위생관리가 소홀하게 되어 치주질환에 이환될 가능성이 매우 높다. 따라서 본인의 구강건강관리의 중요성에 대해 주지시키고 정기적인 치면세균막관리가 필요하다.

치면세균막관리 시 환자 스스로 올바른 칫솔질과 적절한 구강관리용품을 사용할 수 있도록 하며, 혼자서 할 수 없는 경우에는 부모 또는 보호자와 함께 교육한다. 적어도 하루에 3회 이상 칫솔질을 해야 하며 불소가 함유되어 있는 세치제를 추천한다. 치석제거 시 가능한 과다한 출혈을 초래하는 시술은 삼가야한다. 의식이 없는 환자는 환자 스스로 구강위생관리가 불가능하므로 보호자 또는 간병인에 의한 관리가 이루어질 수 있도록 교육하며, 치면세균막관리를 위해 멸균된 젖은 거즈로 치아, 구강점막, 혀를 부드럽게 닦아줘야한다.

8. 전신질환자

치과에 내원 시 환자의 전반적인 전신 상태를 조사하고 기록하여야 한다. 전신질환이 있는 경우 치면세마 시술을 연기하거나 주의가 필요하기 때문에 간단한 시술이라도 신중해야 한다.

1) 당뇨병(Diabetes)

당뇨병은 8시간 이상 금식한 상태에서 측정한 혈액검사로 혈당이 126mg/dl 이상인 경우 당뇨병으로 진단한다. 그리고 포도당섭취 후 2시간 뒤 혈당이 200mg/dl을 넘고 당화혈색소가 7% 이상인 경우도 당뇨병으로 진단하게 된다. 당뇨병은 치과진료에서 치주질환의 심각도와 연관성이 매우 높은 질병이다. 구강점막, 혀, 치주조직이 비정상적인 민감성을 보이고 입술건조 및 구강건조 증상을 나타난다. 당뇨병 환자의 경우 감염에 대한 저항력이 감소하고, 치유가 지연될 수 있으므로 구강조직의 손상을 최소화 하도록 해야 한다. 혈당조절이 잘 되고 있는지 확인해야 하며, 조절이 되지 않는 환자는 치료를 연기해야 한다.

예방적 항생제 투여가 꼭 필요한 것은 아니며 면역기능이 떨어져 의사의 진단이 있는 경우에 한하며, 시술자체가 심리적으로 스트레스를 주게 되므로 인슐린 요구량이 증가할 수 있어 스트레스 감소에 중점을 둔다.

조절된 당뇨환자는 일반환자와 같이 시술할 수 있으나, 진료약속은 균형잡힌 아침식사와 약을 복용하고 아침에 하는 것이 적당하며, 시술시간은 되도록 짧게 한다. 시술 중 저혈당 증상이 나타나면 과일주스와 같은 당분을 섭취시켜 응급상황이 발생하지 않도록 주의해야 한다. 당뇨병 환자의 경우 치아와 치은의 건강유지를 위해 치면세균막 및 치석은 주기적으로 제거해야 하지만 혈당조절을 잘하는 것이 중요하며, 철저한 자가 관리(self-care)의 중요성을 인식시켜야 한다.

2) 고혈압(Hypertension)

일반적으로 고혈압은 성인의 경우 안정된 상태에서 수축압이 140mmHg, 이완기압이 90mmHg 이상인 상태를 말하며, 고혈압 이면서 내과적 치료를 받지 않는 환자는 시술을 연기해야 한다. 또한 혈압이 160/100mmHg 이상인 환자의 치석제거술에는 내과의사의 자문이 필요하며, 의사의 승인을 받을 수 없는 경우에는 시술을 연기해야 한다. 시술 과정에서 스트레스를 최소화하고, 진료의자의 갑작스러운 자세변화는 기립성저혈압을 초래할 수 있으므로 유의하도록 한다.

혈압이 상승될 경우 치석제거 중에도 과도한 출혈이 일어날 수 있으며, 항고혈압제 사용 환자의 경우 구토가 유발될 수 있다. 환자가 내원하여 안정을 취한 후 혈압을 측정하고, 스트레스를 줄인 상태에서 시술을 받을 수 있도록 해야한다. 하루 전에는 적절한 수면과 휴식을 갖도록 하고 출혈을 최소화하며, 치료시간은 짧게 하도록 한다.

3) 뇌전증(Epilepsy)

간질 치료제인 항경련제(Phenytoin)의 부작용으로 치은증식이 나타날 수 있으며, 스트레스 등으로 진료 시 발작이 일어날 수 있다. 특히 최근의 응급상태 발생 및 항경련제를 복용하지 않은 것이 재발의 가장 큰 위험요인이 된다. 진료 중 조명등이 환자의 눈에 번쩍이지 않도록 하며, 진료 중 환자를 주의 깊게 살피며 발작이 일어날 경우를 대비해야 한다.

치석제거 시술시간은 되도록 아침시간에 최대한 짧게 한다. 발작이 일어날 경우 발작을 멈추게 하거나 제지하려 해서는 안되며, 주변물건에 머리를 다치지 않도록 치우고 허리띠, 옷깃, 넥타이 등을 느슨하게 풀어준다. 기도가 막히지 않도록 유의하며 발작 중 구토가 일어날 경우 기도폐쇄가 일어나지 않도록 고성능 흡입기를 사용한다.

9. 감염성 질환자

감염성 질환의 경우 엄격한 무균처치가 요구되므로 감염에 대한 대비를 철저히 해야 한다. 진료 중 감염을 최소로 하기 위해 치료 전 구강세척이 이루어져야 하며 고속 흡입기와 러버댐을 활용하고 환기와 통풍이 잘 되도록 한다.

또한 치과의료종사자는 마스크, 장갑, 보안경 등 개인보호장비를 반드시 착용하고 시술에 임해야 하며, 감염성 질환자 시술 후 사용한 모든 기구는 철저한 감염관리를 해야한다.

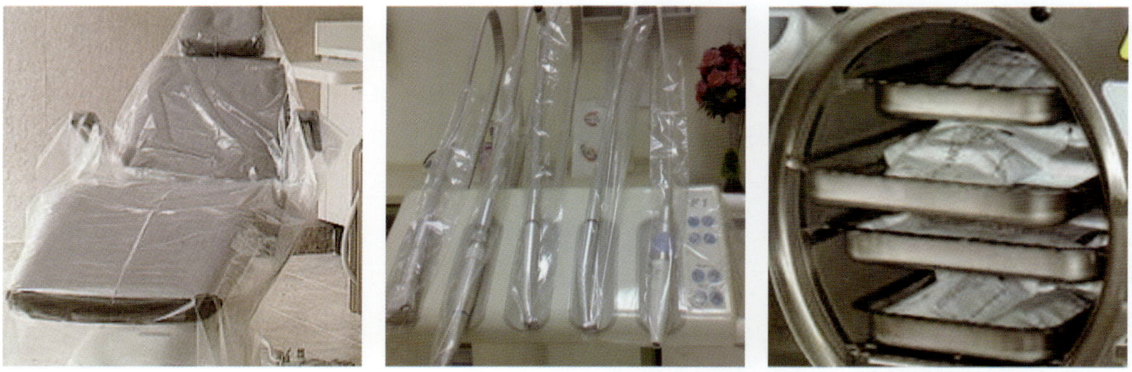

그림 16-21 **진료실 및 기구의 철저한 무균관리**

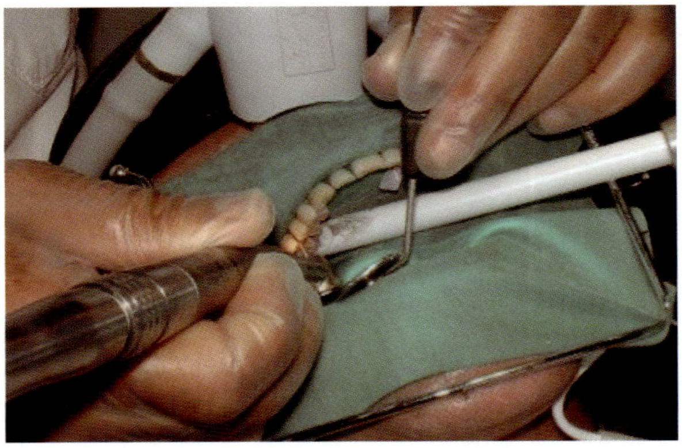

그림 16-22 **러버댐과 고속흡입기의 사용**

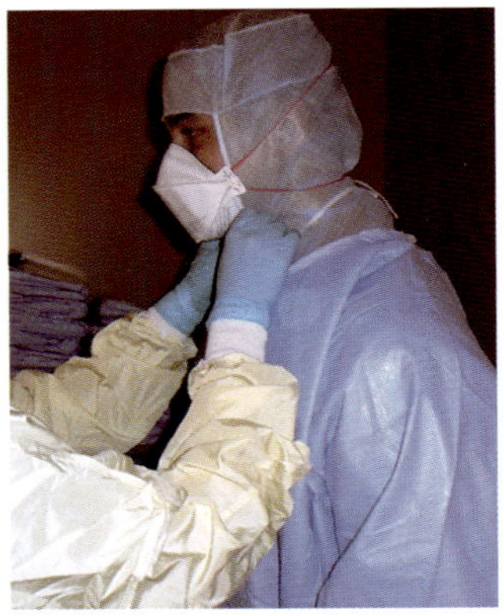

그림 16-23 **철저한 개인방호**

1) 간염(Hepatitis)

간염환자는 내과의사의 자문을 통해 환자가 HBs항원(Hepatitis B surface antigen)이 양성이고 활동성인 경우에는 진료를 연기해야 하며, HBs항원이 음성인 환자는 일반적인 방법으로 진료할 수 있다. 감염방지를 위해서 모든 기구는 멸균하거나 일회용을 사용하도록 하며, 술자는 마스크, 장갑, 보안경 등 개인보호장구를 착용해야 한다. 또한 초음파 기구나 공기-물 분사기(air-water syringe) 사용을 금지하여 에어로졸(aerosol) 형성을 최소화하도록 한다. 치료가 끝난 후 모든 기구는 멸균하도록 한다.

2) 결핵(Tuberculosis)

결핵으로 의심되는 환자의 경우는 내과의사의 자문이 필요하며 활동성 결핵일 경우 진료는 연기해야 한다. 치석제거를 행할 경우 적절한 개인보호장구를 반드시 착용하고 격리와 무균처치가 필수적이며 환기가 원활한 상태에서 에어로졸을 최소화할 수 있도록 초음파 스케일러와 공기-물 분사기의 사용을 금지하는 등 환자관리는 간염환자와 같은 원칙을 지키도록 한다.

3) 에이즈(AIDS)

에이즈는 후천성 면역결핍 바이러스에 의해 감염을 일으키며 인체 내의 면역체계를 파괴하는 질환이다. 환자의 치석제거 시 개인보호장구를 반드시 착용하고 2차 감염방지를 위한 사전 항생제를 투여하며 치료 후 환자의 구강을 충분히 세척하도록 한다. 혈액, 타액, 다른 감염성 체액의 노출에 자신을 보호하며, 사용한 기구와 장비의 멸균 및 소독이 반드시 이루어져야 한다.

[Check point] ☆ 특수 환자의 공통시술원칙 ☆

1. 환자의 상태가 정신적, 육체적으로 최적상태에서 시술한다.
2. 시술시간을 최대한 짧게 한다.
3. 시술과정을 가능한 간단히 한다.
4. 멸균, 소독, 세척 등 무균처치가 필수이다.
5. 시술 전에 환자에 대한 교육이 필요하다.
6. 응급처치에 대비한 체계를 미리 세워놓고 시행한다.
7. 시술 후에도 지속적인 관리와 평가를 통해 확인해야 한다.

Ⅱ 계속관리(Recall System)

치면세마 후 정기적인 검사 및 평가를 통해 예방 및 치료가 이루어져 구강건강상태를 유지시킬 수 있도록 계속관리제도가 이루어져야 한다.

치주치료 후 치주조직 상태를 건강하게 유지하여 성공적인 치주치료의 결과를 얻기 위해서는 치료 후 유지 관리가 중요하며 계속관리 주기는 각 환자의 상태에 따라 달라진다.

계속적인 관리가 이루어지지 않을 경우 치주질환으로 진행될 가능성이 높아지므로 치주조직의 상태를 건강하게 유지하도록 하기 위하여 치과에 재 방문할 수 있는 계속관리가 필요하다.

1. 계속관리제도란?

계속관리제도는 구강에 대한 정기적인 검진과 예방처치를 위하여 정확한 약속 및 통지 등의 체계적인 방법으로 환자에게 병원에 다시 내원하도록 하는 제도이다. 치면세마 후에 계속관리제도를 활용하면 환자의 구강건강관리는 물론 환자와 치과의사, 치과위생사에게 상호 신뢰감을 줄 수 있다. 이때 주의할 점은 계속관리제도가 영리적인 목적이 아니라 환자의 구강건강을 증진시키기 위한 것임을 깊이 인식시키도록 해야한다.

2. 치면세마 후의 계속관리 주기

방문 시기는 치면세마 후 환자의 구강상태, 치면세균막 부착정도 및 치면세마 전·후의 치면세균막 양에 따라 고려되며 각 환자의 상태에 따라 달라지는데 일반적으로 개인 환자를 대상으로 할 때 6개월을 주기로 하는 것이 좋다.

집단이나 단체를 대상으로 할 때는 1년을 주기로 하는 것이 좋은데 일반적으로 치면세마 후 평가를 위한 1차 내원은 1주일 후 치면세마 재 평가가 이루어져 치주조직의 회복 정도를 파악하고 치면세균막관리 능력을 평가하게 된다.

2차 내원 시 가정에서의 치면세균막 관리능력을 평가하는데 2~3주 후 실시하며, 1개월 후 재방문하여 치면세균막관리 능력을 재 평가하고 그 후에는 3개월에 1회 간격으로 방문하여 상태가 양호하면 6개월을 주기로 관리한다.

참고문헌

1. 최신 기본간호학 Ⅰ. 송경애 외. 수문사. 2021.
2. 임상 치위생 과정의 원리와 방법. 임상치위생학 교재편찬위원회.대한나래출판사. 2021.
3. 임상치위생학 제9판. Esther M. Wilkins. 역자 김숙향 외. 대한나래출판사. 2007.
4. ORAL REHABILITATION. 오상환 외. 지성출판사. 2018.
5. 치면세마론. 원복연 외. 청구문화사. 2019.
6. 치주기구활용서. 치주기구활용서 편집위원회. 청구문화사. 2015.
7. 개원의를 위한 임상치주학 "초음파 스케일러의 올바른 사용법". 이영규. 치과임상. Clinical Dentistry vol. 19, vol. 8,9,10,11,12. 1999, vol. 20, No. 1,2. 2000.
8. 공중구강보건학. 구강보건교재개발위원회. 고문사. 2010.
9. 최신치주학 강의 역자 정원균외, 대한나래출판사. 2018.
10. (알기 쉬운) 고급 치주기구 조작법. Jill S. Nield-Gehrig. 역자 정원균 외. 대한나래출판사. 2009.
11. 치석제거 술기능력 향상을 위한 기본실습서. 강현경외. 의학교육. 2017
12. 치면세마학. 김설악 외. 대한나래출판사. 2020
13. 치면세마실습 2판. 김영진 외. 대한나래출판사. 2007.
14. 치면세마총론. 조민정 외. 고문사. 2019.
15. 치주학. 강현경 외 수문사 2013.
16. 치주기구활용 능력표준화평가시침서. 한국치위생사교육협의회. 청우사. 2006.
17. APEM and SOOD Technique Special Course 치위생(학)과 교수세미나 자료. 2019- 2021.
18. Axelsson, P. : Salivary S. Mutans, Plaque Formation Rate Index(PFRI) and Cariostattest in relation to caries prevalence in 14 years old children. Swedish Dent. J., 35-47, 1987.
19. Ebneter M., Wolf H.F. and Wolgensinger A. : Dental Atlas, Handbook for patient Education, Quintessence publishing, 1984.
20. Finkelstein P., Grossman, E : The Clinical quantitative assessment of the mechanical cleansing efficiency of toot\hbrushes, Clinical Preventive Dentistry, 6(3) : 7-12, 1984.
21. Forrest J.O. : Preventive Dentistry, A dental practitioner Handbook, 2nd Ed. Bristol. 1981.
22. From Wilkins, E.M. : Clinical Practice of the dental hygienist, ed. 6, Philadelphia, 1989, Lea & Febiger.
23. Harris N.O., and Christen A,G : Primary Preventive Dentistry, 2nd. Ed. Appleton & Lange. 1987.
24. I Rizoiu, G. Levy, H. Wigdor, "A new model for temperature studies in dental pulp simulating the in vivo condition", Aderican Society for Medicine and Surgery, New Orleans, Aoril, 1993.
25. Keyes, P.H. and Rams, T.E. : A rationale for management of periodontal disease : Rapid identifecation of microbial therapeutic targets with phase contrast microscopy, J.A.D.A., 106 : 803, 1983.
26. Meiller. T.F., Wynn, R.L., McMullin, A.M., Biron, C., and Crossley, H.L.: Dental Office Medical Emergencies, 2nd ed. Hudson, Ohio, Lexi-Comp, 2000, pp. 6-9.
27. Hass, D.A.: Overview of Emergency Drugs, Dent. Clin. North Am., 46, 815, October, 2002.
28. Malamed, S.F.: Handbook of Medical Emergencies in the Dental Office, 5th ed. St. St. Louis, Mosby, 2000, pp. 93-103.
29. Stapleton, E.R.: BLS for Healthcare Providers. Dallas, American Heart Association, 2001.
30. Hallstrom, A., Cobb, L., Johnson, E., and Copass, M.:Cardiopulmonary Resuscitation By Chest Compression Alone or With Mouth-to-mouth Ventilation, N. Engl. J. Med., 342, 1546, May 25, 2000.
31. Evidence-based treatment guidelines for periodontitis - R4.5. EFP(European Federation of Periodontology). 2020.

INDEX

찾아보기

ㅈ

ㅊ

Index

S

T

U

V

W

X

Y

Z

집필위원

원복연(대전보건대학교)
조명숙(대구보건대학교)
류혜겸(마산대학교)
오상환(건양대학교)
강경희(건양대학교)
김호선(대원대학교)
성정희(가톨릭상지대학교)
이은경(부산여자대학교)
주온주(원광보건대학교)
장계원(진주보건대학교)
임순환(수원과학대학교)
박성숙(대구과학대학교)
이선영(삼육보건대학교)
김설희(건양대학교)
남상미(삼육보건대학교)
양진영(대전과학기술대학교)
임현주(동주대학교)
천혜원(호원대학교)
황미영(동남보건대학교)
정순희(前삼육보건대학교)
송귀숙(혜전대학교)
전은숙(춘해보건대학교)
김수경(신한대학교)
문애은(호남대학교)
윤미숙(신한대학교)
정명희(송호대학교)
최미혜(전북과학대학교)
남용옥(원광보건대학교)
오정숙(前전남과학대학교)
신명숙(동남보건대학교)
홍선화(전남과학대학교)
김아진(신경주대학교)
박인숙(청암대학교)
이수옥(충북보건과학대학교)
정미경(진주보건대학교)
황혜림(신경주대학교)

제9판 치면세마론

1995년 06월 30일 초판발행 1998년 03월 10일 2판발행
2001년 03월 10일 3판발행 2006년 03월 10일 4판발행
2010년 09월 10일 5판발행 2013년 09월 10일 6판발행
2014년 09월 10일 6판2쇄발행 2016년 09월 10일 7판발행
2019년 09월 10일 8판발행 2020년 09월 10일 8판2쇄발행
2022년 09월 20일 9판발행 2024년 08월 10일 9판2쇄발행

지은이 : 원복연·장계원·황미영·남용옥·조명숙·임순환·정순희·오정숙
류혜겸·박성숙·송귀숙·신명숙·오상환·이선영·전은숙·홍선화
강경희·김설희·김수경·김아진·김호선·남상미·문애은·박인숙
성정희·양진영·윤미숙·이수옥·이은경·임현주·정명희·정미경
주온주·천혜원·최미혜·황혜림
펴낸이 : 이상태
펴낸곳 : 청구문화사
(03706) 서울특별시 서대문구 성산로11길 15
전 화 : 02-332-0541(代) FAX : 02-337-9577
등 록 : 1990년 11월 2일 제9-247호

가격 48,000원

ISBN 978-89-5616-893-7 93510